URGÊNCIAS e EMERGÊNCIAS MÉDICAS

Gerson Odilon Pereira

Co-organização:
- Tauani Belvis Garcez
- Maria Luiza da Silva Veloso Amaro
- Sandrele Carla dos Santos

sarvier

URGÊNCIAS e EMERGÊNCIAS MÉDICAS
Gerson Odilon Pereira

Impressão e Acabamento
Digitop Gráfica Editora

Direitos Reservados
Nenhuma parte pode ser duplicada ou
reproduzida sem expressa autorização do Editor.

sarvier

Sarvier Editora de Livros Médicos Ltda.
Rua Rita Joana de Sousa, nº 138 – Campo Belo
CEP 04601-060 – São Paulo – Brasil
Telefone (11) 5093-6966
sarvier@sarvier.com.br
www.sarvier.com.br

Dados Internacionais de Catalogação na Publicação (CIP)
(Câmara Brasileira do Livro, SP, Brasil)

Pereira, Gerson Odilon
　　Urgências e emergências médicas / Gerson Odilon Pereira ; organização Tauani Belvis Garcez, Maria Luiza da Silva Veloso Amaro, Sandrele Carla dos Santos. -- 1. ed. -- São Paulo : Sarvier Editora, 2023.

　　Bibliografia.
　　ISBN 978-65-5686-040-4

　　1. Emergências médicas 2. Emergências médicas – Manuais, guias, etc 3. Urgências médicas I. Garcez, Tauani Belvis. II. Amaro, Maria Luiza da Silva Veloso. III. Santos, Sandrele Carla dos. IV. Título.

23-166323
　　　　　　　　　　　　　　　　CDD-616.025
　　　　　　　　　　　　　　　　NLM-WB-100

Índices para catálogo sistemático:

1. Emergências médicas　　616.025

Aline Graziele Benitez – Bibliotecária – CRB-1/312

Mini-Currículo dos Autores

Abrahão Verçosa Amorim Filho: Acadêmico do 6º período do curso de medicina na Universidade Federal de Alagoas – FAMED/UFAL, em Maceió – AL.

Adonias Ferreira Ramos: Acadêmico do 8º período da graduação no curso de Medicina na Universidade Federal de Alagoas em Maceió – AL.

Adriana dos Reis Guimarães: Acadêmica do 8o período do curso de medicina na Universidade Federal de Alagoas – FAMED/UFAL, em Maceió – AL.

Adriane Gomes de Souza Silva: Acadêmica do 11º período da graduação no curso de Medicina da Universidade Federal de Alagoas em Maceió – AL.

Alan de Castro Nabor: Acadêmica do 9º período da graduação no curso de Medicina da Universidade Federal de Alagoas em Maceió – AL.

Alba Letícia Peixoto Medeiros: Acadêmica do 11º período da graduação no curso de Medicina no Centro Universitário CESMAC em Maceió – AL.

Aldo da Silva Oliveira: Acadêmico do 8º período da graduação no curso de Medicina da Universidade Federal de Alagoas em Maceió – AL.

Allan Vitor Prazeres Melo: Acadêmico do 5º período de graduação no curso de medicina na Universidade Federal de Alagoas em Maceió – AL.

Alvaro Jorge Alves Cabral Júnior: Acadêmico do 7º período da graduação no curso de Medicina na Universidade Federal de Alagoas em Maceió – AL.

Amanda Karoline da Silva Pedrosa: Acadêmica do 9º período de graduação no curso de medicina na Universidade Federal de Alagoas em Maceió – AL.

Ana Clara Monteiro Pereira: Acadêmica do 6º período de graduação no curso de medicina na Universidade Federal de Alagoas em Maceió – AL.

Ana Clara Valente de Lima Melo: Acadêmica do 10º período de graduação no curso de medicina na Universidade Federal de Alagoas em Maceió – AL.

André Ricardo Nunes Rocha: Acadêmico do 9º período de graduação no curso de medicina na Universidade Federal de Alagoas em Maceió – AL.

Andrezza Lima Viana: Acadêmica do 4º período da graduação no curso de medicina na Faculdade de Medicina da Universidade Federal de Alagoas em Maceió – AL.

Antonia Cardoso Silva: Acadêmica do 7º período de graduação no curso de medicina na Universidade Federal de Alagoas em Maceió – AL.

Arlete Bulhões Cavalcanti Madeiro de Oliveira: Acadêmica do 10º período de graduação no curso de Medicina do Centro Universitário CESMAC em Maceió, Alagoas.

Arlindo Gabriel Mamede Cossolosso: Acadêmico do 8º período de graduação no curso de medicina na Universidade Federal de Alagoas em Maceió – AL.

Arlon Gravatá Almeida Lima: Acadêmico do 10º período no curso de Medicina da Universidade Federal de Alagoas em Maceió – AL.

Audenis Lima de Aguiar Peixoto: Graduado em Medicina pela UFAL, especialista em Psiquiatria pela ABP, mestre em Ensino na Saúde pela UFAL, professor de Psiquiatria da UFAL, professor de Psiquiatria do CESMAC, autor do livro Manual de Prontuário em Psiquiatria. Ex Diretor do Hospital Escola Portugal Ramalho, ex Diretor do Hospital Geral Ib Gatto Falcão, ex Coordenador da Residência Médica em Psiquiatria da UNCISAL, ex Presidente da Associação Alagoana de Psiquiatria e ex Secretário Regional Nordeste da Associação Brasileira de Psiquiatria.

Bárbara Julia de Farias Canuto: Acadêmica do 5º período de graduação no curso de medicina no Centro Universitário Cesmac em Maceió – AL.

Beatriz Pereira Braga: Acadêmica do 11º período de graduação no curso de medicina na Universidade Federal de Alagoas em Maceió – AL

Beatriz Cristina da Silva Araujo: Acadêmica do 8º período de graduação no curso de medicina na Universidade Federal de Alagoas em Maceió – AL

Beatriz Cruz Mariz: Acadêmica do 10º período de graduação no curso de medicina do Centro Universitário Tiradentes,em Maceió – AL.

Beatriz de Paula Del Pupo Barros: Acadêmica do 5º período de graduação no curso de medicina na Universidade Federal de Alagoas em Maceió – AL.

Bianca Accioly Tavares: Acadêmica do 9º período de graduação no curso de medicina na Universidade Federal de Alagoas em Maceió – AL.

Bruna Milena de Araújo Bezerra: Acadêmica do 10º período de graduação no curso de Medicina na Universidade Federal de Alagoas em Maceió – AL.

Bruno Barreto Souza: Acadêmico do 8º período de graduação no curso de medicina na Universidade Federal de Alagoas em Maceió – AL.

Bruno Eduardo dos Santos: Acadêmico do 7º período da Faculdade de Medicina da Universidade Federal de Alagoas, em Maceió Alagoas

Camila Wanderley Pereira: Psiquiatra e professora da Universidade Federal de Alagoas em Maceió – AL

Carlos Alberto Siqueira Mendonça: Acadêmico do 5º período de graduação no curso de medicina na Universidade Federal de Alagoas em Maceió – AL.

Carlos Henrique Guimarães Ferreira: Acadêmico do 9º período da graduação no curso de Medicina da Universidade Federal de Alagoas em Maceió – AL.

Carlos Henrique Santos Góis Filho: Acadêmico do 9º período da graduação no curso de Medicina da Universidade Federal de Alagoas em Maceió – AL.

Carolline Cavalcante de Melo: Acadêmica do 11º período da graduação no curso de Medicina da Universidade Federal de Alagoas em Maceió – AL.

Catarine Ferraz: Acadêmica do 8º período da graduação no curso de Medicina da Universidade Federal de Alagoas em Maceió – AL.

Cecilia Antonieta Monteiro Araujo: Acadêmica do 10º período de graduação no curso de medicina na Universidade Federal de Alagoas em Maceió – AL.

Claudia Patricia da Silva Gois: Acadêmica do 12º período de graduação no curso de Medicina, no Centro Universitário Tiradentes, em Maceió – AL.

David Venâncio Mariano: Acadêmico do 10º período de graduação no curso de medicina na Universidade Federal de Alagoas em Maceió – AL.

Dinário Augusto Lemos Neto: Acadêmico do 11º período da graduação no curso de Medicina no Centro Universitário CESMAC em Maceió – AL.

Diogo Matheus Silva Umbelino: Acadêmico do 8º período de graduação no curso de medicina na Universidade Federal de Alagoas em Maceió – AL.

Eduardo Carvalho de Oliveira Macedo: Acadêmico do 8º período de graduação do curso de Medicina na Universidade Federal de Alagoas em Maceió – AL.

Eduardo Nascimento da Silva: Acadêmico do 10º período de graduação no curso de medicina na Universidade Federal de Alagoas em Maceió – AL.

Elayne Vieira dos Santos: Acadêmica do 3º período de graduação no curso de Medicina no Centro Universitário Cesmac em Maceió – AL. / Graduada em Psicologia pela Universidade Federal de Alagoas em Maceió – AL.

Eliab Batista Barros: Acadêmico do 7º período do curso de medicina na Universidade Federal de Alagoas – FAMED/UFAL, em Maceió – AL.

Elisson Batista Oliveira Silva: Acadêmico do 9º período do curso de medicina na Universidade Federal de Alagoas – FAMED/UFAL, em Maceió – AL.

Elton Gambera dos Santos: Fisioterapeuta formado pela Universidade do Grande ABC – UniABC – Santo André – SP, e acadêmico em medicina no 10º período da Universidade Federal de Alagoas- UFAL- Maceió – AL.

Enderson Fernandes Leitão: Acadêmico do 5º período do curso de medicina na Universidade Federal de Alagoas- FAMED/UFAL, em Maceió – AL.

Érica Patrícia Ortet Tavares: Acadêmica do 10º período de graduação no curso de medicina na Universidade Federal de Alagoas em Maceió – AL.

Eveline Borges da Silva: Acadêmica do 11º período de graduação no curso de medicina na Universidade Federal de Alagoas em Maceió – AL.

Fernando Luiz de Andrade Maia: Médico infectologista do HEHA e da Santa Casa de Misericórdia de Maceió. Professor da Uncisal e da Ufal. Supervisor da residência médica de infectologia do HEHA

Gabriel Acioly de Omena Bento: Acadêmico do 5º período de graduação do curso de medicina na Universidade Federal de Alagoas em Maceió – AL.

Gabriel Santos de Andrade: Acadêmico do 11º período de graduação no curso de medicina na Universidade Federal de Alagoas em Maceió – AL.

Gabriel de Oliveira Souza: Acadêmico do 7º período de graduação no curso de Medicina na Universidade Federal de Alagoas em Maceió – AL.

Gabriela Travassos Bandeira: Acadêmica do 7º período de graduação no curso de medicina na Universidade Federal de Alagoas em Maceió – AL.

Gabrielle Acioly Omena Bento: Acadêmica do 12º período de graduação do curso de medicina no Centro Universitário Tiradentes de Alagoas em Maceió – AL.

Gerson Odilon Pereira: Médico do Trabalho e Médico Legista do Instituto Médico Legal Estácio de Lima. Advogado. Prof de Medicina Legal, Deontologia Médica e Bioética da UFAL. Conselheiro do CREMAL. Diretor da Sociedade de Medicina de Alagoas. Presidente da Sobrames/AL. Titular da Cadeira 8 da Academia Alagoana de Medicina. Membro da Câmara Técnica de Medicina Legal e Perícias Médicas do CFM. Consultor, Parecerista e Expositor em Ética Médica, Medicina Legal, Medicina do Trabalho e temas motivacionais. Apresentador do Programa Medicina em Destaque – TV MAR – CANAL 526/NET.

Gretty Ivane Lima Da Silva Aguiar: Acadêmica do 9º período de graduação no curso de medicina na Universidade Federal de Alagoas em Maceió – AL.

Guilherme Bernardo Vieira: Acadêmico do 8º período de graduação no curso de medicina na Universidade Federal de Alagoas em Maceió – AL.

Guilherme Rodrigues Barbosa: Acadêmico do 10º período de graduação no curso de medicina na Universidade Federal de Alagoas em Maceió – AL.

Gustavo Mattos Papa Alcantara: Acadêmico do 10º período de graduação no curso de medicina na Universidade Federal de Alagoas em Maceió – AL.

Helena Barreto Mais Gomes Cavalcanti: Formada em Medicina pela Universidade Federal de Alagoas. Residência Médica em Ginecologia e Obstetrícia pelo HUPAA. Residência Médica em Mastologia pelo Hospital Oswaldo Cruz da UPE. Professora Assistente da Faculdade de Medicina da UFAL.

Heleno Cícero Laurindo Neto: Acadêmico do 9º período de graduação no curso de medicina na Universidade Federal de Alagoas em Maceió – AL.

Hélio Vieira dos Santos Júnior: Médico Pós-graduando em Medicina na Família e Comunidade pela UFSC.

Hermann Silva Brito Lima Buarque de Gusmão: Acadêmico do 6º período de graduação no curso de Medicina na Universidade Federal de Alagoas em Maceió – AL.

Igor Augusto de Oliveira Machado: Acadêmico do 9º período de graduação no curso de medicina na Universidade Federal de Alagoas em Maceió – AL.

Iliana Pinto Torres: Acadêmica do 11º período de graduação no curso de medicina no Centro Universitário Tiradentes em Maceió – AL.

Inara Lourenço Leitão: Acadêmica do 9º período de graduação no curso de medicina na Universidade Federal de Alagoas em Maceió – AL.

Ingrid Lizier Couto Pereira: Acadêmica do 4º período da graduação no curso de Medicina na Pontifícia Universidade Católica do Rio Grande do Sul em Porto Alegre-RS.

Ingrid Maria Barbosa Santos: Acadêmica do 4º período de graduação no curso de Medicina do Centro Universitário CESMAC em Maceió – AL.

Isabela de Azevedo Agulhan: Acadêmica do 7º período de graduação no curso de medicina na Universidade Federal de Alagoas em Maceió – AL.

Isabelle Louise Lima Cassimiro de Oliveira: Acadêmica do 3º período de graduação no curso de medicina na Universidade Federal de Alagoas em Maceió – AL.

Israel do Carmo Almeida: Acadêmico do 8º período de graduação no curso de medicina na Universidade Federal de Alagoas em Maceió – AL.

Ítalo David da Silva: Acadêmico do 8º período de graduação no curso de medicina na Universidade Federal de Alagoas em Maceió – AL.

Ivo Farias Gomes: Acadêmico do 8º Período de graduação no curso de medicina na Universidade Federal de Alagoas em Maceió – AL.

Izabela Lúcio Cardoso Freire: Acadêmica do 5º período de graduação do curso de medicina da Universidade Federal de Alagoas, Campus Arapiraca.

Jamil Valeriano dos Santos: Acadêmico do 9º período de graduação no curso de medicina na Universidade Federal de Alagoas em Maceió – AL.

Janaína Cibele de Oliveira Bezerra: Tecnóloga em Análise e Desenvolvimento de Sistemas – UNCISAL, em Maceió – AL. Premiação de Excelência Acadêmica referente ao projeto de pesquisa nos Programas Institucionais de Bolsas de Iniciação Científica (PIBIC) e Tecnológica (PIBITI) em 2021/2022 – ICBS/UFAL e, Acadêmica do 9º período do curso de medicina na Universidade Federal de Alagoas – FAMED/UFAL, em Maceió – AL.

Jasmine Paula Rodrigues de Lima: Acadêmica do 9º período de graduação no curso de medicina na Universidade Federal de Alagoas em Maceió – AL.

Jéssica Janaína Araújo de Sousa: Acadêmica do 10º período de graduação no curso de medicina na Universidade Federal de Alagoas em Maceió – AL.

Jessica Wanessa da Silva Correia: Acadêmica do 10º período de graduação no curso de medicina na Universidade Federal de Alagoas em Maceió – AL.

João Alberto Feijó França: Acadêmico do 9º período de graduação no curso de medicina na Universidade Federal de Alagoas em Maceió – AL.

João Ignácio Oliveira Uchôa: Acadêmico do 10o período de graduação no curso de medicina na Universidade Federal de Alagoas em Maceió, Alagoas.

João Paulo da Silva Leite: Acadêmico de Medicina – FITS Jaboatão dos Guararapes – PE;

João Pedro Alves Xavier: Acadêmico do 9º período de graduação no curso de Medicina na Universidade Federal de Alagoas em Maceió – AL.

João Victor Albuquerque Resende Nunes: Acadêmico do 4º período de graduação no curso de medicina na Universidade Federal de Alagoas em Maceió – AL

João Victor Pinheiro Martins: Acadêmico do 9º período de graduação no curso de medicina no Centro Universitário CESMAC em Maceió – AL.

João Victor Vasconcelos Tavares Maximiliano: Acadêmico do 7º período de graduação no curso de medicina na Universidade Federal de Alagoas em Maceió – AL.

João Vitor Bispo Santana: Acadêmico do 8º período de graduação no curso de medicina na Universidade Federal de Alagoas em Arapiraca-AL.

Jônatan Caetano Santos da Silva: Acadêmico do 7º período de graduação no curso de medicina na Universidade Federal de Alagoas em Maceió.

José Guilherme Ramos de Oliveira: Acadêmico do 8º período de graduação no curso de Medicina na Universidade Federal de Alagoas em Maceió – AL.

José Pedro Cassemiro Micheleto: Acadêmico do 10º período de graduação no curso de medicina na Universidade Federal de Alagoas em Maceió – AL.

Josué de Oliveira Leitão: Acadêmico do 9º período de graduação no curso de medicina na Universidade Federal de Alagoas em Maceió – AL.

Júlia Britto Rocha: Acadêmica do 11º período de graduação no curso de Medicina no Centro Universitário Tiradentes – UNIT – em Maceió – AL.

Júlia Luna Nascimento: Acadêmica de Medicina do Centro Universitário Cesmac.

Júlia Maria Brandão Povoas de Carvalho: Acadêmica do 12º período de graduação no curso de medicina no Centro Universitário CESMAC, em Maceió – AL.

Júlio César Soares Barros: Acadêmico do 7º período de graduação no curso de medicina na Universidade Federal de Alagoas em Maceió – AL.

Kamal Hermínio da Silva: Acadêmico do 10º período de graduação no curso de Medicina na Universidade Federal de Alagoas em Maceió – AL.

Karin Araujo Melo: Acadêmica do 10º período de graduação no curso de medicina na Universidade Federal de Alagoas em Maceió – AL.

Kathlyn Oliveira Nogueira: Acadêmica do 4º período de graduação no curso de medicina na Universidade Federal de Alagoas em Maceió- AL.

Kirlla Pereira Leão: Acadêmica do 9º período de graduação no curso de Medicina na Universidade Federal de Alagoas em Maceió – AL.

Laís de Mendonça Lôbo: Acadêmica do 5º período da graduação em Medicina da Universidade Federal de Alagoas(UFAL), Maceió – AL.

Larissa de Paiva Laranja: Acadêmica do 5º período de graduação no curso de Medicina na Universidade Federal de Alagoas em Maceió -AL.

Larissa Lins Azevedo: Médica formada na Universidade Potiguar/ RN em 2013. Formada na Residência médica em cirurgia geral pela Fundação Beneficente Hospital de cirurgia em 2017. Cirurgiã geral concursada atuante no trauma no HGE de Alagoas. Coordenadora do estágio em cirurgia geral pelo Hospital geral Santo Antônio. Cirurgiã geral do hospital memorial arthur Ramos e da Santa Casa de misericórdia de Maceió

Laura Queiroz Teixeira de Albuquerque: Acadêmica do 6º período de graduação no curso de Medicina na Universidade Federal de Alagoas em Maceió – AL.

Layane Victoria Ananias da Silva: Acadêmica do 9º período de graduação no curso de Medicina na Universidade Federal de Alagoas em Maceió – AL.

Laynny da Trindade Vasconcelos: Acadêmica do 7º período de graduação no curso de medicina na Universidade Federal de Alagoas em Maceió – AL.

Lays Lorene Matos Vieira: Acadêmica do 12º período da graduação no curso de medicina, no Centro Universitário CESMAC, da cidade de Maceió – AL.

Leila Amorim de Ceita: Acadêmica do 7º período de Graduação no Curso de Medicina, na Universidade Federal de Alagoas em Maceió – AL.

Leonam de Oliveira Silva: Acadêmico do 4º período da graduação em Medicina da Universidade Federal de Alagoas(UFAL) em Maceió – AL.

Leonardo dos Santos Oliveira: Acadêmico do 9º período de graduação no curso de medicina na Universidade Federal de Alagoas em Maceió – AL.

Leonardo Martins Aboim Inglês: Acadêmica do 9º período de graduação no curso de Medicina na Universidade Federal de Alagoas em Maceió – AL.

Leonardo Max Batista Araújo: Acadêmico, estudante do 10º período de medicina da Universidade Federal de Alagoas, Maceió- AL.

Leonardo Ramos Pimental Santana: Acadêmico do 10º período de graduação no curso de medicina na Universidade Federal de Alagoas em Maceió – AL.

Letícia Barbosa de Magalhães Mauricio: Acadêmica do 8º período de graduação no curso de Medicina no Centro Universitário CESMAC em Maceió -AL.

Leticia Medeiros Mancini: Acadêmica do 5º período de graduação no curso de medicina na Universidade Federal de Alagoas em Maceió – AL.

Lia Alves Coelho: Acadêmica do 8º período da graduação no curso de Medicina na Universidade Federal de Alagoas em Maceió – AL.

Lívia de Lara Lopes: Acadêmica do 5º período de graduação no curso de medicina na Universidade Federal de Alagoas em Maceió – AL.

Luana Beatriz Leandro Rodrigues: acadêmica do 12º período da graduação no curso de medicina, no Centro Universitário CESMAC, da cidade de Maceió – AL.

Luanar Freire Torres: Acadêmica do 7º período de graduação no curso de Medicina na Universidade Federal de Alagoas em Maceió – AL.

Lucas Augusto Alves de Araújo: Acadêmico do 7º período de graduação no curso de medicina na Universidade Federal de Alagoas em Maceió – AL.

Lucas Chaves Malheiros de Mello: Acadêmico do 9º período de graduação no curso de medicina na Universidade Federal de Alagoas em Maceió – AL.

Lucas Frazão Torres: Acadêmico do 9º período de graduação no curso de medicina na Universidade Federal de Alagoas em Maceió – AL.

Luce Cheljea Biniakounou Makaya: Acadêmica do 11º período de graduação no curso de Medicina na Universidade Federal de Alagoas em Maceió -AL

Luciana Shiguemi Yamada: Acadêmica do 7º período de graduação no curso de medicina na Universidade Federal de Alagoas em Maceió – AL.

Luciano Oliveira Moitinho Filho: Acadêmico do 8º período de graduação no curso de medicina na Universidade Federal de Alagoas em Maceió – AL.

Luís Alberto Maciel Porto: Acadêmico do 8º Período de Graduação do Curso de Medicina da Universidade Federal de Alagoas em Maceió – AL.

Luis Edmilson Alves Cezar: Acadêmico do 10º período de graduação no curso de Medicina na Universidade Federal de Alagoas em Maceió – AL.

Luiz Eduardo Vanderlei Torres: Acadêmico do 5º período de Graduação do Curso de Medicina na Universidade Federal de Alagoas em Maceió – AL.

Manoela Alves Vieira de Souza: Acadêmica do 7º período de graduação no curso de Medicina na Universidade Federal de Alagoas em Maceió – AL.

Manuela Silvestre Monteiro: Acadêmica do 9º período de graduação no curso de medicina no Centro Universitário CESMAC em Maceió – AL.

Marcela Carvalho do Nascimento: Acadêmica do 5º período da graduação em Medicina da Universidade Federal de Alagoas(UFAL), Maceió – AL.

Maria Adélia de Albuquerque Barros: Acadêmica do 8º período de graduação no curso de medicina da Universidade Federal de Alagoas (UFAL) em Maceió – AL.

Maria Alexsandra Eugênia da Silva: Médica, professora da Universidade Federal de Alagoas(UFAL) onde coordena a disciplina de Saúde do Adulto e do Idoso IV. Professora da Universidade Tiradentes. Escritora, membro efetivo da Academia Palmeirense de Letras, Ciências e Artes.

Maria Brennda Ferreira de Gusmão: Acadêmica do 9º período de graduação no curso de medicina na Universidade Federal de Alagoas em Maceió – AL.

Maria Clara de Sousa Lima Cunha: Acadêmica do 9º período de Medicina Universidade Federal de Alagoas em Maceió – AL.

Maria Eduarda Callado Ramos: Acadêmica do 6º período de graduação no curso de medicina na Universidade Federal de Alagoas – FAMED/UFAL, em Maceió – AL.

Maria Eduarda França Melo: Acadêmica do 8º período de graduação no curso de medicina no Centro Universitário. Tiradentes em Maceió – AL.

Maria Eduarda Laranjeira Costa da Fonseca: Acadêmica do 7º período de graduação no curso de medicina na Universidade Federal de Alagoas em Maceió – AL.

Maria Eduarda Lima Santos da Silva: Acadêmica do 6º período de graduação no curso de Medicina na Universidade Federal de Alagoas em Maceió – AL.

Maria Eugênia Cavalcante Ferreira Santos: Acadêmica do 9º período de graduação no curso de medicina na Universidade Federal de Alagoas em Maceió – AL.

Maria Helena do Nascimento Barros: Graduanda em Direito pela Universidade Federal de Alagoas (UFAL), pesquisadora do Núcleo de Estudos de Direito Internacional e Meio Ambiente (NEDIMA), pesquisadora voluntária no ciclo de PIBIC 2021-2021, integrante do Núcleo de Assessoria Jurídica Popular – NAJUP-Aqualtune E-mail: maria.barros@fda.ufal.br. Brasil.

Maria Luiza Bomfim de Paula: Acadêmica do 8º período de graduação no curso de medicina na Universidade Federal de Alagoas em Maceió – AL.

Maria Luiza Cavalcante Lamenha Costa: Acadêmica do 3 período de graduação no curso de medicina no Centro Universitário Cesmac, em Maceió – AL.

Maria Luiza da Silva Veloso Amaro: Acadêmica do 9º período no curso de Medicina da Universidade Federal de Alagoas em Maceió – AL

Mariana Beatriz Pontes Rangel de Carvalho: Acadêmica de Medicina – FITS Jaboatão dos Guararapes – PE.

Mariana Freire de Lima: Acadêmica do 12º período de graduação no curso de medicina do Centro Universitário Cesmac em Maceió – AL.

Mariana Maria da Silva: Acadêmica do 9º período de graduação no curso de medicina na Universidade Federal de Alagoas em Maceió – AL.

Marina Gabriela Braz de Matos: Acadêmica do 8º período de graduação no curso de medicina na Universidade Federal de Alagoas em Maceió – AL.

Marina Marsiglia Gondim: Acadêmica do 7º período de graduação no curso de medicina na Universidade Federal de Alagoas em Maceió – AL.

Mário Jorge Santos: Prof. adjunto de oftalmologia/UFAL, Doutor em oftalmologia pela USP/SP.

Maryelle Fernandes Barros: Acadêmica do 10º período de graduação no curso de medicina da Universidade Federal de Alagoas, Maceió- AL

Marylânia Bezerra Barros: Acadêmica do 11º período de graduação no curso de medicina no Centro Universitário Tiradentes em Maceió – AL.

Mateus de Araujo Albuquerque: Acadêmico do 7º período de graduação no curso de medicina na Universidade Federal de Alagoas em Maceió – AL.

Matheus Correia Cajueiro: Acadêmico do 9º período de graduação no curso de medicina na Universidade Federal de Alagoas em Maceió – AL.

Matheus Ramos de Barros: Acadêmico do 10º período de graduação no curso de medicina na Universidade Federal de Alagoas em Maceió – AL.

Matheus Vinicius de Mesquita Soares: Acadêmico do 8º período da graduação no curso de Medicina na Universidade Federal de Alagoas em Maceió – AL.

Melissa Nathalye Ramos e Gonçalves: Acadêmica do 9º período de graduação do curso de medicina na Universidade Federal de Alagoas em Maceió – AL.

Miclecio Luiz da Silva: Acadêmico do 9º período de graduação no curso de medicina na Universidade Federal de Alagoas em Maceió – AL.

Milena Figueiredo de Medeiros: Acadêmica do 5º período de graduação no curso de Medicina na Universidade Federal de Alagoas em Maceió – AL.

Millena Medeiros Maux Lessa: Acadêmica do 10º período de graduação no curso de Medicina da Universidade Federal de Alagoas (FAMED/UFAL) em Maceió – AL.

Myllena Vitória Bispo Santana: Acadêmica do 9º período de graduação no curso de medicina na Universidade Federal de Alagoas em Maceió-AL.

Natália de Brito Lima: Acadêmica do 5º período da graduação no curso de medicina no Centro Universitário CESMAC em Alagoas-Maceió

Natália dos Anjos Tenório: Acadêmica do 10º período de graduação no curso de Medicina na Universidade Federal de Alagoas em Maceió – AL.

Neomisia Brenna Galindo de Almeida: Acadêmica de Medicina – FITS em Jaboatão dos Guararapes – PE

Nichollas Botelho da Fonseca: Acadêmico do 5º período de graduação no curso de Medicina na Universidade Federal de Alagoas em Maceió – AL.

Nicole Buzo da Cunha: Acadêmica do 10º período de graduação no curso de medicina na Universidade Federal de Alagoas em Maceió – AL.

Nikole Alves Belowodski: Acadêmica do 5º período da graduação no curso de medicina no Centro Universitário CESMAC em Alagoas-Maceió

Nyaria Flêmera de Souza: Acadêmica do 9º período de graduação do curso de Medicina da Universidade Federal de Alagoas em Maceió – AL.

Olívio Gabriel Ferreira Leandro de Sousa: Acadêmico do 10º período de graduação no curso de medicina na Universidade Federal de Alagoas em Maceió – AL.

Pablo Medeiros Távora: Acadêmico do 10º período de graduação no curso de Medicina da Universidade Federal de Alagoas em Maceió/AL

Paulo Henrique Alves da Silva: Acadêmico do 9º período de graduação no curso de medicina na Universidade Federal de Alagoas em Maceió/AL

Paulo Vytor Cardoso Nobre: Acadêmico do 5º período de graduação no curso de medicina na Universidade Federal de Alagoas em Maceió – AL.

Pedro Costa Saldanha: Acadêmico do 2º período de graduação no curso de medicina na Centro Universitário CESMAC, em Maceió – AL.

Pedro Fellipe Dantas Cordeiro: Acadêmico do 5º período de graduação do curso de Medicina na Universidade Federal de Alagoas em Maceió – AL.

Pedro Henrique Valerio Lana: Acadêmico do 6º período de graduação do curso de Medicina na Universidade Federal de Alagoas em Maceió – AL.

Pedro Mafra de Andrade: Acadêmico do 9º período de graduação no curso de Medicina na Universidade Federal de Alagoas em Maceió – AL.

Pedro Régis Apratto Rosa: Acadêmico do 7º período de graduação no curso de medicina na Universidade Federal de Alagoas em Maceió – AL.

Poliany Maria de Oliveira: Acadêmica do 6º período de graduação no curso de Medicina na Universidade Federal de Alagoas em Maceió – AL

Rafael Rodrigues Lima: Acadêmico do 8º período da graduação do curso de Medicina na Universidade Federal de Alagoas em Maceió – AL

Rafael Wanderley Persiano Malta: Acadêmico do 9º período de graduação no curso de Medicina na Universidade Federal de Alagoas em Maceió – AL.

Rafaella Palumbo: Acadêmica do 7º período de graduação no curso de Medicina na Universidade Federal de Alagoas em Maceió, Alagoas

Rayane Aguiar Costa: Médica pelo Centro Universitário Cesmac em Maceió – AL.

Rayane Oliveira do Nascimento: Acadêmica do 8º período de graduação no curso de Medicina na Universidade Federal de Alagoas em Maceió – AL.

Renato Barbosa Ferreira: Acadêmico do 8º período de graduação no curso de Medicina na Universidade Federal de Alagoas em Maceió – AL.

Renato Evando Moreira Filho: Graduado em Medicina e Direito pela Universidade Federal do Ceará – UFC/Fortaleza. Mestre e Doutor pelo Departamento de Patologia e Medicina Legal – Faculdade de Medicina/UFC. Especialista em Ginecologia e Obstetrícia pela Federação Brasileira das Associações de Ginecologia e Obstetrícia (FEBRASGO). Residência Médica em Ginecologia e Obstetrícia pela Maternidade-Escola Assis Chateaubriand (MEAC) – UFC. Especialista em Direito Médico, Direito Administrativo e em Direito Processual Civil e Penal (UNIARA/SP). Conselheiro Corregedor de Sindicâncias – Conselho Regional de Medicina do Estado do Ceará (CREMEC). Membro da Cátedra de Bioética da Associação Médica Mundial/CREMEC. Professor Associado de Medicina Legal, Direito Médico, Ética Médica e História da Medicina da UFC/Fortaleza. Supervisor do programa de residência médica em "Medicina Legal e Perícia Médica" da Universidade Federal do Ceará. Professor convidado da Pós-graduação em Ciências Morfofuncionais (mestrado/doutorado) da UFC. Membro da Sociedade Brasileira de Médicos Escritores/Regional do Ceará (SOBRAMES/CE) desde 2011. Poeta e cronista, com publicações regulares. 1º Presidente do Conselho Estadual de Distribuição de Cadáveres para fins de Ensino – CEDICE (Gestão 2016-2017) – Secretaria de Ciência e Tecnologia / Governo do Estado do Ceará.

Rita Rolim de Figueiredo: Acadêmica de Medicina do 11º Período na Universidade Federal de Alagoas em Maceió – AL.

Rodrigo Félix de Oliveira Lúcio: Acadêmico do 5º período de graduação no curso de medicina no Centro Universitário Cesmac em Maceió – AL.

Rodrigo Ricardo Medeiros Alécio: Acadêmico do 10º período de graduação no curso de Medicina da Universidade Federal de Alagoas.

Rodrigo Siqueira de França: Acadêmico do 6º período de graduação no curso de medicina na Universidade Federal de Alagoas em Maceió – AL.

Rynna Andrade Nogueira de Melo: Acadêmica do 8º período da graduação no curso de Medicina na Universidade Federal de Alagoas em Maceió – Al

Sadrak Weverton da Silva: Acadêmico do 8º período da graduação no curso de Medicina na Universidade Federal de Alagoas em Maceió – AL

Samara Silva Noronha Cavalcante: Acadêmica do 5º período de graduação no curso de medicina na Universidade Federal de Alagoas em Maceió – AL.

Samilly Beatryz de Mendonça Lopes Malta: Acadêmica do 4º período da graduação no curso de medicina na Faculdade Tiradentes (fits) em Pernambuco-Jaboatão dos Guararapes

Samuel Cavalcante Souza Barbosa: Acadêmico do 9º período de graduação no curso de medicina na Universidade Federal de Alagoas em Maceió – AL.

Samuel Schaper Fernandes: Acadêmico do 10º período no curso de Medicina da Universidade Federal de Alagoas em Maceió – AL

Sandrele Carla dos Santos: Acadêmica do 9º período no curso de Medicina da Universidade Federal de Alagoas em Maceió – AL

Sarah Antunes Figueiredo: Acadêmica do 7º período de graduação no curso de medicina na Universidade Federal de Alagoas em Maceió – AL.

Sophia Lima de Paiva: Acadêmica do 10º período no curso de Medicina na Universidade Federal de Alagoas em Maceió – AL.

Stephany Abdias Varjão: Acadêmica do 8º período de graduação no curso de medicina na Universidade Federal de Alagoas em Maceió – AL.

Tainá Torres Pedro: Acadêmica do 8º período de graduação no curso de medicina na Universidade Federal de Alagoas em Maceió – AL.

Tallys Leandro Barbosa da Silva: Acadêmico do 8º período de graduação no curso de Medicina na Universidade Federal de Alagoas em Maceió – AL.

Tarcísio José dos Santos Alves: Acadêmico do 10º período da Faculdade de Medicina da Universidade Federal de Alagoas em Maceió – AL.

Tauani Belvis Garcez: Acadêmica do 9º período no curso de Medicina da Universidade Federal de Alagoas em Maceió – AL

Therezita Peixoto Patury Galvão Castro: Graduada em Medicina pela Universidade Federal de Alagoas (1986), Mestrado (2005) em Medicina (otorrinolaringologia) pela Faculdade de Ciências Médicas da Santa Casa de São Paulo e Doutorado (2007) em Medicina (otorrinolaringologia) pela Faculdade de Ciências Médicas da Santa Casa de São Paulo. Professora Titular aposentada da UNCISAL. Atualmente é professora Associada IV da disciplina de Otorrinolaringologia da Universidade Federal de Alagoas. Coordena a disciplina distúrbios da voz e leciona na disciplina de Otorrinolaringologia na FAMED/UFAL.

Tiago André Verçosa: Acadêmico do 7º período de graduação no curso de medicina na Universidade Federal de Alagoas em Maceió – AL.

Tiago Esteves do Rego: Acadêmico do 7º período de graduação no curso de medicina na Universidade Federal de Alagoas em Maceió – AL.

Victor Hugo de França Barbosa: Acadêmico do 8º período de graduação no curso de medicina na Universidade Federal de Alagoas em Maceió – AL.

Victória Christine de Almeida Santos: Acadêmica do 12º período de graduação do curso de Medicina na Universidade Estadual de Ciências da Saúde de Alagoas em Maceió – AL.

Vinícius Carvalho Almeida: Acadêmico do 8º período de graduação no curso de medicina na Universidade Federal de Alagoas em Maceió – AL.

Vinícius de Almeida Galindo: Acadêmico do 7º período da Faculdade de Medicina da Universidade Federal de Alagoas, em Maceió Alagoas.

Vinícius Tenório Braga Cavalcante Pinto: Acadêmico do 10º período de graduação no curso de medicina na Universidade Federal de Alagoas em Maceió – AL.

Vitor Hugo Barbosa do Nascimento: Acadêmico do 7º período de graduação do curso de Medicina da Universidade Federal de Alagoas em Maceió – AL.

Vitor Lins Acioli Barreto: Acadêmico do 7º período de graduação do curso de Medicina na Universidade Federal de Alagoas em Maceió – AL.

Voney Fernando Mendes Malta: Acadêmico do 9º Período de graduação no curso de medicina na Universidade Federal de Alagoas em Maceió – AL.

Wanderliza Laranjeira Coutinho: Médica Residente em Ginecologia e Obstetrícia pela Universidade Estadual de Ciências da Saúde de Alagoas em Maceió – AL. Médica pela Universidade Federal de Alagoas.

Ytala Rodrigues Medeiros: Acadêmica do 8º período de graduação no curso de Medicina na Universidade Federal de Alagoas em Maceió – AL.

Yuri Cavalcanti Albuquerque Tenorio: Mestre em Pesquisa na Saúde pelo CESMAC. Especialista em Clínica Médica pela SBCM/AMB. Residente em Cardiologia Clínica pelo Hospital Veredas .Médico pela UNCISAL. Pós graduação em Terapia Intensiva para Adultos pelo Einstein-IEP.

Yves Cardoso Cavalcante: Acadêmico do 7º período de graduação no curso de medicina na Universidade Federal de Alagoas em Maceió – AL.

Zuíla Caroline Olegário Lima: Acadêmica do 10º período no curso de Medicina na Universidade Federal de Alagoas em Maceió – AL.

Prefácio I

Uma Urgência tem que ser atendida agora, enquanto uma Emergência há que ser resolvida já.

As Faculdades de Medicina somente deveriam conferir diploma aos devidamente capacitados em Serviços de Emergência, porque, unicamente os que têm experiência nessa área são capazes de, em segundos, tomar decisões salvadoras de vidas.

80% dos recém-formados começam a vida profissional atendendo em Hospitais de Pronto Socorro. Infelizmente, a maioria o faz sem o devido preparo, o que representa sério risco para a população. Essa realidade mostra da relevância de um Compêndio como este, abordando Urgências e Emergências nas mais diversas especialidades médicas. Tenham-no como livro de consulta.

RICARDO NOGUEIRA
Médico, Professor Universitário

"Honra o médico, porque é necessário, porque o Altíssimo o criou, porque toda a medicina vem de Deus, (...) Virá tempo em que todos cairão nas mãos dos médicos e eles mesmos rogarão ao Senhor que envie, por meio deles, o alívio e a saúde (ao doente) em atenção à sua vida santa..." "Eclo. 38, 1-15."*

Prefácio II

Com grata satisfação escrevo as linhas iniciais deste manuscrito, "Urgências e Emergências Médicas", trabalho especialmente dedicado à mais sensível das múltiplas áreas de atuação da medicina, pois é neste ambiente, muitas vezes confuso e caótico, constantemente de nervos à flor da pele, que as decisões e condutas mais importantes precisam ser adotadas com sabedoria, rapidez e com o melhor conhecimento técnico possível.

E é exatamente neste oportuno contexto que surge este compêndio, em momento de crescente demanda por serviços de urgência e emergência no país, resultado inequívoco não apenas do aumento da população, como também de sua expectativa de vida.

Do precioso tempo e desvelo empenhados por um seleto grupo de jovens talentosos, sob a batuta firme e serena do maestro Gerson Odilon, nasceu uma cria robusta, elegante e um primor na abrangência de tantos e tão variados temas, em praticamente todas as especialidades médicas, sempre com o foco nas situações de urgência e emergência.

O livro está dividido em 17 seções e em 95 capítulos: texto didático, de fácil compreensão e recheado de algoritmos, tabelas, quadros e figuras que enriquecem a obra e facilitam, ainda mais, o entendimento de tudo o que nela está tão bem exposto.

Certamente um instrumento de inestimável valor para leitura e consulta, não só por parte de estudantes de graduação e de residentes nos diversos campos da medicina, mas também por todos os profissionais de saúde que buscam informação qualificada e atualizada sobre os fatos e mistérios que envolvem este espaço nevrálgico de qualquer hospital, onde um vacilo a mais e uma atitude a menos podem custar uma vida.

FRANCISCO DE ASSIS COSTA
Professor de Cardiologia da Universidade Federal de Alagoas
Membro da Academia Alagoana de Medicina

Apresentação

Para uma boa atuação em medicina, sempre abarrotada de preocupações voltadas para o diagnóstico e intervenções terapêuticas, são necessários profissionais experientes e capazes de, em segundos, tomarem decisões salvadoras de vidas e ao mesmo tempo terem consciência que a atividade prática emergencial é algo perfeitamente indispensável no desempenho do seu essencial mister.

Desde acadêmico de medicina, sempre guardei a aspiração de ver nascer uma obra – Urgências e Emergências Médicas – construída de forma conjunta entre docentes (com a experiência de leituras incansáveis e anos de exercício na prática médica) e discentes (com o entusiasmo próprio de quem se inicia nas lides práticas dos plantões acadêmicos, percebendo desde logo a necessária interação entre teorias e práticas médicas).

É motivo de muito orgulho, organizar com alegria um trabalho que, de forma detalhada, pode fornecer e apresentar à medicina as características, terminologias e raciocínios que permeiam essa rica interação na qual o profissional médico busca amparo, cotidianamente – Urgências e Emergências Médicas.

Destarte, tenho a honra de apresentar o livro intitulado Urgências e Emergências Médicas com uma coletânea de alunos e professores que buscam teorizar em seus artigos como se fossem aulas teórico-práticas em um contexto marcado por grandes desafios e por dilemas inquietantes e provocadores na formação, capacitação e atuação da medicina.

Estou consciente que Urgências e Emergências Médicas irá contribuir para o enriquecimento teórico ajudando na capacitação, na qualificação e na complementação de sua formação, por vezes carentes de entendimento das práticas médicas emergenciais.

Na obra "Deontologia Médica e Medicina Profissional", no capítulo II intitulado "O Médico nas Relações Consigo Mesmo", o renomado mestre da Medicina Legal Flamínio Fávero descreveu, em um momento de luz, as qualidades indispensáveis para o exercício da medicina. Na mesma toada, o médico urgentista necessita de qualidades especiais para o bom exercício do seu labor diuturno. Ei-las: conhecimento científico, habilidade psicomotora, compromisso social, espírito crítico, atitude ética, humildade e coragem. Tens consciência desta honrosa missão? Siga em frente e assim serás bom médico.

Por fim, ficam consignados os sinceros elogios e agradecimentos às coorganizadoras, às equipes de diagramação, produção, divulgação e marketing da Editora Sarvier, pressupostos que incentivam os leitores a aproveitarem as diversas novidades abordadas na eclética lista de temas contidos em Urgências e Emergências Médicas.

Gerson Odilon Pereira

Sumário

Parte I URGÊNCIAS E EMERGÊNCIAS CARDIOVASCULARES

1. EMERGÊNCIAS HIPERTENSIVAS... 2
   Kirlla Pereira Leão; Bárbara Julia de Farias Canuto; Yuri Cavalcanti Albuquerque Tenório

2. SÍNDROME CORONARIANA AGUDA SEM SUPRADESNIVELAMENTO
   DO SEGMENTO ST... 7
   Maria Brennda Ferreira de Gusmão; Matheus Correia Cajueiro; Yuri Cavalcanti Albuquerque Tenório

3. INFARTO AGUDO DO MIOCÁRDIO COM SUPRADESNIVELAMENTO
   DO SEGMENTO ST... 12
   Amanda Karoline da Silva Pedrosa; Bianca Accioly Tavares; Yuri Cavalcanti Albuquerque Tenório

4. INSUFICIÊNCIA CARDÍACA AGUDA... 19
   Maria Adélia de Albuquerque Barros; Maria Luiza Bomfim de Paula; Mariana Freire de Lima;
   Yuri Cavalcanti Albuquerque Tenório

5. TAQUIARRITMIAS... 25
   João Victor Vasconcelos Tavares Maximiliano; Sarah Antunes Figueiredo

6. BRADIARRITMIAS... 31
   Júlio César Soares Barros; Pedro Mafra de Andrade; Samuel Cavalcante Souza Barbosa

7. TROMBOSE VENOSA PROFUNDA... 36
   Iliana Pinto Torres; Marylânia Bezerra Barros; Melissa Nathalye Ramos e Gonçalves

8. OCLUSÃO ARTERIAL AGUDA... 42
   Luanar Freire Torres; Manoela Alves Vieira de Souza

Parte II URGÊNCIAS E EMERGÊNCIAS NEUROLÓGICAS

9. ACIDENTE VASCULAR CEREBRAL ISQUÊMICO AGUDO..................................... 46
   Arlindo Gabriel Mamede Cossolosso; Letícia Barbosa de Magalhães Mauricio; Luís Alberto Maciel Porto

10. CEFALEIA MODERADA A INTENSA... 52
   Rafael Rodrigues Lima; Sadrak Weverton Da Silva

11. HEMORRAGIA SUBARACNÓIDEA... 57
   Bruna Milena de Araújo Bezerra; Kamal Hermínio da Silva

12. HEMORRAGIA INTRAPARENQUIMATOSA CEREBRAL - INTRACRANIANAS PARENQUIMATOSAS 62
   Abrahão Verçosa Amorim Filho; Hermann Silva Brito Lima Buarque de Gusmão; Laura Queiroz Teixeira de Albuquerque

13. PARALISIAS FLÁCIDAS AGUDAS 67
   Heleno Cícero Laurindo Neto; Layane Victoria Ananias Da Silva

14. ABORDAGEM DA CRISE EPILÉPTICA 71
   João Pedro Alves Xavier; Pedro Régis Apratto Rosa

15. TRAUMA CRANIOENCEFÁLICO 76
   Igor Augusto de Oliveira Machado; Ingrid Lizier Couto Pereira; João Alberto Feijó França

16. REBAIXAMENTO DO NÍVEL DE CONSCIÊNCIA 82
   Igor Augusto de Oliveira Machado; Ingrid Lizier Couto Pereira; João Alberto Feijó França

Parte III URGÊNCIAS E EMERGÊNCIAS RESPIRATÓRIAS

17. INSUFICIÊNCIA RESPIRATÓRIA AGUDA 90
   Adonias Ferreira Ramos; Eduardo Carvalho de Oliveira Macedo

18. OBSTRUÇÃO DAS VIAS AÉREAS SUPERIORES 95
   João Ignácio Oliveira Uchôa; Luis Edmilson Alves Cezar

19. DERRAME PLEURAL 99
   Pablo Medeiros Távora; Rodrigo Ricardo Medeiros Alécio

20. TROMBOEMBOLISMO PULMONAR 104
   Beatriz de Paula Del Pupo Barros; Lucas Chaves Malheiros de Mello; Lucas Frazão Torres

21. PNEUMOTÓRAX ESPONTÂNEO 108
   Gabriela Travassos Bandeira; Isabela de Azevedo Agulhan

22. PNEUMOTÓRAX ADQUIRIDO 112
   Bruno Eduardo dos Santos; Vinícius de Almeida Galindo

Parte IV URGÊNCIAS E EMERGÊNCIAS GASTROINTESTINAIS E HEPÁTICAS

23. MAIS DE UM EPISÓDIO DE VÔMITO EM ATÉ 12 HORAS 118
   Tiago Esteves do Rego; Vitor Lins Acioli Barreto

24. HEMORRAGIA DIGESTIVA ALTA 123
   Cecilia Antonieta Monteiro Araujo; Gustavo Mattos Papa Alcantara

25. HEMORRAGIA DIGESTIVA BAIXA 130
   Jessica Wanessa da Silva Correia; Jônatan Caetano Santos da Silva

26. DOENÇA DIVERTICULAR AGUDA 134
Natália dos Anjos Tenório; Olívio Gabriel Ferreira Leandro de Sousa

27. PANCREATITE AGUDA 138
Victória Christine de Almeida Santos

28. COLEDOCOLITÍASE 142
Alan de Castro Nabor; Leonardo Martins Aboim Inglês; Maria Eduarda Lima Santos da Silva; Poliany Maria de Oliveira

29. COLECISTITE AGUDA 146
Leonardo Martins Aboim Inglês; João Alberto Feijó França; Josué de Oliveira Leitão; Renato Barbosa Ferreira

30. INSUFICIÊNCIA HEPÁTICA AGUDA 151
Lays Lorene Matos Vieira; Luana Beatriz Leandro Rodrigues

31. ENCEFALOPATIA HEPÁTICA 155
David Venâncio Mariano; Leonardo Ramos Pimental Santana; Rodrigo Siqueira de França

32. SÍNDROME HEPATORRENAL 160
Eveline Borges da Silva; Gabriel Andrade Santos

Parte V URGÊNCIAS E EMERGÊNCIAS ENDÓCRINAS

33. CETOACIDOSE METABÓLICA 166
Maria Clara de Sousa Lima Cunha; Paulo Henrique Alves da Silva; Voney Fernando Mendes Malta

34. ESTADO HIPERGLICÊMICO HIPEROSMOLAR (EHH) 171
Aldo da Silva Oliveira; Bruno Barreto Souza; Leticia Medeiros Mancini

35. HIPOGLICEMIAS 178
Rodrigo Félix de Oliveira Lúcio; Ytala Rodrigues Medeiro; Vinícius Carvalho Almeida

36. CRISE TIREOTÓXICA 183
Carlos Henrique Santos Góis Filho; Miclecio Luiz da Silva Carlos; Rafael Wanderley Persiano Malta

Parte VI URGÊNCIAS E EMERGÊNCIAS NEFROLÓGICAS E UROLÓGICAS

37. LESÃO RENAL AGUDA 188
Marina Gabriela Braz de Matos; José Guilherme Ramos de Oliveira; Stephany Abdias Varjão

38. RABDOMIÓLISE 192
José Pedro Cassemiro Micheleto; Karin Araujo Melo

39. DISTÚRBIOS ACIDOBÁSICOS 196
Ana Clara Valente de Lima Melo; Inara Lourenço Leitão

40. CÓLICA NEFRÉTICA 201
   Andrezza Lima Viana; Carlos Henrique Santos Góis Filho; Ytala Rodrigues Medeiros

41. HIPONATREMIA E HIPERNATREMIA 206
   Leonardo Max Batista Araújo; Maryelle Fernandes Barros

42. HIPOCALEMIA E HIPERCALEMIA 211
   Matheus Vinicius de Mesquita Soares; Rynna Andrade Nogueira de Melo

43. RETENÇÃO URINÁRIA NO IDOSO 215
   Victor Hugo de França Barbosa; Tainá Torres Pedro

44. INFECÇÃO DO TRATO URINÁRIO 220
   Leonardo dos Santos Oliveira; Rayane Oliveira do Nascimento; Tallys Leandro Barbosa da Silva

Parte VII URGÊNCIAS E EMERGÊNCIAS PSIQUIÁTRICAS

45. AGITAÇÃO PSICOMOTORA 226
   Audenis Lima de Aguiar Peixoto; Izabela Lúcio Cardoso Freire; Nyaria Flêmera de Souza

46. TENTATIVA DE SUICÍDIO POR MEDICAMENTOS 230
   Camila Wanderley Pereira; Sophia Lima de Paiva; Zuíla Caroline Olegário Lima

47. DELIRIUM 238
   Tauani Belvis Garcez; Maria Luiza da Silva Veloso Amaro; Beatriz Braga

48. ATAQUE DE PÂNICO 242
   Audenis Lima de Aguiar Peixoto; Jamil Valeriano dos Santos; Jasmine Paula Rodrigues de Lima

49. PSICOSE AGUDA 247
   Adriana dos Reis Guimarães; Elisson Batista Oliveira Silva; Janaína Cibele de Oliveira Bezerra

Parte VIII URGÊNCIAS E EMERGÊNCIAS INFECCIOSAS

50. INFECÇÕES DE VIAS AÉREAS SUPERIORES NA EMERGÊNCIAS 254
   Eliab Batista Barros; Luciana Shiguemi Yamada; Fernando Luiz de Andrade Maia

51. INFECÇÃO GRAVE PELO VÍRUS INFLUENZA E CORONAVÍRUS (COVID-19) 259
   Arlete Bulhões Cavalcanti Madeiro de Oliveira; Kathlyn Oliveira Nogueira;
   João Victor Albuquerque Resende Nunes

52. INFECÇÃO PELO HIV 264
   Larissa de Paiva Laranja; Leila Amorim de Ceita; Luce Cheljea Biniakounou Makaya;
   Fernando Luiz de Andrade Maia

53. DENGUE GRAVE 270
   Ana Clara Monteiro Pereira; Maria Eugênia Cavalcante Ferreira Santos; Pedro Henrique Valerio Lana

54. SEPSE 276
Adriane Gomes de Souza Silva; Carolline Cavalcante de Melo

55. FORMA ICTEROHEMORRÁGICA DA LEPTOSPIROSE 281
Lia Alves Coelho; Fernando Luiz de Andrade Maia

Parte IX URGÊNCIAS E EMERGÊNCIAS HEMATOLÓGICAS

56. CRISE ÁLGICA DA ANEMIA FALCIFORME 286
Maria Luiza da Silva Veloso Amaro; Sandrele Carla dos Santos; Tauani Belvis Garcez; Maria Alexsandra Eugênia da Silva

57. NEUTROPENIA FEBRIL 290
Gabrielle Acioly Omena Bento; Jamil Valeriano dos Santos; Jasmine Paula Rodrigues de Lima

58. INTOXICAÇÃO POR CUMARÍNICOS 295
Nicole Buzo da Cunha; Guilherme Rodrigues Barbosa

59. SÍNDROME DE LISE TUMORAL 299
Ítalo David da Silva; Guilherme Bernardo Vieira

60. COAGULAÇÃO INTRAVASCULAR IDIOPÁTICA 304
Lucas Augusto Alves de Araújo

Parte X URGÊNCIAS E EMERGÊNCIAS OFTALMOLÓGICAS E OTORRINOLARINGOLÓGICAS

61. HEMORRAGIA ORBITÁRIA, HEMORRAGIA RETROBULBAR E HIFEMA 308
Beatriz Cruz Mariz; Claudia Patricia da Silva Gois; Maria Eduarda França Melo; Mário Jorge Santos

62. RETIRADA DE CORPO ESTRANHO NA OFTALMOLOGIA 313
Ivo Farias Gomes; Luciano Oliveira Moitinho Filho; Mário Jorge Santos

63. MANEJO DA EPISTAXE NA EMERGÊNCIA 318
Therezita Peixoto Patury Galvão Castro, Alvaro Jorge Alves Cabral Júnior e Gabriel de Oliveira Souza

64. OTITE MÉDIA AGUDA 324
Júlia Maria Brandão Povoas de Carvalho; Mateus de Araujo Albuquerque; Tiago André Verçosa

65. RETIRADA DE CORPO ESTRANHO NA OTORRINOLARINGOLOGIA 329
André Ricardo Nunes Rocha; Carlos Henrique Santos Góis Filho; Eduardo Nascimento da Silva

Parte XI URGÊNCIAS E EMERGÊNCIAS OBSTÉTRICAS

66. GESTAÇÃO ECTÓPICA 336
Carlos Henrique Guimarães Ferreira; Gretty Ivane Lima Da Silva Aguiar; Millena Medeiros Maux Lessa

67. DESCOLAMENTO PREMATURO DA PLACENTA 342
Érica Patrícia Ortet Tavares; Milena Figueiredo de Medeiros; Millena Medeiros Maux Lessa

68. SÍNDROME HELLP 347
Júlia Luna Nascimento; Renato Evando Moreira Filho; Wanderliza Laranjeira Coutinho

69. TROMBOEMBOLISMO VENOSO PROFUNDO NA GESTANTE 352
Matheus Ramos de Barros; Vitor Hugo Barbosa do Nascimento; Júlia Britto Rocha; Samara Silva Noronha Cavalcante; Helena Barreto Maia Gomes Cavalcanti

70. ABORDAGEM À PUÉRPERA COM HEMORRAGIA PÓS-PARTO 357
João Paulo da Silva Leite; Mariana Beatriz Pontes Rangel de Carvalho; Neomisia Brenna Galindo de Almeida; Hélio Vieira dos Santos Júnior; Helena Barreto Maia Gomes Cavalcanti

Parte XII URGÊNCIAS E EMERGÊNCIAS GINECOLÓGICAS

71. TORÇÃO ANEXIAL 364
Isabelle Louise Lima Cassimiro de Oliveira; Paulo Vytor Cardoso Nobre; Lívia de Lara Lopes

72. DOENÇA INFLAMATÓRIA PÉLVICA AGUDA (DIPA) 368
Marina Gabriela Braz de Matos; José Guilherme Ramos de Oliveira; Stephany Abdias Varjão

73. CISTO HEMORRÁGICO 373
Manuela Silvestre Monteiro; João Victor Pinheiro Martins

74. ASPECTOS TÉCNICOS DO ATENDIMENTO DAS PACIENTES VÍTIMAS DE VIOLÊNCIA SEXUAL 376
Maria Clara de Sousa Lima Cunha; Paulo Henrique Alves da Silva; Voney Fernando Mendes Malta

75. SANGRAMENTO UTERINO ANORMAL DE CAUSA ORGÂNICA 381
Diogo Matheus Silva Umbelino

76. SANGRAMENTO UTERINO ANORMAL DE CAUSA DISFUNCIONAL 385
Maria Eduarda Callado Ramos; Maria Luiza Cavalcante Lamenha Costa; Pedro Costa Saldanha

Parte XIII URGÊNCIAS E EMERGÊNCIAS NA PEDIATRIA

77. CRISE AGUDA DE ASMA NA CRIANÇA 390
Antonia Cardoso Silva; Laynny da Trindade Vasconcelos

78. SEQUESTRO ESPLÊNICO AGUDO EM CRIANÇAS COM ANEMIA FALCIFORME 397
Rita Rolim de Figueiredo

79. DIARRÉIA AGUDA NA CRIANÇA 401
Catarine Ferraz; Rafaella Palumbo; Yves Cardoso

80. CONVULSÕES NA PEDIATRIA 405
Ingrid Maria Barbosa Santos; Mariana Maria da Silva; Maria Eugênia Cavalcante Ferreira Santos

81. PNEUMONIA ADQUIRIDA NA COMUNIDADE NA CRIANÇA 409
   Maria Eduarda Laranjeira Costa da Fonseca; Marina Marsiglia Gondim

82. INTOXICAÇÕES AGUDAS 413
   Laís de Mendonça Lôbo; Leonam de Oliveira Silva; Marcela Carvalho do Nascimento

Parte XIV   URGÊNCIAS E EMERGÊNCIAS ORTOPÉDICAS

83. FRATURAS 420
   Pedro Mafra de Andrade; Samuel Cavalcante Souza Barbosa; Vinícius Tenório Braga Cavalcante Pinto

84. LUXAÇÕES E CONTUSÕES 431
   Arlon Gravata Almeida Lima; Samuel Schaper Fernandes; Vinícius Tenório Braga Cavalcante Pinto

Parte XV   URGÊNCIAS E EMERGÊNCIAS GERAIS

85. AFOGAMENTO 440
   Elton Gambera dos Santos; Gabriel Acioly de Omena Bento; Enderson Leitão

86. QUEIMADURA 446
   Beatriz Cristina da Silva Araujo; Israel do Carmo Almeida

87. PICADA DE ANIMAIS PEÇONHENTOS 451
   Carlos Alberto Siqueira Mendonça; Mariana Maria da Silva; Myllena Vitória Bispo Santana

88. FERIDAS LÁCERO-CONTUSAS (CAUSADAS PELA COMPRESSÃO OU
   TRAÇÃO DOS TECIDOS) SEM GRANDES HEMORRAGIAS 457
   Luiz Eduardo Vanderlei Torres; Allan Vitor Prazeres Melo; Pedro Fellipe Dantas Cordeiro.

89. PSICOLOGIA MÉDICA EM EMERGÊNCIAS 462
   Elayne Vieira dos Santos; Eliane Vieira dos Santos; Gerson Odilon Pereira

Parte XVI   URGÊNCIAS E EMERGÊNCIAS DERMATOLÓGICAS

90. FARMACODERMIAS 468
   Rayane Aguiar Costa; João Victor Pinheiro Martins

91. PÚRPURA FULMINANTE 472
   Alba Letícia Peixoto Medeiros, Dinário Augusto Lemos Neto

Parte XVII   URGÊNCIAS E EMERGÊNCIAS CIRÚRGICAS

92. ABDOME AGUDO INFLAMATÓRIO 478
   Jéssica Janaína Araújo de Sousa; Tarcísio José dos Santos Alves; Larissa Lins Azevedo

93. ABDOME AGUDO OBSTRUTIVO 488
João Vitor Bispo Santana; Myllena Vitória Bispo Santana; Pedro Régis Apratto Rosa; Larissa Lins Azevedo

94. MANEJO E CONDUTA DO ABDOME AGUDO ISQUÊMICO 495
Natalia de Brito Lima; Nikole Alves Belowodski; Samilly Beatryz de Mendonça

95. TRAUMA TORÁCICO.. 500
João Pedro Alves Xavier; Nichollas Botelho da Fonseca; Renato Barbosa Ferreira

96. TRATAMENTO COMPULSÓRIO DE TESTEMUNHAS DE JEOVÁ NO
SETOR DE EMERGÊNCIA: CONSIDERAÇÕES ÉTICAS E JURÍDICAS 505
Maria Helena do Nascimento Barros; Gerson Odilon Pereira

parte I

Urgências e Emergências Cardiovasculares

Capítulo 1 ■ Emergências hipertensivas

Capítulo 2 ■ Síndrome coronariana aguda sem supradesnivelamento do segmento ST

Capítulo 3 ■ Infarto agudo do miocárdio com supradesnivelamento do segmento ST

Capítulo 4 ■ Insuficiência Cardíaca aguda

Capítulo 5 ■ Taquirritmias

Capítulo 6 ■ Bradiarritmias

Capítulo 7 ■ Trombose venosa profunda

Capítulo 8 ■ Oclusão arterial aguda

capítulo 1

Emergências Hipertensivas

- Kirlla Pereira Leão
- Bárbara Julia de Farias Canuto
- Yuri Cavalcanti Albuquerque Tenório

▶ DEFINIÇÃO

Crise hipertensiva (CH) é caracterizada como um aumento sintomático da pressão arterial (PA) e pode ser subdividida em emergências e urgências hipertensivas, caso haja ou não dano agudo a um órgão-alvo. Situações de emergências hipertensivas (EH) cursam com elevação progressiva da PA associada a uma deterioração da função de órgãos-alvo e risco de morte iminente. Por outro lado, as urgências hipertensivas (UH) são situações clínicas sintomáticas nas quais também apresentam elevação da PA, contudo sem lesão aguda em órgão-alvo (LOA), além de não indicar risco imediato de morte (XHIGNESSE et al., 2018; VILELA-MARTIN et al., 2020).

A pseudocrise hipertensiva, que faz parte do diagnóstico diferencial das elevações da pressão arterial, é caracterizada pela elevação da PA sem LOA diante de eventos dolorosos, emocionais, ou de algum desconforto, como cefaleias vasculares, tontura rotatória, ansiedade ou síndrome do pânico. Geralmente, ocorre em hipertensos em tratamento, porém não controlados, ou em hipertensos sem tratamento, com medidas de PA muito elevadas e com poucos ou nenhum sintoma (BORTOLOTTO et al., 2018).

▶ FISIOPATOLOGIA

Existem dois mecanismos diferentes e inter-relacionados em relação à fisiopatologia das EH. O primeiro é a falha no mecanismo autorregulatório no leito vascular, com a queda da pressão de perfusão, consequente diminuição do fluxo sanguíneo e aumento da resistência vascular, o que muitas vezes leva a estresse mecânico e lesão endotelial. O segundo mecanismo ocorre com um rápido aumento da PA, que ativa o sistema renina-angiotensina, o que leva a um aumento das resistências vasculares periféricas nos rins e outros órgãos vitais, alterando assim o processo de autorregulação, fator que gera um ciclo vicioso de lesão e isquemia. Além desses mecanismos, um estado protrombótico desempenha um papel fundamental na CH (VAROUNIS et al., 2017; BORTOLOTTO et al., 2018).

▶ DIAGNÓSTICO

A EH, apesar de contar com uma elevação do nível da PA, é conduzida utilizando-se não unicamente esse parâmetro, mas a situação clínica do paciente e principalmente a presença de LOA aguda. Dessa maneira, a EH possui apresentações diversas: eventos cerebrovasculares os quais envolvem encefalopatia hipertensiva, hemorragia intracerebral/subaracnóide e AVC isquêmico; cardiocirculatórios nos quais se incluem dissecção aguda de aorta, edema agudo de pulmão, infarto agudo do miocárdio e angina estável; renais, como a insuficiência renal rapidamente progressiva; relacionados a hipertensão na gestação, como eclâmpsia, pré-eclâmpsia, síndrome "HELLP" e hipertensão grave em final de gestação; e crises adrenérgicas graves cujas situações abrangem a crise do feocromocitoma e a causada por dose excessiva de drogas ilícitas, como cocaína (BORTOLOTTO et al., 2018; VILELA-MARTIN e YUGAR-TOLEDO, 2019; BARROSO et al., 2020).

Na avaliação inicial da suspeita de EH, é imprescindível a coleta da história clínica e exame físico objetivo, além de avaliação complementar através de exames direcionados para investigação de LOA. A história clínica deve reunir informações como PA habitual do paciente, duração da história da hipertensão arterial, comorbidades e medicamentos/substâncias em uso que possam estar relacionadas a elevação da PA, tais como anti-inflamatórios, corticóides, simpatomiméticos e drogas ilícitas. Ademais, deve-se obter informações a respeito do uso de anti-hipertensivos e descontinuidade de inibidores adrenérgicos, por exemplo (BORTOLOTTO et al., 2018; VILELA-MARTIN e YUGAR-TOLEDO, 2019; BARROSO et al., 2020).

O exame físico conta com aferição da PA em local tranquilo e recomenda-se que seja aferida nos dois braços com o paciente em posição supina e em ortostase, preferencialmente, sendo três medidas o ideal. Além disso, deve-se realizar palpação de pulsos periféricos no intuito de caracterizar ausência ou assimetria de pulsos; a avaliação cardiorrespiratória com ausculta e aferição de frequência cardíaca e respiratória, bem como mensuração da saturação de oxigênio é essencial para avaliação de sopros e congestão. Faz-se necessário ainda exame neurológico e fundoscopia, assim como complementar a investigação clínica de acordo com os sistemas que podem estar acometidos (BORTOLOTTO et al., 2018; VILELA-MARTIN e YUGAR-TOLEDO, 2019; BARROSO et al., 2020). Nesse aspecto, demais sinais e sintomas juntamente com os principais exames para avaliação complementar para caracterização de LOA estão presentes no **Quadro 1**.

▶ TRATAMENTO

O tratamento na EH leva em consideração o órgão-alvo acometido e os pacientes devem ser admitidos preferencialmente em unidade de terapia intensiva, visto que se encon-

Quadro 1 Possíveis LOA com suas principais manifestações clínicas, achados no exame físico e exames indicados para avaliação complementar. Fonte: Adaptado de BORTOLOTTO et al. (2018); VILELA-MARTIN e YUGAR-TOLEDO (2019); BARROSO et al. (2020).

Possíveis LOA	Sintomas	Exame físico	Avaliação complementar
Cardiovasculares	Dor/desconforto torácico/precordial, em abdome ou em dorso; dispneia; fadiga, tosse; palpitações.	Alteração de pulso; 3ª ou 4ª bulha; estase jugular; sopro carotídeo; congestão pulmonar/abdominal/periférica.	ECG; raio X de tórax; saturação de O_2; enzimas cardíacas; ECC; angiotomografia; TC e RNM de tórax.
Neurológicas	Cefaleia; confusão mental; tontura, náuseas; déficits motores; alterações visuais/auditivas/da fala; convulsões; coma.	Alteração do nível de consciência; déficits neurológicos focais; sinais de irritação meníngea.	TC e RNM de crânio; punção lombar.
Renais	Alterações no volume/frequência miccional; disúria; náuseas/vômitos; adinamia.	Palidez cutânea; desidratação; edema periorbital e de membros inferiores; massas pulsáteis/sopros abdominais.	Urina I; creatinina; Ureia; eletrólitos; gasometria.
Retina	Turvação visual; escotomas; amaurose.	Papiledema; exsudatos; hemorragias; vasoespasmo; cruzamentos arteriovenosos; artérias em fio de prata/cobre.	–

ECC: ecocardiograma; ECG: eletrocardiograma; TC: tomografia computadorizada; RNM: ressonância nuclear magnética; US: ultrassonografia.

tram em situações hemodinâmicas e neurológicas instáveis com risco iminente de morte, o que exige monitorização contínua desses indivíduos (VILELA-MARTIN e YUGAR-TOLEDO, 2019).

De maneira geral, busca-se uma redução rápida e gradual da PA no intuito de impedir a progressão das LOA. Nesse contexto, as recomendações incluem: reduzir o valor da PA média em 25% na primeira hora; PA 160/100-110mmHg nas próximas 2 a 6 h e PA de 135/85mmHg em um período de 24-48 h subsequentes.

Vale salientar que quedas excessivas não são o objetivo, devido ao risco de exacerbar processos isquêmicos. Assim, a escolha do anti hipertensivo levará em consideração diferentes aspectos: fatores fisiopatológicos da EH em questão, velocidade indicada para se alcançar o alvo pressórico, além de comorbidades e aspectos farmacológicos da medição a ser empregada. Fármacos que podem ser administrados por via endovenosa, de início de ação rápido e de fácil titulação são recomendados. Nesse contexto, um fármaco bastante utilizado na maioria das EH é o nitroprussiato de sódio, entretanto há cenários clínicos que exigem medicações específicas (BORTOLOTTO et al., 2018; BARROSO et al., 2020). Dessa forma, ressalta-se que fármacos, metas pressóricas e velocidade para atingi-las diferem de acordo com o sistema/órgão-alvo acometido, conforme mostrado no **Quadro 2**.

Quadro 2 Principais EH com suas manifestações, alvos pressóricos e fármacos preferencialmente utilizados. Fonte: Adaptado de RODRIGUES; MARCHINI; BRANDÃO NETO (2019); VILELA-MARTIN e YUGAR-TOLEDO (2019); VILELA-MARTIN *et al.* (2020).

EH	Manifestações clínicas	Alvo pressórico	Fármacos
Encefalopatia hipertensiva	Cefaleia; alteração da consciência; alterações visuais; tontura; náuseas/vômitos. Fundoscopia: edema da papila.	Redução da PA: 10-15% nas primeiras 2h sem exceder 25% nas primeiras 24h.	NPS (fármaco de escolha), nicardipina ou clevidipina.
AVE Isquêmico	Déficit neurológico súbito; alterações do nível de consciência, cefaleia. TC e RNM permitem definir o tipo de AVE e qual o território envolvido.	Se indicada trombólise: recomenda-se redução da PA < 185/110mmHg antes do trombolítico. Se PA inicial > 220/120mmHg sem indicação de terapia trombolítica: reduzir PA em até 15-20% e manter PAD em 100-110mmHg em 24h.	Labetalol (primeira escolha); nicardipina. Labetalol (primeira escolha); nicardipina; NPS (se PA persistir descontrolada).
AVE Hemorrágico		Se PAS ≥ 220mmHg: redução cuidadosa da PA (infusão IV contínua e monitorização frequente da PA) para obter PAS < 180mmHg.	Labetalol (primeira escolha); NPS; nicardipina.
Síndromes coronarianas agudas	Dor torácica; presença de alteração no ECG.	PAS < 140mmHg (evita-se < 120mmHg) e PAD entre 70-80mmHg.	Esmolol, metoprolol, NTG.
Dissecção aguda de aorta	Dor torácica intensa e súbita; sudorese; palidez; síncope; assimetria de PA e de pulso.	PA de 120mmHg deve ser alcançada em 20 min.	NPS associado a βB (inicialmente IV, de ação rápida e titulável – metoprolol, labetalol ou esmolol). * NPS isolado não é indicado.
EAP	Dispneia; sudorese, taquipneia; presença de estertores pulmonares.	Reduzir PA de 10-15%.	NPS e ou nitroglicerina IV, diuréticos de alça, IECA, fenoldopam e morfina.
Eclâmpsia/ pré-eclâmpsia	PAS ≥ 140mmHg/ PAD ≥ 90mmHg ou ambos após 20 semanas de gestação; proteinúria; alterações da coagulação e da função hepática; convulsões tônico-clônicas.	PA entre 120-160/80-100mmHg.	Metildopa, hidralazina oral, BCC ou pindolol. Sulfato de magnésio (tratar/prevenir crises convulsivas).

(Continua)

Quadro 2 Principais EH com suas manifestações, alvos pressóricos e fármacos preferencialmente utilizados (*Continuação*).

EH	Manifestações clínicas	Alvo pressórico	Fármacos
EH por uso de substâncias ilícitas (cocaína, anfetaminas e ecstasy)	Taquicardia; sudorese; sintomas adrenérgicos.	Diminuição da PAM em até 25% em 2-3h.	Casos mais leves benzodiazepínicos e NTG sublingual. Casos mais graves: terapia IV com NTG, NPS ou fentolamina.

AVE: acidente vascular encefálico; βB: beta bloqueador; BCC: bloqueador de canal de cálcio; EAP: edema agudo de pulmão; IECA: inibidor de enzima conversora de angiotensina; IV: intravenoso; PA: pressão arterial; PAD: pressão arterial diastólica; PAM: pressão arterial média; NPS: nitroprussiato de sódio; NTG: nitroglicerina; TC: tomografia computadorizada; RNM: ressonância nuclear magnética.

▶ REFERÊNCIAS

BARROSO, W. K. S. *et al.* Diretrizes Brasileiras de Hipertensão Arterial–2020. **Arquivos Brasileiros de Cardiologia**, v. 116, p. 516-658, 2021.

BORTOLOTTO, L. A. *et al.* Crises hipertensivas: definindo a gravidade e o tratamento. **Revista da Sociedade de Cardiologia Estado de São Paulo**, v. 28, p. 254, 2018.

RODRIGUES, C. G.; MARCHINI, J. F. M.; BRANDÃO NETO, R. A. Emergências hipertensivas. Medicina de emergência: abordagem prática, 13. ed. **Manole**, 2019.

VAROUNIS, C.; KATSI, V.; NIHOYANNOPOULOS, P.; *et al.* Cardiovascular Hypertensive Crisis: Recent Evidence and Review of the Literature. **Frontiers in Cardiovascular Medicine**, v. 3, 2017.

VILELA-MARTIN, J.; YUGAR-TOLEDO, J. C. HIPERTENSÃO ARTERIAL E EMERGÊNCIAS HIPERTENSIVAS. **Rev Bras Hipertens**, v. 26, n. 1, p. 17-24, 2019.

VILELA-MARTIN, J. F. *et al.* Posicionamento Luso-Brasileiro de Emergências Hipertensivas–2020. **Arquivos Brasileiros de Cardiologia**, v. 114, p. 736-751, 2020.

XHIGNESSE P. *et al.* Hypertensive crisis. **Revue medicale de Liege**, v. 73, n. 5-6, 2018.

capítulo 2

Síndrome Coronariana Aguda sem Supradesnivelamento do Segmento ST

- Maria Brennda Ferreira de Gusmão
- Matheus Correia Cajueiro
- Yuri Cavalcanti Albuquerque Tenório

▶ DEFINIÇÃO

A Síndrome Coronariana Aguda Sem Supra de ST (SCASSST) é uma cardiopatia isquêmica instável em que o paciente apresenta dor torácica aguda com ausência de elevação do segmento ST no traçado eletrocardiográfico (KASPER et al., 2017). Dentro desse grupo, há a angina instável (AI), com marcadores de necrose miocárdica normais, e o infarto agudo do miocárdio sem supradesnivelamento do segmento ST (IAMSSST), caracterizado por alterações de tais marcadores (NICOLAU et al., 2021). O diagnóstico de Síndrome Coronariana Aguda (SCA) é clínico, sendo necessário o reconhecimento de seus sinais e sintomas.

▶ DIAGNÓSTICO

A principal manifestação da SCASSST é a angina de peito, dor torácica causada por isquemia cardíaca, em decorrência do desequilíbrio entre oferta e demanda de oxigênio (KASPER et al., 2017). A dor anginosa típica apresenta as seguintes características: 1. Localização e tipo (região precordial ou retroesternal, em aperto, opressão, peso ou queimação); 2. Irradiação (para braços, pescoço, mandíbula, andar superior do abdome ou região interescapular); 3. Fatores desencadeantes e de alívio (dor desencadeada ou exacerbada por estresse, esforço físico, refeições copiosas ou frio intenso, além de ser aliviada por repouso ou nitrato em menos de 10 minutos) (VELASCO et al., 2020).

De acordo com Weiner et al. (1979), a dor torácica é classificada em 4 tipos: A. Definitivamente Anginosa (apresenta todas as 3 características citadas anteriormente); B. Provavelmente Anginosa (contém 2 das 3 características); C. Provavelmente Não Anginosa (com apenas 1 dos 3 atributos); D. Definitivamente não Anginosa (ausência dos 3 atributos). Deve-se descartar outras etiologias não isquêmicas principalmente nos tipos C e D.

É importante ressaltar que há diversas causas de dor torácica, as quais são diagnósticos diferenciais de angina: dissecção de aorta, pericardite, tromboembolismo pulmonar, pneumotórax, refluxo gastroesofágico, dor de origem musculoesquelética e transtornos psiquiátricos (SANTOS et al., 2015). A SCA também pode se apresentar como equivalentes anginosos, caracterizados por sintomas atípicos, como dispneia, mal-estar, tontura, sudorese, dor perfurante, dor pleurítica, plenitude gástrica ou indigestão, inclusive com dor que alivia após eructação; tal quadro é mais frequente em idosos, mulheres, diabéticos, doentes renais crônicos e pacientes com demência (VELASCO et al., 2020; SANTOS et al., 2015).

Diante de suspeita de SCA em uma unidade de emergência, é necessário realizar anamnese, exame físico, eletrocardiograma (ECG) e interpretação em até 10 minutos, coleta de troponina e escore HEART (NICOLAU et al., 2021). A ausência de supra do segmento ST no ECG é definidora de SCASSST em um quadro agudo de dor anginosa. O escore HEART pode ser critério de alta hospitalar se totalizar menos de 3 pontos e estiver associado com ECG basal normal, troponina basal em tempo adequado normal e inexistência de doença arterial coronariana (DAC) prévia (NICOLAU et al., 2021).

Considerando a 4ª Definição Universal de Infarto do Miocárdio, o diagnóstico de IAM somente é realizado na presença de curva de troponina com queda ou elevação de pelo menos 20% em dosagens seriadas, sendo um dos valores acima do percentil 99, associada a pelo menos um dos seguintes critérios: 1. Sintomas de isquemia miocárdica; 2. Alteração dinâmica do ECG; 3. Desenvolvimento de onda Q patológica; 4. Exame de imagem demonstrando perda de miocárdio viável compatível com isquemia; 5. Detecção de trombo coronariano em angiografia ou necrópsia (THYGESEN et al., 2018).

Estabelecido o diagnóstico de SCASSST, a distinção entre AI e IAM só ocorrerá após análise de troponina, porém não se deve esperar o resultado desse marcador para iniciar o manejo inicial já que a conduta será a mesma nas duas entidades (NICOLAU et al., 2021).

▶ ESTRATIFICAÇÃO DE RISCO E DECISÃO DE TRATAMENTO

Como mostrado no Quadro 1, a estratificação é feita por meio de características clínicas, propedêuticas e de escores validados para SCASSST, como GRACE (Global Registry of Acute Coronary Events) e TIMI (Thrombolysis In Myocardial Infarction) (NICOLAU et al., 2021). Além disso, deve-se realizar a estratificação para risco de sangramento com auxílio do escore CRUSADE (Can Rapid Risk Stratification of Unstable Angina Patients Suppress Adverse); o alto risco de sangramento não contraindica a terapia anti-trombótica, mas demonstra maior necessidade de vigilância para eventos adversos hemorrágicos (NICOLAU et al., 2021). Pacientes com SCASSST de risco intermediário, alto e muito alto devem realizar estratificação invasiva por meio do cateterismo cardíaco (CAT) que possibilita a avaliação anatômica direta com avaliação da extensão e gravidade das lesões, podendo realizar, a depender da estratificação de risco, entre < 2h a < 72h a partir do início dos sintomas.

Quadro 1 Estratificação de risco de eventos cardíacos isquêmicos. Fonte: elaborada pelos autores com base em Nicolau *et al.* (2021).

Muito alto risco	Pelo menos um: • Instabilidade hemodinâmica • Choque cardiogênico • IC aguda • Arritmias ventriculares malignas ou PCR • Angina refratária a tratamento medicamentoso otimizado • Alteração recorrente de ST-T • Complicações mecânicas (sopro cardíaco, 3ª bulha, edema agudo de pulmão, etc)	CAT < 2 horas
Alto risco	Pelo menos um: • Curva de troponina compatível com IAM • Alteração transitória de ST-T • Escore GRACE > 140	CAT < 24 horas
Risco intermediário	Pelo menos um: • Diabetes mellitus • Insuficiência renal • Insuficiência cardíaca congestiva • FEVE < 40% • Angina pós-IAM • ICP ou CRVM prévios • GRACE entre 109 e 140	CAT < 72 horas
Baixo risco	• Ausência de sintomas • ECG normal • Troponina normal (devendo considerar tempo hábil)	Tratamento conservador

CAT: cateterismo; FEVE: Fração de ejeção do ventrículo esquerdo; GRACE: Global Registry of Acute Coronary Events; IAM: Infarto agudo do miocárdio; IC: Insuficiência cardíaca; PCR: Parada cardiorrespiratória; ICP: Intervenção coronária percutânea; CRVM: Cirurgia de revascularização miocárdica.

▶ EXAMES DE IMAGEM NÃO INVASIVOS NA EMERGÊNCIA

O teste ergométrico está indicado para pacientes que foram estratificados como baixo risco, após 9 a 12h em observação (VELASCO *et al.*, 2020). O teste possui alto valor preditivo negativo, permitindo alta hospitalar mais precoce e segura, entretanto para sua realização devem ser afastadas outras causas de SCA, como dissecção de aorta, pericardite e tromboembolismo pulmonar, que podem ser avaliadas através da realização de um ecocardiograma transtorácico, que avaliará também a contratilidade miocárdica global e segmentar (NICOLAU *et al.*, 2021).

A cintilografia de perfusão miocárdica em repouso nos casos de dor torácica aguda, por sua vez, está recomendada para estratificação de risco em pacientes com suspeita clínica de SCA e ECG não diagnóstico (NICOLAU et al., 2021). Por fim, a realização da angiotomografia está recomendada para pacientes com dor torácica aguda de probabilidade baixa a intermediária de DAC, com ECG não diagnóstico e marcadores de necrose miocárdica negativos (SANTOS et al., 2015).

▶ TRATAMENTO INICIAL NA SALA DE EMERGÊNCIA

A hipoxemia pode culminar no agravamento da lesão miocárdica, logo recomenda-se a mensuração da SaO_2 através de oximetria digital e a oxigenoterapia (2 a 4L/min) em pacientes com risco intermediário e alto, na presença de $SaO_2 < 90\%$ ou dispneia (SANTOS et al., 2015). Recomenda-se também a mensuração da glicemia em todos os casos suspeitos de SCA e a realização de terapia com insulina quando os níveis glicêmicos estiverem > 180mg/dL, evitando níveis menores que 70mg/dL devido ao risco de aumento da área de infarto (NICOLAU et al., 2021).

A terapia anti-isquêmica visa diminuir o consumo de oxigênio e aumentar sua oferta ao miocárdio, fazendo uso de nitratos e betabloqueadores (VELASCO et al., 2020). Preconiza-se o uso de nitrato sublingual para alívio da angina e seu uso IV nos casos de angina persistente, hipertensão arterial e sinais de congestão, estando contra indicado em caso de pressão arterial sistólica < 100mmHg ou uso de sildenafil nas últimas 24h e de tadalafila nas últimas 48h; já no que diz respeito ao uso de betabloqueadores, recomenda-se o uso via oral (VO) nas primeiras 24h, sendo contraindicado mediante sinais de insuficiência cardíaca, baixo débito e risco aumentado de choque cardiogênico (NICOLAU et al., 2021). Em pacientes cujos sintomas isquêmicos não são aliviados por nitratos e betabloqueadores, pode ser feita analgesia com morfina IV, 2 a 3mg, entretanto seu uso precoce está associado a maior mortalidade (VELASCO et al., 2020).

Devido a associação de fenômenos trombóticos com a SCA, é realizada uma terapia antiplaquetária, na qual o uso de ácido acetilsalicílico em dose de ataque de 300mg VO é recomendado já na admissão de todos os pacientes com suspeita de SCA, desde que não haja indícios de uma síndrome aórtica significativa (VELASCO et al., 2020). Na escolha de um segundo anti agregante, devem ser pesados os riscos e benefícios, já que assim há aumento da probabilidade de sangramento. Os inibidores do receptor de ADP P2Y12 são os fármacos de escolha, entretanto não devem ser receitados aos pacientes de muito alto risco e alto risco, que têm indicação de tratamento invasivo de forma imediata; nestes casos o uso deve ser avaliado na sala de hemodinâmica (NICOLAU et al., 2021). Aos demais pacientes indica-se o uso de ticagrelor 180mg VO na admissão, enquanto que o uso de prasugrel só é recomendado após realização de cineangiocoronariografia, devido ao maior risco de sangramento, e o clopidogrel 300mg VO, por fim, é recomendado somente na indisponibilidade ou contraindicação aos dois fármacos anteriores (VELASCO et al., 2020).

A terapia anticoagulante é recomendada a todos os pacientes com SCASSST e a escolha do fármaco e o momento ideal para uso depende da gravidade e da modalidade de tratamento, se será conservador ou invasivo. Nos casos em que é preconizado o tratamento conservador ou CAT após mais de 24h, recomenda-se o uso de enoxaparina ou fondaparinux, enquanto que nos pacientes com indicação de CAT em menos de 24h, pode ser utilizada também a heparina não fracionada, sendo esta última a única droga que pode ser utilizada em caso de CAT em menos de 2h (NICOLAU *et al.*, 2021).

▶ REFERÊNCIAS

KASPER, D. L. *et al.* **Medicina interna de Harrison**. 19. ed. Porto Alegre: AMGH, 2017.

NICOLAU, J. C. *et al.* Diretrizes da Sociedade Brasileira de Cardiologia sobre Angina Instável e Infarto Agudo do Miocárdio sem Supradesnível do Segmento ST – 2021. Arquivo Brasileiro de Cardiologia, v. 117, n. 1, p. 181-264, 2021.

SANTOS, E. C. L. *et al.* Manual de Cardiologia Cardiopapers. 2. ed. São Paulo: Atheneu, 2015.

THYGESEN, K. *et al.* Fourth universal definition of myocardial infarction (2018). **European Heart Journal**, S. l., v. 40, n. 3, p. 237-269, Jan. 2019.

VELASCO, I. T. *et al.* Medicina de emergência: abordagem prática. 14. ed. Barueri, SP: Manole. 2020.

WEINER, D. A. *et al.* Teste de esforço físico. Exercise stress testing. Correlations among history of angina, ST-segment response and prevalence of coronary-artery disease in the Coronary Artery Surgery Study (CASS). **N Engl J Med**, S. l., v. 301, n. 5, p. 230-235, Aug. 1979.

capítulo 3

Infarto Agudo do Miocárdio com Supradesnivelamento do Segmento ST

- Amanda Karoline da Silva Pedrosa
- Bianca Accioly Tavares
- Yuri Cavalcanti Albuquerque Tenório

▶ DEFINIÇÃO

O infarto agudo do miocárdio (IAM) é uma das principais causas de morte no mundo desenvolvido. O termo IAM deve ser usado quando há evidência de lesão miocárdica conceituada como uma elevação dos valores de troponina cardíaca com pelo menos um valor acima do limite superior de referência do percentil 99 obedecendo sequência em curva – seja ascendente ou descendente –, com quadro clínico correspondente a isquemia miocárdica por dor torácica ou equivalente anginoso. Devido a necessidade de tratamento imediato, é comum designar pacientes com desconforto torácico persistente ou outros sintomas sugestivos de isquemia e elevação do segmento ST em pelo menos duas derivações contíguas de uma parede específica como Infarto Agudo do Miocárdio com supradesnivelamento do Segmento ST (IAMCSST), sem a necessidade de aguardar o resultado da troponina.

De acordo com a quarta definição universal de infarto de 2018, além da lesão miocárdica e da elevação dos marcadores de necrose, é necessário pelo menos 1 dos seguintes:

- Sintomas de isquemia miocárdica;
- Novas alterações isquêmicas do eletrocardiograma (ECG).
- Desenvolvimento de ondas Q patológicas;
- Evidências de imagem de nova perda de miocárdio viável ou nova anormalidade de movimento da parede regional em um padrão consistente com uma etiologia isquêmica;
- Identificação de um trombo coronário por angiografia ou autópsia (não para os tipos 2 ou 3 de IAM).

Ainda de acordo com o consenso internacional da quarta definição de infarto, pode-se classificar em 5 tipos de acordo com a etiologia, sendo a lesão aterosclerótica por instabilização de placa em artéria que irriga o miocárdio infartado atende aos critérios para IAM tipo 1; a evidência de um desequilíbrio entre o suprimento e a demanda de oxigênio do miocárdio não relacionado à aterotrombose aguda corresponde ao tipo 2; morte cardíaca em pacientes com sintomas sugestivos de isquemia miocárdica e presumíveis novas alterações isquêmicas no ECG antes que os valores de troponina se tornem disponíveis ou anormais atendem aos critérios para o tipo 3; o tipo 4a está relacionado à intervenção coronariana percutânea, enquanto o 4b é relacionado a trombose de *stent*; e por fim, o tipo 5 se relaciona a cirurgia de revascularização miocárdica. Posteriormente a quarta definição de infarto de 2018, vem sendo acrescentado o tipo 4c, que se correlaciona a reestenose tardia de *stent* coronariano.

▶ FISIOPATOLOGIA

A etiologia do IAMC/SST é a diminuição do fluxo sanguíneo coronariano por oclusão aguda nas artérias coronarianas epicárdicas. O suprimento de oxigênio disponível não consegue atender à demanda, resultando em isquemia cardíaca transmural. A diminuição do fluxo sanguíneo coronariano é multifatorial. Por exemplo, placas ateroscleróticas classicamente se rompem e levam à trombose, contribuindo para a obstrução aguda do fluxo sanguíneo nas coronárias. Outras etiologias de diminuição da oxigenação/isquemia miocárdica incluem embolia da artéria coronária, isquemia induzida por cocaína, dissecção coronária e vasoespasmo coronário.

Em mais de 95% dos casos, essa situação é causada por aterotrombose, em que há formação de um trombo sobre uma placa de ateroma após esta passar por um processo de instabilização, que pode ocorrer por três mecanismos: ruptura de placa aterosclerótica (70% dos casos), fenômeno erosivo (25% dos casos) e por último nódulo calcificado (5%). A ruptura aterosclerótica leva a uma cascata inflamatória de monó-

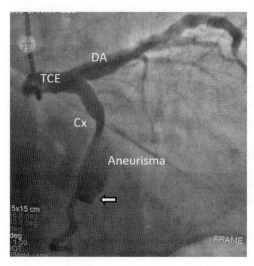

Figura 1 Cinecoronariografia de paciente com IAMC/SST de parede lateral indicando artéria coronária esquerda emitindo a artéria descendente anterior e circunflexa. Observe que existe uma formação aneurismática sacular importante que levou a dissecção de ramo marginal da artéria circunflexa (vide seta). TCE: tronco de coronária esquerda. DA: descendente anterior. Cx: circunflexa. Fonte: arquivos pessoais dos autores.

citos e macrófagos, formação de trombos e agregação plaquetária, que gera uma diminuição do fornecimento de oxigênio através da artéria coronária, resultando em diminuição da oxigenação do miocárdio. A incapacidade de produzir ATP na mitocôndria leva à cascata isquêmica e, portanto, à apoptose do endocárdio ou infarto do miocárdio.

A gravidade do evento isquêmico varia de acordo com o grau de oclusão da artéria. Em oclusões parciais, a isquemia ocorre na região subsubendocárdica, caracterizando a síndrome coronariana sem supradesnível do segmento ST. No caso de oclusão de todo o lúmen de uma coronária, a isquemia é transmural e acomete toda a espessura da parede cardíaca, o que constitui a síndrome coronariana aguda com supradesnível do segmento ST, englobando o IAMCSST.

▶ DIAGNÓSTICO

É realizado a partir da associação da história clínica, do exame físico, da análise do ECG e dos marcadores de necrose miocárdica (MNM), como as troponinas. Os sinais clínicos são variados, podendo envolver angina, sudorese, mal estar, cianose, extremidades frias, entre outros; e os MNM só começam a ser elevados cerca de 6 horas após o início da dor. Sendo assim, o principal instrumento para o diagnóstico é o ECG, sendo este também o determinante da conduta.

A apresentação típica do IAM é caracterizada pela dor precordial, de grande intensidade e com duração maior que 20 minutos, irradiada para qualquer local, em destaque o membro superior esquerdo, mandíbula e região cervical, com caráter em queimação ou em aperto. Idosos, mulheres, diabéticos, portadores de neoplasia ou doenças psiquiátricas são população de risco para desenvolver quadro clínico de dor atípica, podendo apresentar equivalentes anginosos de dispneia, palpitações, tontura, síncope, *dellirium*, náusea ou vômitos.

Ao exame físico, pode-se observar o sinal semiológico clássico de Levine, caracterizado quando o paciente coloca o punho cerrado sobre o tórax ao se queixar de dor torácica. Além disso, é possível evidenciar taquicardia, presença de terceira bulha, sopros novos, estertoração creptante pulmonar, redução do tempo de enchimento pulmonar, palidez cutâneo-mucosa e diaforese profusa. A classificação de Killip permite estratificar a gravidade e indicar prognóstico em paciente apresentando IAM de acordo com achados ao exame físico:

- Killip I: Sem alterações na ausculta cardíaca ou pulmonar;
- Killip II: sinais de disfunção sistólica inicial, com presença de B3 ou estertoração creptante limitada às bases pulmonares;
- Killip III: edema agudo pulmonar;
- IV: colapso circulatório e choque cardiogênico.

O ECG deve ser realizado em até 10 minutos no paciente que se apresenta com dor torácica na emergência. Quando o supra desnível do segmento ST é > 1 mm em duas derivações contíguas, isso pode estar relacionado o diagnóstico de IAMCSST; Entretanto, nas derivações V2 e V3 o critério de IAMCSST é de 1,5 mm de elevação em mulheres, enquanto em homens acima de 40 anos são necessários 2,0 mm de elevação e em homens mais jovens que 40 anos são necessários 2,5 mm. Já nas derivações V7, V8 e V9 só é necessário 0,5 mm (parede posterior), mas em geral essas derivações não são realizadas.

Além disso, por meio do ECG é possível, ainda, inferir a artéria afetada. Na maioria dos pacientes, o coração é irrigado pelas coronárias direita e esquerda (dividida em artérias circunflexa e descendente anterior). A relação entre as artérias e as derivações é:

- Artéria descendente anterior: irriga a parede anterior, septal e ápice do ventrículo esquerdo – habitualmente no ECG sequencialmente as derivações de V1 a V6;
- Artéria coronária circunflexa: irriga parede lateral do ventrículo esquerdo e eventualmente a parede posterior – derivações DI e aVL;
- Artéria coronária direita: irriga a parede inferior e eventualmente a parede posterior – derivações DII, DIII e aVF.

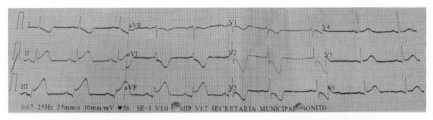

Figura 2 IAMC/SST de parede inferior. Observe a presença de elevação maior que 1 mm do ponto J nas derivações DII, DIII e aVF, que correspondem a parede inferior. Atentar neste ECG que existe uma imagem em espelho na parede anterosseptal, com presença de infra ST maior que 1 mm nas derivações V1 a V3. Este padrão de acometimento está correlacionado a oclusão de artéria coronária direita Fonte: Arquivos pessoais dos autores.

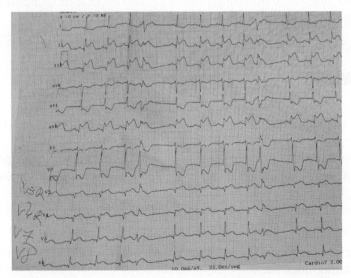

Figura 3 IAM de VD. Observe que foram realizadas as derivações complementares. Este ECG corresponde ao mesmo paciente da Imagem 2; portanto, observe que a corrente de lesão transmural se prolonga para a área correspondente ao ventrículo direito a partir da elevação do ponto J maior que 0,5 mm nas derivações V3R e V4R. Este padrão de acometimento normalmente é relacionado a oclusão em terço proximal de coronária direita. Fonte: Arquivos pessoais dos autores.

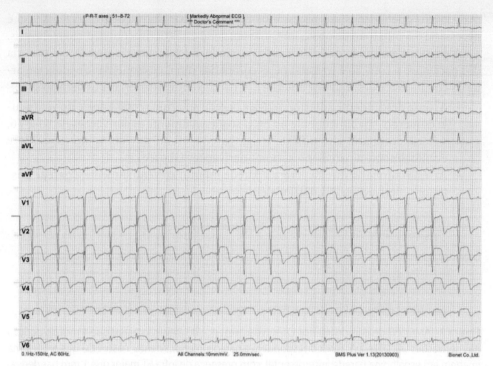

Figura 4 IAMC/SST de parede anterior. Observe a elevação do ponto J maior que 1 mm nas derivações V1, V4, V5 e V6 e maior que 2 mm nas derivações V2 e V3 em paciente masculino de 59 anos de idade. Este acometimento está normalmente relacionado a oclusão em terço proximal de artéria coronária descendente anterior. Fonte: Arquivos pessoais dos autores.

▶ TRATAMENTO

A abordagem inicial, no ambiente da emergência, consiste em: aferir pressão arterial, frequência cardíaca, suplementar oxigênio se Sat O_2 < 90%, realizar acesso venoso periférico, solicitar e interpretar ECG em até 10 minutos da admissão. Dado o diagnóstico eletrocardiográfico, deve-se iniciar a conduta com: dupla antiagregação plaquetária com a aspirina 300mg e um inibidor de P2Y12, podendo ser o ticagrelor, prasugrel ou clopidogrel (apenas na indisponibilidade dos dois primeiros) em casos de angioplastia primária, já em casos de uso de fibrinolíticos podem ser usados o clopidogrel ou o ticagrelor associados a aspirina. Em seguida, deve-se fazer anticoagulação com:

- Heparina não fracionada 60UI/kg, EV em bólus, seguido por infusão contínua de 12UI/kg/hora, ou;
- Enoxaparina 1mg/kg, SC, 2x/dia, ou;
- Fondoparinux 2,5mg 1x/dia

A terapia anti-isquêmica tem por objetivo reduzir a demanda miocárdica de oxigênio ou aumentar o suprimento de oxigênio. Como alternativas há os venodilatadores, como a nitroglicerina EV, dose inicial de 5-10 mcg/min, em bomba de infusão. Porém, seu uso é deve ser evitado nos pacientes que fizeram uso de sildenafil, tadalafil nas últimas 24 horas, como também pacientes apresentando IAM de ventrículo direito, com elevação de ST > 0,5 mm nas derivações V3R e V4R. Além disso, os betabloqueadores, como o metoprolol e carvedilol, e os bloqueadores do canal de cálcio não di-hidroperidínicos como o verapamil ou diltiazem tem indicação como terapia anti-isquemicas nos pacientes sem sinais clínicos de disfunção de ventrículo esquerdo, como presença de B3, estertores creptantes pulmonares, edema agudo de pulmão, como também o próprio choque cardiogênico.

Reperfusão miocárdica, por sua vez, está indicada em todos os casos e pode ser realizada por meio de angioplastia primária ou terapia fibrinolítica. Se disponível no local, sempre se deve optar pela angioplastia por apresentar melhores resultados. Porém, quando indisponível no serviço, deve-se transferir imediatamente o paciente para outro centro com disponibilidade da angioplastia, desde que o tempo de transferência seja inferior a 120 minutos. Caso nenhuma das opções anteriores seja possível, deve-se realizar a terapia fibrinolítica, uma vez que não haja contraindicações para a mesma, como qualquer sangramento intracraniano prévio, AVC isquêmico nos últimos 3 meses, dissecção aguda de aorta, neoplasia no sistema nervoso central ou lesão vascular, trauma significativo na cabeça ou rosto nos últimos 3 meses ou sangramento ativo ou diátese hemorrágica (contraindicações absolutas).

A angioplastia deve ser feita em até 90 minutos do diagnóstico de IAM C/SST, não tendo contraindicação absoluta para o exame. Para pacientes que se apresentam com mais de 12 horas do início do quadro, a indicação de angioplastia primária é classe I se o paciente ainda estiver sintomático, apresentar instabilidade hemodinâmica ou elétrica. Se o paciente estiver assintomático e se apresentar entre 12 a 48 horas a indicação de angioplastia primária é classe IIa. Após 48 horas, no paciente assintomático o procedimento é contraindicado.

Já o tratamento fibrinolítico deve ser realizado após a administração de AAS e clopidogrel ou ticagrelor, com tempo alvo de 10 minutos após a admissão do paciente. Como opções terapêuticas têm-se a estreptoquinase, a alteplase e a tenecteplase, sendo essa última a melhor opção. Após essa terapia, o paciente deve ser anticoagulado e submetido à angiografia em até 24 horas. Nos casos de falha de reperfusão, a angioplastia de resgate está indicada imediatamente. Os critérios de reperfusão de 60 a 90 minutos após infusão do trombolítico são:

- Resolução do supradesnivelamento do segmento ST;
- Estabilidade hemodinâmica e elétrica;
- Resolução da dor.

Além disso, um inibidor da enzima conversora de angiotensina está indicado assim que possível para pacientes com redução de fração de ejeção, hipertensos e diabéticos. Estatina de alta potência, como atorvastatina e rosuvastatina, devem ser iniciadas o mais precoce possível.

▶ REFERÊNCIAS

Barbosa, RR; Capeletti, JT; Santos, ES. **Infarto agudo do miocárdio com supradesnivelamento do segmento ST: diagnóstico e estratificação de risco/acute myocardial infarction with ST segment elevation: diagnosis and risk stratification**. In. Santos, Elizabete Silva dos; Trindade, Pedro Henrique Duccini Mendes; Moreira, Humberto Graner. Tratado Dante Pazzanese de emergências cardiovasculares. São Paulo, Atheneu, 2016. p.327-341, ilus, tab;

EUROPEAN SOCIETY OF CARDIOLOGY. **2017 ESC Guidelines for the management of acute myocardial infarction in patients presenting with ST-segment elevation**. European Heart Journal. [S.I], p. 119-177. jan. 2017;

EUROPEAN SOCIETY OF CARDIOLOGY. **Fourth Universal Definition of Myocardial Infarction**. European Heart Journal. [S.I], p. 237-269. ago. 2018;

MECHANIC, Oren J.; GAVIN, Michael; GROSSMAN, Shamai A. **Acute Myocardial Infarction**. Treasure Island: Statpearls, 2022. Disponível em: https://www.ncbi.nlm.nih.gov/books/NBK459269/. Acesso em: 26 dez. 2022;

MONTECUCCO, Fabrizio; CARBONE, Federico; SCHINDLER, Thomas H. **Pathophysiology of ST-segment elevation myocardial infarction: novel mechanisms and treatments**. European Heart Journal. [S.I], p. 1268-1283. nov. 2015;

Pesaro, AEP; Serrano, CV; Nicolau, JC. **Infarto agudo do miocárdio: síndrome coronariana aguda com supradesnível do segmento ST**. Rev. Assoc. Med. Bras. 50 (2), 2004. Disponível em: https://doi.org/10.1590/S0104-42302004000200041. Acesso em: 2 jan 2023;

Sociedade Brasileira de Cardiologia. **V Diretriz da Sociedade Brasileira de Cardiologia Sobre Tratamento do Infarto Agudo de Miocárdio com Supradesnível do Segmento ST**. ISSN-0066-782X • Volume 105, Nº 2, Supl. 1, Agosto 2015;

VELASCO, Irineu Tadeu et al. **Medicina de Emergência: abordagem prática**. 14. ed. Barueri: Manole, 2020.

capítulo 4

Insuficiência Cardíaca Aguda

- Maria Adélia de Albuquerque Barros
- Maria Luiza Bomfim de Paula
- Mariana Freire de Lima
- Yuri Cavalcanti Albuquerque Tenório

▶ INTRODUÇÃO

A insuficiência cardíaca (IC) compreende uma condição clínica cardiovascular resultante da incapacidade cardíaca de bombear sangue de maneira satisfatória para corresponder às necessidades metabólicas teciduais, decorrente de variações funcionais ou estruturais, que provocam baixo débito cardíaco e altas pressões de enchimento pulmonar e venosa. Representa um importante problema de saúde pública, uma vez que é responsável por internações hospitalares recorrentes no Brasil. Desta forma, o entendimento acerca dos processos que contribuem para o surgimento e instalação desta doença na população é fundamental para redução dos índices de mortalidade e para melhora da qualidade de vida destes pacientes (BURGUEZ, 2017; COMITÊ COORDENADOR DA DIRETRIZ DE INSUFICIÊNCIA CARDÍACA, 2018).

Em sua forma inicial, a insuficiência cardíaca aguda (ICA) se apresenta com alterações rápidas ou progressivas dos sinais e sintomas. Por outro lado, também pode estar relacionada com a exacerbação de um quadro de IC crônica. Os pacientes apresentam sintomas de dispneia ao repouso ou aos esforços, fadiga, clínica decorrente do edema pulmonar ou periférico e disfunção de órgãos-alvo. Ao exame físico, é comum na ausculta cardíaca a presença de B3 ou B4 e sopros cardíacos e na ausculta pulmonar a percepção de estertores crepitantes e sibilância. À inspeção, apresentam edema de membros inferiores e estase venosa jugular. Diante do exposto, é evidente a necessidade de diagnóstico precoce e tratamento adequado a partir dos achados clínicos (COMITÊ COORDENADOR DA DIRETRIZ DE INSUFICIÊNCIA CARDÍACA, 2018; NETO ROSSI; CASADEI; FINGER, 2020).

▶ ETIOLOGIA E FISIOPATOLOGIA

A ICA é considerada uma síndrome, tendo em vista que não se trata de uma doença específica, mas sim da via final de várias doenças que acometem, anatômica ou funcionalmente, o coração. Esta perspectiva é reforçada diante da complexidade de seu processo fisiopatológico, que envolve alterações neuro-hormonais e hemodinâmicas. A ICA pode se apresentar com redução da fração de ejeção devido uma disfunção sistólica, ou com uma fração de ejeção preservada devido uma disfunção diastólica (ARRIGO, 2020; ADAMS, 2022).

A etiologia da ICA pode ser uma cardiopatia aguda, como um infarto agudo do miocárdio, ou crônica, como a hipertensão, que pode estar ou não associada a fatores precipitantes, como síndromes coronarianas agudas, arritmias, infecções e drogas. Vale ressaltar que as principais etiologias são isquêmica (30%), hipertensiva (20%), dilatada idiopática (15%), valvar (12%) e doença de Chagas (11%). Ou seja, a ICA pode ocorrer por uma gama de fatores distintos, determinando uma fisiopatologia heterogênea. Contudo, todas essas patologias possuem um aspecto em comum, a ativação de vias fisiopatológicas, que, a princípio, possuem a intenção de restabelecer a homeostase, mas com o tempo culminam em um débito cardíaco baixo ou com distribuição disfuncional, marcando a instalação da ICA (COMITÊ COORDENADOR DA DIRETRIZ DE INSUFICIÊNCIA CARDÍACA, 2018; ARRIGO, 2020).

Dentre as vias fisiopatológicas que determinam o surgimento da ICA tem-se a remodelação cardíaca patológica após injúria, caracterizada por hipertrofia ventricular, dilatação ventricular, aumento da tensão na parede ventricular, fibrose intersticial e prejuízo a irrigação do coração, que impedem a contração efetiva do miocárdio; A ativação do sistema nervoso simpático e redução do sistema nervoso parassimpático constitui outra via de surgimento da ICA, o que gera vasoconstrição periférica seguida de vasodilatação central para manter a perfusão de órgãos vitais, ocasionando realocação do sangue armazenado no baço e no sistema venoso periférico para a circulação pulmonar, favorecendo congestão pulmonar, injúria renal e aumento do risco de arritmias e eventos isquêmicos devido ao efeito das catecolaminas; e ativação do Sistema Renina-Angiotensina-Aldosterona, ocasionando aumento da reabsorção de sódio e água, que de forma persistente torna a rede de glicosaminoglicanos disfuncional e incapaz de tamponar o sódio, bem como aumenta a complacência do interstício, permitindo a formação de edema até mesmo em baixas elevações da pressão hidrostática; (TANAI, 2016; ARRIGO, 2020; NJOROGE; TEERLINK, 2021).

▶ DIAGNÓSTICO

A suspeita de ICA ocorre após a identificação de congestão pulmonar ou sistêmica, já a confirmação do diagnóstico acontece a partir da história clínica e do exame físico, com o auxílio de exames complementares. A congestão está presente em cerca de 90% dos casos, sendo a dispneia o sintoma que mais leva os pacientes a buscarem ajuda, porém, esse é um sinal que aparece em diversas outras doenças, dessa forma, é necessário associá-lo a outras queixas para tornar o diagnóstico mais fiel. Por exemplo, a presença de uma história prévia de insuficiência cardíaca bem definida, que pode estar associada a sintomas como, ortopneia, cansaço, fadiga e sintomas digestivos, são indicadores de um diagnóstico positivo de ICA. Sendo assim, os achados clínicos devem ser analisados de acordo com os critérios diagnósticos de Framingham, pois dessa forma apresentam uma maior exatidão diagnóstica, que pode chegar a até 75% (COMITÊ COORDENADOR DA DIRETRIZ DE INSUFICIÊNCIA CARDÍACA, 2018; II DIRETRIZ BRASILEIRA DE INSUFICIÊNCIA CARDÍACA AGUDA, 2011.).

Os exames complementares devem ser solicitados na admissão, assim, a avaliação clínica torna-se completa, além de ser possível definir o fator causal e o diagnóstico diferencial, ambos essenciais, pois é importante lembrar que os sintomas de IC nem sempre se correlacionam com a gravidade da disfunção cardíaca. Dessa maneira, a utilização isolada das manifestações clínicas para guiar a escolha terapêutica é equivocada, sendo necessário detectar comorbidades que possam agravar a ICA, definir e quantificar a congestão pulmonar e sistêmica, identificar a presença de baixo débito cardíaco, que ocorre em apenas 10% dos casos, isso irá auxiliar na indicação do perfil de risco admissional e a traçar o prognóstico intra-hospitalar (COMITÊ COORDENADOR DA DIRETRIZ DE INSUFICIÊNCIA CARDÍACA, 2018; II DIRETRIZ BRASILEIRA DE INSUFICIÊNCIA CARDÍACA AGUDA, 2011.).

Alguns exames laboratoriais que podem ser utilizados para colaborar com o diagnóstico de IC são os peptídeos natriuréticos, que quando disponíveis, devem ser solicitados para avaliação na sala de emergência de pacientes com dispneia ou suspeita de ICA, já que apresentam um alto valor preditivo para tal, se analisados de forma isolada. Quando há níveis elevados de BNP, existe um forte indício de ICA, porém faz-se necessário observar a existência de algum fator que possa alterar esse dado de maneira preditiva, como o uso de algum medicamento, nesses casos, é possível utilizar o NT-proBNP. Além deles, devem ser solicitados também outros marcadores, como troponina, eletrólitos, uréia, creatinina, proteína C-reativa, coagulograma, proteínas totais e frações, hemograma completo, TGO, TGP e bilirrubinas, TSH, glicemia, gasometria venosa e lactato (COMITÊ COORDENADOR DA DIRETRIZ DE INSUFICIÊNCIA CARDÍACA, 2018).

Outros exames que complementam o diagnóstico são o ECG, que raramente estará normal na IC aguda, apenas em 13% dos casos não há alterações. Ele além da confirmação diagnóstica auxilia na escolha do tipo de intervenção necessária para a condução do caso. A radiografia de tórax, que não afasta o diagnóstico caso esteja normal, o ecocardiograma, o qual precisa ser realizado de maneira precoce em até no máximo 48h após a admissão e a ultrassonografia de tórax que ajuda a identificar o tipo e o grau da lesão (COMITÊ COORDENADOR DA DIRETRIZ DE INSUFICIÊNCIA CARDÍACA, 2018).

▶ PERFIL CLÍNICO E HEMODINÂMICO DA IC

A base do tratamento da IC agudizada consiste na adequada avaliação clínica e identificação do perfil clínico-hemodinamico. Para determinar em qual perfil o paciente encontra-se, é necessário caracterizar achados sugestivos de congestão, através da presença ou não de ortopneia, estase jugular, edema gravitacional, presença de B3 na ausculta cardíaca e de crepitações ou sibilância na ausculta pulmonar; como também

Tabela 1 Principais exames laboratoriais e de imagem importantes para avaliação do paciente com suspeita de IC agudizada.

Exame	Principais achados
Eletrocardiograma	Inespecífico, porém muito importante visto que pode auxiliar no diagnóstico de fatores agravantes e complicações, como sinais de isquemia aguda, arritmias, presença de onda q patológica, bloqueio de ramo esquerdo e sinais de sobrecarga ventricular
Radiografia de tórax	Pode apresentar aumento da área cardíaca, sinais de congestão pulmonar (seja perihilar como gravitacional), derrame pleural, consolidações e infiltrados que sejam sugestivos de infecção (fator complicador)
Ecocardiograma	Pode auxiliar no diagnóstico através a aferição da fração de ejeção ventricular (FEVE), avaliação da função diastólica, aumento dos dímetros cavitários e da parede ventricular, pressões de enchimento ventricular e pressão do átrio esquerdo, alterações valvares, espessamento do pericárdio, derrame pericárdico, avaliação da variação respiratória e diâmetro da veia cava inferior
Ultrassonografia de tórax	Avaliar sinais de congestão através a evidência de múltiplas linhas B bilateralmente ou presença de derrame pleural
BNP	Valores acima de 400 pg/mL são sugestivos de IC agudizada
NT-ProBNP	Valores acima de 450 pg/mL são sugestivos de IC agudizada (atentar que o valor de referência varia com a idade do paciente)
Troponina	Importante para avaliação de etiologia isquêmica como fator descompensatório, quando o aumento ocorre por meio de curva, como também fator prognostico de gravidade da IC quando ocorre aumento sem curva.
Dímero D	Importante como diagnóstico diferencial para embolia pulmonar ou dissecção aguda da aorta
Gasometria arterial	Importante para avaliar se há sinais sugestivos de choque cardiogênico, como aumento do lactato
Gasometria venosa central	Coletada através de acesso venoso central em jugular interna ou subclávia em topografia atrial (confirmada por meio de radiografia de tórax) que evidencia a saturação venosa central (valores maiores que 70-75% são indicativos de hipoperfusão tecidual)

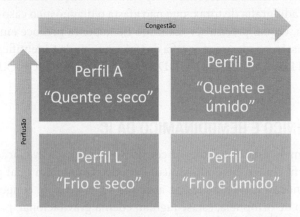

Figura 1 Perfil Clínico-hemodinâmico da IC agudizada.

achados sugestivos de hipoperfusão, como hipotensão arterial, sonolência, extremidades frias com tempo de enchimento prolongado, piora da função renal. Observe na figura abaixo como caracterizar adequadamente o perfil clinico-hemodinâmico na IC agudizada.

▶ TRATAMENTO

O manejo inicial dos pacientes com ICA tem a intenção de corrigir os distúrbios existentes. É preciso observar a presença de situação clínica de risco imediato de vida, identificar a necessidade de suporte respiratório, para ofertar O_2 conforme a demanda, distinguindo a vantagem de um suporte ventilatório invasivo ou não invasivo, analisar a terapêutica ideal para correção dos distúrbios clínicos e hemodinâmicos, iniciar o tratamento dos fatores causais e desencadeantes e tratar de comorbidades descompensadas associadas que podem estar desestabilizando o quadro (COMITÊ COORDENADOR DA DIRETRIZ DE INSUFICIÊNCIA CARDÍACA, 2018).

De acordo com a análise de alguns parâmetros é possível estabelecer uma conduta apropriada. Então diante de um quadro de ICA perfil A, opta-se por fazer uso de um IECA/BRA, associado a um betabloqueador, sem diurético se o paciente estiver com a PAS > 110mmHg. Já em situações de quente-congesto, em Perfil B, usa-se vasodilatador e diurético de alça. No Perfil C irá variar de acordo com os níveis pressóricos. Quando a PAS for ≥ 85mmHg acrescenta-se um inotrópico, para usuários crônicos de betabloqueador reduz a dose metade da dose, podendo suspender se necessário, suspender o IECA/BRA e avalia volemia. Em situações de PAS < 85mmHg é necessário obrigatoriamente avaliar volemia – caso paciente não tolere volume, pode-se iniciar droga vasoativa (como noradrenalina), fazer uso de inotrópicos/vasoconstritores e furosemida. Em caso de Perfil L, deve-se avaliar reposição volêmica, se necessário, drogavasoativa (como noradrenalina) (COMITÊ COORDENADOR DA DIRETRIZ DE INSUFICIÊNCIA CARDÍACA, 2018).

Além disso, atentar-se a sinais de hiponatremia, para realizar a reposição de sódio adequada através de solução hipertônica, observar caso haja hipotensão arterial pois será necessário suspender vasodilatadores, betabloqueadores e inotrópicos, quando houver hipoalbuminemia é preciso repor albumina, analisar o uso crônico prévio de diuréticos para observar a associação com diuréticos tiazídicos e espironolactona, em caso de baixo débito cardíaco fazer uso de inotrópicos ou vasodilatadores e quando houver hipovolemia relativa utilizar solução hipertônica. Quando há quadros de insuficiência renal associada é preciso utilizar altas doses de diuréticos ou ultrafiltração ou diálise, que deve ser escolhida de acordo com cada caso (COMITÊ COORDENADOR DA DIRETRIZ DE INSUFICIÊNCIA CARDÍACA, 2018).

▶ REFERÊNCIAS

ADAMS, Amber *et al*. Acute Heart Failure. Advanced Emergency Nursing Journal, v. 44, n. 3, p. 178-189, 2022.

ARRIGO, Mattia *et al.* Acute heart failure. Nature Reviews Disease Primers, v. 6, n. 1, p. 1-15, 2020.

BURGUEZ, Sergio. Insuficiencia cardíaca aguda. Revista Uruguaya de Cardiología, v. 32, n. 3, p. 370-389, 2017.

COMITÊ COORDENADOR DA DIRETRIZ DE INSUFICIÊNCIA CARDÍACA. Diretriz brasileira de insuficiência cardíaca crônica e aguda. Arquivos brasileiros de cardiologia, v. 111, n. 3, p. 436-539, 2018.

MANGINI, Sandrigo *et al.* Insuficiência cardíaca descompensada. Einstein (São Paulo), v. 11, p. 383-391, 2013.

MCDONAGH,, Theresa A *et al.* 2021 ESC Guidelines for the diagnosis and treatment of acute and chronic heart failure. European heart journal vol. 42,36 (2021).

NJOROGE, Joyce N.; TEERLINK, John R. Pathophysiology and therapeutic approaches to acute decompensated heart failure. Circulation Research, v. 128, n. 10, p. 1468-1486, 2021.

ROSSI NETO, João Manoel; CASADEI, Carolina; FINGER, Marco A. Insuficiência cardíaca aguda. Rev. Soc. Cardiol. Estado de São Paulo, p. 147-157, 2020.

TANAI, Edit; FRANTZ, Stefan. Pathophysiology of heart failure. Comprehensive physiology, v. 6, n. 1, p. 187-214, 2016.

SCIELO – BRASIL. II Diretriz Brasileira de Insuficiência Cardíaca Aguda. Disponível em: https://www.scielo.br/j/abc/a/6CWscRNFQdbmnHBVMqjBtfC. Acesso em: 22 dez. 2022.

capítulo 5

Taquiarritmias

- João Victor Vasconcelos Tavares Maximiliano
- Sarah Antunes Figueiredo

▶ INTRODUÇÃO

As taquiarritmias ou taquicardias se caracterizam por distúrbios do ritmo cardíaco que resultam numa frequência cardíaca superior a 100 bpm. Como consequência, há redução do débito cardíaco e, com exceção de indivíduos com disfunção ventricular importante, a partir de ritmos superiores a 150 bpm podem ser observados sintomas de comprometimento hemodinâmico (taquiarritmia instável). Elas podem ser classificadas em supraventriculares (TSV) ou ventriculares (TV), de acordo com o mecanismo de origem do quadro e, ainda, em taquicardia por QRS estreito ou largo, de acordo com a interpretação do eletrocardiograma (ECG), a principal ferramenta diagnóstica. No contexto da emergência, a identificação correta do tipo de taquiarritmia é de alta importância, já que a partir dela a conduta adequada pode ser definida e assim evitar complicações (BERNOCHE *et al.*, 2019; LINK, 2007; SCUOTTO *et al.*, 2018).

▶ FISIOPATOLOGIA

A contração cardíaca é desencadeada por fibras cardíacas, que possuem a capacidade de autoexcitação. Em situações fisiológicas, são as fibras do sistema condutor especializado cardíaco que controlam essas contrações. Elas são compostas pelo nodo sinusal (nodo S-A) – onde geralmente o impulso se origina, pelas vias intermodais, nodo atrioventricular (nodo A-V), feixe A-V (His) e fibras de Purkinje (HALL, 2017). Alterações no funcionamento normal desse sistema devido a um hiperautomatismo, atividade deflagrada (variante do hiperautomatismo) ou por mecanismo de reentrada, resultam em arritmias, a exemplo das taquiarritmias (TALLO *et al.*, 2012).

A partir disso, pode-se inferir que as TSV possuem origem dependente do nodo S-A ou A-V, tecido atrial ou de vias acessórias extranodais, enquanto as TV possuem origem ventricular. Para a interpretação do ECG, isso significa que taquicardia com QRS estreito sempre é TSV, já que passa pelo nodo A-V e o sistema his-purkinje e taquicardia com QRS largo de forma geral é de origem ventricular, mas também pode ser TSV com aberrância de condução intraventricular, devido a presença de bloqueio de ramo, ou TSV com condução por via acessória (LINK, 2007; TALLO et al., 2012; PIMENTA, CURIMBABA, MOREIRA, 2009).

No contexto da emergência as principais taquiarritmias são 2 TSV: o flutter atrial (FLA) e a taquicardia por reentrada nodal (TRN), conhecida como "taqui supra"; e 2 TV: TV monomórfica; e TV polimórfica (BERNOCHE et al., 2019; SCUOTTO et al., 2018).

▶ DIAGNÓSTICO

Para o correto diagnóstico das taquiarritmias na sala de emergência é fundamental colher uma breve história clínica e realizar o exame físico, no qual é comum encontrar sintomas inespecíficos como palpitação, dispnéia, tontura, dor precordial e fadiga. Ademais, sintomas de maior gravidade como hipotensão, síncope, confusão mental, redução do nível de consciência, dor precordial isquêmica e congestão pulmonar, acompanhados de uma frequência cardíaca superior a 150 bpm evidenciam instabilidade hemodinâmica. Contudo, o diagnóstico das taquiarritmias só é confirmado pelo ECG de 12 derivações, o qual deve-se atentar frequência cardíaca elevada (intervalo RR menor que 3 quadrados grandes); regularidade ou irregularidade do intervalo RR; presença ou ausência de onda P para verificar o ritmo; largura do complexo QRS, sendo estreito (< 120ms) sugerindo uma TSV ou alargado (≥ 120ms). Portanto, uma rápida análise do ECG e da clínica do paciente já sugerem a conduta mais eficaz (FRIEDMANN, 2016; BERNOCHE et al., 2019).

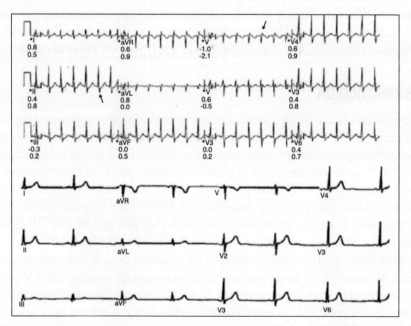

Figura 1 Acima ECG de um paciente com TRN atrioventricular. Abaixo ECG mostrando reversão do ritmo e diminuição da FC por infusão de adenosina. Fonte: Scuotto et al., 2018.

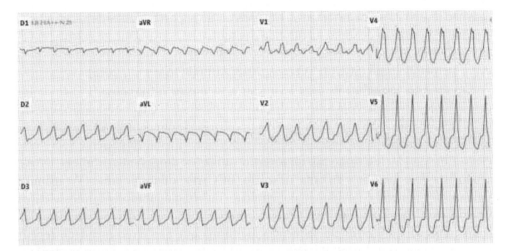

Figura 2 Taquicardia ventricular monomórfica com QRS largo. Fonte: Friedmann, 2016.

▶ TRATAMENTO

No contexto da emergência, inicialmente, é verificado o pulso do paciente e, caso esteja presente, se monitoriza a oximetria, a pressão arterial, garante de um acesso venoso, posiciona de um carrinho de parada próximo e suplementa oxigênio (se sat < 94%). Ademais, deve-se pesquisar possíveis condições que estejam causando as arritmias (e.g sepse, hipóxia) e tratá-las. Caso o pulso esteja ausente é mandatório realizar as manobras de parada cardiorrespiratória (PCR) (NEUMAR et al., 2010; BERNOCHE et al., 2019).

O passo seguinte é para determinar se o paciente está estável ou instável. Em caso de sinais de instabilidade hemodinâmica deve-se iniciar a cardioversão elétrica (CVE) e obter registro do ritmo. Para iniciar a CVE é importante avaliar o nível de consciência do paciente. Se estiver consciente, deve-se realizar a sedação com etomidato. Após isso, se o ritmo for regular, selecionar uma energia de 100j (podendo aumentar para 150j caso não ocorra reversão) e aplicar o choque. Por outro lado, se o ritmo for irregular selecionar uma energia de 120j bifásico ou 200j monofásico e realizar o choque. É de fundamental importância avaliar o eletrocardiograma (ECG) e o pulso paciente após a aplicação dos choques para se avaliar se houve reversão. No caso do paciente estável deve-se pedir o ECG para avaliar a localização do foco da arritmia e também um possível diagnóstico se atentando para os parâmetros citados no diagnósticos (SCUOTTO et al., 2018; BERNOCHE et al., 2019; PAGE et al., 2016).

TRATAMENTO TAQUICARDIA COM QRS ESTREITO

Após constatado um QRS estreito, se o paciente estiver estável inicia-se a massagem do seio carotídeo (MSC) para tentar restaurar o ritmo do paciente, com uma pressão por 10 a 15 segundos no bulbo da artéria carótida. Pode repetir a pressão no lado contralateral caso não reverta na primeira tentativa. Uma precaução importante antes de iniciar a MSC é verificar a presença de sopro na carótida e pesquisar se houve acidente vascular encefálico isquêmico (AVEi) ou ataque isquêmico transitório (AIT) nos últimos 6 meses, para evitar ateroembolismo (SCUOTTO *et al.*, 2018; APPElBOAM *et al.*, 2015).

Em caso de não reversão, deve-se iniciar a adenosina intravenosa (IV) em bolus com infusão rápida em vista a rápida degradação plasmática da adenosina. Seu uso em pacientes asmáticos deve ser evitado. Uma peculiaridade da adenosina é a sensação de morte que se segue após injetá-la, sendo importante orientar o paciente sobre esse efeito. Em seguida, se o ritmo não for revertido utiliza-se drogas antiarrítmicas (DAA), sendo essas: bloqueadores do canal de cálcio (BCC) não diidropiridinas (Verapamil e Diltiazem) – preferidas devido a maior eficácia – ou betabloqueadores cardiosseletivos (metoprolol). Entre os efeitos colaterais importantes estão a hipotensão e bradicardia, sobretudo quando usados em sequência, de forma que não é recomendado repetir sucessivamente essas drogas. Por isso, caso o paciente continue sem reversão, deve ser considerado instável e realizar a CVE. Por fim, em caso de cardiopatias com modificação da arquitetura cardíaca prévia (insuficiência cardíaca), opta-se pelo uso de amiodarona e digoxina em detrimento das DAA (BERNOCHE *et al.*, 2019; HOOD, 1992

O manejo do flutter atrial é diferente das demais TSV, devido ao risco de tromboembolismo, sendo igual ao manejo da fibrilação atrial.

Tabela 1 Medicamentos e doses a serem utilizadas; IV:Intravenoso; VO:Via oral. Fonte: Elaborada pelos autores com base em Scuotto *et al.*, 2018.

Medicamento	Dose	Administração
Adenosina	6mg em bolus Repete após 2 minutos 12mg em bolus	IV
Verapamil	Verapamil – 2,5 até 5mg por infusão intravenosa lenta. Podendo repetir 5 até 10mg após 30 minutos da primeira infusão. Não ultrapassar 20mg/dia	IV
Diltiazem	0,25mg/kg intravenoso em 2 minutos. Podendo repetir mais 0,35mg/kg após 15 minutos da primeira infusão.	IV
Metoprolol	5mg em infusão lenta podendo chegar até 15mg em infusão lenta	IV
Amiodarona	**Dose de ataque**: 250mg diluídos em 100ml infusionados entre 10 minutos e 20 minutos podendo repetir em 20 minutos. **Dose de manutenção**:1mg/min nas primeiros 6 horas; 0,5mg/min nas próximas 18 horas Não ultrapassar 2,2 g/dia	IV
Propafenona	450mg a 600mg	VO

TRATAMENTO DE TAQUICARDIA COM QRS LARGO

A avaliação de uma taquicardia com QRS largo é difícil, mesmo quando se tem experiência. Como a maior prevalência de apresentação dessa taquiarritmia é de origem ventricular (cerca de 80%), caso o diagnóstico de TSV não seja confirmado, deve-se estabelecer uma conduta para TV (BERNOCHE et al., 2019).

Em pacientes com TV monomórfica estável hemodinamicamente, normalmente é apropriada a CVE, com o paciente sob sedação. Pode ser utilizado, também, DAA, das quais as mais eficazes são: procainamida, lidocaína, sotalol, amiodarona e ajmalina. Não se deve utilizar mais que 2 desses, de forma a evitar muitos efeitos colaterais. Caso haja uma forte suspeita de TSV, é preferível a adenosina. A amiodarona intravenosa é a principal das drogas para o tratamento das taquiarritmias de QRS largo estáveis, com destaque para pacientes com TV sustentada (> 30 segundos). Ela normalmente é bem tolerada, mas é preciso ter cuidado com a ocorrência de hipotensão secundária à infusão. O segundo fármaco de escolha é a procainamida (BERNOCHE et al., 2019; PIMENTA, CURIMBABA, MOREIRA, 2009).

Em se tratando de uma TV polimórfica, considera-se que se trata de fibrilação ventricular e deve ser realizada desfibrilação ventricular imediata com 200J (bifásico) ou 360J (monofásico). A desfibrilação é preferível a CVE, já que seu padrão irregular dificulta a sincronização. No entanto, caso seja identificado que é uma TV polimórfica do tipo "torção das pontas" ("torsades de pointes"), a desfibrilação elétrica é a de escolha somente para os pacientes com instabilidade hemodinâmica. Para pacientes estáveis, sulfato de magnésio por via intravenosa é o primeiro tratamento escolhido, com dose de 1 a 2 g de sulfato magnésio 50% em 5 a 20 minutos, com mais 2 g após 15 min, se necessário. Caso não haja resposta, deve ser utilizado um Marca-Passo Transvenoso (MPTV), podendo utilizar isoproterenol até seu posicionamento. Pode, ainda ser utilizado DAA, como lidocaína e fenitoína ser realizada a reposição do potássio (BERNOCHE et al., 2019).

▶ REFERÊNCIAS

APPELBOAM, Andrew et al. Postural modification to the standard Valsalva manoeuvre for emergency treatment of supraventricular tachycardias (REVERT): a randomised controlled trial. **The Lancet**, v. 386, n. 10005, p. 1747-1753, 2015.

BERNOCHE, Claudia et al. Atualização da diretriz de ressuscitação cardiopulmonar e cuidados cardiovasculares de emergência da Sociedade Brasileira de Cardiologia-2019. **Arquivos brasileiros de cardiologia**, v. 113, p. 449-663, 2019.

CAPPATO, Riccardo et al. Rivaroxaban vs. vitamin K antagonists for cardioversion in atrial fibrillation. **European heart journal**, v. 35, n. 47, p. 3346-3355, 2014.

HOOD, Margaret A.; SMITH, Warren M. Adenosine versus verapamil in the treatment of supraventricular tachycardia: a randomized double-crossover trial. **American heart journal**, v. 123, n. 6, p. 1543-1549, 1992.

KIRCHHOF, Paulus et al. 2016 ESC Guidelines for the management of atrial fibrillation developed in collaboration with EACTS. **Eur J Cardiothorac Surg**. 2016; 50 (5):e1-e88. doi:10.1093/ejcts/ezw313

LINK, Mark S. Introduction to the arrhythmias: a primer. **EP Lab Digest**, maio 2007. Disponível em: https://www.hmpgloballearningnetwork.com/site/eplab/articles/introduction-arrhythmias-a-primer. Acesso em: 23 de dezembro de 2022.

NEUMAR, Robert W. et al. Part 8: adult advanced cardiovascular life support: 2010 American Heart Association guidelines for cardiopulmonary resuscitation and emergency cardiovascular care. **Circulation**, v. 122, n. 18_suppl_3, p. S729-S767, 2010.

PAGE, Richard L. *et al.* 2015 ACC/AHA/HRS guideline for the management of adult patients with supraventricular tachycardia: a report of the American College of Cardiology/American Heart Association Task Force on Clinical Practice Guidelines and the Heart Rhythm Society. **Circulation**, v. 133, n. 14, p. e506-e574, 2016.

PIMENTA, João; CURIMBABA, Jefferson; MOREIRA, José Marcos. Diagnóstico diferencial e tratamento das taquicardias com QRS largo. **Rev. Soc. Cardiol. Estado de São Paulo**, p. 150-161, 2009.

SCUOTTO, Frederico *et al.* Arritmias na sala de emergência e UTI. Taquicardias de QRS estreito: fundamentos para a abordagem. **Rev. Soc. Cardiol. Estado de São Paulo**, p. 276-285, 2018.

TALLO, Fernando Sabia *et al.* Taquicardias supraventriculares na sala de emergência: uma revisão para o clínico. **Rev Bras Clin Med. São Paulo**, v. 10, n. 6, p. 508-12, 2012.

WEIGNER, Marilyn J. *et al.* Risk for clinical thromboembolism associated with conversion to sinus rhythm in patients with atrial fibrillation lasting less than 48 hours. **Annals of internal medicine**, v. 126, n. 8, p. 615-620, 1997.

capítulo 6

Bradiarritmias

- Pedro Mafra de Andrade
- Júlio César Soares Barros
- Samuel Cavalcante Souza Barbosa.

▶ DEFINIÇÃO

As bradicardias ou bradiarritmias são definidas como alterações do ritmo cardíaco que cursam com frequência cardíaca abaixo de 50 a 60 batimentos por minuto. São consideradas patológicas quando causam repercussões hemodinâmicas, mas em muitos casos são benignas. Atletas de alto rendimento e pessoas em situação de tônus vagal excessivo (durante o sono, período pós-prandial pós refeição copiosa), por exemplo, podem apresentar quadros benignos. O uso de medicações cronotrópicas negativas, como betabloqueadores, também podem causar bradicardia. Em geral, elas podem ser divididas em 1) bradicardias sinusais, 2) bloqueios atrioventriculares (BAV) e 3) bradicardias neuromediadas (ASSUMPÇÃO; MOREIRA, 2018). Dentre os variados tipos de bradicardias, as que apresentam uma maior prevalência no contexto de urgência e emergência são os BAV, necessitando de tratamento medicamentoso e/ou implementação de marcapasso.

▶ FISIOPATOLOGIA

O coração apresenta um sistema de autoexcitação que gera os impulsos necessários para as contrações rítmicas do miocárdio. Todos os miócitos tem a capacidade da autoexcitação, porém há um conjunto de células com uma capacidade maior, as quais formam o sistema de condução, composto pelo nó sinoatrial (NSA), o nó atrioventricular (NAV) e o sistema de His-Purkinje (HALL, 2017). O NSA se localiza no átrio direito próximo a abertura da veia cava superior, tem a maior frequência de disparos de potencial e é considerado o marcapasso natural do coração. Logo, em condições normais, o estímulo se origina dele para o átrio esquerdo e para o NAV, onde tem um pequeno retardo na condução e é passado para o sistema de His-Purkinje, que tem ramos esquerdo e direito (HALL, 2017). Quando alguma dessas regiões desenvolve um problema, a região anatomicamente abaixo passa a deflagrar os estímulos e alterar os batimentos, ocasionando em uma bradicardia. Vale ressaltar que esse sistema não é totalmente independente e sofre influência do sistema nervoso autônomo simpático e parassimpático, que atuam no NSA aumentando ou diminuindo a velocidade de deflagração do estímulo e, consequentemente, a frequência cardíaca (MAGALHÃES et al., 2015; HALL, 2017).

▶ DIAGNÓSTICO

Uma boa história clínica e exame físico são importantes para a associação dos sintomas com a frequência cardíaca do paciente. Além disso, o eletrocardiograma (ECG) de 12 derivações é essencial para visualizar a atividade elétrica do coração e os possíveis retardos e bloqueios que podem surgir. Outros exames podem ser requeridos para avaliação complementar, como Holter, monitor de eventos, estudo eletrofisiológico, etc (VELASCO, 2019).

▶ BRADICARDIAS SINUSAIS

São causadas por disfunções do NSA, o que resulta em dificuldades na geração e condução de impulsos elétricos em direção ao tecido atrial. Dentre os diversos tipos, a bradicardia sinusal propriamente dita é a mais prevalente, mas pode vir associada a outros tipos como bloqueio sinusal, pausa sinusal e síndrome bradi-taqui. Nesses casos o ritmo é sinusal (cada onda P precede um complexo QRS, possuem mesma morfologia e são positivas em DI, DII e aVF), ocorrendo a diminuição da frequência cardíaca que pode ou não vir acompanhada de manifestações como tontura, vertigens, fadiga e síncope. Nos casos de sintomas relevantes pode ser indicado o uso de atropina, mas frequentemente a manutenção do repouso e monitoramento são suficientes. Para as bradicardias sinusais sintomáticas e persistentes indica-se a implantação do marcapasso definitivo (VELASCO, 2019).

▶ BLOQUEIOS ATRIOVENTRICULARES

Nesses casos a falha na geração e condução do estímulo se encontra na transição entre os átrios e os ventrículos, mais especificamente entre o NAV e o sistema His-Purkinje. Os bloqueios podem ser classificados em supra-hissianos, intra-hissianos e infra-hissianos conforme a localização em relação ao feixe de His (ASSUMPÇÃO; MOREIRA, 2018). Bloqueios supra-hissianos geralmente são tidos como benignos pois são de menor gravidade e possuem menos repercussões clínicas. A abordagem terapêutica observacional é suficiente para esses casos ou pode-se administrar atropina. Regiões proximais apresentam melhor resposta ao antagonista muscarínico devido à inervação vagal. BAV de 1º grau e BAV de 2º grau Mobitz I em sua maioria são supra-hissianos. Já os bloqueios infra-hissianos geralmente são tidos como malignos, pois apresentam maiores repercussões clínicas e maior gravidade. Nesses casos se faz necessário o uso de drogas vasoativas e/ou implantação do marcapasso. O BAV de 2º grau Mobitz II e o BAV de 3º grau são, em sua maioria, infra-hissianos (VELASCO, 2019).

BAV de 1º Grau

No BAV 1º grau não existe um bloqueio do estímulo sinusal, mas sim um retardo da transmissão. No ECG é possível observar um aumento do intervalo PR acima do valor máximo admitido como normal para a idade, que é de 0,20 segundos. Em muitos casos, o BAV de 1º grau é considerado uma intensificação de um fenômeno normal, que é o retardo do aumento da velocidade de condução do estímulo elétrico provocado pelo NAV. É comum encontrá-lo em pessoas assintomáticas com vagotonia, em atletas e idosos. Apesar de não ser um bloqueio propriamente dito, o BAV de 1º grau pode evoluir para BAV de 2º e 3º graus (FRIEDMANN, 2016).

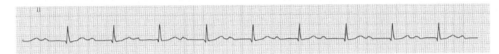

Figura 1 BAV de 1º Grau. Intervalo PR aumentado e constante. Fonte: FRIEDMANN, 2016.

BAV de 2º Grau Mobitz I

O BAV de 2º grau Mobitz I é marcado pelo Fenômeno de Wenckebach: o aumento progressivo do intervalo PR até o surgimento de uma pausa causada por uma onda P bloqueada. No ECG é possível observar agrupamentos de batimentos separados por pausas. Sequências variadas podem ocorrer, como 3:2, 4:3, 5:4, sempre mostrando que existe um complexo QRS a menos devido a onda P que foi bloqueada (CANESIN; TIMERMAN, 2013). De forma semelhante ao BAV de 1º grau, acontece devido a um exagero do retardo de condução provocado pelo NAV. Com isso, o prognóstico não é ruim e não costuma evoluir para BAV de 3º grau (FRIEDMANN, 2016).

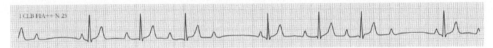

Figura 2 BAV de 2º Grau Mobitz I. O intervalo PR aumenta progressivamente até ocorrer uma onda P bloqueada (Fenômeno de Wenckebach). Fonte: FRIEDMANN, 2016.

BAV de 2º Grau Mobitz II

É caracterizado por apresentar o bloqueio da onda P, mas sem o aumento progressivo do intervalo PR, que se mantém constante. Isto é, não há fenômeno de Wenckebach. Pode ser intra-hissiano, apresentando QRS estreito nesses casos, e infra-hissiano, geralmente com QRS largo. Além disso, é considerado mais grave que o Mobitz tipo I, possuindo mortalidade elevada. Frequentemente evolui para BAV de 3º grau (CANESIN; TIMERMAN, 2013).

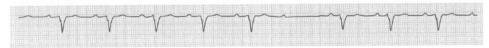

Figura 3 BAV de 2º Grau Mobitz II. Intervalo PR quase sempre constante, sem fenômeno de Wenckebach. Fonte: FRIEDMANN, 2016.

BAV de 2º Grau 2:1

Existe uma proporção constante de 2:1 entre onda P e complexo QRS. Logo, para cada complexo QRS existem duas ondas P. Dessa forma, como não há intervalos PR consecutivos, não é possível avaliar se o intervalo PR mantém-se constante ou prolonga-se antes do surgimento da onda P bloqueada. Isto é, esse bloqueio pode ser do tipo Mobitz I ou Mobitz II, porém, se for do tipo I, a falha de transmissão ocorre antes que o fenômeno de Wenckebach possa ser evidenciado (FRIEDMANN, 2016).

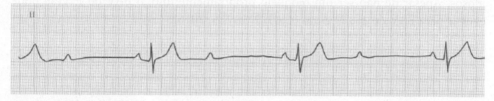

Figura 4 BAV de 2º Grau 2:1. Fonte: FRIEDMANN, 2016.

BAV de Alto Grau

Ocorre quando a maioria dos potenciais atriais são bloqueados e ocasionalmente uma onda consegue atingir e despolarizar os ventrículos, de forma pura ou com fusão com batimento de escape. Dessa forma, a relação entre onda P e complexo QRS é 3:1, 4:1, 5:1 e denota doença distal grave (GARCIA; GISMONDI, 2022; MAGALHÃES et al., 2015).

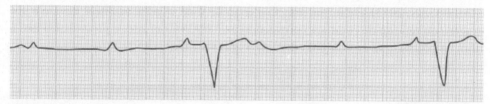

Figura 5 BAV de Alto Grau, com BAV 3:1. Fonte: FRIEDMANN, 2016.

BAV de 3º Grau (BAVT)

Na BAVT há uma completa dissociação entre estímulos atriais e contrações ventriculares, de modo que a frequência atrial é maior que a ventricular. No eletrocardiograma isso poderá ser visto por ondas P dissociadas dos complexos QRS. O BAVT pode ter origem congênita ou adquirida e se originar do NAV, do feixe de His ou das ramificações esquerda ou direita, e dessa forma se manifestar com complexos QRS estreitos, fala a favor de bloqueio congênito no NAV, ou alargados, fala a favor de bloqueio adquirido no sistema His-Purkinje (VOGLER; BREITHARDT, 2012).

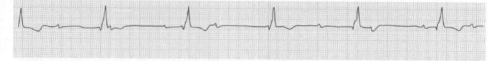

Figura 6 BAVT. Completa dissociação atrioventricular. Fonte: FRIEDMANN, 2016.

▶ BRADICARDIAS NEUROMEDIADAS

São condições geralmente causadas por reflexos neurais e que cursam com tonturas e síncopes. A síncope vasovagal é a mais prevalente, sendo causada por ortostase prolongada e outros estímulos específicos, como estresse emocional, medo, hemorragias, etc. As bradicardias neuromediadas são autolimitadas e a intervenção, quando necessária, consiste em medidas não invasivas como o decúbito dorsal, elevação de membros e hidratação (ASSUMPÇÃO; MOREIRA, 2018).

▶ TRATAMENTO

Na emergência, em primeiro momento deve-se analisar a presença de sinais de instabilidade hemodinâmica. Em caso de instabilidade deve-se inicialmente utilizar a atropina, em dosagem de 0,5mg endovenoso, podendo repetir a cada 3 a 5 minutos até o total de 3mg, não surtindo efeito pode-se utilizar marcapasso provisório (transcutâneo ou, se não disponível, transvenoso temporário) ou de drogas, como Dopamina (iniciada na dose de 5 mcg/kg/min e titulada até 20 mcg/kg/min) ou Dobutamina (iniciada na dose de 2 mcg/kg/min a 5 mcg/kg/min, usualmente até 10 mcg/kg/min, mas com máximo de 20 mcg/kg/min). Vale ressaltar que o uso desses fármacos é proscrito em pacientes com acometimento do Sistema His-Purkinje, não devendo ser utilizados em pacientes com BAV de 2º Grau tipo II, BAV de 2º Grau 2:1 com QRS largo, BAV de alto grau e BAVT por risco de ocasionar grandes pausas ventriculares pelo bloqueio da condução distal do estímulo decorrente do aumento da frequência atrial, nesses casos deve ser implantado o marcapasso provisório primeiramente (GARCIA; GISMONDI, 2022; VELASCO et al., 2019; VOGLER; BREITHARDT, 2012).

▶ REFERÊNCIAS

ASSUMPÇÃO, Antônio Carlos; MOREIRA, Dalmo Antônio Ribeiro. Arritmias cardíacas na sala de emergência e UTI. Bradicardias: como identificar e tratar o paciente com baixa perfusão. **Rev. Soc. Cardiol. Estado de São Paulo**, p. 296-301, 2018.

CANESIN, Manoel Fernandes; TIMERMAN, Sergio. **Treinamento de Emergências Cardiovasculares Avançado da Sociedade Brasileira de Cardiologia**. 1. ed. [S. l.]: Manole, 2013. 160 p.

FRIEDMANN, Antonio Américo et al. **Eletrocardiograma em 7 aulas: temas avançados e outros métodos**. 2. ed. Barueri, SP: Manole, 2016. ISBN 9788520455128.

GARCIA, Marcelo; GISMONDI, Ronaldo (ed.). **Manual de Emergências Cardiovasculares**. Rio de Janeiro: Sociedade de Cardiologia do Estado do Rio de Janeiro, 2022. ISBN 9786588118047.

HALL, John E. **Guyton & Hall Tratado de Fisiologia Médica**. 13. ed. Rio de Janeiro: Elsevier, 2017.

MAGALHÃES, Carlos Costa et al. **Tratado de cardiologia SOCESP**. 3. ed. São Paulo: Manole, 2015.

VELASCO, Irineu Tadeu et al. **Medicina de emergência: abordagem prática**. Barueri, SP: Manole. Acesso em: 18 dez. 2022., 2019.

VOGLER, Julia; BREITHARDT, Günter; ECKARDT, Lars. Bradyarrhythmias and Conduction Blocks. **Revista Española de Cardiología**, [s. l.], v. 65, n. 7, p. 656-667, Jul 2012.

capítulo 7

Trombose Venosa Profunda

- Iliana Pinto Torres
- Marylânia Bezerra Barros
- Melissa Nathalye Ramos e Gonçalves

▶ DEFINIÇÃO

A trombose venosa profunda (TVP) e o tromboembolismo pulmonar (TEP) fazem parte do espectro da mesma doença, o tromboembolismo venoso (TEV) (VELASCO et al., 2022). A TVP é representada pela formação de trombos dentro de veias profundas, com obstrução parcial ou oclusão (PRESTI, 2015).

▶ EPIDEMIOLOGIA, ETIOLOGIA E FATORES DE RISCO

A TVP é uma doença frequente e potencialmente fatal, tendo como principal complicação a embolia pulmonar, que pode ser apontada como a primeira causa de morbimortalidade evitável no ambiente intra-hospitalar (ALBRICKER, 2022). Em um terço dos pacientes, a apresentação inicial é na forma de TEP e em dois terços na forma de TVP.

O prognóstico da TVP tratada é excelente, com probabilidade de TEP fatal de 0,4% e não fatal de 3,8%. Tem uma incidência em torno de dois eventos a cada 1.000 pessoas/ano. É mais comum após os 40 anos de idade (PRESTI, 2015).

Os fatores de riscos mais comuns são: idade, trombofilias, cirurgias (neurológicas e ortopédicas), traumatismos, gravidez e puerpério, imobilização, viagens longas, neoplasias malignas, insuficiência cardíaca ou respiratória e acidente vascular cerebral (VELASCO, 2022).

▶ CLASSIFICAÇÃO

- **Distal**: acomete os vasos distais das veias poplíteas.
- **Proximal**: envolve as veias poplíteas, femorais ou ilíacas.

▶ FISIOPATOLOGIA

A fisiopatologia da TVP é descrita pela Tríade de Virchow, que consiste em: lesão direta ao endotélio vascular e estase sanguínea, que são fatores desencadeantes, e hipercoagulabilidade que pode ser considerada fator predisponente da TVP (TAVARES, 2021; PICCINATO, 2013). A formação do trombo inicia-se a partir da agregação plaquetária sobre a cúspide da válvula venosa e, por estar fracamente aderido à parede do vaso, é considerado instável, o que propicia o seu desprendimento e migração, até atingir, geralmente, o leito arterial pulmonar. Em três a cinco dias, os trombos podem ser dissolvidos, por meio da fibrinólise ou podem aderir à parede venosa (PICCINATO, 2013).

▶ QUADRO CLÍNICO

Achados clínicos se relacionam com a doença em apenas 50% dos casos. Possui uma sintomatologia inespecífica, apresentando dor espontânea permanente ou intermitente relacionada ao esforço da marcha, tosse ou ortostase. Pode surgir edema em membros inferiores, unilateral e assimétrico, do tipo tenso, que geralmente é depressível, podendo apresentar o sinal do cacifo, além de eritema, cianose, aumento de temperatura, empastamento muscular e dor à palpação local (ALBRICKER; VELASCO, 2022; PICCINATO, 2013).

▶ DIAGNÓSTICO

O diagnóstico tem início com a história clínica, com atenção para os fatores de risco pessoais que potencializam ou predisponham ao desenvolvimento de fenômenos tromboembólicos venosos e em seguida a realização do exame físico do paciente (VELASCO, 2022). Nos casos assintomáticos, a suspeita clínica é essencial para o diagnóstico, mas sua confirmação deve ser feita através de exames complementares (ALBRICKER; VELASCO, 2022).

O escore de Wells associado aos valores séricos do D-dímero é uma ferramenta muito utilizada, a qual estima a probabilidade do diagnóstico de TVP, antes da realização da ultrassonografia (USG) com doppler (Tabela 1) (ALBRICKER; VELASCO, 2022).

O estudo das tromboses venosas tem se desenvolvido bastante, principalmente no sentido da prevenção, pois, com o advento tecnológico de varias cirurgias surge a necessidade de aprimorar ao máximo a prevenção. A utilização de meias anti trombos durante e após cirurgias é de extrema importância resultando em redução da recorrência de TVP, dependendo do grau de compressão e aderência ao uso da meia. O escore de Padua é bastante utilizado para estimar o risco de tromboembolismo venoso em pacientes hospitalizado (Tabela 2).

A quantificação do D-dímero, apresenta alta sensibilidade para o diagnóstico de pacientes com suspeita de TVP, mas tem baixa especificidade, pois pode estar aumentado em várias outras condições. Assim, um teste de D-dímero negativo e uma baixa probabilidade clínica pode excluir a TVP. Entretanto, quando a probabilidade clínica é alta, independent dos níveis do D-dímero, é obrigatória a realização de um exame de USG com doppler para confirmar ou descartar a presença de TVP (ALBRICKER; VELASCO, 2022).

Tabela 1 Escore de Wells. 0 pontos: baixa probabilidade; 1-2 pontos: probabilidade intermediária; 3 ou mais pontos: alta probabilidade (ALBRICKER, 2022).

Achados clínicos	Escore
Câncer Ativo ou Câncer tratado nos últimos 6 meses.	1
Paresia, paralisia ou imobilização recente nos MMII	1
Acamado recente por mais de 3 dias OU cirurgia maior nas últimas 4 semanas.	1
Palpação dolorosa ao longo do trajeto de veias do sistema venoso profundo	1
Edema de todas as extremidades.	1
Edema de panturrilha com circunferência medindo pelo menos 3cm mais que a circunferência da panturrilha contralateral com medida realizada 10cm abaixo da tuberosidade da tíbia.	1
Edema depressível (cacifo positivo) apenas na perna sintomática.	1
Veias colaterais superficiais não varicosas.	1
TVP prévia documentada.	1
Presença de diagnóstico diferencial mais provável: linfedema, celulite, alterações articulares, tromboflebite superficial, ruptura muscular, cisto de Baker.	-2

Tabela 2 Escore de Padua. 0 a 3 pontos: baixo risco de TEV (0,3% de risco de TVP sintomática) nesses casos está indicada a tromboprofilaxia mecânica; 4 a 20 pontos: alto risco de TEV (11% de risco de TVP sintomática) nesses casos, está indicada a associação da tromboprofilaxia farmacológica a tromboprofilaxia mecânica.

Características dos pacientes	Escore
Câncer em atividade	3
História prévia de TEV (Excluindo trombose venosa superficial)	3
Mobilidade reduzida	3
Trombofilia conhecida	3
Trauma ou cirurgia recente (Último mês)	2
Idade avançada (> 70 anos)	1
Insuficiência cardíaca e/ou respiratória	1
Infecções e/ou doenças reumatológicas	1
Infarto agudo do miocárdio ou acidente vascular cerebral	1
Obesidade (IMC > 30)	1
Terapia hormonal atual	1

A USG com Doppler é o exame não invasivo de escolha para o diagnóstico, possuindo alta acurácia, fácil execução, boa reprodutibilidade e sem emissão de radiação. Deve ser realizada em todos os pacientes com alta probabilidade clínica e em pacientes com baixa ou moderada probabilidade associada ao D-dímero positivo (ALBRICKER; VELASCO, 2022).

▶ TRATAMENTO

O tratamento é um desafio constante e tem como objetivo prevenir a extensão do trombo, evitar a complicação mais grave potencialmente fatal e impedir a recorrência da TVP (VELASCO et al., 2022). Além disso, diminuir os sintomas, evitar a trombose secundária e facilitar o processo de fibrinólise endógeno (PICCINATO et al., 2019).

O tratamento pode ser ambulatorial ou hospitalar. Pacientes estáveis hemodinamicamente, baixo risco de sangramento, sem insuficiência renal grave e com capacidade para administrar a medicação e garantia de monitorização podem realizar o tratamento ambulatorial (VELASCO et al., 2022). Pacientes com TVP maciça, com tromboembolismo pulmonar associado, alto risco de sangramento e comorbidades associadas, têm indicação para terapia hospitalar (LIP et al., 2022).

A anticoagulação é o tratamento clínico de escolha para a maioria dos casos e pode ser dividida em duas fases: Fase inicial (primeiros 10 dias) onde inclui heparina de baixo peso molecular (HBPM), heparina não fracionada (HNF), fondaparinaux subcutâneo e inibidores do fator Xa por via oral; e a segunda fase (10 dias a 03 meses ou mais) pode ser utilizado anticoagulantes orais e por via subcutânea como a HBPM e fondaparinaux (LIP et al., 2022; VELASCO et al., 2022).

A Tabela 3 apresenta as medicações utilizadas nestas fases.

Tabela 3 Tratamento medicamentoso. Fonte: LIP et al., 2022; PICCINATO et al., 2019; PRESTI et al., 2015; VELASCO et al., 2022.

Medicamento	Comentários
HBPM	Enoxaparina SC 1mg/kg de 12/12 h ou 1,5mg/kg – 1x/dia Dalteparina 200 UI/kg – 1x/dia (indicada para pacientes neoplásicos). Após INR entre 2 e 3 por 2 dias consecutivos, suspender.
HNF	Dose de ataque: 80 UI/kg EV ou 5000 U em dose única; Após infusão: 18 UI/kg/h Monitorar TTPA e ajustar a dose quando atingir valores de relação de 1,5 a 2,5 Risco de plaquetopenia autoimune Primeira escolha para pacientes dialíticos ou com clearance de creatinina menor que 15ml/min
Fondaparinaux	Usado 1x ao dia, via SC e sem necessidade de monitorização Não utilizar em pacientes com clearance de creatinina menor que 30ml/min Dose: Peso menor que 50 kg: 5mg SC 1x/dia; 50 a 100 kg: 7,5mg SC 1x/dia; maior 100 kg: 10mg SC 1x/dia
Inibidores de trombina	Indicado para pacientes com plaquetopenia induzida pela heparina Bivalirudina – dose: 0,15mg/kg/h Monitorizar TTPA entre 1,5 a 2,5 vezes o controle
Varfarina sódica	Maior disponibilidade e baixo custo Dose inicial: 5mg VO, 1x ao dia, em jejum Iniciar junto com a heparina ou o fondaparinux Ajustar a dose para manter INR entre 2,0 e 3,0

(Continua)

Tabela 3 Tratamento medicamentoso. Fonte: LIP et al., 2022; PICCINATO et al., 2019; PRESTI *et al.*, 2015; VELASCO *et al.*, 2022. (*Continuação*).

Medicamento	Comentários
Dabigatrana	Alternativa à varfarina Dose: 150mg VO de 12/12 horas Não necessita monitorar INR Reduzir a dose para a metade se clearance de creatinina entre 15 e 30mL/min; contraindicado se menor 15ml/min Iniciar após um mínimo de 5 a 7 dias de heparina ou fondaparinux
Rivaroxabana	Pode ser usado como monoterapia Dose inicial: 15mg VO de 12/12 horas durante 03 semanas; após este período, 20mg – 01x/dia Menor incidência de sangramento grave Não usar se clearance de creatinina menor 30ml/min
Edoxabana	Alternativa à varfarina Dose: 60mg por VO 1x/dia Reduzir a dose para a metade se clearance de creatinina entre 30 e 50ml/min; contraindicado se menor 30ml/min Iniciar após um mínimo de 5 a 7 dias de heparina ou fondaparinux
Apixabana	Pode ser usado como monoterapia Dose: 10mg VO 12/12 h durante 7 dias; após, a dose é de 5mg VO 12/12 h Não indicar se clearance de creatinina menor 25ml/min ou creatinina sérica acima de 2,5mg/dL Menor incidência de sangramento grave

A trombólise é outra opção de tratamento, podendo ser por uso de trombolíticos sistêmicos e/ou trombectomia, mas está indicada para pacientes com flegmasia alba e cerúlea dolens, TVP iliofemoral maciça e TVP refratária a anticoagulação (LIP *et al.*, 2022).

▶ TRATAMENTO NÃO MEDICAMENTOSO

As meias elásticas compressivas graduadas são recomendadas o uso após 30 dias do episódio agudo ou precocemente quando reinicia a deambulação, mantidas durante 06 meses e tem como objetivo reduzir as chances de síndrome pós-trombótica (VELASCO *et al.*, 2022). A deambulação precoce é considerada segura e pode diminuir os sintomas agudos da TVP (PRESTI *et al.*, 2015). Pacientes com TVP proximal aguda, TEP com contraindicação absoluta de anticoagulantes, TVP de repetição ou indivíduos com evento embólico pulmonar tem indicação para colocação do filtro de veia cava (LIP *et al.*, 2022).

▶ PREVENÇÃO

Pode ser realizada através de deambulação precoce, elevação dos membros inferiores, exercícios, uso de meias elásticas compressivas, compressão pneumática e por medicamentos anticoagulantes (KAHN *et al.*, 2022; PICCINATO *et al.*, 2019). Pacientes que serão submetidos a cirurgia eletiva é prudente realizar a profilaxia de acordo com risco de desenvolver TVP (HULL *et al.*, 2022).

▶ COMPLICAÇÕES

Algumas das complicações é a síndrome pós-trombótica, uma consequência frequente e por vezes incapacitante, tendo como manifestações clínicas sinais e sintomas de insuficiência venosa crônica (KAHN *et al.*, 2022). Outra complicação é a flegmasia cerúlea dolens, é incomum, resultante da TVP maciça, sua manifestação clínica é dor intensa súbita, edema, cianose, gangrena venosa e síndrome compartimental, e o atraso do tratamento pode levar a morte (HULL *et al.*, 2022).

▶ REFERÊNCIAS

ALBRICKER, Ana Cristina Lopes *et al.* Diretriz Conjunta sobre Tromboembolismo Venoso – 2022. **Arquivos Brasileiros de Cardiologia**, v. 118, p. 797-857, 2022.

HULL, R. D. *et al.* Venous thromboembolism: Anticoagulation after initial management. **Official reprint from UpToDate**. 2022. Disponível em: https://www.uptodate.com/contents/venous-thromboembolism-anticoagulation-after-initial-management?search=trombose%20venosa%20profunda&topicRef=1362&source=see_link. Acesso em: 19 dez. 2022.

KAHN, S. R. *et al.* Post-thrombotic (postphlebitic) syndrome. **Official reprint from UpToDate**. 2022. Disponível em: https://www.uptodate.com/contents/post-thrombotic-postphlebitic-syndrome#:~:text=Symptoms%20and%20signs%20of%20post,American%20Heart%20Association%20%5B6%5D. Acesso em: 19 dez. 2022.

KUMAR, Vinay *et al.* **Robbins & Cotran Patologia – Bases Patológicas das Doenças**. 9. ed. Rio de Janeiro: Elsevier, 2016. ISBN 8535293221.

LIP, G. Y. *et al.* Overview of the treatment of proximal and distal lower extremity deep vein thrombosis (DVT). **Official reprint from UpToDate**. 2022. Disponível em: https://www.uptodate.com/contents/overview-of-the-treatment-of-proximal-and-distal-lower-extremity-deep-vein-thrombosis-dvt?search=trombose%20venosa%20profunda&source=search_result&selectedTitle=1~150&usage_type=default&display_rank=1. Acesso em: 19 dez. 2022.

LIP, G. Y. *et al.* Venous thromboembolism: Initiation of anticoagulation. **Official reprint from UpToDate**. 2022. Disponível em: https://www.uptodate.com/contents/venous-thromboembolism-initiation-of-anticoagulation?search=trombose%20venosa%20profunda&topicRef=1362&source=see_link. Acesso em: 19 dez. 2022.

VELASCO, I. T. *et al.* Trombose Venosa Profunda. In: NETO, R. A. B. **Medicina de Emergência: Abordagem Prática**. 16 ed. Santana de Parnaíba, São Paulo: Manole, 2022. p. 1268-1291. Acesso em 16 dez. 2022.

PICCINATO, Carlos Eli. Trombose venosa profunda. **Manual prático de angiologia e cirurgia vascular**. São Paulo: Atheneu, 2013.

PICCINATO, C. E. *et al.* Trombose Venosa Profunda. *In*: RIBEIRO, M. S., PICCINATO, C. E. **Manual Prático de Angiologia e Cirurgia Vascular**. 2 ed. Rio de Janeiro: Dilivros, 2019. p. 135-159. Acesso em: 19 dez. 2022.

PRESTI, C. *et al.* Trombose venosa profunda: diagnóstico e tratamento. Projeto diretrizes SBACV. **Sociedade Brasileira de Angiologia e de Cirurgia Vascular**. São Paulo. 2015. Disponível em: https://sbacvsp.com.br/wp-content/uploads/2016/05/trombose-venosa-profunda.pdf. Acesso em: 18 dez. 2022.

TAVARES, Luciana da Silva; ORTIZ, Jessica Vanina. Desenvolvimento da trombose em pacientes com e sem infecção pelo SARS-Cov-2-revisão de literatura. **Research, Society and Development**, v. 10, n. 15, 2021.

capítulo 8

Oclusão Arterial Aguda

- Luanar Freire Torres
- Manoela Alves Vieira de Souza

▶ DEFINIÇÃO

A oclusão arterial aguda (OAA) é uma emergência cardiovascular decorrente de uma obstrução repentina de uma artéria de qualquer calibre, resultando na ausência da irrigação sanguínea e isquemia da parte do corpo afetada. Em sua maioria ocorre em membros inferiores, mas pode acometer os membros superiores. Devido ao risco elevado de perda do membro atingido e até mesmo de morte, torna-se fundamental o diagnóstico precoce a fim de se evitar sequelas ao paciente.

▶ FISIOPATOLOGIA

Em decorrência da obstrução do fluxo arterial, instala-se uma isquemia cuja gravidade depende da circulação colateral pré-existente no membro acometido. A síndrome isquêmica atinge todos os tecidos, sendo inicialmente manifestada pela parestesia e paresia devido à maior susceptibilidade do sistema nervoso, em seguida há lesão muscular em decorrência do comprometimento da bomba de sódio e da produção de ATP pelo mecanismo anaeróbio, resultando em diminuição do pH e influxo de cálcio, que por sua vez leva ao edema tecidual e diminuição do retorno venoso. A pele, o tecido subcutâneo e o tecido ósseo são os últimos a entrarem em sofrimento isquêmico, danos adicionais podem ocorrer com a reperfusão do membro em detrimento da geração de espécies reativas de oxigênio e nitrogênio, inflamatórias e de coagulação, quadro conhecido como síndrome de revascularização.

As causas mais comuns de OAA são a embolia arterial e a trombose arterial. Em relação à embolia arterial, pode ser de causa cardíaca ou não, sendo que a primeira é responsável pela maioria dos casos, com a fibrilação atrial como causa principal da formação do êmbolo, com predileção pelo sistema arterial dos membros inferiores, alojando-se, sobretudo, nas femorais, ilíacas e bifurcação da aorta. O êmbolo pode ter origem de placas ateromatosas, que muitas vezes é pequeno e se aloja em artérias de pequeno calibre comum aos dedos das mãos e dos pés, podendo causar a síndrome do dedo azul. Outros fatores para embolia são doença valvar, infarto miocárdico, tumores, trombo paradoxal do sistema venoso, aneurisma, sepse e iatrogenia.

Quanto à OAA de origem trombogênica, a maior parcela é da doença aterosclerótica, que sua progressão leva à estenose do lúmen e por fim à obstrução arterial, sendo um processo mais lento que a causa embólica o que permite o desenvolvimento de circulação colateral e, consequentemente, menor evidência do quadro clínico. A fonte trombogênica também pode ser por aneurisma, dissecção de aorta, trombofilia, trauma, iatrogenia e aprisionamento da artéria poplítea.

Além disso, a síndrome de encarceramento de artéria poplítea, a síndrome do desfiladeiro cérvico torácico, as arterites, o vasoespasmo por uso de ergotamina e cocaína, e a doença cística adventicial são etiologias mais atípicas da OAA.

▶ DIAGNÓSTICO

A OAA possui um quadro clínico característico, mas que pode variar a depender da topografia anatômica da obstrução. Sendo assim, durante a anamnese é necessário identificar as manifestações clínicas da oclusão e o membro acometido. Classicamente, a isquemia súbita pode se manifestar como dor (pain), palidez (parlor), ausência de pulso (pulselessness), redução de temperatura (poiquilotermia), parestesia (paresthesia) e paralisia (paralisys), caracterizadas pelos seis "Ps", em inglês.

A apresentação clínica com dor intensa, é a mais comumente relatada. Sendo importante determinar a intensidade da dor e a sua gravidade. A presença de paralisia e déficit sensorial são sugestivos de gravidade da isquemia, por provável disfunção neurológica e muscular.

Um achado clínico importante no exame físico é a ausência de pulsos palpáveis, que caracteriza a ocorrência de uma oclusão arterial. Além disso, o membro acometido pode ter uma redução da temperatura, tornando-se mais frio que o membro contralateral sem alteração.

Para o diagnóstico da OAA podem ser solicitados exames complementares, dentre eles os laboratoriais, como hemograma, marcadores de morte celular (CPK, mioglobina), coagulograma e exames para avaliação do estado metabólico (TGO, TGP, uréia, creatinina, eletrólitos, lactato e gasometria venosa).

Além disso, deve ser solicitado o eletrocardiograma (ECG), sendo um importante exame que avalia a presença de fontes embólicas. A ultrassonografia com Doppler deve também ser solicitada, pois pode determinar a gravidade da isquemia. O exame padrão-ouro para o diagnóstico da OAA é a arteriografia, pois além de auxiliar no diagnóstico diferencial, localizar a oclusão arterial e determinar a sua causa, também permite o tratamento endovascular para revascularização do membro.

▶ TRATAMENTO

O tratamento para a oclusão arterial aguda é determinado de acordo com a apresentação clínica, exame físico e exames complementares. Atualmente, há diversas técnicas disponíveis, que incluem procedimento cirúrgico e terapia medicamentosa. Para a escolha do melhor procedimento é utilizado como guia a classificação de Rutherford, que orienta revascularização em caráter de urgência para membros sem ameaça imediata (categoria I) e revascularização em caráter de emergência para membros com comprometimento (categoria IIa e IIb). Já para membros com isquemia irreversível, com perda de sensibilidade e paralisia muscular (categoria III) o indicado é a amputação, acima do local obstruído.

Para controle da dor resultante da isquemia do membro, podem ser indicados analgésicos como dipirona ou paracetamol. Caso a dor seja muito intensa pode ser necessário o uso de opióides e até mesmo anticonvulsivantes e antidepressivos tricíclicos, devido ao componente neuropático da dor.

Para pacientes com DAOP prévia, o ácido acetilsalicílico (AAS) está indicado, pois diminui a formação de trombos. Além disso, devem ser utilizadas estatinas nestes pacientes diminuindo o risco de formação de placas ateroscleróticas, que aumentam a oclusão arterial. Para a redução de eventos tromboembólicos utiliza-se heparina fracionada ou heparina de baixo peso molecular em dose plena.

A revascularização do membro pode ser feita por meio de diversas técnicas cirúrgicas, sendo necessário a avaliação da gravidade da isquemia para a escolha da melhor terapia. A embolectomia cirúrgica é feita com a introdução de um cateter Fogarty, que retira os trombos, restabelecendo o fluxo sanguíneo.

A terapia endovascular possibilita uma abordagem múltipla, podendo ser utilizados trombectomia aspirativa, trombólise intra-arterial e colocação de stent de forma combinada. Em casos de maior gravidade, quando o membro está comprometido de forma irreversível (classificação III de Rutherford) a amputação acima do local de obstrução está indicada.

Após o procedimento cirúrgico, o paciente deve ser acompanhado na UTI, para intervenção de possíveis complicações no pós-operatório. Além disso, para seguimento destes pacientes é necessária uma avaliação periódica, com utilização de índice tornozelo-braço (ITB) e ultrassonografia de membros inferiores com Doppler, para acompanhamento da vascularização do membro.

▶ **REFERÊNCIAS**

BRITO CJ, SILVA RM. **Cirurgia vascular:** cirurgia endovascular, angiologia, 3a ed. Revinter; 2014. Acesso em: 18 dez. 2022.

BORTOLUZZI, Bernardo Nadal. **Oclusão Arterial Aguda**. Disponível em: https://editora.pucrs.br/edipucrs/acessolivre//periodicos/acta-medica/assets/edicoes/2017-2/arquivos/pdf/7.pdf. Acesso em: 18 dez. 2022.

GERHARD-HERMAN MD, GORNIK HL, BARRETT C, BARSHES NR, CORRIERE MA, DRACHMAN DE, et al. **2016 AHA/ACC Guideline on the Management of Patients With Lower Extremity Peripheral Artery Disease:** A Report of the American College of Cardiology/American Heart Association Task Force on Clinical Practice Guidelines. Circulation. 2017 Mar 21; 135 (12):e726-e779. Acesso em: 18 dez. 2022.

parte II

Urgências e Emergências Neurológicas

Capítulo 9 ■ Acidente vascular isquêmico agudo

Capítulo 10 ■ Cefaleias

Capítulo 11 ■ Hemorragia subaracnóidea

Capítulo 12 ■ Hemorragia intraparenquimatosa cerebral

Capítulo 13 ■ Paralisias flácidas agudas

Capítulo 14 ■ Abordagem da crise epiléptica

Capítulo 15 ■ Trauma cranioencefálico

Capítulo 16 ■ Rebaixamento do nível de consciência

capítulo 9

Acidente Vascular Isquêmico Agudo (AVCI).

- Arlindo Gabriel Mamede Cossolosso
- Letícia Barbosa de Magalhães Mauricio
- Luís Alberto Maciel Porto

▶ INTRODUÇÃO

O AVC é definido como uma condição de instalação súbita associada à sinais e/ou sintomas neurológicos representados por déficits neurológicos focais e, por vezes, globais – pacientes em coma ou Hemorragia Subaracnóidea – com duração superior a 24 horas, ou que levem à morte, sem outra causa aparente a não ser a de origem vascular (Hatano, 1976). O déficit neurológico observado no AVCi tem sua etiologia na lesão de uma região cerebral decorrente da redução local da oferta de oxigênio, em razão do comprometimento do fluxo sanguíneo tecidual (isquemia) (HCOR, 2021).

▶ EPIDEMIOLOGIA

De acordo com o estudo de Carga Global de Doenças (GBD, em inglês), em 2019, o AVC permaneceu como a segunda principal causa de morte, tendo um aumento em sua carga considerando-se o período de 1990 a 2019 (GBD, 2021).

Dentre os principais tipos de AVC, a maior incidência de novos casos no mundo foi liderada pelo AVC isquêmico, com uma taxa de 62,4% (7,63 milhões de casos), seguido pela Hemorragia Intracerebral (27,9%) e pela Hemorragia Subaracnóidea (9,7%) (GBD, 2021).

▶ FATORES DE RISCO

Idade avançada	Dislipidemias
Sexo masculino	Aterosclerose
Raça negra	Doenças cardiovasculares (HAS, Arritmias)
Hereditariedade	Dissecção arterial
Diabetes Mellitus (DM)	Tabagismo
Sedentarismo	Vasculite

▶ FISIOPATOLOGIA

SÍNDROMES DE ACIDENTE VASCULAR CEREBRAL ISQUÊMICO

Na trombose, há um processo obstrutivo que impede o fluxo sanguíneo para algumas regiões do cérebro. Os AVCs isquêmicos podem se apresentar em síndromes pré-determinadas devido ao efeito da diminuição do fluxo sanguíneo para áreas específicas do cérebro, as quais são supridas por seus respectivos vasos, dando as características específicas de cada síndrome.

▶ SINAIS NEUROLÓGICOS FOCAIS FREQUENTES

Tabela 1 Déficits neurológicos por vaso acometido. Fonte autores.

Território Cerebrovascular	Principais Déficits Neurológicos associados
Artéria Cerebral Média (ACM)	Hemiparesia contralateral; paralisia facial; perda sensorial em face e extremidade superior; disartria; negligência; afasia
Artéria Cerebral Anterior (ACA)	Paresia e/ou hipoestesia de MMII contralaterais; rebaixamento de nível de consciência; incontinência urinária; afasia motora; heminegligência motora
Artéria Cerebral Posterior (ACP)	Hipersonolência; déficits cognitivos; achados oculares (Hemianopsia Homônima); hipoestesia; ataxia; perda hemissensorial; déficits visuais e somatossensoriais como comprometimento da estereognosia; sensação tátil e propriocepção.
Artéria Carótida Interna	Mesmos déficits encontrados em ACM e ACA; amaurose do olho ipsilateral
Artérias do Sistema Vertebrobasilar	Ataxia cerebelar; vertigem; cefaleia; vômitos; disfunções de nervos cranianos (óptico e olfatório são poupados) como disfunção orofaríngea e achados oculomotores anormais; hemiparesia e/ou hemihipoestesia contralateral; paralisia facial central contralateral
Infarto Lacunar	perda motora ou sensorial pura; déficit sensório-motor; ataxia com hemiparesia

▶ DIAGNÓSTICO E CLASSIFICAÇÃO

O diagnóstico de AVCi deve ser sempre suspeitado na existência de um déficit neurológico focal de início súbito com duração superior a 15 minutos. O déficit neurológico vai ser graduado por meio de escalas específicas, sendo a mais usada a NIH Stroke Scale, a qual avalia a gravidade do AVCi e ajuda a definir melhor o tratamento e o prognóstico. No entanto, ainda é necessário a associação com métodos de imagem para a identificação do território vascular envolvido, avaliação do tamanho da lesão isquêmica e diferenciação entre AVCi e seus principais diagnósticos diferenciais, principalmente o AVEh (VELASCO, 2022).

Na TC, método de primeira escolha na triagem emergencial, o AVEi irá se manifestar como uma área hipodensa – de aparência acinzentada – acompanhada de edema e ocorrendo após 24 a 72 horas do evento, características que contribuem com o descarte da ocorrência de um AVEh, apresentado na TC como uma área hiperdensa – branca. Nessa ocasião são contraindicadas as terapias de reperfusão (VELASCO, 2022).

OUTROS MÉTODOS

A RM vai ter maior acurácia diagnóstica no AVEi por meio de seus métodos de difusão, podendo identificar alterações características da isquemia encefálica poucos minutos após o ictus e com altíssima sensibilidade. Também permite avaliar com maior riqueza de detalhes as complicações relacionadas, bem como diagnósticos diferenciais. Apesar de tudo, é de difícil uso na emergência por conta da maior complexidade, maior custo e da demora do procedimento, sendo de grande importância na investigação etiológica e indispensável na seleção de paciente para trombólise endovenosa (OSVALDO, 2019).

É também imperiosa a realização de uma avaliação cardíaca completa, sendo os pedidos de exames complementares variáveis de acordo com a suspeita clínica do paciente, mas deve-se solicitar sempre o eletrocardiograma – capaz de identificar as principais etiologias embólicas, como fibrilação atrial, ou ainda outras causas como a Doenças de Chagas e Doença Coronariana (OSVALDO, 2019).

A avaliação laboratorial de pacientes com AVE isquêmico também é necessária, solicitando-se hemograma, VHS, plaquetas, tempo de protrombina e tromboplastina parcial ativada e fibrinogênio, além de glicemia, perfil lipídico, função renal, ácido úrico e eletroferese de proteínas. Pode-se solicitar exames específicos no caso de suspeita de outras etiologias (VELASCO, 2022).

CLASSIFICAÇÃO

Atualmente, existem vários sistemas de classificação dos subtipos do AVCi, sendo o mais utilizado atualmente a classificação TOAST, a qual subdivide, de acordo com a localização e a fisiopatologia em cinco subtipos: aterosclerose de grandes artérias, oclusão de pequenas artérias ou lacunar, cardioembólico, outras etiologias e indeterminada (ADAMS JR, 1993).

A classificação CCS (*Causative Classification System for Ischemic Stroke*) permite uma classificação etiológica causal e fenotípica, capaz de aumentar a confiança da classificação TOAST (ARSAVA, 2010).

Por último, existe a classificação ASCO, a qual é uma classificação fenotípica em que os pacientes podem ser categorizados em mais de um subtipo etiológico, dependendo do potencial causal relacionado ao possível mecanismo do AVCi (AMARENCO, 2013).

▶ TRATAMENTO

Caso suspeita de AVCi pelo médico na Unidades de Internação, deve-se solicitar o contato com o neurologista e a pré-notificação do neurorradiologista intervencionista. Após, deve ser realizado pela enfermagem procedimentos padronizados para manutenção do estado geral do paciente como a verificação dos sinais vitais, monitoramento cardíaco não invasivo, avaliação da glicemia capilar, monitoramento pressórico e da saturação de oxigênio. Nessa avaliação inicial, é de extrema importância avaliar outras situações de emergência médica e a atenção para diagnósticos diferenciais (crise epiléptica, hiperglicemia, hipoglicemia e outros). Simultaneamente, deve-se realizar um acesso venoso periférico calibroso e a obtenção de amostra dos exames laboratoriais abordados no diagnóstico, além de realizar um eletrocardiograma, caso não atrase a continuidade do tratamento (COSTA, 2021).

O horário do início dos sintomas deve ser o mais exato possível, sendo questionado ao paciente ou acompanhantes o último momento em que o paciente estava assintomático, sendo uma informação importante na escolha da terapia adequada. O exame neurológico deve ser breve e direcionado, com o uso de escalas específicas, podendo utilizar-se da Escala de Coma de Glasgow e da Escala de AVC do National Institute of Health (NIHSS) (COSTA, 2021).

Logo após, deve ser realizado o exame de neuroimagem, o qual deve ser feito por uma TC de crânio sem contraste, normalmente associada a uma angiotomografia arterial cerebral e cervical nos serviços que têm acesso (COSTA, 2021). Caso confirmado o diagnóstico de AVCi, deve-se realizar uma das terapias possíveis:

TRATAMENTO DE RECANALIZAÇÃO

Inicialmente é realizado o **tratamento trombolítico intravenoso** com Alteplase na dose de 0,9mg/kg (dose máxima de 90mg), em um período de 60 minutos, sendo 10% administrada em bolus em um minuto. Deve ser iniciada até 4,5 horas do início dos sintomas, não tendo boa efetividade após esse período (COSTA, 2021).

Apresenta ainda critérios que indicam e que contra indicam a terapia, os quais são diagramados a seguir:

INCLUSÃO
AVCI até 270min de evolução
TC de crânio (excluir hemorragias)
Controle da PA
EXCLUSÃO
Anticoagulantes orais INR>1,7
Heparina com TTPA prolongado
Plaquetas <100.000/mm3
Quadro de HSA
AVCI ou TCE grave (< 3 meses)
Cirurgia/trauma grave (< 2 semanas)
Punção arterial/liquórica recente (< 7 dias)
PAS > 185mmHg ou PAD > 110mmHg
Melhora rápida/ sinais discretos neurológicos
Hemorragia intracraniana/urinária/digestiva (< 21 dias)
Glicemia < 50 mg/dL ou >400 mg/dL
Convulsão
IAM (< 3 meses)
MAV/ Aneurisma cerebral
Gravidez

Fonte: Autores, adaptado de Protocolo de AVCI (hcor)

Deve-se atentar para possibilidade de hemorragia após o tratamento, normalmente manifestada por novos sinais e sintomas neurológicos durante a infusão do alteplase ou nas próximas 24 horas, como rebaixamento de consciência, piora do déficit, cefaleia, elevação da pressão arterial e vômitos. Na suspeita, é imperioso parar a infusão do alteplase e colher exames laboratoriais para atestar a hemorragia e, caso descartada, retornar imediatamente a infusão do medicamento. Por esse motivo, não deve ser dado ao paciente anticoagulantes e antiagregantes nas primeiras 24 horas (COSTA, 2021).

A **trombectomia mecânica** está indicada para pacientes com AVCi agudo com os seguintes critérios:

- Oclusão de artéria carótida interna ou artéria cerebral média proximal.
- Idade ≥ 18 anos.
- Tomografia de crânio com pontuação superior ou igual a 6 na escala ASPECTS.
- Pontuação de 0-1 na Escala de Rankin modificada (mRS) antes do AVCi atual.
- Início do tratamento (punção arterial) em até 6 horas do início dos sintomas.
- Ter recebido o **tratamento trombolítico** em até 4,5 horas.

Ela será sempre utilizada após o tratamento trombolítico intravenoso caso o paciente seja atendido no período de eleição para a trombólise endovenosa, porém existem evidências na literatura que pode ser realizada até 24 horas se adequar aos seguintes critérios:

- Idade ≥ 18 anos.
- NIHSS ≥ 10.
- mRS pré AVCi 0-1.
- Infarto com extensão < ⅓ do território da Artéria Cerebral Média.
- Oclusão de grande artéria em circulação anterior.
- Presença de mismatch clínico-radiológico.
- Pacientes com ≥ 80 anos e NIHSS elevado.

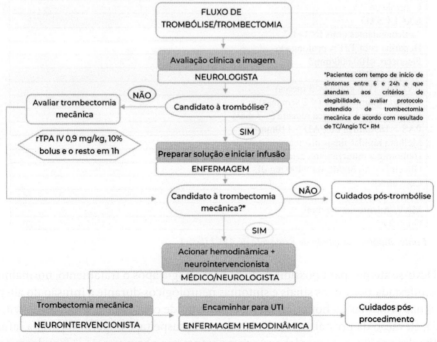

Fonte: Autores, adaptado de Protocolo de AVCI (hcor)

▶ REFERÊNCIAS

ADAMS JR, Harold P. *et al*. **Classification of subtype of acute ischemic stroke. Definitions for use in a multicenter clinical trial**. TOAST. Trial of Org 10172 in Acute Stroke Treatment. stroke, v. 24, n. 1, p. 35-41, 1993.

AMARENCO, P. *et al*. The ASCOD phenotyping of ischemic stroke (Updated ASCO Phenotyping). **Cerebrovascular diseases**, v. 36, n. 1, p. 1-5, 2013.

ARSAVA, E. M. *et al*. The Causative Classification of Stroke system: an international reliability and optimization study. **Neurology**, v. 75, n. 14, p. 1277-1284, 2010.

COSTA, Gabriel Dalla. **Acidente Vascular Cerebral Isquêmico (AVCI)**. 2021.

COUPLAND, Alexander P.; THAPAR, Ankur; QURESHI, Mahim I.; JENKINS, Harri;

DAVIES, Alun H. **The definition of stroke**. Journal of the Royal Society of Medicine, England, v. 110, n. 1, p. 9–12, 2017. ISSN: 1758-1095 (Electronic). DOI: 10.1177/0141076816680121.

Global, regional, and national burden of stroke and its risk factors, **1990-2019: a systematic analysis for the Global Burden of Disease Study 2019**. The Lancet. Neurology, England, v. 20, n. 10, p. 795–820, 2021. ISSN: 1474-4465 (Electronic). DOI: 10.1016/S1474-4422 (21)00252-0.

HATANO, S. **Experience from a multicentre stroke register: a preliminary report**. Bulletin of the World Health Organization, Switzerland, v. 54, n. 5, p. 541–553, 1976. ISSN: 0042-9686 (Print).

HUI, Channing; TADI, Prasanna; PATTI, Laryssa. **Ischemic Stroke**. Treasure Island (FL): StatPearls Publishing, 2022.

KUMRAL E., Bayulkem G, Evyapan D, Yunten N. **Spectrum of anterior cerebral artery territory infarction: clinical and MRI findings**. Eur J Neurol. 2002 Nov; 9 (6):615-24. – PubMed

SACCO, Ralph L. *et al*. **An updated definition of stroke for the 21st century: A statement for healthcare professionals from the American heart association/American stroke association**. Stroke, [S. l.], v. 44, n. 7, p. 2064–2089, 2013. ISSN: 15244628. DOI: 10.1161/STR.0B013E318296AECA/FORMAT/EPUB.

VELASCO, Irineu Tadeu *et al*. **Medicina de emergência: abordagem prática**. Barueri, SP: Manole. Acesso em: 16 set. 2022., 2022.

capítulo 10

Cefaleias

- Rafael Rodrigues Lima
- Sadrak Weverton da Silva

▶ DEFINIÇÕES E FISIOPATOLOGIA

De acordo com a definição de dor revisada da Associação Internacional para Estudo de Dor (IASP), a dor é "Uma experiência sensitiva e emocional desagradável, associada, ou semelhante àquela associada, a uma lesão tecidual real ou potencial". Quando se adiciona a locução "de cabeça" à dor, obtém-se o jargão popular sinônimo de cefaléia, podendo esta ser classificada em primária ou secundária, de causa grave/emergente ou de causa não emergente e em níveis: leve (grau I), moderado (grau II), forte (grau III) e excruciante (grau IV). As cefaleias são responsáveis por 2-3% dos atendimentos em serviço de emergência, sendo a queixa principal de 5% dos atendimentos, e, de maneira geral, atingem até 90% (dos quais menos de 1% apresenta etiologia potencialmente fatal) dos indivíduos, ao longo da sua vida (com discreto predomínio no sexo feminino, que decai a partir da 6ª década de vida).

Sobre a graduação, geralmente se juntam os graus I e II, formando a categoria leve a moderada que, apesar da dor, não limita as atividades de vida diária, enquanto que o grau III afasta o paciente da sua vida normal. Muitos autores não citam o grau IV, referindo-se este a patologias específicas, a exemplo da Hemorragia Subaracnóidea (HSA). Outra importante marca se dá no padrão temporal da cefaleia:

Agudo

- Emergente: ocorre quando o paciente apresenta uma nova dor ou uma dor com padrão diferente do anterior. Geralmente está associada às cefaleias secundárias
- Recorrente: é típica das cefaleias primárias, mas há secundárias que a possui, como as por uso de nitrato, hipotensão intracraniana e por crises de feocromocitomas. Ela indica benignidade e está, muitas vezes, associada a manifestações estereotipadas. Há de se tomar cuidado, visto que o paciente, quando procura o atendimento devido à cefaleia aguda recorrente, várias vezes apresenta ao médico uma mudança do padrão habitual, não sendo esta mudança critério para a modificação do diagnóstico. Na verdade, o que pode estar ocorrendo neste momento é a expressão de uma nova manifestação da mesma doença.

- **Crônico**
    - Progressivo: é o padrão mais raro e está veementemente associado a cefaleias secundárias
    - Não progressivo ou Cefaleia Crônica Diária (CCD): define-se por cefaléia por 15 dias ou mais por mês por no mínimo 3 meses ou 180 dias por ano. A cronicidade diária está mais relacionada à migrânea e à Cefaléia do Tipo Tensão (CTT) que aumentam a sua frequência e reduzem a resposta aos analgésicos. Neste padrão se indica o tratamento profilático da maioria das cefaleias

Sobre a classificação etiológica, as cefaleias primárias não apresentam uma causa fisiopatológica base por pesquisa e exclusão de outras doenças subjacentes e, logo, são a própria afecção do paciente, cujas características marcantes são a recorrência e a estereotipia. Já as secundárias, independentemente da manifestação dos sintomas, são resultados e sintomas de uma causa base identificável.

Segue um resumo do que foi elencado como cefaleia pela 3ª edição da Classificação Internacional de Cefaleias:

- Enxaqueca: com ou sem aura.
- CTT: episódica ou crônica.
- Trigêminoautonômicas: em salvas e hemicrania paroxística.
- Outras cefaleias primárias: da tosse, do exercício, associada à atividade sexual e explosiva primária.
- Cefaleias atribuída à lesão ou traumatismo cranioencefálico (TCE) e/ou cervical, como por lesão em contragolpe.
- Cefaleia atribuída à doença vascular cerebral e/ou cervical: por AVEi, AIT ou HSA.
- Cefaleia atribuída à patologia intracraniana não vascular: por hipertensão/hipotensão do LCR.
- Cefaleia atribuída a uma substância ou à sua privação: por álcool, monóxido de carbono, excesso de ergotamina, triptanos, paracetamol, analgésicos não opióides, opióides, AINEs e privação de cafeína, opióides e estrogênio.
- Cefaleia atribuída à infecção.
- Cefaleia atribuída à perturbação da hemostasia: por HAS, hipotireoidismo e feocromocitoma.
- Cefaleia atribuída à patologia do crânio, pescoço, olhos, ouvidos, nariz, seios paranasais, dentes, boca ou outra estrutura facial ou cervical: cefaleias cervicogênica, por glaucoma de ângulo fechado ou por perturbação da ATM.
- Cefaléia atribuída à doença psiquiátrica.

Os quatro primeiros tipos acima são as cefaleias primárias. No atendimento ao paciente, deve-se buscar diferenciar as cefaleias primárias das secundárias, via anamnese, exame físico e exames complementares e dar atenção aos sinais de alarme ou "*red flags*" para possíveis processos subjacentes, a saber:

- Início após 50 anos.

- Sinais de sepse, toxemia ou de emergências hipertensivas.
- Turgência, enrijecimento e dor à palpação das artérias temporais em pacientes > 50 anos (sugestivo de arterite temporal).
- Mudança no padrão habitual.
- Padrão progressivamente mais intenso, início súbito ou descrita como "pior da vida".
- Piora ou alívio à ortostase ou ao deitar-se em posição supina.
- Desencadeada por manobra de Valsalva.
- Associada à perda de peso, febre, mialgia ou rash cutâneo.
- Alterações do exame neurológico, papiledema à fundoscopia, alteração no nível de consciência ou confusão mental e sinais de irritação meníngea.
- Associada à imunossupressão, como por HIV, quimioterapia, glicocorticóides e outras drogas imunossupressoras.
- Neoplasia prévia ou atual.
- TCE atual ou nos últimos meses.

▶ DIAGNÓSTICO E TRATAMENTO

No atendimento emergencial do paciente com cefaleia hiperaguda ou aguda é essencial investigar e descartar causas secundárias para prosseguir com o diagnóstico e tratamento de cefaléia primária na ausência de evidências de sinais de gravidade e risco de morte. Assim, é necessário avaliar criteriosamente os sinais e sintomas do paciente e durante a anamnese caracterizar com precisão a dor (inicio, padrão, localização, duração, irradiação), além de investigar fatores desencadeantes e antecedentes.

O exame neurológico deve ser prático, eficiente e objetivo na busca de alterações focais que possam caracterizar um sinal de alarme. No caso de suspeita de causa secundária, é mandatória a investigação complementar, e os exames a serem solicitados variam com a etiologia em suspeição. Entretanto, é recomendado, na maioria dos casos, um exame de imagem para avaliação de causas tumorais e vasculares. Embora a ressonância nuclear magnética (RNM) tenha maior especificidade e sensibilidade, a tomografia computadorizada de crânio sem contraste (TCSC) é o método de escolha devido à disponibilidade e acessibilidade. Além disso, o hemograma deve ser solicitado em casos de suspeita de processo infeccioso, bem como provas de atividade inflamatória. A punção lombar também é recomendada em casos de HSA com TCSC normal.

▶ CEFALEIAS SECUNDÁRIAS

HSA

A HSA é uma emergência neurológica e consiste no sangramento no espaço entre a membrana subaracnóidea e pia-máter. A cefaléia em trovoada é muito associada a HSA, mas não é patognomônica, ela é caracterizada pelo início súbito, progressivo e com pico em minutos, e é frequentemente descrita pelo paciente como "a pior dor da vida".

Outros sinais e sintomas característicos são síncope, vômitos em jarro e sinais de irritação meníngea. O diagnóstico é realizado através da TCSC e/ou punção lombar quando a TCSC é inconclusiva. A conduta imediata consiste no controle da pressão arterial e manutenção da volemia.

TVC

A trombose venosa central também é uma importante causa de cefaléia em pacientes jovens em uso de anticoagulantes orais e em portadores de trombofilias. Ocorre principalmente no seio venoso central e às vezes é possível identificar mesmo na TCSC. Além da cefaleia súbita, é comum encontrar déficit neurológico focal, alteração do nível de consciência e papiledema. O diagnóstico é realizado através de angiotomografia ou angiorressonância do sistema venoso central. O tratamento consiste na utilização de anticoagulantes.

HEMORRAGIA INTRAPARENQUIMATOSA

A hemorragia intracraniana é a segunda causa mais frequente de AVC hemorrágico e geralmente é decorrente de tumores, aneurismas e distúrbios de coagulação. A cefaléia é súbita e intensa e, a depender da área acometida, pode cursar com rebaixamento do nível de consciência e alteração neurológica focal, principalmente hemiplegia contralateral. A TCSC é o exame de escolha e é sensível para a maioria dos casos de hemorragia. A conduta consiste no controle da pressão arterial e pressão intracraniana, além da interrupção de anticoagulantes e antiagregantes. Em casos de hemorragia maior que 3cm e/ou complicação neurológica é recomendada intervenção cirúrgica.

▶ CEFALÉIAS PRIMÁRIAS

MIGRÂNEA

Caracterizada pelo padrão tipicamente unilateral, pulsátil, com duração de 4-72 horas e intensidade moderada a forte que frequentemente incapacita o paciente para as atividades diárias. Também é associada a náuseas e/ou vômitos ou fonofobia e fotofobia. O tratamento de escolha são os triptanos, haja vista que possuem menos efeitos adversos. Entretanto, são contraindicados em gestantes, coronariopatas, insuficiência vascular periférica e hipertensão arterial grave. Nesses casos é recomendado o uso de dipirona endovenosa e AINEs. Corticoides, ergotamínicos e opióides têm indicações específicas.

TENSIONAL

Padrão tipicamente bilateral, não pulsátil, sem fonofobia e/ou fotofobia, com duração de 30 minutos a 7 dias e intensidade leve a moderada que não é agravada por atividade físicas nem incapacita o indivíduo. Não apresenta náuseas e vômitos. O tratamento consiste em analgésicos, como paracetamol, dipirona e AINEs.

EM SALVAS

Cefaléia intensa, unilateral, geralmente orbitária com duração de 15-180 minutos, associada a pelo menos um sinal autonômico ipsilateral, tais como injeção conjuntival e/ou lacrimejamento, congestão nasal e/ou rinorreia, edema palpebral e outros. O tratamento de escolha é a oxigenoterapia, entretanto também é possível utilizar sumatriptano intramuscular.

▶ REFERÊNCIAS

ASSOCIAÇÃO INTERNACIONAL PARA O ESTUDO DA DOR (IASP). **Definição revisada de dor pela Associação Internacional para o Estudo da Dor: conceitos, desafios e compromissos.**, 13 jul. 2020.

CLÍSTENES QUEIROZ OLIVEIRA. **Yellowbook: Como Fazer Todos os Diagnósticos**. 1. ed. Salvador – BA: Editora Sanar, 2020.

ELISA MIEKO SUEMITSU HIGA et al. **Guia de Medicina de Urgência**. 2. ed. [s.l.] Editora Manole, 2007.

HEADACHE CLASSIFICATION COMMITTEE OF THE INTERNATIONAL HEADACHE SOCIETY (IHS). Headache Classification Committee of the International Headache Society (IHS) The International Classification of Headache Disorders, 3rd edition. **Cephalalgia**, v. 38, n. 1, p. 1–211, 25 jan. 2018.

HERLON SARAIVA MARTINS et al. **Emergências clínicas: Abordagem Prática**. [s.l.] Editora Manole, 2015.

MARTINS, M. DE A. **Manual do residente de clínica médica – FMUSP-HC**. 2. ed. BARUERI: [s.n.].

PAULO H. F. BERTOLUCCI et al. **Guia de neurologia**. 1. ed. [s.l: s.n.].

capítulo 11

Hemorragia Subaracnóidea

- Bruna Milena de Araújo Bezerra
- Kamal Hermínio da Silva

▶ INTRODUÇÃO

A hemorragia Subaracnóidea (HSA) é uma síndrome clínica definida pelo acúmulo de sangue no espaço subaracnóideo, sendo as principais causas desse acúmulo as lesões traumáticas cerebrais e a ruptura de aneurismas intracranianos (PAN, 2020). Os avanços tecnológicos nas últimas décadas propiciaram um melhor reconhecimento e tratamento dessa patologia, sendo o critério de Ottawa uma importante ferramenta clínica para a suspeição de HSA em pacientes com a queixa de dores de cabeça repentinas e Tomografia Computadorizada (TC) sem contraste um dos principais exames de imagem utilizados para o seu diagnóstico, possuindo uma sensitividade que varia de 93%-100% nas primeiras seis horas de sintomas, no entanto esse valor vai reduzindo com o passar dos dias e a Ressonância Magnética torna-se mais sensível (MARAZZI, 2022). No entanto, mesmo frente aos avanços ocorridos a HSA apresenta uma grande morbimortalidade, estudos mostram que a mortalidade intra-hospitalar em até 30 dias varia de 18%-40% (PAPADIMITRIOU-OLIVGERIS, 2019).

▶ EPIDEMIOLOGIA

A hemorragia Subaracnóidea pode ser dividida em 2 grupos: traumáticas e não traumáticas. Contudo em números absolutos a HSA traumática (HSAt) representa o maior número de acometimentos, com uma distribuição mundial de aproximadamente 69 milhões de casos por ano, sendo a maioria em países subdesenvolvidos (50 milhões de casos) e uma menor parcela em países desenvolvidos (18 milhões de casos) (DEWAN, 2019). Por sua estreita relação com acidentes de trânsito e violência urbana as principais vítimas de HSAt são homens com idade entre 15 a 44 anos, justamente a faixa etária representativa da força de trabalho de um país, por isso esse tipo de lesão representa um grande fator depressor do Produto Interno Bruto (PIB), tornando o investimento na prevenção e prevalência dessa doença um investimento na própria economia do país (GRISWOLD, 2022).

Embora ocorra em menor número as HSA não traumáticas são igualmente importantes e representam grande impacto na saúde da população. A principal patologia que leva ao HSA não traumático é o aneurisma sacular (de berry), sendo responsável por 80% dos casos e as malformações arteriovenosas e anomalias vasculares cerebrais responsáveis pelos outros 20% (ROUANET, 2019). A incidência varia consideravelmente ao redor do mundo, sendo a Finlândia o país com maior incidência: 22,5 a cada 100 mil habitantes, nos Estados Unidos estima-se incidência de 14,5 a cada 100 mil habitantes, no entanto, no Brasil não possuímos dados suficientes sobre a incidência do HSA não traumática. Os fatores de risco incluem furmar, hipertensão, vício em álcool, histórico de aneurismas na família e ser do sexo feminino em proporção de 3:2, com pico aos 50 e 60 anos de idade, no entanto após os 60 anos a proporção inverte-se a passa a cometer mais homens (SUAREZ, 2019; GARCÍA, 2011).

▶ FISIOPATOLOGIA

Em traumas de alta energia várias forças são aplicadas sob o encéfalo do indivíduo que podem levar ao aparecimento de HSA, embora essas causas não estejam bem elucidadas são aceitas 5 possibilidades que podem levar ao aparecimento de um HSAt: forças de aceleração rotacionais causando movimentos oscilatórios de curta duração no parênquima cerebral, estiramento das artérias vértebro-basilares devido a uma hiperextensão, trauma na artéria carótida cervical causando um aumento da pressão intra arterial, forças de cisalhamentos levando à ruptura de vasos menores e a própria difusão de sangue desde o local da contusão até o espaço subaracnóide (PARRA, 2020).

Tanto a HSA traumática quanto a não traumática levam à lesão cerebral aguda decorrente, principalmente, do aumento da pressão intracraniana (PIC) de forma abrupta, sendo também esse aumento responsável pela perda de consciência que ocorre em boa parte dos casos (GARCÍA, 2011). O aumento abrupto na PIC causa um prejuízo na perfusão cerebral que associado ao vasoespasmo (constrição das artérias cerebrais) são os principais fatores que podem levar à isquemia global (ROUANET, 2019). Após o HSA forma-se um hematoma no local, composto principalmente por células vermelhas sanguíneas e hemoglobinas, a hemoglobina particularmente é citotóxica tendo quatro principais efeito no parênquima cerebral: oxidação, inflamação, consumo de NO e edema, essas reações culminam na morte neuronal, sendo responsável por sequelas pós HSA (PAN, 2020).

▶ QUADRO CLÍNICO

A hemorragia subaracnóidea (HSA) é uma emergência neurológica com altos índices de morbidade e mortalidade, devendo assim constar no repertório acadêmico de qualquer estudante de medicina, por suas implicações sistêmicas e sérias complicações a médio e longo prazo. O reconhecimento precoce dos sinais e sintomas da HSA otimiza o prognóstico do paciente, direcionando os exames complementares e a conduta mais adequada para cada caso (COOPER, 2019). Dentro do departamento de emergência, a queixa clássica e, às vezes, o único sintoma, dos pacientes com HSA é a cefaléia intensa, aguda, descrita como a **"pior dor de cabeça da vida"**. Cerca de metade desses pacientes apresentarão a cefaléia thunderclap ou em "trovoada", com início súbito que atinge a máxima intensidade em poucos segundos. Este quadro pode estar associado a náuseas, vômitos, dor cervical, fotofobia e perda transitória da consciência (LANTIGUA, 2015). Outros sintomas incluem paralisia de nervo craniano, hemiparesia, sinais cerebelares, papiledema ou até mesmo hemorragia retiniana. A combinação de HSA com hemorragia vítrea é denominada **Síndrome de Terson**, tendo mau prognóstico (PATEL, 2021).

Desse modo, foram criados métodos com base em estudos científicos para reconhecimento precoce da HSA, que simplificam o diagnóstico desses pacientes. Pesquisadores do Canadian Medical Association Journal (CMAJ) tentaram validar a regra de Ottawa para hemorragia subaracnóide em pacientes que se apresentaram com cefaleia grave, obtendo uma sensibilidade de 100%, sendo uma excelente ferramenta para excluir o diagnóstico de HSA em pacientes com sintomas primários semelhantes (PERRY, 2017) Assim, a recomendação do American College of Emergency Physicians sobre dores de cabeça agudas é utilizar a Regra de Hemorragia Subaracnóidea de Ottawa para descartar HSA (PATEL, 2021).

A regra de Ottawa (tabela 1) pode ser aplicada em pacientes acima de 15 anos de idade com episódio de cefaleia aguda grave que atingiu seu máximo de intensidade em 1 hora. Caso os pacientes possuam exame neurológico alterado, histórico de aneurismas anteriores, HSA ou história de dores de cabeça semelhantes, com 3 ou mais episódios em no mínimo 6 meses, não aplique a regra de Ottawa.

Tabela 1 Regra de Ottawa.

REGRA DE OTTAWA (investigue se 1 ou mais achados estiverem presentes)	
Sintomas de dor ou rigidez no pescoço	Início durante esforço
Idade > 40 anos	Cefaleia em trovoada
Perda de consciência	Flexão limitado do pescoço ao exame

▶ DIAGNÓSTICO

Na suspeita de HSA, ou 1 ou mais de um achado positivo na regra de Ottawa, realiza-se a Tomografia Computadorizada (TC) como medida diagnóstica inicial. A American Stroke Association sugere que a sensibilidade da TC nas primeiras 24 horas após o início da HSA é de aproximadamente 100% (MARCOLINI, 2019). Dessa forma, é recomendado a realização de TC de crânio sem contraste em um intervalo de até 6 horas após o início do quadro, pois a sensibilidade para descartar HSA é > 99% (PATEL, 2021). Na imagem, a característica da HSA é de uma lesão com hiperdensidade nos sulcos e cisternas encefálicas. A sensibilidade da TC cai para aproximadamente 50% após 7 dias de sangramento. A TC também pode demonstrar hematomas intraparenquimatosos, hidrocefalia e edema cerebral (MCCORMACK, 2010).

A punção lombar (PL) deve ser realizada se os resultados da TC forem inconclusivos e ainda houver suspeita de HSA. Nesse exame, o líquor deve ser coletado em pelo menos quatro tubos para análise (MARCOLINI, 2019). A punção lombar característica do quadro de HSA possui uma pressão de abertura aumentada, xantocromia e contagem elevada de hemácias. O tempo de metabolização da hemoglobina para observar a xantocromia deve ser levado em consideração, de modo que a literatura recomenda que a PL pode ser realizada até 12 horas após o início dos sintomas. A PL mostra excelente sensibilidade, e o estudo recente de Perry *et al.* demonstra 100% de sensibilidade, no entanto a especificidade é de apenas 67% (PERRY, 2017). A ressonância magnética (RM) pode ser utilizada e possui sensibilidade semelhante à TC no diagnóstico de HSA, principalmente nas fases subagudas, porém seu uso não é tão corriqueiro no departamento de emergência. Além disso, se a RM for negativa para HSA, a LP ainda é recomendada (MARCOLINI, 2019).

▶ TRATAMENTO

A partir do diagnóstico, é preciso classificar o paciente com HSA e graduar o risco para que o tratamento seja adequado. Atualmente, existem três classificações utilizadas e com boa aplicabilidade, a **escala de Fischer, a escala de Hunt-Hess e a escala da Federação Internacional de Neurologia (CFIN)**. Dessa forma, todos os pacientes diagnosticados com HSA devem ser tratados com urgência, pelo risco de vasoespasmo cerebral e ressangramento, as complicações mais temidas. Ainda há risco de complicações sistêmicas como choque cardiogênico e edema pulmonar (SANTOS-TELES, 2022). Um dos pilares do manejo na emergência da HSA é o **controle da pressão arterial** para níveis sistólicos abaixo de 160 ou a pressão arterial média para menos de 110 para um aneurisma não protegido. Pode-se usar nicardipina ou labetalol para equilibrar o risco de sangramento relacionado à hipertensão e risco de acidente vascular cerebral e manutenção da pressão de perfusão cerebral adequada (PATEL, 2021). O risco de vasoespasmo torna-se mais elevado de 7 a 10 dias após a ocorrência da HSA, assim pode-se administrar a nimodipina 60mg VO como abordagem inicial, sendo mantida por 14 a 21 dias, devendo-se tratar o vasoespasmo como uma complicação a longo prazo. O tratamento definitivo para o vasoespasmo é alcançado com angioplastia. Outras estratégias devem considerar o manejo da dor e náuseas e manutenção da eutermia. O uso de anticonvulsivantes é adotado em alguns serviços, porém não há consenso sobre o uso de medicamentos profiláticos. A American Heart Association (AHA) e a Neurocritical Care Society (NCS) recomendam o uso de antiepiléptico profilático por um breve período no imediato período pós-hemorragia (FARZARD, 2013).Os pacientes em uso de anticoagulantes ou agentes antitrombóticos devem receber tratamento com medicamentos reversivos. Os antagonistas da vitamina K, como a varfarina, podem ser revertidos com fitonadiona (vitamina K) ou plasma fresco congelado (PFC) em dose de 15-20mL/kg. Porém, o complexo de protrombina (PCC) é o mais recomendado, pois não requer tipagem sanguínea, tem início rápido e baixo volume de infusão, com rápida normalização do INR (PATEL, 2021). No caso da heparina, pode-se administrar sulfato de protrombina na dose de 1mg/100U.

Além disso, há recomendação de transfusão de plaquetas naqueles pacientes que serão submetidos a intervenção cirúrgica (BAHAROGLU, 2013). No caso de aneurismas, deve-se realizar intervenção neurocirúrgica, com clipagem ou embolização endocascular para reduzir as taxas de ressangramento.

▶ REFERÊNCIAS

1. FARZAD, Ali et al. Emergency diagnosis of subarachnoid hemorrhage: an evidence-based debate. The Journal of emergency medicine, v. 44, n. 5, p. 1045-1053, 2013.
2. Santos-Teles, Alex Goes et al. Eficácia e segurança da milrinona no tratamento do vasoespasmo cerebral após hemorragia subaracnóidea: uma revisão sistemática. Revista Brasileira de Terapia Intensiva [online]. 2020, v. 32, n. 4, pp. 592-602.https://doi.org/10.5935/0103-507X.20200097.
3. Baharoglu MI, Germans MR, Rinkel GJ, et al. Antifibrinolytic therapy for aneurysmal subarachnoid haemorrhage. Cochrane Database Syst Rev. 2013; (8):CD001245.https://doi.org/10.1002/14651858.CD001245.pub2.
4. COOPER, Stephen W. et al. Management of traumatic subarachnoid hemorrhage by the trauma service: is repeat CT scanning and routine neurosurgical consultation necessary?. Trauma Surgery & Acute Care Open, v. 4, n. 1, p. e000313, 2019.
5. PERRY, Jeffrey J. et al. Validation of the Ottawa Subarachnoid Hemorrhage Rule in patients with acute headache. CMAJ, v. 189, n. 45, p. E1379-E1385, 2017.
6. PATEL, S., Parikh, A., & Okorie, O. N (2021). Subarachnoid hemorrhage in the emergency department. International Journal of Emergency Medicine, 14 (1), 1-8.
7. MARCOLINI, Evie; HINE, Jason. Approach to the diagnosis and management of subarachnoid hemorrhage. Western Journal of Emergency Medicine, v. 20, n. 2, p. 203, 2019.
8. LANTIGUA, Hector et al. Subarachnoid hemorrhage: who dies, and why?. Critical care, v. 19, n. 1, p. 1-10, 2015.
9. MCCORMACK, Robert F.; HUTSON, Alan. Can computed tomography angiography of the brain replace lumbar puncture in the evaluation of acute-onset headache after a negative noncontrast cranial computed tomography scan?. Academic Emergency Medicine, v. 17, n. 4, p. 444-451, 2010.
10. MARAZZI, Thire Baggio Machado; MENDES, Pedro Vitale. Updates on aneurysmal subarachnoid hemorrhage: is there anything really new?. **Arquivos de Neuro-Psiquiatria**, v. 80, p. 80-87, 2022.
11. PAN, Pengjie et al. A review of hematoma components clearance mechanism after subarachnoid hemorrhage. **Frontiers in Neuroscience**, v. 14, p. 685, 2020.
12. PAPADIMITRIOU-OLIVGERIS, Matthaios et al. Fatores de risco para mortalidade após hemorragia subaracnoidea: estudo observacional retrospectivo. **Brazilian Journal of Anesthesiology**, v. 69, n. 5, p. 448-454, 2019.
13. DEWAN, Michael C. et al. Estimating the global incidence of traumatic brain injury. **Journal of neurosurgery**, v. 130, n. 4, p. 1080-1097, 2018.
14. GRISWOLD, Dylan P.; FERNANDEZ, Laura; RUBIANO, Andres M. Traumatic subarachnoid hemorrhage: a scoping review. **Journal of neurotrauma**, v. 39, n. 1-2, p. 35-48, 2022.
15. ROUANET, Carolina; SILVA, Gisele Sampaio. Aneurysmal subarachnoid hemorrhage: current concepts and updates. **Arquivos de Neuro-Psiquiatria**, v. 77, p. 806-814, 2019.
16. GARCÍA, Pedro Luis Rodríguez; GARCÍA, Damaris Rodríguez. Hemorragia subaracnoidea: epidemiología, etiología, fisiopatología y diagnóstico. **RCNN**, v. 1, n. 1, p. 59-73, 2011.
17. PARRA, Diana Marcela Sánchez et al. HEMORRAGIA SUBARACNOIDEA TRAUMÁTICA: UNA REVISION NARRATIVA. **Neurociencias Journal**, v. 27, n. 2, p. 60-81, 2020.
18. SUAREZ, Jose I.; MACDONALD, R. Loch. The end of the tower of babel in subarachnoid hemorrhage: common data elements at last. **Neurocritical care**, v. 30, n. 1, p. 1-3, 2019.

capítulo 12

Hemorragia Intraparenquimatosa Cerebral

- Abrahao Verçosa Amorim Filho
- Hermann Silva Brito Lima Buarque de Gusmão
- Laura Queiroz Teixeira de Albuquerque

▶ INTRODUÇÃO

Acerca das doenças cerebrovasculares, o acidente vascular cerebral hemorrágico (AVC hemorrágico) ocorre em decorrência de uma ruptura espontânea de um vaso, com posterior extravasamento do sangue para o interior do parênquima cerebral, para o sistema ventricular ou para o espaço subaracnóideo. A hemorragia intraparenquimatosa cerebral (HIC) é um subtipo de AVC com pior prognóstico, cuja mortalidade está em torno de 65% dentro de um ano.

Dentre os fatores de risco, pode-se analisar fatores não modificáveis, como idade, raça e gênero, e fatores modificáveis, como hipertensão arterial, coagulopatias e tabagismo. No caso da hipertensão arterial sistêmica (HAS), tem-se como principal fator de risco, estado presente em torno de 80% dos pacientes com HIC. O tabagismo atua piorando diversos aspectos modificáveis, como a própria HAS, e aumenta em duas vezes o risco desse tipo de AVC. As coagulopatias aumentam a necessidade do uso de antiagregantes e anticoagulantes orais para a diminuição do risco de episódios aterotrombóticos e tromboembólicos, o que potencializa a HIC e o crescimento de hematomas intracerebrais. Além disso, pode-se considerar como fator prevenível a angiopatia amilóide, na qual ocorre o depósito da proteína beta-amiloide, principalmente nos lobos occipital e parietal, aumentando a incidência de HIC em médias e pequenas artérias.

A HIC pode ser classificada em primária ou secundária. É primária na maioria dos casos, cerca de 80%, e resulta da ruptura de pequenos vasos cronicamente danificados pela HAS ou pela deposição da proteína beta-amiloide. Já a HIC secundária está relacionada a ruptura de aneurismas, malformações arteriovenosas cerebrais, ao uso de drogas antiplaquetárias e a coagulopatias.

O paciente que apresenta essa condição de sangramento, na maioria dos casos, não apresenta dor, apesar de poder apresentar uma cefaleia súbita de grande intensidade, mas, em contrapartida, haverá um surgimento rápido de déficit motor. Esse déficit motor é acompanhado, de forma geral, por hemiparesia, hipoestesia unilateral, hiperreflexia e hipertonia, constituindo uma síndrome do motoneurônio superior. É válido ressaltar que logo após o acometimento do primeiro motoneurônio se instala temporariamente sintomas da síndrome do segundo motoneurônio, que ao se cronificarem darão espaço aos sintomas da síndrome do motoneurônio superior. A depender da região do cérebro acometida, o paciente pode desenvolver também sintomas como déficit visual, hemianopsia e afasia.

▶ FISIOPATOLOGIA

O acidente vascular encefálico, incluindo-se a HIC, é a segunda causa de morte no mundo, acometendo principalmente adultos de meia-idade e idosos. No Brasil, que sofre mudanças no seu perfil de morbimortalidade nas últimas décadas, com as doenças crônicas não transmissíveis passando a ter destaque no processo de adoecimento da população, o AVC toma grande destaque, sendo responsável por alto número de internações, com alta morbimortalidade. O público alvo dessa patologia é composto por homens hipertensos de idade avançada, sendo mais frequentes em afro-descendentes, hispânicos, latinos e asiáticos se comparados aos caucasianos.

Dentre os fatores de risco, pode-se analisar fatores não modificáveis, como idade, raça e gênero, e fatores modificáveis, como hipertensão arterial, coagulopatias e tabagismo. No caso da hipertensão arterial sistêmica (HAS), tem-se como principal fator de risco, estado presente em torno de 80% dos pacientes com HIC. O tabagismo atua piorando diversos aspectos modificáveis, como a própria HAS, e aumenta em duas vezes o risco desse tipo de AVC. As coagulopatias aumentam a necessidade do uso de antiagregantes e anticoagulantes orais para a diminuição do risco de episódios aterotrombóticos e tromboembólicos, o que potencializa a HIC e o crescimento de hematomas intracerebrais. Além disso, pode-se considerar como fator prevenível a angiopatia amilóide, na qual ocorre o depósito da proteína beta-amiloide, principalmente nos lobos occipital e parietal, aumentando a incidência de HIC em médias e pequenas artérias.

A HIC pode ser classificada em primária ou secundária. É primária na maioria dos casos, cerca de 80%, e resulta da ruptura de pequenos vasos cronicamente danificados pela HAS ou pela deposição da proteína beta-amiloide. Já a HIC secundária está relacionada a ruptura de aneurismas, malformações arteriovenosas cerebrais, ao uso de drogas antiplaquetárias e a coagulopatias.

O paciente apresenta déficit motor acompanhado, de forma geral, por hemiparesia, hipoestesia unilateral, hiperreflexia e hipertonia, constituindo uma síndrome do motoneurônio superior. É válido ressaltar que logo após o acometimento do primeiro motoneurônio se instala temporariamente sintomas da síndrome do segundo motoneurônio, que ao se cronificarem darão espaço aos sintomas da síndrome do motoneurônio superior. A depender da região do cérebro acometida, o paciente pode desenvolver também sintomas como déficit visual, hemianopsia e afasia.

A hemorragia intraparenquimatosa é resultado da ruptura de vasos, sejam elas veias ou, mais frequentemente, artérias, que fazem a irrigação e a drenagem do parênquima cerebral. Essa hemorragia pode ter diferentes graus, podendo ser pequena ou até de volume suficiente para comprimir as estruturas da região e até causar herniações, o que pode ser fatal. Os locais mais frequentes de ocorrência dessas hemorragias são o tálamo, o cerebelo, a ponte e os núcleos da base, mais especificamente o putâmen.

O sangue de uma hemorragia intraparenquimatosa acumula-se, distendendo, dissecando e comprimindo estruturas adjacentes à massa de sangue. A depender da região do sangramento há diferentes padrões de lesões, acometendo diferentes regiões da cavidade craniana e, consequentemente, diferentes estruturas do sistema nervoso central, bem como diferentes quadros e lesões secundárias. Uma lesão supratentorial pode culminar em uma herniação transtentorial, acometendo o tronco encefálico, podendo, inclusive, causar hemorragias secundárias nessa estrutura. Outro exemplo de diferentes hemorragias intraparenquimatosas com diferentes repercussões é a ruptura de vasos no interior dos ventrículos que pode levar a um quadro de hidrocefalia aguda.

Em geral, qualquer paciente que esteja com cefaléia de início súbito, déficit neurológico localizado ou convulsão deve ser considerado como um possível hemorragia intraparenquimatosa cerebral. Nesse sentido, a apresentação clínica pode se assemelhar a ocorrência de um evento isquêmico agudo, com a existência de diminuição de força motora nos membros associada a disfasia ou afasia, diferenciando-se da apresentação de um AVC hemorrágico com a presença de cefaléia associada a náuseas ou vômitos e um rebaixamento do nível de consciência.

▶ DIAGNÓSTICO

É importante ressaltar a importância de um diagnóstico rápido. Para ser realizado o diagnóstico, a realização de uma tomografia computadorizada ou de uma ressonância magnética são meios para colaborar na identificação e realização do diagnóstico, as quais permitem a diferenciação dos três grandes grupos de HIC: lobar, profundo e de fossa posterior. Além disso, detecta o volume da hemorragia, que é o principal fator prognóstico em pacientes com HIC.

Nos estudos voltados para a TC, as HIC podem ocorrer em regiões profundas ou superficiais, de modo que as profundas abrangem o tálamo e outros núcleos da base, como o núcleo caudado, núcleo lentiforme (globo pálido e putâmen) e as cápsulas interna e externa, e as regiões superficiais são representadas pelos lobos cerebrais. Constata-se, ainda, que as hemorragias profundas ocorrem, geralmente, na maioria dos casos de HIC, atingindo uma média em torno de 54% comparada ao universo total de casos.

A ressonância magnética (RM) possui sensibilidade e especificidade comparáveis às da TC para o diagnóstico de HIC na fase aguda. Entretanto, em vista dos altos custos que esse exame demanda, o exame é mais realizado quando há suspeita de uma causa não hipertensiva, como por angiopatia amilóide e neoplasias.

▶ TRATAMENTO

O tratamento da hemorragia intraparenquimatosa craniana, assim como em outros eventos neurológicos agudos tem como necessidade primordial a proteção das vias aéreas em pacientes não responsivos, de maneira a minimizar a probabilidade do desenvolvimento de lesões secundárias relacionadas a hipoxemia e hipercapnia. Além disso, o tratamento precoce se faz imprescindível para uma boa recuperação do paciente, uma vez que o aumento do hematoma está associado com maior risco de lesão cerebral secundária. Assim, os pacientes, assim que diagnosticado o problema, devem ser internados em uma unidade de terapia intensiva ou em uma unidade de AVC, levando a uma taxa de mortalidade e de morbidade muito menores do que os internados em enfermarias hospitalares padrões. O tratamento em si deve ser feito à base do controle da pressão arterial, utilizando-se medicamentos parenterais, como nicardipina ou clevidipine, com alvo de pressão sistólica de 140 a 179mmHg. Além disso, deve ser realizado tratamento de hemostasia, com utilização de vitamina intravenosa e concentrado de complexo de protrombina.[7] Vale ressaltar que, com exceção dos pacientes coagulopatas, não deve ser feita a administração de fator recombinante VIIa ou de ácido tranexâmico, ou vez que houve uma maior incidência de eventos adversos grave em pacientes que receberam uma dessas substâncias. O manejo neurocirúrgico pode ser necessário em casos de necessidade de descompressão e evacuação do hematoma, devido ao aumento da pressão intracraniana decorrente do hematoma, por isso a importância da avaliação de um neurocirurgião de forma precoce nesses casos.

▶ REFERÊNCIAS

MARIANELLI, M.; MARIANELLI, C.; NETO, T. P. DE L. Principais fatores de risco do avc isquêmico: Uma abordagem descritiva/Main risk factors for ischemic stroke: A descriptive approach. Brazilian Journal of Health Review, v. 3, n. 6, p. 19679–19690, 2020.

SCHMIDT, M. H. et al. ACIDENTE VASCULAR CEREBRAL E DIFERENTES LIMITAÇÕES: UMA ANÁLISE INTERDISCIPLINAR. Arquivos de Ciências da Saúde da UNIPAR, v. 23, n. 2, 16 maio 2019.

ROXA, G. N. et al. PERFIL EPIDEMIOLÓGICO DOS PACIENTES ACOMETIDOS COM AVC ISQUÊMICO SUBMETIDOS A TERAPIA TROMBOLÍTICA: UMA REVISÃO INTEGRATIVA/EPIDEMIOLOGICAL PROFILE OF PATIENTS AFFECTED WITH ISCHEMIC STROKE SUBJECT TO THROMBOLYTIC THERAPY: AN INTEGRATIVE REVIEW. Brazilian Journal of Development, v. 7, n. 1, p. 7341–7351, 2021.

GROSS, B. A.; JANKOWITZ, B. T.; FRIEDLANDER, R. M. Cerebral Intraparenchymal Hemorrhage. JAMA, v. 321, n. 13, p. 1295, 2 abr. 2019.

CORREIA, J. P. Investigação Etiológica do Acidente Vascular Cerebral no Adulto Jovem. Medicina Interna, v. 25, n. 3, 3 set. 2018.

FIGUEIREDO, A. R. G. DE; PEREIRA, A.; MATEUS, S. Acidente vascular cerebral isquémico vs hemorrágico: taxa de sobrevivência. HIGEIA – Revista Científica da Escola Superior de Saúde Dr. Lopes Dias, 2020.

PONTES-NETO, O. M. et al. Diretrizes para o manejo de pacientes com hemorragia intraparenquimatosa cerebral espontânea. Arquivos de Neuro-Psiquiatria, v. 67, n. 3b, p. 940–950, set. 2009.

MANNO, E. M. Update on Intracerebral Hemorrhage. CONTINUUM: Lifelong Learning in Neurology, v. 18, p. 598–610, jun. 2012.

TERENT, A. *et al.* Stroke unit care revisited: who benefits the most? A cohort study of 105 043 patients in Riks-Stroke, the Swedish Stroke Register. Journal of Neurology, Neurosurgery & Psychiatry, v. 80, n. 8, p. 881-887, 29 mar. 2009.

BHATTATHIRI, P. S. *et al.* Intraventricular hemorrhage and hydrocephalus after spontaneous intracerebral hemorrhage: results from the STICH trial. Brain Edema XIII, p. 65-68, [s.d.].

ALMEIDA, S. Análise epidemiológica do Acidente Vascular Cerebral no Brasil. Revista Neurociências, v. 20, p. 481-482, 21 jan. 2012.

PONTES-NETOO. M. *et al.* Stroke Awareness in Brazil. Stroke, v. 39, n. 2, p. 292-296, fev. 2008.

SPRIGG, N. *et al.* Tranexamic acid for hyperacute primary intracerebral haemorrhage (Tich-2): An international randomised, placebo-controlled, phase 3 superiority trial. The Lancet, v. 391, n. 10135, p. 2107-2115, 2018.

capítulo 13

Paralisias Flácidas Agudas

- Heleno Cícero Laurindo Neto
- Layane Victoria Ananias da Silva

▶ INTRODUÇÃO

Paralisias flácidas agudas (PFA) são desordens neurológicas que cursam com diminuição ou perda da força associada à redução do tônus com evolução de até 4 semanas. Podem ou não serem associadas a queixas sensitivas e/ou autonômicas. Suas etiologias podem acometer basicamente qualquer topografia do sistema motor, desde o sistema nervoso central até o músculo, sendo a causa mais comum em todo o mundo uma polirradiculopatia, a Síndrome de Guillain-Barré (SGB).

▶ SÍNDROME DE GUILLAIN-BARRÉ

DEFINIÇÃO

A SGB é uma polirradiculopatia inflamatória aguda, imunomediada e autolimitada, que manifesta-se por um quadro rapidamente progressivo de fraqueza, déficits sensitivos e disautonomia. Em geral, está associada a infecção ou vacinação prévia, com destaque para os seguintes agentes infecciosos: *Campylobacter jejuni, Citomegalovírus, Mycoplasma pneumonie,* vírus de Epstein-Barr e *Ortoherpevirus A.*

A síndrome pode assumir diferentes apresentações clínicas a depender da variante. A forma clássica da SGB inicia com fraqueza, parestesias, dor/lombalgia e dormência. A paresia flácida é tipicamente progressiva, ascendente, bilateral e simétrica, de distal para proximal, iniciando em membros inferiores. A evolução do quadro é rápida, atingindo o nadir ao longo de 2 a 4 semanas. Em formas mais graves há quadriplegia, podendo envolver as musculaturas facial e esfincteriana e até causar comprometimento autonômico cardiovascular.

FISIOPATOLOGIA

A SGB se desenvolve a partir de uma reação autoimune, em um indivíduo predisposto, que provoca lesão desmielinizante e/ou axonal. Quando o fenômeno primário da fisiopatologia é a desmielinização, tem-se a apresentação clássica da SGB com a polineuropatia inflamatória desmielinizante aguda, e ocorre por deposição de complemento ou complexo de ataque à membrana na superfície externa das células de Schwann. Outro fenômeno fisiopatológico é a degeneração axonal, primária ou secundária à desmielinização, que está relacionada às variantes axonais da SGB: neuropatia axonal motora aguda (NAMA) e neuropatia axonal aguda sensitivo-motora (NASMA). No contexto de uma infecção prévia, como os antígenos da membrana bacteriana se assemelham estruturalmente ao gangliosídeo monosialosídeo (GM1) do axolema, os axônios também tornam-se alvos dos anticorpos e são atacados.

DIAGNÓSTICO

O diagnóstico requer clínica compatível, confirmação neurofisiológica e exame do líquor (LCR). Clinicamente, deve-se atentar à progressão rápida e à piora dos sintomas. A história de infecção prévia pode estar presente, mas a ausência não exclui o diagnóstico. O exame neurológico pode evidenciar: diparesia ou diplegia facial, com papiledema e comprometimento de movimentos oculares; hipotonia; alterações de força variáveis, desde paresia a quadriplegia; hipo ou arreflexia, podendo estar normais ou vivos em variantes axonais e com aumento de GM1; e alterações no exame do estado mental se houver encefalopatia associada.

A eletroneuromiografia é um exame fundamental para a confirmação neurofisiológica e para identificar o tipo de SGB. Normalmente as anormalidades ficam evidentes no exame após duas semanas do início da fraqueza. Outra avaliação a ser feita é o exame do LCR, que mostra hiperproteinorraquia com celularidade normal. Na primeira semana, o exame pode não identificar anormalidades, que tendem a aparecer ao longo da segunda ou terceira semana. Se houver aumento da celularidade, deve-se suspeitar de multirradiculite infecciosa, infecção secundária ou neoplasia.

Outros exames gerais também podem ser solicitados em busca de possíveis complicações e para auxiliar nos diagnósticos diferenciais, como: hemograma completo, glicemia, dosagem de eletrólitos, ureia, creatinina, transaminases, fosfatase alcalina e proteína C reativa, velocidade de hemossedimentação e sorologias para dengue, zika e viroses do Nilo em regiões endêmicas ou epidêmicas. Como exame de imagem, a ressonância magnética pode fornecer informações úteis para avaliar os pacientes, como na variante paraparética para excluir compressão medular. O diagnóstico diferencial da SGB é amplo e inclui outras causas de paralisia flácida aguda.

TRATAMENTO

O tratamento da SGB deve ser precoce e envolve imunoterapia, suporte e manejo de complicações clínicas associadas. A imunoterapia é feita com imunoglobulina – 2g/kg distribuída em cinco dias – ou plasmaférese – quatro sessões em dias alternados – e é direcionada a todos com incapacidade de deambular sem assistência. Casos menos graves podem apresentar melhora já com duas sessões de plasmaférese. O tratamento de suporte é essencial para reduzir a mortalidade. Em geral, pacientes com SGB necessitam de monitorização cardiorrespiratória constante e frequentemente requerem acompanhamento em leito de terapia intensiva.

▶ OUTRAS CAUSAS DE PARALISIAS FLÁCIDAS AGUDAS DE ACORDO COM A TOPOGRAFIA

SISTEMA NERVOSO CENTRAL

Nas primeiras semanas de uma injúria aguda sobre as vias motoras superiores, como acidentes vasculares cerebrais e mielopatias, há paralisia flácida e hipo ou arreflexia de acordo com a topografia da lesão. Para melhor suspeita diagnóstica, é necessário procurar sinais de topografia em sistema nervoso central, como acometimento de hemicorpo ou nível sensitivo associado.

RAÍZES, GÂNGLIOS E NERVOS PERIFÉRICOS

Há diversas patologias que podem trazer consigo um padrão de paralisia flácida aguda. Para melhor investigação, é necessário buscar outros sinais característicos de cada doença. A porfiria é um erro inato do metabolismo caracterizado por deficiência na via da biossíntese do heme. Pode vir acompanhada de alterações psiquiátricas e comportamentais, dor abdominal, crises convulsivas, alterações da cor da urina, neuropatia e quadros disautonômicos. Outras etiologias que acometem essa topografia são vasculites e intoxicação por arsênico.

JUNÇÃO NEUROMUSCULAR

Afecções da junção neuromuscular (JNM) também podem levar a um quadro de paralisia flácida aguda. A miastenia gravis é uma doença autoimune caracterizada pelo desenvolvimento de auto-anticorpos contra componentes da placa motora que gera uma menor eficiência da acetilcolina em estimular a atividade muscular. Uma complicação importante dessa doença é a crise miastênica – piora rápida dos sintomas, levando à insuficiência respiratória -, que pode ser desencadeada por infecções ou medicamentos inadequados. Desconfia-se dessa complicação quando há história de fraqueza que piora ao fim do dia, ptose, diplopia e teste do gelo positivo. Outras causas de paralisia flácida aguda que acometem a JNM são as intoxicações por toxina botulínica – infecção por *clostridium botulinum* – e por organofosforados.

MÚSCULO

A miopatia tóxica pode ser causada por zidovudina, fibratos, estatinas, corticosteróides, colchicina, abuso ou uso crônico de álcool e miopatia do paciente crítico. Essa suspeita deve ser levantada em qualquer paciente que não tenha história de miopatia e apresente mialgia, fraqueza, fadiga e mioglobinúria, excluídas outras causas mais prováveis. Outra causa em topografia muscular são as miosites.

OUTRAS

As paralisias flácidas agudas também podem decorrer de anormalidades metabólicas, como hipocalcemia, hiperpotassemia, hipofosfatemia e hipermagnesemia.

► REFERÊNCIAS

MARTINS, Mílton de Arruda (ed). **Manual do Residente de Clínica Médica**. São Paulo: Manole, 2015.

GAGLIARDI, Rubens J. TAKAYANAGUI, Osvaldo M. **Tratado de Neurologia da Academia Brasileira de Neurologia**. 2ed. Rio de Janeiro: Elsevier, 2019.

capítulo 14

Abordagem Da Crise Epiléptica

- João Pedro Alves Xavier
- Pedro Régis Apratto

▶ DEFINIÇÃO

A epilepsia é um distúrbio neurológico crônico caracterizado pela ocorrência de crises epilépticas causadas por uma atividade neuronal anormal, podendo ser prevenida e controlada em até 70% dos casos (BRASIL, 2018) Trata-se de uma emergência médica, relacionada a uma grande morbimortalidade ao redor do mundo, principalmente referente a morte súbita e traumatismos, causados por quedas e lesões provocadas durante a crise. Para o diagnóstico da doença é necessário que o paciente apresente alguns critérios específicos, que serão abordados posteriormente. Já as chamadas convulsões não possuem uma definição universalmente aceita, principalmente em relação a sua duração e suas manifestações. As crises epilépticas podem ter origem de uma lesão cerebral predisponente, considerando o tempo entre a lesão e a crise epiléptica, essa condição pode ser definida como crise epiléptica aguda provocada. Ao contrário da crise epiléptica aguda provocada, a não provocada não possui fatores precipitantes aparentes. Uma manifestação particular da epilepsia é o estado de mau epiléptico, uma importante emergência neurológica caracterizada quando uma crise tem a duração de mais de 20 minutos ou quando a crise se repete em um espaço de tempo muito curto (FISHER, 2014).

As crises epilépticas podem ser classificadas em três tipos: crise epiléptica focal, crise epiléptica generalizada e crise epiléptica indeterminada. Na crise epiléptica focal a descarga paroxística neuronal está limitada a uma determinada região do córtex cerebral, a área onde ocorre essa descarga é então definida como zona epileptogênica. A sintomatologia desse tipo de crise é variável e depende das características anátomo-funcionais da região do encéfalo afetada. Já a crise generalizada tem como característica fundamental o acometimento de ambos os hemisférios cerebrais, as crises generalizadas podem ser subdivididas em: crise de ausência típica e atípica, crise mioclônica, tônica, atônica, clônica e tônico-clônica. Por fim, existe a crise do tipo indeterminada que é definida dessa maneira em razão da falta de dados clínicos para a correta determinação de seu tipo (KRUMHOLZ, 2015).

Com relação à etiologia elas eram classificadas como idiopáticas, sintomáticas e criptogênicas, mas uma nova determinação da ILAE alterou as divisões para genética, estrutural, metabólica, imune, infecciosa e desconhecida (Tabela 1) (ZUBERI *et al.*, 2015).

Tabela 1 Nova classificação etiológica proposta da ILAE (ZUBERI *et al.*, 2015).

Tipo	Definição
Genética	Epilepsias em que foi comprovada ou em que pode ser deduzida uma etiologia genética.
Estrutural	Epilepsias secundárias a uma lesão cerebral estrutural identificável.
Metabólica	Epilepsias secundárias à doença metabólica herdada, em que a epilepsia é considerada resultado do distúrbio metabólico.
Imune	Epilepsias secundárias a um processo patológico mediado pelo sistema imunológico, em que há evidência de inflamação do SNC (por exemplo, encefalite autoimune).
Infecciosa	Epilepsias secundárias a uma infecção, como malária cerebral ou encefalite viral.
Desconhecida	Epilepsias em que nenhuma causa identificável foi encontrada nem pode ser deduzida.

▶ FISIOPATOLOGIA

A fisiopatologia da epilepsia ainda não foi completamente esclarecida, porém sabe-se que o estímulo epileptogênico está associado a diversas alterações bioquímicas em determinadas áreas do cérebro, afetando diversos neurotransmissores como a dopamina, glutamato, GABA e serotonina. Outra condição que está sendo observada em pacientes com epilepsia de maneira recorrente é o envolvimento da inflamação na patogênese da epilepsia, que incluem a ativação de astrócitos e células da micróglia, como também a produção de citocinas pró-inflamatórias, que podem influenciar na excitabilidade neuronal. Além disso, o estado de inflamação crônica no cérebro pode ser um fator predisponente para convulsões e perda neuronal (LIMIRO, 2020).

▶ DIAGNÓSTICO

O diagnóstico de epilepsia se baseia essencialmente em dados clínicos e na anamnese do paciente, podendo esses dados serem relatados pelo próprio paciente, como também por testemunhas, tendo em vista que nem sempre o paciente se recorda do momento da crise e nem o que há antecedeu. Durante a entrevista deve-se inquirir o paciente e seu acompanhante se existe algum sintoma que precede a crise, se é a primeira crise ou se os eventos são recorrentes, identificar se existem fatores etiológicos ou desencadeadores, deve-se também tentar excluir outros eventos que podem ser confundidos com uma crise epiléptica, estabelecer quais são os sintomas pós-crise, como também identificar e definir quais os sintomas focais apresentados durante a crise. Apesar do alto número de diagnósticos errados, o uso das novas ferramentas digitais, principalmente os smartphones, permitem o registro por vídeo de episódios de crise, e essa gravação deve ser incentivada aos pais ou outras testemunhas para fornecer mais dados ao profissional responsável pela condução do caso (ZUBERI *et al.*, 2015).

Segundo a Liga Internacional contra Epilepsia (ILAE), um dos principais critérios para o diagnóstico de epilepsia é a presença de duas crises não provocadas no intervalo maior que 24h, esse critério evidencia a tendência patológica do cérebro de gerar estímulos epileptogênicos de forma recorrente e duradoura, sendo que uma convulsão gerada por um fator transitório não favorece o fechamento do diagnóstico. Outro conceito importante para o diagnóstico da epilepsia é a descoberta de fatores predisponentes logo após a primeira crise, que poderão precipitar uma nova crise epiléptica. Por fim, o diagnóstico pode ser dado também se o paciente apresentar evidências de uma síndrome epiléptica, mesmo que o risco de uma crise epiléptica seja baixo. Um diagnóstico diferencial a ser destacado é o de síncope, que possui diferenças importantes como os sintomas prévios a perda da consciência, que nessa doença podem ser tontura, perda da visão, náusea, transpiração e zumbido nos ouvidos (ZUBERI et al., 2015).

As síndromes de epilepsia da infância encontradas com mais frequência são as de West, a ausência da infância, a benigna da infância com espículas centrotemporais, a ausência juvenil e a mioclônica juvenil (Tabela 2). O eletroencefalograma (EEG) é a principal ferramenta auxiliadora na classificação dessas síndromes, mas não deve ser utilizado como exame de diagnóstico, pois possui especificidade e sensibilidade baixas (ZUBERI et al., 2015).

Tabela 2 Síndromes de epilepsia mais frequentes da infância (ZUBERI et al., 2015).

Síndrome	Idade de acometimento	Descrição
Síndrome de West	3-12 meses	Espasmos infantis com hipsarritmia no EEG. Normalmente lesões cerebrais secundárias a estruturais, com comprometimento global do desenvolvimento.
Epilepsia Ausência da Infância	8-12 anos	Múltiplas crises ausência por dia em uma criança de outra forma saudável.
Epilepsia benigna da infância com espículas centrotemporais	3-14 anos	Breves crises hemifaciais que podem ser secundariamente generalizadas se ocorrerem no período noturno.
Epilepsia ausência Juvenil	8-20 anos	Crises de ausência típicas relativamente não frequentes, bem como crises convulsivas generalizadas em uma criança ou jovem adulto de outra forma normal.
Epilepsia mioclônica Juvenil	8-25 anos	Crises mioclônicas frequentes mais proeminentes de manhã em uma criança ou jovem adulto de outra forma normal.

As comorbidades mais comuns relacionadas a epilepsia são comprometimentos no desenvolvimento, dificuldades de aprendizagem, transtornos do espectro autista (TEA), transtorno do déficit de atenção com hiperatividade (TDAH) e problemas comportamentais (ZUBERI et al., 2015).

▶ TRATAMENTO

As medidas terapêuticas devem possuir uma abordagem mais abrangente, holística, pois o paciente e sua família possuem um conjunto complexo e individual de necessidades e expectativas. O médico deve atuar para esclarecer todas as dúvidas sobre os processos indicados para o paciente e dar as devidas opções, como, por exemplo, sugerir uma dieta específica, ou técnicas de neuroestimulação, os quais são algumas opções que podem evitar o uso de certas medicações. O objetivo principal do tratamento é controlar as crises e garantir o atendimento das necessidades de cada pacientes, com o auxílio de uma equipe multiprofissional e bem capacitada (ZUBERI et al., 2015).

Normalmente, há um aconselhamento de início da terapia não ocorra após uma crise única, e sim após duas crises não provocadas, já que a partir desse segundo momento, a probabilidade de uma terceira crise gira em torno de 60 a 90%, porém a presença de alguma doença cerebral aliada a apenas uma crise também pode indicar tratamento, como em casos de circunstâncias como a presença da etiologia estrutural ou metabólica, e em casos de crianças com algumas síndromes epilépticas específicas podem afastar a indicação de tratamento medicamentoso. Entende-se que a decisão de iniciar a terapia é multifatorial, e aglomera critérios como idade, diagnóstico sindrômico, etiologia e aceitabilidade de uma crise posterior (ZUBERI et al., 2015).

O controle das crises, sendo esse o participal objetivo, é realizado não apenas para evitar complicações médicas, mas também para evitar impactos da educação, no trabalho e no lazer do indivíduo. Ele possui uma eficiência variável, mas cerca de 60% das crianças ficam totalmente livres de crises após a primeira dose do medicamento antiepiléptico (AED). Existem mais de vinte AEDs licenciados para o tratamento da epilepsia na infância, a escolha deve considerar os tipos de crise, a síndrome de epilepsia, a idade, a etiologia, as comorbidades e possíveis interações medicamentosas (ZUBERI et al., 2015).

Primeiramente, deve-se dividir a doença entre as com crises focais e as com crises generalizadas. A epilepsia com crises focais apresenta melhores resultados com uso de carbamazepina e lamotrigina, essa ultima possuindo a efeitos colaterais significativamente inferiores. No caso da doença com crises generalizadas, o valproato de sódio é o mais eficiente no controle do quadro. Outra abordagem que pode ser feita é direcionar o tratamento conforme as síndromes específicas, mas é pouco utilizada devido à falta de ensaios clínicos que utilizam essa separação. A exceção é para, principalmente, a epilepsia ausência da infância, que possui como melhores indicações o uso de etossuximida e de valproato de sódio, esse último possuindo mais efeitos indesejáveis. Já o tratamento baseado na etiologia é uma grande proposta, que promete que os pacientes, futuramente, possam ser estratificados e tratados conforme os genes específicos, mas já existem alguns exemplos funcionantes, como o uso de dieta cetogênica para pacientes com deficiência de GLUT1, público que pode apresentar epilepsia grave refratária à terapia com AEDs (ZUBERI et al., 2015).

O medicamento deve ser introduzido em doses baixas, já que assim os AEDs são bem mais tolerados pelo indivíduo, ajustando gradativamente para cima conforme necessário. O monitoramento deve ser feito por uma análise regular do paciente e pela observação da família de possíveis efeitos colaterais (ZUBERI *et al.*, 2015).

Cabe fazer uma observação para o chamado estado de mal epilético, que corresponde a uma crise com duração maior que 30 minutos ou múltiplas crises sem a restituição do nível normal de consciência entre episódios. Nessa situação, a terapia inicial indicada é o uso de benzodiazepínicos, que pode ser feito até uma segunda dose caso o efeito seja ineficaz, devendo, a partir daí, partir para o uso de outras medicações. Também é importante citar que numa gravidez com potencial de associação a doença, é indicado iniciar uma medicação diferente do valproato de sódio, devido ao seu importante efeito teratogênico (ZUBERI *et al.*, 2015).

▶ REFERÊNCIAS

BRASIL. Ministério da Saúde. Secretaria de Atenção em Saúde. Departamento de Atenção Especializada e Temática. Avaliação e Conduta da Epilepsia na Atenção Básica e na Urgência e Emergência. Brasília, 2018.

FISHER, Robert S. *et al.* ILAE official report: a practical clinical definition of epilepsy. **Epilepsia**, v. 55, n. 4, p. 475-482, 2014.

KRUMHOLZ, Allan *et al.* Evidence-based guideline: management of an unprovoked first seizure in adults: report of the guideline development subcommittee of the American academy of neurology and the american epilepsy society: evidence-based guideline. **Epilepsy currents**, v. 15, n. 3, p. 144-152, 2015.

LIMIRO, Rachel Mendes *et al.* Modulação da inflamação como possível estratégia para profilaxia e tratamento das epilepsias. 2020.

ZUBERI, Sameer M.; SYMONDS, Joseph D. Atualização sobre o diagnóstico e tratamento de epilepsias da infância. **Jornal de Pediatria**, v. 91, p. S67-S77, 2015.

capítulo 15

Trauma Cranioencefálico

- Igor Augusto de Oliveira Machado
- Ingrid Lizier Couto Pereira
- João Alberto Feijó França

▶ INTRODUÇÃO

O trauma cranioencefálico (TCE) é oriundo de uma força biomecânica, golpe na cabeça, explosões, além de penetração do encéfalo por projéteis, que gera disfunção neurológica. Essa injúria é uma das principais causas de mortalidade entre indivíduos de 5 a 35 anos. Nos Estados Unidos, por exemplo, há uma incidência anual de 500 eventos a cada 100.000 habitantes, sendo as crianças a parcela da população que é mais atingida, seguida dos adultos, enquanto no Brasil, entre os anos de 2008 a 2019, houve uma incidência de 65,54 para cada 100 mil habitantes, além disso, observou-se que a população masculina é 3,6 vezes mais acometida que as mulheres.

▶ FISIOPATOLOGIA

Os principais mecanismos do TCE envolvem a lesão cerebral focal, a qual pode manifestar-se por contusão, laceração e hemorragia intracraniana, e a lesão cerebral difusa, a qual, por sua vez, gera lesão axonal difusa e edema cerebral. Além disso, pode-se explicar os resultados do TCE, como uma isquemia cerebral secundária, pela hipótese de Monro-Kellie, a qual explica que o volume total craniano é compreendido pelo tecido cerebral, o sangue e o líquor, que devem permanecer em um estado de equilíbrio dinâmico. Nesse caso, se houver uma alteração no volume total do crânio, como pela adição de um hematoma por trauma, outros componentes irão reduzir seu conteúdo, a fim de realizar uma compensação. Com isso, por exemplo, pode haver uma redução da perfusão cerebral e morte tecidual neuronal.

É importante associar o mecanismo de trauma com a lesão resultante; logo, o TCE é classificado como fechado, que decorre comumente de acidentes de trânsito, queda e agressões; e aberto, decorrente de um projétil penetrante.

Além disso, pode-se classificar o traumatismo cranioencefálico quanto ao seu padrão morfológico, como:

FRATURA CRANIANA

Ocorre devido à ação de uma intensa força traumática diretamente na cabeça, com consequente lesões em tecidos moles, vasos sanguíneos, ossos e tecido cerebral. Ademais, pode ser classificado em linear ou não linear, bem como em deprimido ou não deprimido.

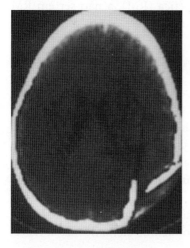

Figura 1 Tomografia de uma lesão óssea com ruptura da calota craniana. Fonte: Radiopaedia (2022).

LESÃO AXONAL DIFUSA

Normalmente, resulta de uma lesão por tensão de cisalhamento, alongamento ou torção nos axônios neuronais, sendo visto, principalmente, na junção entre matéria cinza e branca, o que pode levar a inchaço axonal, aumento de permeabilidade, influxo de cálcio, descolamento e morte axonal. Esse tipo de lesão possui um prognóstico ruim, cursando, muitas vezes, com o estado de coma prolongado.

CONTUSÃO CEREBRAL

Pode ocorrer por golpe ou contragolpe craniano, sendo que a primeira tem suas manifestações no local do impacto, enquanto a segunda manifestará no lado contralateral ao impacto recebido.

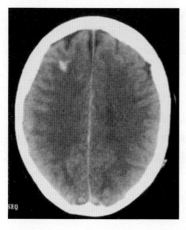

Figura 2 Tomografia com pequena contusão frontal. Fonte: Radiopaedia (2022).

CONCUSSÃO

Geralmente decorrente de um TCE leve, por aceleração ou desaceleração secundária a um golpe direto na cabeça. Além disso, costuma estar associado a um quadro de confusão mental ou perda de consciência, dificilmente verificada por achados em uma Tomografia computadorizada ou Ressonância Magnética (RM), a não ser em RM funcional ou similar, uma vez que não há dano estrutural.

HEMATOMA SUBDURAL, EPIDURAL OU INTRACEREBRAL

O hematoma subdural ocorre em cerca de 30% dos casos de TCE graves, resultante, prevalentemente, da ruptura da veia que drena o córtex cerebral e dirige-se para o seio venoso; além disso, se o hematoma for grande, pode causar desvio de linha média.

Já o hematoma epidural, que é menos comum que o subdural, ocorrendo em cerca de 1% dos casos de TCE, com 10% desses apresentando rebaixamento do nível de consciência, são localizados fora da dura-máter, tipicamente com forma biconvexa ou lenticular na região temporal ou temporoparietal.

Por fim, os hematomas intracerebrais costumam acontecer em TCE de moderada a grave intensidade, na região temporal ou frontal, produzindo efeito de massa visível a TC em cerca de 24 horas ou mais.

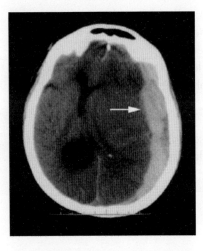

Figura 3 TC de crânio com hematoma subdural à esquerda, com desvios de estruturas e linha média. Fonte: Radiopaedia (2022).

▶ DIAGNÓSTICO

O Trauma cranioencefálico pode ser dividido em grave, moderado e leve; o leve, por sua vez, pode ser subdividido em baixo, médio ou alto risco. Essa estratificação é de acordo com o escore do paciente na escala de coma de Glasgow (ECG).

    a) TCE grave: ECG menor que 8.
    b) TCE moderado: ECG entre 9 e 13.
    c) TCE leve: ECG igual a 14 ou 15.

O TCE leve costuma apresentar-se assintomático, sem alteração neurológica, porém pode apresentar cefaleia progressiva, vertigem, tontura e hematoma subgaleal discreto. O paciente com TCE leve e ECG igual a 15 não tem indicação de realizar TC, no entanto, pode-se realizar um raio-x de crânio para detectar fraturas. Apesar disso, qualquer paciente com ECG menor que 15, com vômito, uso de drogas ilícitas, crianças ou idosos, bem como pacientes com coagulopatias em uso de anticoagulantes, têm indicativo para realizar TC de crânio. Já o paciente que se apresenta assintomático, pode ficar em observação por algumas horas para ser reavaliado, e, com a manutenção da ausência de sintomas, pode receber alta. Contudo, mesmo assim, esse paciente que recebeu alta deve ficar em observação por um acompanhante por cerca de 24 a 48 horas, e, com qualquer alteração do quadro, deve retornar à emergência.

Além disso, o paciente com TCE leve com médio ou alto risco, devem ser submetidos a TC de crânio e acompanhamento do seu quadro clínico.

Tabela 2 Fonte: Gentile 2011).

TCE Leve de médio risco	TCE Leve de alto risco
Pacientes que se envolveram em acidentes graves ou vítimas fatais e com história confusa. Pacientes com equimoses órbito-palpebral, lesão de couro cabeludo, intoxicação com álcool ou drogas de abuso, cefaleia progressiva, vômitos e náuseas, perda momentânea da consciência ou desorientação temporoespacial.	Crianças espancadas, gestantes e crianças com distúrbios de coagulação; pacientes com fístula liquórica, com ou sem débito de líquor; lesões petéquias sugestivas de embolia gordurosa; piora do nível de consciência, síndrome da irritação meníngea, distúrbios das funções motoras superiores, ferimento por arma branca, déficit da acuidade visual e lesão vascular cérvico-craniana.

Pacientes com TCE moderado, são aqueles que apresentam rebaixamento de nível de consciência e, possivelmente, déficits neurológicos focais. Esses pacientes devem ficar internados na unidade de terapia intensiva (UTI), realizar TC de crânio inicialmente, e outra TC com 12h e 24h após a primeira, a fim de fazer um controle do quadro clínico. Ademais, um neurocirurgião pode ser consultado.

Já pacientes com TCE grave são os que possuem maior risco de mortalidade e morbidade, possuem ECG entre 3 e 8, necessitando de abordagem terapêutica imediata. Nesses pacientes, realiza-se o suporte ventilatório adequado – com uma via aérea definitiva-, realiza-se o ABCDE da emergência, com ênfase na manutenção da hemodinâmica do paciente – feita com reposição volêmica por Ringer com lactato ou solução salina isotônica aquecidos previamente, para não causar hipotermia. Em sequência da estabilização do paciente e suportes iniciais, deve-se realizar os exames de imagens necessários, como a TC de crânio, a ultrassonografia de urgência *FAST* e o lavado peritoneal abdominal (LPD), a fim de verificar se há lesões de órgãos internos ou de grandes vasos.

▶ TRATAMENTO

A conduta inicial a ser realizada em um paciente de traumatismo cranioencefálico é seguir as diretrizes do ATLS e estratificar o risco do paciente, a partir da história clínica, exame neurológico e exame físico geral, com o objetivo de garantir a perfusão cerebral, a oxigenação tecidual e evitar lesões secundárias. Com isso, é importante a busca ativa por lesões secundárias, as quais tendem a aumentar a mortalidade, quando não tratadas; bem como, garantir a manutenção das vias aéreas dos pacientes, para a PO_2 arterial ficar acima de 80mmHg e a PCO_2 entre 34 a 38mmHg, e normalização dos padrões hemodinâmicos, uma vez que uma pressão sistólica > 90mmHg demonstra melhor prognóstico. Já a pressão venosa central, deve ficar em torno de 5-10mmHg, podendo-se fazer uso de soluções isotônicas de cristaloides ou coloides. Em casos de pressão arterial média (PAM) elevada, deve-se ter cuidado para não ocasionar um aumento de um edema vasogênico, logo, deve-se manter seu valor controlado, preferencialmente pela infusão de betabloqueadores de curta ação.

Em muitos casos, é importante a sedação do paciente com benzodiazepínicos de curta duração – para facilitar todo o processo e manter o paciente calmo-, ou uso de analgésicos. Outrossim, suporte nutricional precoce é aconselhável assim que o paciente estiver estabilizado, pois aumenta a sobrevida e melhora os resultados terapêuticos, por melhor a imunidade do paciente. No mais, o estresse causado pelo trauma, leva a um estado de hiperglicemia, portanto, é importante a manutenção dos padrões glicêmicos do paciente dentro da normalidade, como pelo uso de insulina, uma vez que esse estado hiperglicêmico tem efeitos deletérios no organismo.

Em relação ao exame neurológico, é importante a definição do escore na ECG, além de observar o padrão pupilar. Pois, pupilas fixas bilateralmente podem ocorrer em até 30% dos pacientes com ECG < 8, levando a uma menor taxa de sobrevida dos pacientes. Não somente isso, pupilas assimétricas são associadas a lesões expansivas, que podem necessitar de uma descompressão cirúrgica em cerca de 30% dos casos. No mais, é importante excluir a possibilidade de hipotermia no paciente. A seguir, segue um fluxograma da conduta no paciente com TCE.

Por fim, é importante a monitorização precoce dos valores da pressão intracraniana (PIC), já que essa pode revelar lesões, como massas expansivas. Outro dado importante, é a pressão de perfusão cerebral (PPC), a qual é calculada pela fórmula PPC = PAM - PIC. Os valores da PIC, em um paciente com TCE, deve-se estar entre 20 a 25mmHg, já o da PPC, deve-se estar maior que 60mmHg. Em suma, pode ser necessário diversas abordagens a um paciente vítima de TCE, inclusive a intervenção cirúrgica, diante disso, é importante agir rapidamente, garantir a estabilização do paciente, buscar lesões secundárias e tratá-las na medida que sejam identificadas.

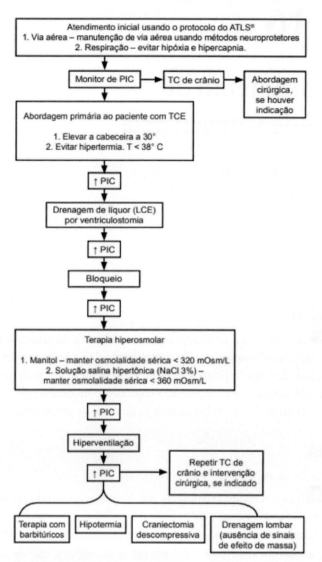

Figura 6 Fonte: Gentile et al. (2011).

▶ REFERÊNCIAS

1. GENTILE, João Kleber de Almeida *et al*. Condutas no paciente com trauma crânioencefálico. **Revista Brasileira de Clínica Médica**, [S. l.], p. 74-82, 13 out. 2010.
2. RICKELS, E. Diagnostik und Therapie von Schädel-Hirn-Traumen. **Der Chirurg**, v. 80, n. 2, p. 153–164, fev. 2009.
3. CARTERI, R. B. K.; SILVA, R. A. DA. Traumatic brain injury hospital incidence in Brazil: an analysis of the past 10 years. **Revista Brasileira de Terapia Intensiva**, v. 33, n. 2, 2021.
4. GEORGES, A.; M DAS, J. Traumatic Brain Injury. In: StatPearls. Treasure Island (FL): **StatPearls Publishing**, 2022.

capítulo 16

Rebaixamento do Nível de Consciência

- Igor Augusto de Oliveira Machado
- Ingrid Lizier Couto Pereira
- João Alberto Feijó França

▶ INTRODUÇÃO

Entende-se por consciência o conhecimento pleno acerca de si mesmo no ambiente, sendo o nível é derivado basicamente do sistema reticular ativador ascendente (SARA), a qual está localizada entre a ponte e mesencéfalo, relacionando-se mais ao grau de alerta do indivíduo, enquanto o conteúdo é gerado e mediado pelo córtex cerebral. Neste capítulo, abordar-se-á os rebaixamentos de nível de consciência (RNC).

▶ ETIOLOGIA

Pode-se dividir as causas de RNC em:

a) **Neurológicas** – Lesões estruturais em hemisférios cerebrais ou compressão extrínseca do tronco cerebral;
b) **Metabólicas** – Relacionadas a um desarranjo metabólico ou endócrino agudo;
c) **Disfunção cerebral difusa** – Intoxicações alcoólicas, uso de drogas e crises convulsivas;
d) **Psiquiátricas** – Simulam doenças cerebrais estruturais. Seu diagnóstico só pode ser concluído após excluídas causas orgânicas.

Na tabela 1 destacam-se algumas das principais etiologias do RNC.

▶ DIAGNÓSTICO

EXAMES INICIAIS

De início, devem-se analisar sinais traumáticos. Procura-se equimoses periorbitais, edemas, hemotímpano, rinorreia ou otorreia. Ademais, o exame físico do crânio é crucial para notar possíveis tecidos edemaciados ou mesmo depressão deste por fraturas.

Tabela 1 Etiologias do RNC. Fonte: Adaptado de VELASCO *et al.*. (2020).

Condição	Etiologia
Trauma Cranioencefálico	Lesões penetrantes
	Hematomas epidurais e subdurais
	Lesão axonal difusa
Lesões Vasculares	AVC isquêmico ou hemorrágico
Infecções	Sepse
	Meningite
	Encefalite
	Abscesso cerebral
Epilepsias	Estado epiléptico clássico
	Estado epiléptico não-convulsivo
Alterações metabólicas	Choque
	Hipoglicemia e hiperglicemia
	Hipoxemia
	Disfunções tireoideanas
	Encefalopatia hepática
	Hipercalcemia
	Hiponatremia
	Insuficiência adrenal aguda
	Eclâmpsia
Intoxicações agudas	Metanol
	Anticolinérgicos
	Anticonvulsivantes
	Tricíclicos serotoninérgicos
	Inibidores da MAO
	Antipsicóticos
	Benzodiazepínicos
	Barbitúricos
	Cianeto
	Lítio
	Monóxido de Carbono
	Opioides

A seguir, deve-se analisar a pressão arterial do paciente. Esta pode encontrar-se nas mais variadas condições a depender da etiologia, podendo ser também causa do RNC.

Ademais, é importante aferir a temperatura. O paciente com RNC pode apresentar condições variadas. Intoxicações agudas tendem a promover coma com hipotermia, enquanto infecções e estados epilépticos relacionam-se a comas com hipertermia.

EXAME NEUROLÓGICO

Depois de estabilizar-se o paciente, deve-se dar sequência à avaliação neurológica dele. O exame deve ser rápido mas ao mesmo tempo efetivo, buscando respostas imediatas quanto à necessidade de investigação e à conduta a ser seguida. De maneira simplificada, pode-se dividir esse exame em 6 passos:

Avaliação do nível de consciência

Indiscutivelmente, a escala de coma de Glasgow é um dos recursos mais utilizados para avaliar o nível de consciência de um paciente. Esta tem 3 parâmetros principais: abertura ocular, resposta verbal e resposta motora. Contudo, há de se atentar a alguns pontos:

a) Situações que comprometem respostas motoras podem gerar escores falsamente baixos na escala.

b) A criação da escala foi com o fim de avaliar-se traumas agudos. Em virtude da aplicabilidade facilitada, usamo-la em mais casos. Contudo, há de se notar que a escala privilegia as respostas verbais como parâmetro de consciência, o que pode tornar-se problemático em pacientes com acometimentos agudos que impactem na linguagem, levando a um falso indicador de RNC.

c) Pode haver certa incongruência entre examinadores diferentes, sobretudo devido à avaliação motora.

d) Por padrão, pressupõe-se que o paciente comatoso está com os olhos fechados. Porém, há determinados quadros que resultam em coma com olhos abertos, o que pode levar a pontuação equivocadamente alta.

Padrão respiratório

Inúmeros fatores podem promover alterações nas condições respiratórias, sejam elas relacionadas ou não a lesões neurológicas. Porém, determinados padrões respiratórios podem auxiliar na definição de possíveis causadores da alteração de nível de consciência do paciente, destacando-se:

a) **Padrão de Cheyne-Stokes:** Respiração que inicia-se branda, chega-se a um pico e depois torna a abrandar até total apneia. Comum em pacientes com lesões neurológicas graves.

b) **Padrão de Biot:** Normalmente relacionado a lesão pontina, sendo caracterizada pela ocorrência de respirações profundas e espaçadas entre si, havendo períodos de apneia entre uma respiração e outra.

c) **Hiperventilação neurogênica central (HNC):** Respiração anormal caracteristicamente profunda e rápida, a qual indica lesão de ponte ou mesencéfalo.

Tabela 2 Escala de coma de Glasgow. Fonte: Autores.

Parâmetro	Resposta	Escore
Abertura Ocular	Abertura Espontânea	4
	À voz	3
	À dor	2
	Ausente	1
Resposta Verbal	Orientado	5
	Confuso	4
	Palavras impróprias	3
	Sons ininteligíveis	2
	Ausente	1
Resposta Motora	Obedece a comandos verbais	6
	Localiza estímulos	5
	Retirada inespecífica	4
	Padrão flexor	3
	Padrão extensor	2
	Ausente	1

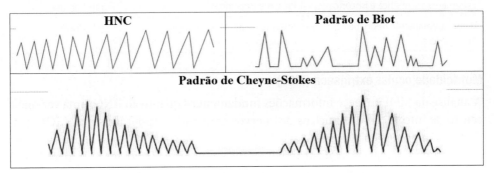

Figura 1 Padrões respiratórios. Fonte: PORTO (2017).

Padrão motor

Pode-se avaliá-lo seguindo os seguintes passos:

1. Observar a movimentação espontânea do paciente.
2. Avaliar reflexos, observando-se a simetria e a presença de sinais patológicos.
3. Pesquisar o tônus muscular. Isso pode ser feito pela movimentação e balanço passivos, sempre buscando atentar-se a alterações características.
4. Observação dos movimentos à dor.

Assim, é possível predizer padrões de comportamento motor e, consequentemente, realizar o diagnóstico diferencial e definir o seguimento adequado.

Pupilas e fundo de olho

Avaliar o fundo de olho é importante para oferecer sinais de algumas doenças, como: diabetes, hipertensão arterial sistêmica e outras desordens que podem sugerir alteração do nível de consciência.

Pode-se, ainda, analisar as pupilas, a fim de detectar alguma patologia. Com o reflexo fotomotor (RFM), onde incide-se uma luz em um olho e tem-se uma constrição pupilar consensual em ambos os olhos, pode-se verificar a integridade da via aferente, da via de integração e da via eferente. Ademais, o exame das pupilas podem indicar desordem na via simpática e via parassimpática ao longo do SNC e SNP, por meio da medição do diâmetro pupilar. A seguir, têm-se os principais tipos de pupilas, quanto ao RFM e ao seu diâmetro.

Tabela 4 Relação do diâmetro pupilar e do RFM com suas etiologias. Fonte: Adaptado de Velasco (2020).

Pupilas	RFM	Condição
Mióticas e Isocóricas	Presente em ambas	Pupila diencefálica
Anisocóricas	Presente em ambas	Síndrome de Horner
Levemente midriáticas e Isocóricas	Ausente em ambas	Pupila Mesencefálica
Midriáticas e Isocóricas	Ausente em ambas	Pupila Tectal
Extremamente miótica e Isocóricas	Presente em ambas	Pupila Pontina
Uma extremamente Midriática e Anisocóricas	Ausente de um lado na pupila midriática	Pupila Uncal

Motricidade ocular extrínseca (MOE)

A análise da MOE fornece informações fundamentais quanto ao RNC, uma vez que o centro de integração dos núcleos dos nervos cranianos responsáveis pela MOE convergem em pontos com o espaço anatômico da SARA. Contudo, em um paciente com RNC é uma dificuldade realizar movimentos voluntários. Logo, deve-se identificar a presença de movimentos que são reflexos, devendo-se buscar:

1. Movimentos oculares espontâneos, desvios conjugados do olhar ou desalinhamentos oculares.
2. **Manobra oculocefálica**: realizada através de movimentos bruscos da cabeça para direita e esquerda, bem como flexão e extensão, na qual espera-se que os olhos façam movimentos iguais em direção oposta ao da cabeça. Porém, deve-se ficar atento caso o paciente tenha suspeita de trauma na coluna cervical, pois essa manobra é contraindicada.
3. **Reflexo corneopalpebral**: observa-se o sinal de Bell (desvio do globo ocular para cima e lateralmente ao tentar fechar os olhos) quando a córnea é estimulada.

Realizado os passos descritos, deve-se analisar as possíveis causas dos achados da MOE. A tabela a seguir descreve as principais possibilidades.

Tabela 5 Achados da MOE e possível lesão-alvo. Fonte: Adaptado de Velasco (2020).

MOE	Conclusão
Abdução presente, adução ausente	Lesão do fascículo longitudinal medial ou do nervo oculomotor
Adição presente, abdução ausente	Lesão do nervo abducente
Ausência de resposta	Lesões no tronco
Horizontal normal, vertical alterada	Lesão mesodiencefálica
Vertical normal, horizontal alterada	Lesão pontina

Por fim, o indivíduo em coma pode possuir seus movimentos oculares preservados diante de lesões focais supratentoriais ou de lesões difusas, além de lesões multifocais; já naqueles que possuem seus movimentos oculares comprometidos, há indícios de lesões estruturais infratentoriais ou causas tóxicas.

▶ TRATAMENTO

É realizado de forma a, prioritariamente, a estabilizar inicialmente o paciente, a fim de mantê-lo estável, de tal forma que permita-se, em paralelo, a investigação etiológica por meio do exame inicial e exame neurológico. Para tanto, deve-se seguir o fluxograma da Figura 2, o qual permite, com mais segurança, alcançar esses objetivos traçados. Ademais, deve-se sempre buscar a causa base do RNC, devendo tratá-la após a estabilização do paciente, além de descartar possíveis diagnósticos diferenciais, como: hemineglicência, afasia de Wernicke, epilepsia, entre outros.

AVC: acidente vascular cerebral; ECG: eletroencefalograma; MOV: monitorização, oxigênio e acesso. Venoso; Rx: raio X; SNC: sistema nervoso central; TC: tomografia computadorizada.

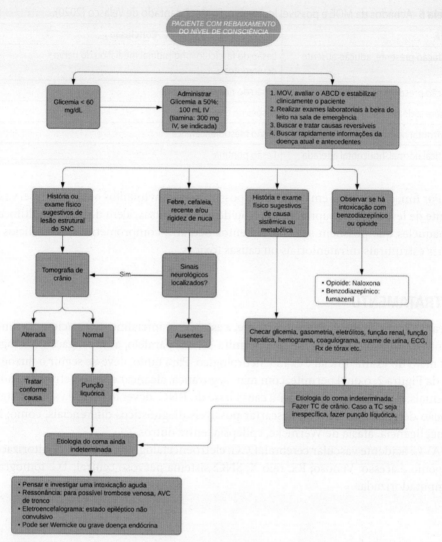

Figura 2 Fluxograma do manejo de RNC. Fonte: Adaptado de Velasco (2020).

▶ REFERÊNCIAS

VELASCO, Irineu Tadeu *et al*. **Medicina de Emergência – Abordagem Prática**. 14. ed. aum. Barueri, São Paulo, Brasil: Manole, 2020. 1766 p.

PORTO, Celmo Celeno. **Exame Clínico**. 8. ed. Rio de Janeiro, Brasil: Guanabara Koogan, 2019. 560 p.

COOKSLEY, Tim; HOLLAND, Mark. **The management of coma**. Medicine Journal,, v. 45, n. 2, p. 115-119, 1 fev. 2017. Disponível em: https://www.medicinejournal.co.uk/article/S1357-3039 (16)30257-2/pdf. Acesso em: 14 mar. 2022.

DAMIANI, Daniel. **Disorders of Consciousness: Practical Management in an Emergency Room**. Arquivo Brasileiro de Neurocirurgia, São Paulo, Brasil, v. 38, n. 1, p. 263-271, 23 nov. 2016. Disponível em: https://www.thieme-connect.com/products/ejournals/html/10.1055/s-0036-1594251. Acesso em: 14 mar. 2022.

parte III

Urgências e Emergências Respiratórias

Capítulo 17 ■ Insuficiência respiratória aguda

Capítulo 18 ■ Obstrução das vias aéreas superiores

Capítulo 19 ■ Derrame pleural

Capítulo 20 ■ Tromboembolismo pulmonar

Capítulo 21 ■ Pneumotórax espontâneo

Capítulo 22 ■ Pneumotórax adquirido

capítulo 17

Insuficiência Respiratória Aguda

- Adonias Ferreira Ramos
- Eduardo Carvalho de Oliveira Macedo

A insuficiência respiratória aguda (IRpA) é uma condição clínica muito frequente em unidades de emergência e UTIs, já que diversas patologias podem cursar com essa síndrome. Consiste na incapacidade do sistema respiratório em proporcionar o funcionamento adequado das trocas gasosas, de forma que o resultado é a hipoxemia, a qual pode, ou não, ser acompanhada de hipercapnia. A definição laboratorial, para pacientes respirando em ar ambiente, é convencionalmente estabelecida por uma gasometria com a pressão arterial de oxigênio (PaO_2) inferior a 60mmHg e/ou uma pressão arterial de CO_2 ($PaCO_2$) superior a 45mmHg.

▶ FISIOPATOLOGIA

Pode-se dividir esse tópico em diferentes mecanismos fisiopatológicos, entretanto, frequentemente ocorrem de forma simultânea em uma mesma condição clínica.

I – Hipoventilação: consiste na não renovação do ar alveolar, de forma que o CO_2 não é removido eficientemente pelos pulmões, o que eleva a $PaCO_2$ e dificulta a entrada de O_2 nos alvéolos. A ventilação adequada demanda um funcionamento satisfatório do centro respiratório, dos nervos periféricos, dos músculos da respiração, da caixa torácica e das vias aéreas. Assim, o comprometimento de qualquer desses componentes pode resultar na hipoventilação.

II – Distúrbios de difusão: em que a membrana alvéolo-capilar torna-se mais espessa e causa bloqueio ou diminuição da difusão, consoante com a lei de Fick, a qual afirma que a taxa de difusão e a espessura da membrana são inversamente proporcionais. Normalmente não cursa com hipercapnia, pois o CO_2 tem maior capacidade de difusão comparado ao O_2 e, além disso, ocorre hiperventilação como tentativa de compensar a hipoxemia, o que reduz ainda mais os níveis de CO_2.

III – Distúrbios na relação ventilação/perfusão: na baixa relação, o sangue perfunde o tecido pulmonar que é ventilado de forma insatisfatória, o que leva à baixa oxigenação e ao mecanismo compensatório de vasoconstrição como forma de tentar desviar o sangue para capilares com alvéolos ventilados. Na alta relação, também chamado de efeito do espaço morto, os alvéolos são bem ventilados, mas mal perfundidos, cursa semelhante à hipoventilação com a consequente hipoxemia e hipercapnia.

IV – Diminuição da fração inspirada de oxigênio: ocorre em grandes altitudes com a diminuição da pressão atmosférica e em intoxicações por gases como o monóxido de carbono.

▶ ETIOLOGIA/CLASSIFICAÇÃO

O tipo I é a insuficiência respiratória hipoxêmica, que decorre por alterações próprias do tecido pulmonar e da circulação alveolar. Leva ao aumento do pH sanguíneo e diminuição dos valores de $PaCO_2$ e PaO_2. A incompatibilidade ventilação/perfusão é o mecanismo mais comum envolvido e pode ser resultado por condições como pneumonias, edema agudo de pulmão, cor pulmonar, doenças pulmonares intersticiais, tromboembolismo pulmonar, DPOC ou asma. O comprometimento da difusão também pode estar associado, as causas incluem as infecciosas como tuberculose, neoplásicas e inflamatórias como a fibrose pulmonar idiopática.

O tipo II é a IRpA hipercápnica, está relacionado com a hipoventilação alveolar e cursa com diminuição da PaO_2 e aumento da $PaCO_2$, o que leva à acidemia. As causas desse tipo de insuficiência estão relacionadas com: I – Depressão do drive respiratório, ocorre em AVC, hiponatremia, hipertensão intracraniana ou uso de opióides/benzodiazepínicos; II – Doença neuromuscular, como miastenia gravis, esclerose múltipla ou síndrome de Guillain-Barré; e III – Aumento da carga ventilatória, como na DPOC, no politrauma e na cifoescoliose.

▶ DIAGNÓSTICO

O quadro clínico é variável, resulta da doença de base e da presença de hipoxemia e/ou hipercapnia. Na história clínica, é importante conhecer o tempo de instalação, os antecedentes como alergias, medicações em uso, passado médico, última refeição e eventos que precederam. Os sinais e sintomas são inespecíficos e incluem dispneia, sibilâncias, cianose e tosse. No exame físico pode estar presente o aumento progressivo da frequência respiratória, taquicardia, apneia, respiração paradoxal, tiragem, uso de musculatura acessória, entre outros sinais cardiorrespiratórios, abdominais ou neurológicos. A oximetria de pulso fornece um resultado imediato em um método não invasivo, entretanto não fornece valores relativos aos níveis de CO_2 e alguns fatores (como má perfusão e arritmias) podem interferir na leitura. Nesse sentido, a gasometria arterial é o padrão ouro para confirmação diagnóstica (com PaO_2 menor que 60mmHg) e viabiliza a classificação em tipo 1 ou 2 pela medida do $PaCO_2$. O ultrassom pulmonar à beira do leito é um exame não invasivo e imediato que permite detectar alterações potencialmente fatais da aeração pulmonar, portanto confere uma importante ferramenta de avaliação clínica.

▶ TRATAMENTO

O tratamento da IRpA objetiva melhorar a oxigenação aos tecidos e remover CO_2 de forma adequada, até que a doença base responsável seja controlada. É fundamental definir o fator etiológico, mas até que ocorra o tratamento definitivo, algumas medidas de suporte são necessárias para manter os gases arteriais nos níveis adequados, devendo ser adotada uma abordagem estruturada das vias aéreas, respiração e circulação.

O principal objetivo é corrigir a hipoxemia, uma vez que é uma condição ameaçadora à vida e, em situações especiais, a hipercapnia. A intervenção inicial consiste na manutenção das vias aéreas, oxigenoterapia, suporte ventilatório, manutenção da circulação adequada e o tratamento da doença de base. Na sala de emergência, o paciente deve ser monitorado com monitor cardíaco, pressão arterial e oximetria de pulso.

Caso a via aérea esteja obstruída, deve-se desobstruí-la para permitir a ventilação adequada. A laringoscopia ou a broncoscopia podem ser necessárias em casos de obstrução alta, com o objetivo de remover o corpo estranho. Nos casos de obstrução glótica ou infraglótica, pode ser necessária uma traqueostomia de emergência. Em pacientes com via aérea pérvia, mas sem respiração espontânea, deve-se realizar intubação orotraqueal.

Se o paciente não estiver em nenhuma situação de emergência, apresentar via aérea pérvia, respiração espontânea e a oximetria de pulso for menor que 90%, a próxima etapa será a suplementação de O_2, a fim de obter saturação de hemoglobina entre 90% e 95%. Em casos de criança inconsciente, pode-se utilizar a cânula orofaríngea (Guedel). Se estiver consciente, mas com reflexo de tosse intacto, pode ser usada a cânula nasofaríngea.

De toda forma, a oxigenoterapia sempre deverá ser introduzida para corrigir a hipoxemia, particularmente nos casos de IRpA tipo I, quando a PaO_2 for menor que 60mmHg ou a SaO_2 inferior a 90%. Diversas interfaces podem ser utilizadas, possuindo a opção de fornecer uma FiO_2 fixa ou com valores variáveis. A escolha do método leva em consideração a condição clínica do paciente e a concentração desejada de O_2 para manter a oxigenação adequada. Dependendo da gravidade, o oxigênio pode ser ofertado por meio de sistemas de baixo fluxo ou de alto fluxo. O objetivo é manter a PaO_2 maior que 60mmHg com a menor FiO_2 possível, devido ao risco de toxicidade pulmonar por oxigênio.

Sistema de baixos fluxos, como o cateter nasal, é útil quando a hipoxemia for leve ou nos casos de DPOC. Nos casos em que altos fluxos de O_2 são necessários, a máscara facial é o dispositivo mais adequado, podendo ser acoplados a acessórios como a válvula de Venturi para aumentar o fluxo ofertado e determinar a FiO_2 desejada. A cânula nasal de alto fluxo é um sistema que oferece O_2 aquecido e umidificado; apresenta bons resultados em crianças com bronquiolite aguda, impedindo a evolução para ventilação mecânica (VM).

Particularmente em pacientes diagnosticados com DPOC e com suspeita e retenção crônica de CO_2, o oxigênio suplementar deve ser administrado com cautela, pois podem evoluir com elevações dos níveis de gás carbônico. Tais pacientes devem receber monitorização com gasometria arterial para avaliar hipercapnia, almejando a saturação de hemoglobina acima de 90% e abaixo de 95%. A monitoração clínica deve ser constante, mas a suspeita de hipercapnia não deve impedir a suplementação de O_2, devido aos riscos maiores que a hipoxemia apresenta ao organismo. Dessa forma, a $PaCO_2$ é monitorada em conjunto com o pH e com parâmetros clínicos da ventilação, como a frequência respiratória, o esforço do paciente e a utilização de musculatura acessória.

Se mesmo com o oxigênio suplementar o paciente apresentar desconforto, pode-se iniciar a ventilação não invasiva (VNI) com um ou dois níveis de pressão (CPAP ou BiPAP). Trata-se de uma estratégia de suporte ventilatório capaz de oferecer altos fluxos de oxigênio com FiO_2 variáveis e ajustáveis, além de pressão positiva às vias aéreas utilizando máscara facial, nasal, *full-face* ou *helmet*. Possui diversos benefícios e é capaz de prevenir intubações orotraqueais, entretanto, não deve ser utilizada em pacientes com parada respiratória fraca ou iminente, instabilidade hemodinâmica, rebaixamento do estado de consciência ou necessidade de grandes pressurizações. Seu uso é muito indicado nos casos de DPOC descompensada.

A reavaliação do paciente deve ser constante. Deve-se realizar exame físico minucioso, gasometria arterial (com o objetivo de avaliar oxigenação, ventilação e quadro metabólico), radiografia de tórax, além de outros exames necessários, para definir a etiologia do quadro e realizar o tratamento específico.

Se houver piora do quadro respiratório, instabilidade hemodinâmica, rebaixamento do nível de consciência, dessaturação ou piora gasométrica, realiza-se a intubação orotraqueal e instalação da VM. O suporte ventilatório invasivo é indicado para o paciente que, mesmo recebendo suplementação de oxigênio, não conseguir realizar trocas gasosas de forma adequada. É o tratamento indicado para IRpA tipo II, assim como nos casos mais graves ou refratários. Por ser um procedimento altamente especializado, necessita de ambiente e condutas específicas.

▶ REFERÊNCIAS

CARVALHO et al., **Insuficiência Respiratória Aguda.** Sociedade Brasileira de Pediatria, Departamento Científico de Terapia Intensiva, 2017. Disponível em: https://www.sbp.com.br/fileadmin/user_upload/Terapia_-_Insuficiencia_Respiratoria_Aguda.pdf. Acesso em: 01 dez. 2022.

CASTELL, Carmelo Dueñas et al. **Insuficiencia respiratoria aguda.** Acta Colombiana de Cuidado Intensivo, Volume 16, Supplement 1, 2016, P. 1-24, ISSN 0122-7262. DOI: https://doi.org/10.1016/j.acci.2016.05.001. Disponível em: https://www.sciencedirect.com/science/article/pii/S0122726216300325. Acesso em: 01 dez. 2022.

DEXHEIMER, Felippe Leopoldo et al. **Diagnostic accuracy of the Bedside Lung Ultrasound in Emergency protocol for the diagnosis of acute respiratory failure in spontaneously breathing patients.** Jornal Brasileiro de Pneumologia [online]. 2015, v. 41, n. 1 pp. 58-64. ISSN 1806-3756. https://doi.org/10.1590/S1806-37132015000100008. Disponível em: < https://doi.org/10.1590/S1806-37132015000100008 > . Acesso em: 26 dez. 2022.

GUTIERREZ MUNOZ, Fernando R. **Insuficiencia respiratoria aguda.** Acta méd. peruana, Lima, v. 27, n. 4, p. 286-297, oct. 2010. Disponível em < http://www.scielo.org.pe/scielo.php?script=sci_arttext&pid=S1728-59172010000400013&lng=es&nrm=iso > . Acesso em: 05 dez. 2022.

MARTINS, Herlon Saraiva et al. **Emergências clínicas: abordagem prática.** 8 edição. São Paulo: Manole, 2013. 1190p.

MATSUNO, A. K. **Insuficiência respiratória aguda na criança**. Medicina (Ribeirão Preto), *[S. l.]*, v. 45, n. 2, p. 168-184, 2012. DOI: 10.11606/issn.2176-7262.v45i2p168-184. Disponível em: https://www.revistas.usp.br/rmrp/article/view/47594. Acesso em: 05 dez. 2022.

PÁDUA, A. I.; ALVARES, F; MARTINEZ, J. A. B. **Insuficiência respiratória**. Medicina, Ribeirão Preto, v. 36, n. 2/4, p. 205-213, 2003.

PINHEIRO, B. V.; PINHEIRO, G. S. M.; MENDES, M. M. **Entendendo melhor a Insuficiência Respiratória Aguda**. Pulmão RJ 2015; 24 (3):3-8.

ROUSSOS C, KOUTSOUKOU A. **Respiratory failure**. Eur Respir J Suppl. 2003 Nov; 47:3s-14s. doi: 10.1183/09031936.03.00038503. PMID: 14621112.

SCALA R, PISANI L. **Noninvasive ventilation in acute respiratory failure: which recipe for success?** Eur Respir Rev. 2018 Jul 11; 27 (149):180029. doi: 10.1183/16000617.0029-2018. PMID: 29997247.

SOEIRO, A. M. PARRA; E. R.; CANZIAN, M; FARHAT, C; CAPELOZZI, V. L. **Pulmonary histopathological alterations in patients with acute respiratory failure: an autopsy study**. J Bras Pneumol. 2008; 34 (2):67-73. English, Portuguese. doi: 10.1590/s1806-37132008000200002. PMID: 18345449.

VELASCO, Irineu Tadeu *et al*. **Medicina de emergência: abordagem prática**. 13. Ed. Barueri, SP: Manole, 2019.

capítulo 18

Obstrução das Vias Aéreas Superiores

- João Ignácio Oliveira Uchôa
- Luis Edmilson Alves Cezar

▶ DEFINIÇÃO

Bloqueio parcial ou total de estruturas anatômicas que fazem parte da via aérea superior e que pode resultar em hipóxia, historicamente a obstrução mais comum é a supraglótica. O entendimento deste evento é facilitado por conhecimentos da lei de Poiseuille; justificando que a diferença entre uma obstrução leve e um caso emergencial reside na ligeira diminuição do diâmetro das vias. Em níveis, as ocorrências mais comuns são: supraglótica – croupe; glótica: paralisia bilateral das cordas vocais (iatrogênica); subglótica: corpo estranho.

▶ FISIOPATOLOGIA

Boa parte do entendimento sobre a fisiopatologia da obstrução das vias aéreas superiores advém dos conhecimentos da modulação neurofisiológica e da fisiopatologia da apneia obstrutiva do sono. A obstrução das vias aéreas causa o aumento de gás carbônico (CO_2) e diminuição de oxigênio (O_2) no sangue, esse aumento de CO_2 estimula vias aferentes de quimiorreceptores localizados no corpo carotídeo, que acabam estimulando vias nervosas eferentes, tais como o nervo frênico, culminando no aumento do esforço inspiratório. No entanto, se o aumento do esforço inspiratório não for suficiente para aumentar os níveis de oxigênio e o estado de hipoxemia perdurar por muito tempo pode ocasionar uma parada do sistema cardiovascular.

▶ DIAGNÓSTICO

Pacientes com obstrução de via aérea devem ser manejados com bastante cuidado, porém com agilidade. Alguns sinais são sugestivos de má ventilação causada possivelmente por uma obstrução de via aérea superior, dentre esses sinais: agitação ou obnubilação (indicativos de hipóxia e hipercapnia, respectivamente), cianose (identificada pelo leito ungueal, indica um estado de hipóxia mais prolongado), esforço respiratório com uso de musculatura acessória, e a saturação de extremidades analisada por um oxímetro de pulso pode mostrar a dessaturação de O_2. Importante notar que o comportamento do paciente pode variar em dois extremos opostos: ou ele estará beligerante, mais agressivo devido ao estado de hipóxia ou com rebaixamento do nível de consciência devido o estado de hipercapnia e a iminente falência do sistema cardiopulmonar.

Ruídos a ausculta pulmonar é um sinal sugestivo de obstrução. Além disso, roncos e estertores, borbulhosos ou crepitantes, sugerem oclusão parcial da laringe ou da própria faringe. Não obstante, disfonia é um indicativo de obstrução da laringe.

Tais sinais são sugestivos da obstrução da via aérea superior, no entanto podem haver sintomas associados a depender da causa da obstrução. Por exemplo, em quadros infecciosos, como a infecção pelo vírus da parainfluenza, pode ocorrer a obstrução supraglótica e sintomas típicos deste quadro, como tosse, coriza e febre.

Em pacientes que não tenham obstrução total da via aérea, para definir um tratamento com maior exatidão pode-se utilizar alguns métodos de imagens para esclarecer a causa da obstrução, bem como o grau de obstrução. Dentre esses métodos, a tomografia computadorizada e a ressonância magnética, ambas sem contraste, são úteis, no entanto a broncoscopia é o único método de diagnóstico e tratamento simultâneo.

Além disso, no iminência da parada cardiorespiratória alguns diagnósticos diferenciais devem ser levados em consideração, por exemplo, trauma de tórax, uso de drogas, cardiopatias e afogamento

▶ TRATAMENTO

O manejo da obstrução aguda de via aérea superior é complicado e requer gerenciamento de um ambiente caótico. É preciso compreender as causas múltiplas para o problema e ter a capacidade técnica de proteção rápida de uma via aérea difícil. Levar em consideração condições coexistentes, capacidade de permanecer em posição supina, nível e gravidade da obstrução, estabilidade da coluna cervical, capacidade ventilatória e nível de ansiedade do paciente. De forma geral, o tratamento irá consistir em garantir a segurança do paciente, tratar a emergência e corrigir os distúrbios causados pela hipoxemia temporária.

Em paralelo com as principais causas supracitadas. Tipicamente em crianças, o tratamento do crupe é oral ou com glicocorticoide inalatório. Faz-se uso de dose única de dexametasona oral 0,6mg/kg com um volume de enchimento de 3ml e o fluxo de oxigênio definido para 5 a 6 litros por minuto. glicocorticóides reduzem os sintomas em até 2 horas e estão associados a menores tempos no hospital.

Os casos de paralisia ou paresia das cordas vocais podem ser relacionados com tempo prolongado de intubação, posicionamento da sonda nasogástrica, assim como resultado de uma complicação em cirurgia torácica ou cervical anterior. Estas situações causam estreitamento da via aérea, tornando-a suscetível a comprometimento em casos de insultos inflamatórios. No manejo desta ocorrência, a traqueostomia deve ser considerada para avaliar a recuperação do paciente. Em casos em que não há melhora, a abordagem é cirúrgica e por vezes irá afetar a voz.

Os casos de corpo estranho são diversos e a sua abordagem depende do tipo de objeto e das condições em que o paciente se encontra. Quando o paciente está consciente a manobra de Heimlich é indicada para fazer a desobstrução. No caso de inconsciência, é preciso fazer a pesquisa do objeto, da cavidade oral, até a base da língua. Este momento de pesquisa é intercalado com RCP (30 compressões e duas ventilações). Caso a retirada do corpo estranho não seja possível, para evitar agravo do quadro clínico do paciente, é recomendada a cricotomia e encaminhamento para o centro cirúrgico. Vale notar que em pacientes inconscientes, a queda da língua é uma importante causa de dessaturação.

Outra causa bastante comum é o choque anafilático, que é uma reação sistêmica aguda grave, que pode causar a diminuição do lúmen das vias aéreas devido ao edema que advém da resposta aos mediadores químicos da inflamação. Neste caso, a abordagem precisa ser rápida e resolutiva. para isso, assegurar a perviedade das vias aéreas, monitorizar os sinais vitais, administrar adrenalina intramuscular, face anterolateral da coxa, iniciar oxigenoterapia e acomodar o paciente na posição supina com elevação dos pés. Para evitar os sintomas tardios, são utilizados corticosteróides, como a hidrocortisona endovenosa.

Novas tecnologias e recentes avanços na instrumentação fornecem novas ferramentas no manejo da via aérea complicada. A terapia de alto fluxo de oxigênio nasal aparece como uma alternativa à já utilizada máscara ou cateter nasal. A terapia se distingue de suas alternativas por gerar pressão positiva no fim da expiração, assim reduzindo o esforço respiratório, principalmente em casos de obstrução aguda de vias aéreas superiores (referência 7).

Em pacientes que precisam de uma via aérea definitiva para a ventilação mecânica, a intubação orotraqueal deve ser considerada apesar de qualquer contraindicação. Tendo como base recente metanálise, a taxa de sucesso na primeira tentativa é de 84% (referência 8). dispositivos como o airtraq de lúmen duplo, que possui um canal guia para inserção do tubo atua como um agente facilitador e agrega o smartphone como tela extra na visualização da via aérea. Os avanços em tecnologia permitiram aumentar a taxa de sucesso para 95,2% (referência 9), porém é preciso sopesar que por se tratar de tecnologia, não estará disponível em todos departamentos de emergência.

Nos casos em que nem a intubação nem a oxigenação é possível, a abordagem deve ser cirúrgica. Devido aos riscos associados à cricotireoidostomia, disfonia e estenose subglótica, a técnica preferida deve ser a traqueostomia. Porém, a técnica escolhida deve levar em consideração também o histórico e a expertise do médico que irá realizar o procedimento.

► REFERÊNCIAS

ESKANDER, Antoine; ALMEIDA, John R. de; IRISH, Jonathan C. Acute Upper Airway Obstruction. New England Journal Of Medicine, [S.L.], v. 381, n. 20, p. 1940-1949, 14 nov. 2019. Massachusetts Medical Society. http://dx.doi.org/10.1056/nejmra1811697.

SURGEONS, American College Of. ATLS®: advanced trauma life support. 10. ed. Chicago: American College Of Surgeons, 2018.

MACHADO, Angelo. Neuroanatomia funcional. 3. ed. São Paulo: Atheneu, 2014.

BRUCE, Iain A.; ROTHERA, Michael P. Upper airway obstruction in children. Pediatric Anesthesia, [S.L.], v. 19, p. 88-99, jul. 2009. Wiley. http://dx.doi.org/10.1111/j.1460-9592.2009.03005.x.

KASHIF, Muhammad; HASHMI, Hafiz Rizwan Talib; KHAJA, Misbahuddin. Early Recognition of Foreign Body Aspiration as the Cause of Cardiac Arrest. Case Reports In Critical Care, [S.L.], v. 2016, p. 1-4, 2016. Hindawi Limited. http://dx.doi.org/10.1155/2016/1329234.

ALQAHTANI, Aisha Nasser. Evaluation of Diagnosis and Management of Anaphylactic shock in Emergency Room: A Literature Review. The International Journal Of Pharmaceutical Research And Allied Sciences, Riade, v. 9, n. 1, p. 93-98, 2020.

Spoletini G, Alotaibi M, Blasi F, Hill NS. Heated humidified high-flow nasal oxygen in adults: mechanisms of action and clinical implications. Chest 2015; 148:253-61.

Park L, Zeng I, Brainard A. Systematic review and meta-analysis of first-pass success rates in emergency department intubation: creating a benchmark for emergency airway care. Emerg Med Australas 2017; 29:40-7.

Lee JK, Kang H, Choi HJ. Changes in the first-pass success rate with the GlideScope video laryngoscope and direct laryngoscope: a ten-year observational study in two academic emergency departments. Clin Exp Emerg Med 2016; 3:213-8.

capítulo 19

Derrame Pleural

- Rodrigo Ricardo Medeiros Alécio
- Pablo Medeiros Távora

▶ DEFINIÇÃO

O derrame pleural é caracterizado por um acúmulo de fluidos no espaço pleural, indicando um desbalanço entre a formação e a eliminação do fluido pleural. Dessa forma, esse acúmulo de líquido pleural não é uma doença específica, mas sim o reflexo de uma patologia subjacente. A patologia pode cursar com uma grande variedade de desordens no pulmão, na pleura e, também, desordens sistêmicas. Normalmente os pacientes vão se apresentar com um quadro de dispnéia, inicialmente aos esforços, tosse seca e dor torácica pleurítica (KARKHANIS; JOSHI, 2012). As condições mais comuns que resultam em derrame pleural são insuficiência cardíaca, pneumonia e neoplasias malignas (MCGRATH; ANDERSON, 2011).

▶ EPIDEMIOLOGIA

Estima-se que o Derrame Pleural se desenvolva em mais de 1,5 milhão de pacientes por ano apenas nos Estados Unidos, dentre os quais cerca de 500.000 estão relacionados à Insuficiência Cardíaca Congestiva (ICC) e 150.000 à Neoplasias Malignas. A pneumonia também encontra-se entre as principais etiologias relacionadas ao derrame pleural, sendo a patologia dominante do tipo exsudato – inflamatória.

▶ FISIOPATOLOGIA

Ao falarmos de pleura, é importante não levar em consideração apenas o espaço pleural, visto que, ambas as pleuras – visceral e parietal – desempenham funções importantes na manutenção da homeostase. As pleuras são cobertas por células mesoteliais, que são metabolicamente ativas e produzem diversas substâncias, incluindo óxido nítrico, glicoproteínas ricas em ácido hialurônico e fator de transformação do crescimento beta (TGF-β) (FELLER-KOPMAN; LIGHT, 2018).

Estima-se que, aproximadamente, 0,26ml de fluido por quilograma de peso corporal é contido em cada cavidade pleural nos humanos, supostamente para servir como um lubrificante para otimizar o desempenho do acoplamento mecânico entre o pulmão e a parede torácica. A superfície parietal é a principal responsável por produzir e absorver esse fluido e é dependente do equilíbrio das diferenças de pressão hidrostática e oncótica entre a circulação pulmonar e sistêmica e o espaço pleural (NOPPEN et al., 2000).

Os vasos linfáticos situados na pleura parietal são responsáveis pela reabsorção do líquido pleural e a taxa de fluxo desses vasos pode aumentar em aproximadamente 20 vezes como resposta a um aumento na formação de líquido pleural (FELLER-KOPMAN; LIGHT, 2018). Dessa forma, um derrame clinicamente significativo somente será visto quando a produção de fluido superar de forma substancial a capacidade dos vasos linfáticos em sua reabsorção. Esse desbalanço pode ocorrer em virtude de uma alta produção, de uma diminuição na reabsorção ou, até mesmo, da combinação desses dois fatores.

▶ QUADRO CLÍNICO

São dependentes da doença de base. Raramente, a doença é primária da pleura a exemplo: mesotelioma; mais frequentemente, existe uma doença que invade ou infecta a pleura (tuberculose, metástases) ou simplesmente se aloja no espaço pleural, o que caracteriza os transudatos (MARTINS, 2015, p. 528).

Sintomas que sugerem acometimento pleural são tosse, febre, dispneia e dor torácica; a dor tipicamente é ventilatório- dependente, com moderada a forte intensidade, frequentemente bem localizada. Entretanto, o paciente pode não ter nenhum sintoma atribuído à pleura e ainda ter uma ausculta pulmonar normal, e mesmo assim poderá ter um derrame pleural. Sendo assim, a propedêutica pulmonar normal não exclui um derrame pleural (MARTINS, 2015, p. 528).

Em relação à radiografia de tórax, uma significativa quantidade de líquido deve se acumular antes de promover alterações radiográficas através da obliteração do seio costofrênico; para isso ocorrer, há um mínimo de 250 a 500mL de líquido acumulado (JANY, 2005, p. 381).

A ausculta típica é a redução do murmúrio vesicular, geralmente em áreas dependentes da gravidade (bases pulmonares), associada à diminuição da ausculta da voz e macicez à percussão (MARTINS, 2015, p. 528).

▶ DIAGNÓSTICO

A Radiografia de tórax em incidências posteroanterior e perfil continuam a ser a técnica mais importante para o diagnóstico inicial de derrame pleural. A quantidade de fluido a ser evidenciada em um radiografia posteroanterior é de 200mL, enquanto costofrênico o borramento do ângulo pode ser apreciado em uma incidência perfil quando aproximadamente 50mL de líquido se acumulam (KARKHANIS, p. 42, 2012).

A resolução de derrames pleurais, em algumas situações, dá origem a uma opacidade arredondada devido à atelectasia periférica que é variável em tamanho e geralmente tem cerca de 3-5cm de diâmetro (KARKHANIS, p. 43, 2012).

A radiografia de tórax pode confirmar o derrame pleural, conforme apresentado na figura 1, que corresponde a um derrame pleural, desenhando a clássica curva de Damoiseau. O derrame pleural pode ser unilateral ou bilateral. Em condições duvidosas, pode ser necessário solicitar decúbito lateral com raios horizontais; espera-se que o líquido escoe à medida que a situação muda. Pode-se utilizar uma propedêutica mais sofisticada, ultrassonografia ou tomografia de tórax, úteis em casos duvidosos ou para avaliação mais aprofundada de massas, pneumopatias, mediastino ou localização de derrame (MARTINS, 2015, p. 528).

A tomografia computadorizada (TC) em seu corte transversal pode ser utilizada para avaliar situações complexas em que a anatomia não pode ser totalmente avaliada por radiografia simples ou ultrassonografia. A TC pode ser útil para ajudar a selecionar o local de drenagem de um empiema, diferenciar empiema de abscesso pulmonar e identificar a localização do dreno torácico na falha na drenagem do empiema (YATACO, p. 855, 2005).

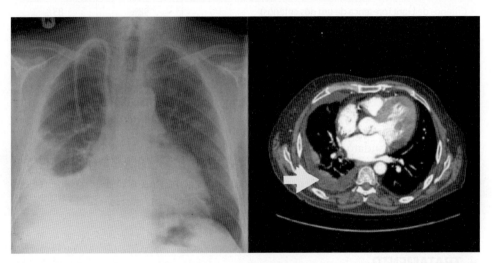

Figura 1 Radiografia de tórax e TC de tórax mostra derrame à direita (seta). Fonte: McGrath (2011).

Em relação a ultrassonografia, mesmo pequenas quantidades de derrame pleural podem ser detectadas com precisão pela técnica. A imagem ultrassonográfica de derrame pleural é caracterizada por um espaço livre de eco entre as pleuras visceral e parietal. A ultrassonografia é útil em casos de derrame pleural loculado para confirmação do diagnóstico e orientação de local para toracocentese (TSAI, p. 285, 2003).

Na presença de opacificação do hemitórax na radiografia de tórax, a ultrassonografia também é útil na distinção entre lesões cheias de líquido e lesões sólidas. As características ultrassonográficas do derrame são úteis para diferenciar transudatos de exsudatos. De acordo com a ecogenicidade interna, o derrame pode ser subclassificado como anecóica, complexa não septada, complexa septada ou homogeneamente ecogênico. Os derrames são geralmente exsudatos quando são septados ou apresentam padrão ecogênico complexo ou homogêneo. Padrões ecogênicos densos estão mais frequentemente associados a derrame hemorrágico ou empiema. O espessamento pleural é definido como ecogênico focal em lesões decorrentes da pleura visceral ou parietal que são maiores que 3 mm de largura, com ou sem margens irregulares. Tumores pleurais são lesões nodulares sólidas bem definidas, hipoecóicas ou ecogênicas localizadas na região parietal ou visceral (TSAI, p. 288, 2003).

A diferenciação entre transudato e exsudato é crucial antes que outros testes sejam realizados (Tabela 1). Uma biópsia pleural percutânea pode ser necessária em caso de derrame exsudativo para diagnóstico definitivo. Cor, odor e caráter do fluido são ocasionalmente úteis para aproximar ou afastar o diagnóstico diferencial (MASKELL, 2003).

Tabela 1 Diferenciação entre transudato e exsudato. Fonte: LIGHT (2002).

Testes indicados para classificar como EXSUDATO um derrame pleural	Sensibilidade	Especificidade
• Critérios de Light (presença de um dos critérios)	98%	83%
• Proteína líquido pleural/proteína sérica > 0,5	86%	84%
• DHL líquido pleural/DHL sérico > 0,6	90%	82%
• DHL do líquido pleural > 2/3 do limite superior sangue	82%	89%
• Album. sérica – album. líquido pleural < 1,2 g/dL	87%	92%

O primeiro passo a ser dado diante de um derrame pleural é diferenciar um transudato de um exsudato (Tabela 1) pois isso implica diagnósticos bem distintos. A maneira mais prática de distinguir um do outro é dosar proteínas e desidrogenase lática (DHL), tanto no líquido pleural quanto no sangue (critérios de Light), e realizar o gradiente da albumina soro- líquido pleural, isto é, albumina sérica – albumina líquido pleural (MARTINS, p. 530, 2015).

▶ TRATAMENTO

Deve- se buscar a causa base do derrame e tratá- la. Nesse sentido, o tratamento da causa específica, a drenagem de fluido, a pleurodese e o manejo cirúrgico são algumas opções disponíveis para abordar o derrame pleural.

A toracocentese deve ser realizada em todos os pacientes com mais de um derrame pleural mínimo (ou seja, maior que 1cm de altura na radiografia em decúbito lateral, ultrassonografia ou TC) de origem desconhecida (KARKHANIS, p.44, 2012). Tal procedimento pode ocorrer tanto para fins diagnósticos quanto para alívio, exceto se houver contraindicação (como infecção de pele no local de punção ou coagulopatia grave). A toracocentese de alívio é indicada em pacientes com grande derrame pleural que esteja causando intenso desconforto ou dispneia. Nesse caso, retirar, no máximo, de 1 a 1,5 litro. Retirada de quantidades maiores, particularmente se a drenagem for rápida, pode causar edema pulmonar de reexpansão (MARTINS, p.531, 2015).

Quando a toracocentese é de alívio (retirada de 1-1,5 L), uma radiografia após o procedimento pode mostrar uma lesão parenquimatosa subjacente, embora seja necessária muita cautela na interpretação dos achados, já que é comum a presença de atelectasias decorrentes de compressão extrínseca pelo derrame (MARTINS, p. 535, 2015).

Por fim, pacientes com derrame pleural de repetição, sobretudo neoplásico, devem ser avaliados para pleurodese. Pus na toracocentese, bacterioscopia ou cultura mostrando algum germe (LP) são indicativos de drenagem torácica, pois definem empiema. Casos sem diagnóstico aparente se beneficiam de uma toracoscopia com biópsia pleural (MARTINS, p. 538, 2015).

► REFERÊNCIAS

FELLER-KOPMAN, D.; LIGHT, R. Pleural Disease. **New England Journal of Medicine**, v. 378, n. 8, p. 740-751, 22 fev. 2018.

JANY, B.; WELTE, T. Pleural effusion in adults—etiology, diagnosis, and treatment. **Deutsches Aerzteblatt Online**, v. 116, n. 21, p. 377-386, 24 maio 2019.

KARKHANIS, V.; JOSHI, J. Pleural effusion: Diagnosis, treatment, and management. **Open Access Emergency Medicine**, v. 4, p. 31-52, jun. 2012.

KARKHANIS, V.; JOSHI, J. Pleural effusion: Diagnosis, treatment, and management. **Open Access Emergency Medicine**, v. 4, p. 31-52, jun. 2012.

LIGHT, R. W. Clinical practice. Pleural effusion. **The New England Journal of Medicine**, v. 346, n. 25, p. 1971-1977, 20 jun. 2002.

MARTINS, Herlon Saraiva e BRANDÃO NETO, Rodrigo Antonio e VELASCO, Irineu Tadeu. **Medicina de emergência: abordagem prática**. Barueri, SP: Manole.

MASKELL, N. A. BTS guidelines for the investigation of a unilateral pleural effusion in adults. **Thorax**, v. 58, n. 90002, p. 817, 1 maio 2003.

MCGRATH, E. E.; ANDERSON, P. B. Diagnosis of Pleural Effusion: A Systematic Approach. **American Journal of Critical Care**, v. 20, n. 2, p. 119-128, 28 fev. 2011.

MCGRATH, E. E.; ANDERSON, P. B. Diagnosis of Pleural Effusion: A Systematic Approach. **American Journal of Critical Care**, v. 20, n. 2, p. 119-128, 28 fev. 2011.

NOPPEN, M. et al. Volume and Cellular Content of Normal Pleural Fluid in Humans Examined by Pleural Lavage. **American Journal of Respiratory and Critical Care Medicine**, v. 162, n. 3, p. 1023-1026, set. 2000.

TSAI, T.-H.; YANG, P.-C. Ultrasound in the diagnosis and management of pleural disease. **Current Opinion in Pulmonary Medicine**, v. 9, n. 4, p. 282-290, jul. 2003.

YATACO, J. C.; DWEIK, R. A. Pleural effusions: evaluation and management. **Cleveland Clinic Journal of Medicine**, v. 72, n. 10, p. 854-856, 1 out. 2005.

capítulo 20

Tromboembolismo Pulmonar

- Lucas Frazão Torres
- Lucas Chaves Malheiros de Mello
- Beatriz Del Pupo.

▶ DEFINIÇÃO

O tromboembolismo pulmonar agudo (TEP) é uma condição definida pela obstrução (total ou parcial) de um dos ramos da circulação arterial pulmonar. Normalmente ocorre quando um trombo originado da circulação venosa sistêmica – principalmente dos territórios venosos da pelve e membros inferiores – obstrui o fornecimento sanguíneo da região pulmonar:

- Trombos são massas sólidas ou tampões formados na circulação por constituintes do sangue (plaquetas e fibrina criam a estrutura básica), que podem levar à isquemia por obstrução vascular local ou embolia a distância.

▶ EPIDEMIOLOGIA

O tromboembolismo venoso é a terceira causa de morte por doenças cardiovasculares, atrás apenas das doenças coronariana e cerebrovascular. Estima-se que a incidência geral é de 39 a 115 casos por cada 100 mil habitantes, predominando em homens e aumentado com o avançar da idade.

▶ FISIOPATOLOGIA

A tríade de Virchow sugere que há três componentes importantes na formação do trombo: lentidão do fluxo sanguíneo, hipercoagulabilidade sanguínea e lesão da parede vascular. Tendo isso em vista, percebe-se que o TEP faz parte do mesmo cenário da trombose venosa profunda.

Na trombose venosa de membros inferiores, o aumento da coagulabilidade do sangue e a estase são mais importantes, pois a estase permite que a coagulação do sangue seja completada no local de início do trombo. O trombo inicial aumenta e progride em direção distal e proximal, atingindo veias cada vez maiores e alcançando finalmente os troncos coletores principais da região. Este trombo, geralmente misto, é constituído por camadas de elementos figurados do sangue misturados em uma rede de fibrina.

O trombo é descrito como tendo cabeça (parte inicial aderente à parede da veia), corpo (aderente lateralmente, parcial ou completamente à parede da veia), cauda (parte flutuante, livre na corrente sanguínea, distal e proximal, e unida ao corpo). O trombo inicialmente está livre na corrente sanguínea, preso apenas pela cabeça; a irritação da parede veia desencadeia um reflexo simpático que determina vasoespasmo, o qual fixa o trombo, com consequente bloqueio da circulação. A parede da veia, irritada, torna-se sede de um processo inflamatório. Formam-se capilares de neoformação que, atravessando a parede da veia, penetram no trombo, organizando-o. A veia e o trombo se transformam num cordão fibroso e duro. Com isso, a parte livre do trombo (a que flutua na corrente sanguínea), pode se desprender parcial ou totalmente, ocasionando a embolia pulmonar.

Quanto mais rápida for essa organização, menor será o fragmento do trombo que se destaca. Quanto mais lento for o fluxo sanguíneo nas veias atingidas, maior é o crescimento do trombo, possibilitando a formação de caudas compridas e grossas que, quando se destacam, ocasionam embolias de maior extensão.

De forma mais rara, o trombo pode se formar na própria circulação pulmonar, levando à obstrução vascular.

▶ DIAGNÓSTICO

Para um bom diagnóstico, a suspeita inicial deve-se atentar aos sinais e sintomas mais presentes em um paciente com o quadro clínico de TEP, os quais são: dispneia em repouso, dor torácica pleurítica, dispnéia aos esforços, tosse seca, edema assimétrico de membros inferiores (MMII), tontura, hemoptise, dentre outros. Muitas vezes, em situações onde exames complementares não estão disponíveis, tais sintomas sugestivos e fatores de risco serão suficientes para um diagnóstico empírico e início de tratamento. Por outro lado, diante desse amplo espectro clínico, que vai desde pacientes pouco sintomáticos à instabilidade hemodinâmica, cria-se um cenário propício para interpretações inadequadas nos centros de saúde, gerando uma subnotificação da doença ao redor do mundo, principalmente no Brasil.

Em seguida, a aplicação do **Escore de Wells** é de suma importância para **estratificação da probabilidade** de um paciente estar em um quadro de TEP, pois a partir dele que os próximos passos no diagnóstico são instituídos. Baseia-se em sete critérios e à cada um é atribuído uma pontuação: TEP ou TVP prévia: 1,5; Frequência cardíaca > 100 bpm: 1,5; Cirurgia ou imobilização < 4 semanas: 1,5; Hemoptise: 1; Neoplasia: 1; Sinais clínicos de TVP: 3; Diagnóstico alternativo menos provável que TEP: 3. Assim, pacientes com **escore 0-1 possuem baixa** probabilidade clínica, **2-6, intermediária**; e **maior ou igual a 7, alta**. A conduta é feita da seguinte maneira:

- **Baixa e probabilidade intermediária:** solicitar exame de **D-dímero (ELISA).** Resultado negativo: exclui TEP; Positivo: realizar **Angio-TC** ou, em pacientes com contraindicação, **USG de membros inferiores (MMII)** ou **Cintilografia V/Q**. No caso de Angio-TC positiva, institui-se tratamento para tromboembolismo pulmonar. Caso contrário, exclui suspeita de TEP. Já no caso do USG MMII/Cintilografia V/Q, em caso de resultado positivo, também trata-se a TEP. Resultado negativo, prossegue-se a investigação diagnóstica.

- **Alta probabilidade**: nesses casos, deve-se levar em consideração a hemodinâmica do paciente. Naqueles **pacientes que apresentam uma instabilidade hemodinâmica**, é provável que o **ecocardiograma** mostre sinais de **sobrecarga do ventrículo direito (VD)**. Caso isso se confirme, realizar uma Angio-TC para confirmar ou excluir o diagnóstico de TEP. Em caso de não haver uma Angio-TC disponível ou houver uma contra indicação, prosseguir para uma trombólise. Porém, naqueles pacientes que não apresentarem uma sobrecarga do VD ao ecocardiograma, deve-se pesquisar outras causas de instabilidade hemodinâmica.

Já os **pacientes estáveis hemodinamicamente** devem realizar uma Angio-TC ou, em caso de contraindicação, USG MMII ou Cintilografia V/Q. No caso de Angio-TC positiva, se institui tratamento para tromboembolismo pulmonar. Em caso de resultado negativo, exclui-se a suspeita de TEP. Já no caso do USG MMII/Cintilografia V/Q, com um resultado positivo, também se trata a TEP. Resultado negativo, prossegue-se a investigação diagnóstica.

▶ TRATAMENTO

A partir da estratificação do risco da TEP no paciente, a conduta inicial será estabelecida, não esquecendo de garantir o **suporte hemodinâmico e respiratório** ao paciente e que a falência de VD é fator importantíssimo nos casos fatais por TEP, de modo que deve-se estar atento à necessidade de utilização de inotrópicos e também o uso de suporte de vida extracorpóreo.

Para os pacientes considerados de alto risco, isto é, aqueles com instabilidade hemodinâmica, é indicada **terapia de reperfusão imediata**, salvo os casos de contraindicação (ex.: distúrbios hemorrágicos ou cirurgia recente). Aqui, o mais provável é que se realize trombólise sistêmica intravenosa com um ativador de plasminogênio tecidual recombinante, podendo ser a tenecteplase ou alteplase, entretanto a tenecteplase pode ser administrado em bolus na emergência. Também pode ser realizada trombectomia cirúrgica e trombólise dirigida por cateter.

Já nos pacientes de risco intermediário, aqueles com sinais de tensão cardíaca direita ou biomarcadores elevados, a trombólise sistêmica não é indicada. Nesses casos, o paciente deve iniciar **terapia anticoagulante** e ser **monitorado** de perto devido aos riscos de desestabilização hemodinâmica. A heparina de baixo peso molecular, em geral, é o anticoagulante escolhido, visto que a heparina não fracionada expõe o paciente a riscos maiores de sangramento. Se disponível, a trombólise dirigida por cateter também é uma opção para os pacientes de risco intermediário, desde que trate de comprometimento pulmonar proximal.

Para os pacientes de baixo risco, caberá uma avaliação para identificar a **possibilidade de tratamento ambulatorial**, além de checar a disponibilidade de fato do acompanhamento ambulatorial e a existência de suporte social adequado para alta. Na avaliação deve-se atentar a condição hemodinâmica, o risco de sangramento, necessidade de analgesia IV, uso prévio de medicação anticoagulante, depuração de creatinina, insuficiência hepática, gravides, história de trombocitopenia induzida por heparina, história de câncer, história de doença cardiopulmonar crônica, além da existência de outro motivo médico para admissão. Sendo o paciente admitido ou indicado para tratamento ambulatorial, deve-se iniciar o tratamento com anticoagulante oral direto, sendo a escolha baseada nas características e preferências de cada paciente, ou antagonista da vitamina K se indicado.

A terapia anticoagulante no paciente com TEP deve ser mantida durante 3 meses. Após esse período, define-se pela continuidade ou não da terapia com base em um balanço entre o risco de TEP recorrente e o risco aumentado de sangramento caso a caso. Caso o TEP tenha sido extenso, associado a disfunção de VD ou se o paciente apresentar sintomas persistentes, recomenda-se pelo menos 6 meses de terapia anticoagulante.

▶ REFERÊNCIAS

1. Faculdade de Medicina da Universidade de São Paulo. **Manual de Medicina de Emergência**. 3. ed. São Paulo: Manole, 2022.
2. Faculdade de Medicina de Ribeirão Preto. Sistema de Protocolos. **Emergências Clínicas – Tromboembolismo Pulmonar**. Ribeirão Preto, 04 nov. 2020. Disponível em: https://protocolos.hcrp.usp.br/exportar-pdf.php?idVersao=867#:~:text=Iniciar%20a%20Varfarina%20o%20quanto,(ex%3A%20RIETE%20score). Acesso em: 22 dez. 2022.
3. MIRANDA, C. H. Tromboembolismo pulmonar: uma entidade subdiagnosticada e subnotificada no Brasil. **Jornal Brasileiro de Pneumologia**., Brasília, DF, v. 48, n. 4, 2022. ISSN 1806-3756.
4. R. KAHN, Susan. DE WIT, Kerstin. **PULMONARY EMBOLISM**. The New England Journal of Medicine, nejm.org. Julho, 2022. Disponível em: https://www.nejm.org/doi/full/10.1056/NEJMcp2116489. Acesso em: 27 dez. 2022.

capítulo 21

Pneumotórax Espontâneo

- Gabriela Travassos Bandeira
- Isabela de Azevedo Agulhan

▶ DEFINIÇÃO

O pneumotórax é definido como a existência de ar livre na cavidade pleural, que pode ser classificado como espontâneo ou adquirido. É possível dividir o pneumotórax espontâneo em primário e secundário, com variações na forma do tratamento e manejo clínico. Enquanto o pneumotórax espontâneo primário ocorre em pacientes que aparentemente não possuem uma doença pulmonar de base, o pneumotórax espontâneo secundário ocorre como uma complicação de uma doença pulmonar pré-existente (ANDRADE, 2006).

Pacientes com pneumotórax espontâneo primário em geral apresentam dor em um único lado do tórax e pode haver dispnéia, embora usualmente seja leve. A depender do tamanho do pneumotórax o exame físico pode estar normal, embora naqueles maiores pode-se encontrar o frêmito toracovocal abolido ou reduzido. No caso dos pacientes com pneumotórax espontâneo secundário, o principal sintoma é a dispnéia, mas também é possível citar dor torácica, hipoxemia e cianose, como manifestações clínicas frequentes (ANDRADE, 2006).

▶ FISIOPATOLOGIA

A presença de ar na cavidade pleural pode resultar em diferentes níveis de colabamento pulmonar, em que diversos mecanismos como a existência de uma solução de continuidade na pleura resulta em uma simplificação da passagem do ar do alvéolo para o espaço pleural (BINTCLIFFE, 2014).

Acredita-se que a causa do pneumotórax espontâneo primário seja o rompimento de lesões enfisematosas do pulmão, que são denominadas *blebs* e *bullae,* embora existam outras hipóteses possíveis. As *blebs* são vesículas enfisematosas localizadas no espaço subpleural e é formada a partir da rotura alveolar, em que o ar é liberado, passa pelo septo interlobular e chega até o espaço subpleural. A *bullae* corresponde ao plural de *bulla,* bolha enfisematosa subpleural, mas parasseptal ou acinar distal (LYRA, 2016). Quando essas estruturas sofrem um rompimento espontâneo, o ar entra na cavidade pleural e forma o pneumotórax espontâneo primário, que ocorre principalmente em indivíduos altos e magros, do sexo masculino e fumantes. Em geral, ocorre no repouso, e possui como fatores precipitantes exposição à músicas de altos volumes e a mudança de pressão atmosférica (ANDRADE, 2006).

O pneumotórax espontâneo secundário pode ser causado por vários distúrbios respiratórios, mas os mais comuns são fibrose cística, tuberculose, doença pulmonar obstrutiva crônica com enfisema e câncer de pulmão. Esses casos são potencialmente mais graves quando comparados ao primário, uma vez que esses pacientes apresentam um comprometimento da função pulmonar, de modo que faz-se necessário um atendimento mais rápido (ANDRADE, 2006).

▶ DIAGNÓSTICO

O diagnóstico do pneumotórax se inicia de forma clínica, avaliando-se o paciente através da sua história e exame físico, sendo só então confirmado a partir de exames de imagem, principalmente a radiografia simples de tórax, a qual pode ser complementada pela radiografia com incidência lateral e pela obtida em expiração forçada. A tomografia computadorizada de tórax pode ser utilizada em pacientes na UTI ou em casos de enfisema subcutâneo para uma análise pormenorizada, pois demonstra com maior precisão a extensão e gravidade do quadro. Contudo, no caso de pneumotórax hipertensivo, por se tratar de uma emergência médica, não se deve lançar mão de exames complementares, devendo-se realizar a intervenção rápida de alívio da pressão intrapleural somente a partir do reconhecimento clínico (ANDRADE, 2006).

No que se refere a parte clínica do diagnóstico, os sintomas mais comuns são dor torácica (aguda e ipsilateral) e dispneia (proporcional ao tamanho e à velocidade de acúmulo do pneumotórax e à reserva cardiopulmonar do paciente). Ao exame físico, normalmente observa-se a redução do murmúrio vesicular e do frêmito tóraco-vocal, diminuição local da expansibilidade torácica com aumento do volume do hemitórax envolvido e timpanismo à percussão (ANDRADE, 2006).

▶ TRATAMENTO

O tratamento do pneumotórax deve levar em consideração alguns fatores, como: tamanho; intensidade dos sintomas e repercussão clínica; se trata-se do primeiro episódio ou de um caso de recorrência; se é simples ou complicado; se existem doenças pulmonares ou traumas associados; se o paciente se encontra em ventilação mecânica e a ocupação do paciente. Tendo esses fatores como base, podem ser considerados desde tratamentos mais conservadores, como observações domiciliares, até toracotomia com ressecção pulmonar e pleurectomia (ANDRADE, 2006).

O tratamento do pneumotórax primário varia de acordo com os sintomas apresentados e outros fatores (BINTCLIFFE, 2015). Aqueles pacientes que apresentem poucos sintomas o tratamento de escolha pode ser conservador, mas também são recomendadas retornos precoces para realização de revisões, acampamento radiográfico, além de recomendações para melhoria no estilo de vida Os pacientes que apresentam sintomas significativos, entretanto, necessitam de um tratamento com aspiração de drenagem torácica. Além disso, pode-se oferecer oxigenação ao paciente, o que auxilia na correção de hipoxemia e também na resolução do pneumotórax (MACDUFF, 2010).

O tratamento do pneumotórax espontâneo secundário deve ser mais agressivo, tendo em vista que o pulmão desses pacientes já apresentam uma doença de base. Assim, a diretriz britânica preconiza a oxigenação, para acelerar a reabsorção de ar, entretanto deve-se ter cautela com aqueles pacientes que apresentam retenção de dióxido de carbono. Recomenda-se a toracotomia com dreno torácico de pequeno calibre, uma vez que o uso de drenos maiores não se mostrou superior, e deve-se estar atento a caso existência de vazamento persistente de ar pois caso se mantenha por 48 horas deve-se discutir a possibilidade de cirurgia com o cirurgião torácico (MACDUFF, 2010). Sendo assim, preconiza-se que o tratamento primário do pneumotórax seja a toracostomia com tubo, de modo que em cerca de 25% dos casos hospitalizados são tratados cirurgicamente (SCHNELL, 2017).

A drenagem é feita com um cateter de pequeno calibre, inserido no segundo espaço intercostal na linha hemiclavicular e posteriormente conectado a uma cânula de 3 vias e a uma seringa para a remoção do ar da cavidade pleural, o que deve ser feito até a reexpansão do pulmão ou até a remoção de 4L de ar. No caso do pneumotórax espontâneo primário, o dreno pode ser conectado a um selo d'água, podendo ou não ser realizada a sucção (LIGHT, 2021). No caso do pneumotórax aberto, para o manejo inicial, pode ser realizado um curativo de três pontas como medida temporária para permitir a avaliação inicial e ganhar tempo antes de ser avaliada a conduta definitiva (ATLS, 2018).

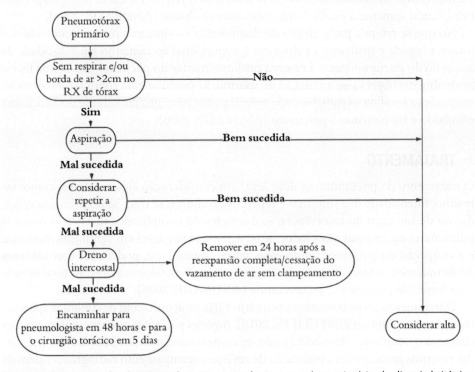

Figura 1 Adaptação do algoritmo de tratamento do pneumotórax primário da diretriz britânica. Fonte: (HENRY; ARNOLD; HARVEY, 2003).

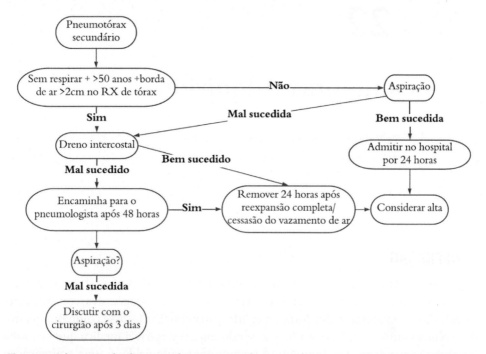

Figura 2 Adaptação do algoritmo de tratamento do pneumotórax secundário da diretriz britânica.
Fonte: (HENRY; ARNOLD; HARVEY, 2003).

▶ REFERÊNCIAS

AMERICAN COLLEGE OF SURGEONS. **ATLS** – Advanced Trauma Life Support for Doctors. 10. ed. Chicago: Committee on Trauma, 2018, 9 p.

ANDRADE FILHO, Laert Oliveira; CAMPOS, José Ribas Milanez de; HADDAD, Rui. Pneumotórax. J. bras. pneumol., São Paulo, v. 32, supl. 4, p. S212-216, Aug. 2006. Available from http://dx.doi.org/10.1590/S1806-37132006000900008.

BINTCLIFFE, O.; MASKELL, N. Spontaneous pneumothorax. **Bmj**, [s.l.], v. 348, n. 081, g2928, 8 maio 2014.

BINTCLIFFE, Oliver J et al. Spontaneous pneumothorax: time to rethink management?. The Lancet Respiratory Medicine, [s.l.], v. 3, n. 7, p.578-588, jul. 2015. Elsevier BV.

Henry M, Arnold T, Harvey J; Pleural Diseases Group, Standards of Care Committee, British Thoracic Society. BTS guidelines for the management of spontaneous pneumothorax. Thorax. 2003 May; 58 Suppl 2 (Suppl 2):ii39-52. doi: 10.1136/thorax.58.suppl_2.ii39. PMID: 12728149; PMCID: PMC1766020.

MACDUFF, Andrew; ARNOLD, Anthony; HARVEY, John. Management of spontaneous pneumothorax: British Thoracic Society pleural disease guideline 2010. **Thorax**, v. 65, n. Suppl 2, p. ii18-ii31, 2010.

LIGHT, Richard. Pneumotórax. Vanderbilt University Medical Center, 2021.

LYRA, Roberto de Menezes. A etiologia do pneumotórax espontâneo primário. **Jornal Brasileiro de Pneumologia**, v. 42, p. 222-226, 2016

SCHNELL, Jost et al. Spontaneous Pneumothorax: Epidemiology and Treatment in Germany Between 2011 and 2015. Deutsches Aerzteblatt Online, [s.l.], p.327-345, 3 nov. 2017. Deutscher Arzte-Verlag GmbH. http://dx.doi.org/10.3238/arztebl.2017.0739.

capítulo 22

Pneumotórax Adquirido

- Bruno Eduardo dos Santos
- Vinícius de Almeida Galindo

▶ DEFINIÇÃO

O pneumotórax é caracterizado pela presença de ar no espaço pleural que se associa ao colapso pulmonar, provocando sintomas como dispnéia progressiva, concomitante a evolução e ao volume, e dor torácica aguda ipsilateral. Destaca-se como um quadro de evolução muito rápida, desta forma, sendo uma emergência médica que necessita intervenção imediata. Sendo assim, o pneumotórax adquirido, é uma complicação secundária à alteração na integridade do trato respiratório, que pode ser dividido em traumático, normalmente resultado de fraturas de costelas, ou iatrogênico, que é causado por procedimentos médicos invasivos e hipertensivo, quando há acompanhamento do desvio do mediastino.

▶ FISIOPATOLOGIA

Normalmente, a pleura visceral se encontra em contato íntimo com a pleura parietal, o que forma o espaço pleural, o qual é preenchido por uma pequena quantidade de líquido seroso com função, principalmente, lubrificante. Na fisiologia preservada, a cavidade interpleural tem pressão considerada subatmosférica, negativa quando comparada a pressão do interior do saco pulmonar, a qual é semelhante à pressão atmosférica, sendo este gradiente pressórico o responsável por manter os pulmões pérvios e por ajudar na captura do ar ambiente para o seu interior, tendo em vista que, naturalmente o tecido pulmonar tende ao colabamento devido a sua capacidade de retração elástica.

No Pneumotórax adquirido, a integridade da cavidade pleural é comprometida através de alguma lesão que provoque uma comunicação entre o espaço interpleural e a cavidade pulmonar ou através da parede torácica. Assim, como as pressões tendem a se equipar, ocorre recrutamento de ar para a cavidade pleural, a fim de normalizar a pressão que antes era negativa. Em consequência da perda desse gradiente pressórico, a capacidade e o volume intrapulmonares serão reduzidos provocando os sintomas de dispneia e dor pleurítica.

Já no Pneumotórax Hipertensivo, muito comum em pacientes com uso de ventilação em UTIs, um volume de ar irá adentrar a cavidade pleural e não conseguirá sair durante a expiração pois a lesão na pleura irá funcionar como uma espécie de válvula unidirecional. Assim, na medida em que se ventila, a coleção de ar interpleural irá aumentar progressivamente, causando um aumento pressórico considerável e colabamento pulmonar ipsilateral, responsável pelo desvio do mediastino. Esse quadro tende a uma rápida evolução de hipoxemia e subsequente acidose. Além disso, se a pressão interpleural se tornar muito grande, poderá comprimir o coração, a vasculatura (que tende a estar vasoconstricta devido a hipóxia) e o outro pulmão. Se não tratado rapidamente a soma desses agravantes do quadro em questão levará à parada cardíaca, além do desequilíbrio hemodinâmico.

▶ DIAGNÓSTICO

O diagnóstico é feito através da anamnese e exame físico, associado a exames de imagem. Ao exame físico, é possível observar diminuição dos murmúrios vesiculares, diminuição da expansibilidade torácica com aumento do volume do hemitórax acometido e timpanismo à percussão. Também pode evidenciar um aumento da frequência cardíaca associada a hipotensão arterial e cianose, indicando um quadro de pneumotórax hipertensivo. A radiografia de tórax em PA (póstero anterior) é capaz de confirmar a maioria dos casos, além de poder estimar o tamanho do pneumotórax. Entretanto, em casos de dúvida é possível realizar uma Tomografia Computadorizada (TC) de tórax, exame com maior sensibilidade, que pode revelar pequenos volumes de ar na cavidade pleural. Em ambos, o achado será uma faixa de ar vista na imagem, que provocará um espaço entre a parede pulmonar e o gradil costal e, nos casos de pneumotórax hipertensivo, haverá o desvio do mediastino para o lado contralateral. A Ultrassonografia Abdominal Focada para Trauma também pode ser empregada pois tem alta sensibilidade (até 94%) e especificidade de até 100% (superior à radiografia de tórax), contudo é um exame operador dependente.

▶ TRAUMÁTICO

Observa-se que cerca de 50% das vítimas de trauma torácico apresentam pneumotórax, que fica atrás somente da fratura de costela como sinal mais comum de trauma torácico. Contudo, cerca de 51% dos pacientes apresentam um pneumotórax oculto, que não é observado em radiografias iniciais, sendo necessário uma TC de tórax. Assim, uma TC de tórax precoce pode auxiliar no diagnóstico de um pneumotórax traumático, tendo em vista a probabilidade de evolução com a necessidade do uso de ventilação mecânica.

▶ ABORDAGEM

A abordagem inicial pode ser feita através da colocação de um dreno torácico tanto em pacientes traumáticos ocultos quanto não ocultos. Entretanto, alguns pacientes selecionados – pacientes clinicamente estáveis com pneumotórax não oculto < 1,5cm e pacientes clinicamente estáveis com pneumotórax oculto muito pequenos – podem ser monitorados sem a colocação de um dreno torácico, em que aproximadamente 10% desses pacientes podem posteriormente necessitar de um dreno. A colocação do dreno torácico em pacientes traumáticos deve ser sempre levada com uma forte consideração quando já se tem instituída a ventilação com pressão positiva. Além disso, devido a potencial necessidade de drenar sangue e ar, pode-se instituir a colocação de um tubo de maior calibre.

▶ IATROGÊNICO

O pneumotórax iatrogênico, por sua vez, está relacionado ao aumento do uso de intervenções diagnósticas e terapêuticas invasivas. As causas mais comuns incluem biópsia pulmonar transtorácica com agulha, cateterismo da veia subclávia, toracocentese, biópsia pulmonar transbrônquica, biópsia pleural e ventilação com pressão positiva. A mais comum dessas causas, a biópsia pulmonar transtorácica com agulha, se correlaciona mais com a ocorrência de pneumotórax, quando observa-se a evidência de enfisema no lobo pulmonar da biópsia e lesões pulmonares menores na TC.

▶ ABORDAGEM

No tratamento de um pneumotórax iatrogênico, tubos de menor diâmetro oferecem maior versatilidade na drenagem quando for ≥ 3cm ou maior que 15% de tamanho, pela Radiografia de Tórax. A abordagem de tratamento envolve a observação de pacientes com acometimento menor que 15% ou < 3cm de tamanho, quando não houver evidência de enfisema na TC ou a introdução de um dreno torácico o mais precoce possível em pacientes com detecção de enfisema na TC. Devido ao risco de ocorrer um pneumotórax hipertensivo, pacientes com pneumotórax iatrogênico que estão sob ventilação mecânica devem ser considerados sempre para a introdução de um dreno torácico.

▶ ABORDAGEM HIPERTENSIVO

A abordagem do pneumotórax hipertensivo vai ser orientada a partir do quadro hemodinâmico do paciente, junto com a avaliação do trauma associado. Se houver ferimento penetrante, faz a oclusão desse; em seguida aplica-se suplementação com oxigênio a 100% que irá contribuir para o gradiente de difusão dos gases o que ajudará para a redução do pneumotórax. Já a ventilação com pressão positiva, irá aumentar o volume do pneumotórax, devendo ser evitada inicialmente. Se o quadro se mostrar muito agudizado, com a hemodinâmica corrompida, deve-se realizar a descompressão com agulha, na linha hemiclavicular, na altura do segundo espaço intercostal para que o pulmão colapsado se expanda novamente, permitindo ventilação. Após essa primeira abordagem, será feita nova radiografia e será colocado um dreno torácico o qual poderá, sozinho, resolver o caso.

► REFERÊNCIAS

1. BAUMANN, M. H.; NOPPEN, M. Pneumothorax. **Respirology**, v. 9, n. 2, p. 157–164, jun. 2004.
2. NOPPEN, M.; DE KEUKELEIRE, T. Pneumothorax. **Respiration**, v. 76, n. 2, p. 121–127, 2008.
3. ANDRADE FILHO, L. O.; CAMPOS, J. R. M. DE; HADDAD, R. Pneumotórax. **Jornal Brasileiro de Pneumologia**, v. 32, n. suppl 4, p. S212-216, ago. 2006.
4. REINALDO, L. G. C. *et al.* Drenagem de tórax em pacientes com COVID-19. **Jornal de Ciências da Saúde do Hospital Universitário da Universidade Federal do Piauí**, v. 4, n. 1, p. 14–21, 12 jul. 2021.
5. CHOI, W.-I. Pneumothorax. **Tuberculosis and Respiratory Diseases**, v. 76, n. 3, p. 99, 2014.
6. ZAROGOULIDIS, P., KIOUMIS, I., PITSIOU, G., PORPODIS, K., LAMPAKI, S., PAPAIWANNOU, A., KATSIKOGIANNIS, N., ZARIC, B., BRANISLAV, P., SECEN, N., DRYLLIS, G., MACHAIRIOTIS, N., RAPTI, A., ZAROGOULIDIS, K. Pneumothorax: from definition to diagnosis and treatment. **Journal of Thoracic Disease**, North America, 6, sep. 2014. Disponível em: < https://jtd.amegroups.com/article/view/3117 > . Data de acesso: 28 Dez. 2022.
7. JALOTA SAHOTA, R.; SAYAD, E. Tension Pneumothorax. Em: **StatPearls**. Treasure Island (FL): StatPearls Publishing, 2022.

parte IV

Urgências e Emergências Gastrointestinais e Hepáticas

Capítulo 23 ■ Mais de um episódio de vômito em até 12 horas

Capítulo 24 ■ Hemorragia digestiva alta

Capítulo 25 ■ Hemorragia digestiva baixa

Capítulo 26 ■ Doença diverticular aguda

Capítulo 27 ■ Pancreatite aguda

Capítulo 28 ■ Coledocolitíase

Capítulo 29 ■ Colecistite aguda

Capítulo 30 ■ Insuficiência hepática aguda

Capítulo 31 ■ Encefalopatia hepática

Capítulo 32 ■ Síndrome hepatorrenal

capítulo 23

Mais de Um Episódio de Vômito em Até 12 Horas

- Tiago Esteves do Rego
- Vitor Lins Acioli Barreto

▶ INTRODUÇÃO

Inicialmente, define-se vômitos como uma saída rápida e forçada do conteúdo gástrico através da cavidade oral, acompanhado de contração da musculatura abdominal. Já a "náusea" ou "enjôo" é um estado subjetivo extremamente desagradável, que pode preceder ou acompanhar o vômito (UFMA, 2013).

▶ FISIOPATOLOGIA

O mecanismo do vômito é orquestrado no Sistema Nervoso Central (SNC), especificamente na formação reticular e no núcleo do trato solitário. Esse centro do vômito recebe aferências de diversas partes do corpo integrando as informações e emitindo vias eferentes que efetuam diversas respostas responsáveis pelo vômito, mediadas pelo nervo vago e pelos nervos cranianos V, XII, IX, X (HECKROTH, *et al.* 2021). Dentre os efeitos das vias eferentes temos: contração de músculos abdominais, diafragmáticos e respiratórios contra a glote fechada, forçando o conteúdo gástrico para o esôfago (USP, 2020). Dentre as principais vias aferentes temos:

- Fibras vagais e esplâncnicas no trato gastrointestinal (TGI), com receptores de serotonina 5HT-3, estimulados pela distensão da mucosa (gastrointestinal ou biliar), por irritantes do peritônio e da mucosa gástrica (toxinas bacterianas e medicamentos);
- Sistema vestibular, com receptores histamínicos H1 e muscarínicos M1, são ativadas por movimento e infeção;
- Área postrema no assoalho do quarto ventrículo, com quimiorreceptores 5-HT3, H1, e NK-1 (substância P) em contato com sangue e líquor, são estimulados por drogas, toxinas, hipóxia e distúrbios metabólicos como uremia, acidose e hipercalcemia;
- No SNC temos receptores que são estimulados por odores e emoções (USP, 2020).

▶ ETIOLOGIAS

Entre as possíveis causas temos:

- Vômitos por causas medicamentosas (quimioterápicos, por exemplo); por alterações digestivas e peritoneais (estenose do piloro, colelitíase, obstrução intestinal); por causas infecciosas (intoxicação alimentar, gastroenterites, septicemia); por causas neurológicas (enxaquecas, infecções, labirintite); ou por infarto agudo do miocárdio (IAM), abuso de álcool, entre outras (UNASUS, 2013).

▶ MANEJO E DIAGNÓSTICO

Para o correto manejo do paciente com quadro de vômitos a anamnese detalhada aliada com exames físico e complementares é essencial.

ANAMNESE E EXAME FÍSICO

Inicialmente, é indispensável questionar acerca da presença de náuseas, visto que sua ausência direciona para o raciocínio clínico de "vômito em jato", o qual necessita de atendimento de urgência ("Vômito em jato – ObservaPed", [s.d.]). Essa classificação é essencial, sobretudo, para o público pediátrico, no qual há prevalência de disfunções específicas, como a "Síndrome dos vômitos cíclicos", classificada como uma Dispepsia funcional e diagnosticada pelo critério de Roma IV. Além de dispepsias orgânicas, as quais podem ser de etiologia: infecciosa, medicamentosa, traumática ou hormonais ("DISPEPSIA E VÔMITOS – SECAD", [s.d.]).

Obs.: No caso do público lactente é comum a regurgitação (expulsão do conteúdo gástrico pela boca de forma involuntária e sem esforço ou reflexo emético) ou refluxo gastroesofágico fisiológico (retorno do conteúdo gástrico para o esôfago) ("DISPEPSIA E VÔMITOS – SECAD", [s.d.]).

Na anamnese pode-se perguntar sobre a característica do vômito:

- Vômitos fecalóides indicam obstrução distal do intestino grosso ou delgado, como vólvulos ou intussuscepção
- Vômitos com sangue ou em "borra de café" indicam hemorragia digestiva alta (HDA), por uma úlcera péptica, varizes esofágicas ou gastrite, por exemplo.
- Vômitos várias horas depois da ingesta alimentar, com aspecto parcialmente digerido indicam gastroparesia e obstrução gástrica.
- Vômitos biliosos indicam que o piloro está pérvio, logo deve-se pensar em patologias intestinais.
- Vômitos de alimentos não digeridos indicam acalásia ou divertículo de Zenker.

Pode-se perguntar, também, quanto à duração e à cronologia dos episódios de vômito: Vômitos logo após a ingesta alimentar indicam bulimia nervosa (pode ocorrer durante a alimentação, também) ou obstrução gástrica, por uma úlcera ou câncer, por exemplo. Vômitos ainda na primeira hora pós-prandial indicam causas inflamatórias, como colecistite e pancreatite (USP, 2020).

Vômitos por gastroparesia ou obstrução pilórica ocorrem 1 hora após a refeição, enquanto que vômitos por obstrução intestinal são mais tardios (JAMESON, 2020). Se associados ao período do dia pensar em etilismo crônico, gestação, uremia e enxaqueca, que ocorrem na manhã (USP, 2020).

É importante perguntar e observar quanto aos sinais e sintomas associados, esclarecendo, assim, o quadro sindrômico:

- Vômitos associados a mialgia, febre e diarreia indicam causas infecciosas, sendo a mais comum as gastroenterites virais; A presença de sintomas semelhantes em contatos próximos fortalecem a suspeita, pois indicam ingestão de alimentos ou líquidos da mesma fonte (LONGSTRETH, 2022).
- Vômitos associados com rigidez e dor à descompressão brusca da parede abdominal indicam causas inflamatórias que estão fazendo irritação peritoneal;
- Vômitos associados à cefaleia, vertigem, náuseas, rigidez de nuca e anormalidades neurais focais indicam causas no SNC, como meningite;
- Vômitos associados a perda de peso considerável, astenia e adenomegalias indicam causas neoplásicas (USP, 2020);
- Vômitos associados a distensão abdominal, ruídos hidroaéreos aumentados e metálicos, com dor abdominal precedendo os vômitos indicam causas obstrutivas intestinais. Outro indicativo é o alívio da dor após o vômito;
- Vômitos associados à vertigem ou zumbido indicam doença do labirinto, como neurite vestibular (JAMESON, 2020).

É importante perguntar quanto ao uso de medicamentos, bem como identificar causas mais graves, como isquemia mesentérica aguda, IAM e pancreatite aguda (LONGSTRETH, 2022). OBS: Para o público infantil, assim como no adulto, deve-se estar bastante atento quanto aos sinais de desidratação, porém com atenção redobrada, visto que a evolução em crianças ocorre de maneira bastante acelerada, de modo que, deve-se utilizar os critérios de avaliação do estado de hidratação disponibilizados pelo Ministério da Saúde.

EXAMES COMPLEMENTARES

Os exames são ferramentas que ajudam tanto a elucidar a etiologia quanto para estimar as consequências dos vômitos.

O hemograma é indicado em suspeitas infecciosas, indicando leucocitose ou leucopenia, em geral causadas respectivamente por bactérias ou vírus, servindo também para avaliar anemia por perda sanguínea na HDA ou inflamação. Para estimar a gravidade pode-se solicitar VHS e proteína C-reativa. Para avaliar a desidratação e distúrbios hidroeletrolíticos solicita-se eletrólitos, função renal e gasometria venosa (USP, 2020).

Para direcionar a causa pode-se pedir enzimas hepáticas e pancreáticas em suspeita, respectivamente de hepatite e pancreatite e exame de líquor em suspeita de meningite (USP, 2020).

Outros exames laboratoriais podem ser considerados: TSH (verificar hipotireoidismo), Cortisol basal da manhã (insuficiência adrenal), concentração de cálcio (hipercalcemia) e HbA1c em pacientes diabéticos (LUCAS, 2014).

Os exames anatômicos ajudam a localizar a causa: a endoscopia digestiva alta é indicada em suspeita de HDA e pode indicar úlceras ou restos alimentares presentes na gastroparesia. Na suspeita de obstrução intestinal é indicado tomografia de abdome ou radiografia com bário. Para suspeita de causas inflamatórias é indicado tomografia de abdome ou ultrassom. Em suspeita de causas do SNC é indicado tomografia ou ressonância magnética (JAMESON, 2020).

INDICAÇÕES PARA INTERNAÇÃO

Deverão ser considerados para internação pacientes: incapazes de alimentar-se ou ingerir líquidos pela via oral, que não tenham uma via alternativa de ingestão mesmo após uso de antieméticos via parenteral; com doença debilitante de base (como DM); com sinais sugestivos de abdômen agudo; hemorragia digestiva; hipertensão intracraniana; septicemia; meningite; tireotoxicose; insuficiência adrenal aguda; insuficiência cardíaca congestiva e/ou sinais de desidratação grave (UFMA, 2013).

Nessas situações acima e em outras etiologias definidas deve-se seguir com o protocolo de tratamento preconizado para cada uma dessas, somente sendo liberado, o paciente quando em condições de seguimento domiciliar e com quadro estável (UFMA, 2013).

▶ TRATAMENTO

Após a reposição dos fluidos e eletrólitos, uma variedade de fármacos antieméticos e procinéticos estão disponíveis para o tratamento da vomição.

A recomendação dietética é de predomínio de líquidos, evitando gorduras para favorecer o esvaziamento gástrico. As refeições devem ser em menor quantidade, porém frequentes (USP, 2020).

A escolha da terapia farmacológica baseia-se na etiologia do vômito e no mecanismo de ação do fármaco mais apropriado para essa causa. Entre as classes farmacológicas mais utilizados no Brasil para tratamento de náusea e vômito, temos:

1) Antagonistas serotoninérgicos (Ondansetrona); 2) Anti-histamínicos (Dimenidrinato); 3) Antidopaminérgicos (Metoclopramida, Domperidona); 4)Benzodiazepínicos (Alprazolam); 5) Corticosteróides (Dexametasona); 6) Butirofenona (Haloperidol) (UFMA, 2013).

A metoclopramida é um procinético de amplo uso no Brasil, podendo ser usada em casos como pseudo-obstrução intestinal. Outros antagonistas dopaminérgicos podem ser usados vômitos por toxinas bacterianas ou drogas. Para distúrbios do sistema vestibular pode-se utilizar difenidramina ou escopolamina. Antagonistas serotoninérgicos são utilizados em causas infecciosas e outras envolvendo dano direto da parede intestinal (USP, 2020).

Obs.: Deve-se evitar o uso de antagonistas dopaminérgicos em crianças devido aos efeitos extrapiramidais. No mais, antagonistas histamínicos (H1) levam a um efeito sedativo que pode dificultar a avaliação da evolução clínica da orientação do paciente. Para esse público é recomendado a Ondansetrona (PATANWALA et al., 2010).

▶ **REFERÊNCIAS**

DISPEPSIA E VÔMITOS- SECAD. Disponível em: < https://portal.secad.artmed.com.br/artigo/dispepsia-e-vomitos > . Acesso em: 27 dez. 2022.

HECKROTH, M. et al. **Nausea and Vomiting in 2021**. Journal of Clinical Gastroenterology, v. 55, n. 4, p. 279–299, 20 jan. 2021.

JAMESON. J. L, et al. **Medicina interna de Harrison**. Porto Alegre: AMGH Editora, 2017

LONGSTRETH. G. F. **Approach to the adult with nausea and vomiting**. UptoDate, recuperado em 17 de dezembro de 2022.

LUCAS, A. L. **Approach to Nausea and Vomiting**. Mount Sinai Expert Guides, p. 13–20, 21 nov. 2014.

PATANWALA, A. E. et al. **Antiemetic Therapy for Nausea and Vomiting in the Emergency Department**. The Journal of Emergency Medicine, v. 39, n. 3, p. 330–336, set. 2010.

UNIVERSIDADE FEDERAL DO MARANHAO (BRASIL, MARANHAO, SÃO LUÍS.). **AVALIAÇÃO E MANEJO DOMICILIAR DE CASOS DE NÁUSEAS E VÔMITOS**. AVALIAÇÃO E MANEJO DOMICILIAR DE CASOS DE NÁUSEAS E VÔMITOS. BRASIL.: UNIVERSIDADE FEDERAL DO MARANHÃO, 2013. cap. UNIDADE 1. Disponível em:
< https://ares.unasus.gov.br/acervo/html/ARES/1450/3/UNIDADE%2001.pdf > . Acesso em: 28 dez. 2022.

USP. **Medicina de Emergência Abordagem Prática**. Barueri, SP: Manole, 2020.

Vômito em jato – ObservaPed. Disponível em: < https://www.medicina.ufmg.br/observaped/vomito-em-jato/ >

capítulo 24

Hemorragia Digestiva Alta

- Cecilia Antonieta Monteiro Araujo
- Gustavo Mattos Papa Alcantara

▶ INTRODUÇÃO

Das hemorragias digestivas, a hemorragia digestiva alta (HDA) é a forma mais prevalente, constituindo 80% dessas afecções (GOIS, 2022). Necessitando triagem, ação rápida e monitorização, é uma patologia que interna 102 a cada 100.000, com uma taxa de mortalidade de 10% e morbidade de 40%. Na abordagem dessa afecção, o local e intensidade da perda sanguínea, além dos fatores de risco associados, são os determinantes da dificuldade do tratamento (MELLO, 2022).

A hemorragia digestiva alta é definida como perda de sangue proximal ao ângulo de Treitz. Podendo ser dividida em formas varicosa e não varicosa, sendo esta a mais frequente, com crescente ocorrência devido ao aumento do uso de AINES e anticoagulantes (RODRIGUES, 2021; FORGERINI, 2022). A diferenciação das formas varicosas ou não se baseia na presença de síndrome de hipertensão portal (MELLO, 2022).

▶ ETIOLOGIA

Dentre as causas não varicosas da HDA, a úlcera péptica representa 44% dos casos e está associada principalmente à colonização por *Helicobacter pylori* e ao aumento do uso crônico de AINEs, além de hábitos como tabagismo e etilismo que alteram o equilíbrio entre fatores protetores e agressores da mucosa, culminando em uma solução de continuidade, que expõe a mucosa à secreção cloridropéptica, a erosão pode atingir vasos sanguíneos, levando ao sangramento. A esofagite ulcerosa (10%) está associada ao refluxo gastroesofágico grave e ao abuso de álcool, podendo também ser uma complicação da esofagite infecciosa ou medicamentosa. A síndrome de Mallory Weiss (4%) usualmente é uma causa autolimitada de HDA e consiste em laceração longitudinal não perfurante da mucosa na junção esôfago-gástrica, ou próximo à ela, devido ao aumento da pressão na cavidade abdominal e gástrica, causada por vômitos contínuos, tosse intensa, ânsia de vômito ou soluços constantes. A lesão de Dieulafoy (4%) é uma causa de HDA maciça e recorrente, o sangramento ocorre por vaso anômalo tortuoso que provoca erosão do epitélio sem ulceração associada (CUARTAS-AGUDELO e MARTÍNEZ-SÁNCHEZ, 2020; PINTO et al., 2020).

As varizes esofágicas, presentes em 50% dos pacientes diagnosticados com cirrose, são consequência da hipertensão portal, quando há aumento de no mínimo 5mmHg da pressão entre a veia cava inferior e veia aorta, além da vasodilatação em vasos esplâncnicos que drenam o sangue para a veia porta, levando à formação de pequenos vasos colaterais. O sangramento acontece por ruptura, quando há pressão portal superior a 12mmHg, e está relacionado ao tamanho delas e grau de disfunção hepática (CUARTAS-AGUDELO e MARTÍNEZ-SÁNCHEZ, 2020).

▶ DIAGNÓSTICO

Uma anamnese e exame físico detalhados são de grande importância no diagnóstico, para diferenciar a HDA de uma hemorragia digestiva baixa e suspeitar de determinada etiologia.

A HDA é apresentada mais comumente na forma de hematêmese, podendo ser sangue de cor viva ou escurecida, "borra de café"; acompanhada ou substituída por melena, a presença de sangue nas fezes, conferindo uma aparência escurecida e odor fétido. Outras apresentações possíveis são hematoquézias, sangramento vermelho vivo ou marrom nas fezes (sendo essa mais sugestiva de hemorragia digestiva baixa, mas possível em sangramentos profusos mais superiores) ou sangramento oculto, podendo-se confirmar tal presença por exame complementar. Os outros sinais relacionados a perda sanguínea, como hipotensão, astenia, tonturas, anemia, angina, taquicardia e descoramento de pele e mucosas também estão presentes, indicando por vezes a gravidade do quadro (ANTUNES, 2022). Deve-se questionar o paciente quanto ao uso de álcool, anticoagulantes e medicamentos que predispõem esofagite, como bifosfonados. O questionamento sobre pirose, regurgitação, perda de peso e disfagia orientam quanto à malignidade ou benignidade. A investigação de patologias pré-existentes, como hipertensão portal, coagulopatias e úlceras são importantes tanto para sugerir etiologias como para indicar a gravidade do sangramento. Ao realizar o exame físico, além dos sintomas já mencionados, dor à palpação abdominal na região epigástrica e sudorese podem estar presentes, sendo que a primeira pode ser indicativa de úlcera péptica e a segunda, acompanhada de sinais de peritonite, pode sugerir perfuração de víscera oca. Aranhas vasculares, icterícia, eritema palmar, ascite, são alguns dos sintomas indicativos de patologia hepática, direcionando a investigação etiologicamente para a hipertensão portal. Uma parte indispensável do exame físico é o exame retal, para averiguar a cor das fezes e diferenciar melena da enterorragia (IGLESIAS, 2018).

Exames laboratoriais são auxiliares no diagnóstico, como: hemograma com Ht e Hb seriados, bilirrubina total e frações, coagulograma, uréia e creatinina e eletrólitos (MARTINS *et al.*, 2019).

A endoscopia digestiva alta (EDA) é o exame padrão-ouro para diagnóstico da HDA, pois possui alta sensibilidade e especificidade, além de baixa morbidade associada. O exame deve ser realizado o mais precocemente possível após a estabilização hemodinâmica do paciente, idealmente em menos de 24 horas de admissão hospitalar.

A EDA possibilita identificar e localizar a origem do sangramento, sinais de hemorragia recente ou outros locais de potencial sangramento, além de fornecer informação prognóstica quanto ao risco de ressangramento iminente (MARTINS *et al.*, 2019; PINTO *et al.*; 2020).

Antes da endoscopia, o uso de vasoconstritores como análogos de somatoestatina permitem maior controle do sangramento. Inibidores de bomba de prótons (IBPs), como o omeprazol, ajudam a estabilizar o coágulo, porém não deve ser administrado em pacientes já sob uso de somatostatina. Além disso, o uso de eritromicina pré-endoscopia tem efeito positivo comprovado no procedimento (EASTON, 2018; MELLO 2022).

A classificação de Forrest (Tabela 1) é utilizada para avaliar as características do sangramento e estimar o risco de ressangramento, através dos achados endoscópicos. IA, IB, IIA e IIB são considerados grupos com alto risco de ressangramento; enquanto IIC e III com baixo risco (MARTINS *et al.*, 2019).

Tabela 1 Classificação de Forrest. Fonte: Forrest, 1964 (adaptada).

	Classificação	Ressangramento
Hemorragia ativa	IA – em jato	90-100%
	IB - escorrendo	80%
Sinais de hemorragia recorrente	IIA – vaso visível sem sangramento	40-60%
	IIB – coágulo aderido	20-25%
	IIC – fundo com pontos de hematina	13%
	III – fundo limpo	5%

O escore de Rockall (Tabela 2) combina elementos clínicos e endoscópicos e prevê o risco de ressangramento e mortalidade. Pontuações ≤ 2 indicam risco baixo, entre 2 e 5 risco intermediário e > 6 risco alto (SANTIESTEBAN; SANDRINO; MUSIBAY, 2018).

Tabela 2 Escore de Rockall. Fonte: Rockall, 1996 (adaptada).

Variável	Pontuação			
	0	1	2	3
Idade	< 60	60-79	> 80	
Choque	Sem choque	Pulso > 100, PAS > 100mmHg	PAS < 100 mmhg	
Comorbidades			Insuficiência cardíaca, doença coronariana ou outras doenças graves	Insuficiência renal ou hepática, carcinomatose
Diagnóstico endoscópico	Mallory-Weiss, sem lesões ou enigmas endoscópicos de hemorragia recente		Sangue no TGI alto, coágulo aderido, vaso visível ou sangramento ativo	

Outros métodos de abordagem diagnóstica podem ser utilizados quando a origem do sangramento não é identificada na EDA ou a terapêutica endoscópica foi ineficaz. A cintilografia com mapeamento de hemácias por tecnécio-99m, exame não invasivo e que não necessita de preparo, possui sensibilidade de até 93%, já a arteriografia é um método invasivo e de alto custo, indicada para pacientes com hemorragia volumosa (MARTINS et al., 2019).

▶ TRATAMENTO

A abordagem do paciente com HDA é fundamentada na reposição volêmica, controle do sangramento, e controle de infecções.

A avaliação do sangramento é essencial para determinar a necessidade de reposição volêmica. Uma ferramenta possível de ser utilizada é o Escore de Glasgow Blatchford (GBS) (Tabela 3). Em caso de escore igual a 0, o paciente poderá ser dispensado do departamento de emergência e receber tratamento ambulatorial. Porém, o GBS não é confiável para identificar pacientes de alto risco. Outros escores utilizados são os escores de Rockall, porém, o GBS apresenta maior desempenho (URBANO, 2021).

Nesse sentido, dois acessos intravenosos calibrosos devem ser estabelecidos, sendo que o uso de acesso venoso central é aceitável em casos em que for necessário (EASTON, 2018). A reposição volêmica pode ser feita com cristaloides, objetivando manter a pressão arterial média acima de 65mmHg, sendo que a transfusão de sangue é indicada quando Hb > 7, ou menor que 8 em cardiopatas ou sujeitos a procedimentos cirúrgicos ortopédicos ou coronarianos. A transfusão de concentrado de plaquetas e de plasma fresco deve ocorrer em casos de coagulopatias graves e de trombocitopenias menores que 50.000/mm³, atentando para não utilizar concentrado de plaquetas em pacientes em uso de antiagregantes plaquetários. Ainda, é possível que na revisão do ABCDE do paciente seja necessário o estabelecimento de via aérea avançada, dependendo da gravidade da hematêmese e do nível de consciência, que pode predispor aspiração (STANLEY, 2019; MELLO, 2022).

A antibioterapia profilática deve ser utilizada com ceftriaxona 1g/24 horas, acompanhado ou substituído de norfloxacino, apesar do primeiro ter maior eficácia (STANLEY, 2019; MELLO, 2022).

No tratamento medicamentoso da HDA os IBPs são utilizados em doses altas (80mg em bolus IV, seguidos por 8mg/h por 72 h) para reduzir ressangramentos (BRANDÃO et al., 2019). O uso de medicamentos vasoativos é sugerido na HDA varicosa, ocreotide IV, reduz sangramento (bolus 50 mcg) e diminui recidivas (infusão contínua 50 mcg/h por 5 dias); na HDA não varicosa, sugere-se o uso de somatostatina e vasopressina, em pacientes hemodinamicamente instáveis (ANGELI et al., 2018).

No tratamento endoscópico, a escleroterapia é preferida em casos de difícil visualização do local de sangramento, e consiste em injeção intravariceal direta ou paravariceal de agentes esclerosantes, com ou sem auxílio de agentes esclerosantes múltiplos; a ligadura elástica é a opção com maior riscos e complicações e taxas de ressangramento. A terapia endoscópica combinada apresenta menos ressangramento, diminui a permanência hospitalar e mortalidade (LAINE et al., 2021).

Tabela 3 Glasgow-Blatchford score. Fonte: URBANO, 2021.

Marcador de risco na admissão	Pontuação no escore
Ureia plasmática (mg/dL)	
≥ 38 < 47	2
≥ 47 < 58	3
≥ 58 < 147	4
> 147	6
Hemoglobina (g/dL) – Homens	
≥ 12 < 13	1
≥ 10 < 12	3
< 10	6
Hemoglobina (g/dL) – Mulheres	
≥ 10 < 12	1
< 10	6
Pressão arterial sistólica (mmHg)	
≥ 100 < 109	1
≥ 90 < 99	2
< 90	3
Frequência cardíaca > 100 bpm	1
Ocorrência de melena	1
Ocorrência de síncope	2
Hepatopatia*	2
Insuficiência cardíaca**	2
Variabilidade do escore (soma das pontuações)	0-23

* História pregressa ou evidência clínica ou laboratorial de doença hepática.
**História pregressa ou evidência clínica ou ecocardiográfica de insuficiência cardíaca.

O tratamento endoscópico é indicado para úlceras com sangramento ativo (Forrest IA e IB) ou vasos visíveis (IIA), recomenda-se a combinação de injeção de epinefrina (diluída 1:10.000) e terapia mecânica ou térmica. A terapia mecânica é feita com endoclips ou ligadura elástica, em lesões localizadas. A terapia térmica ocorre por método com contato (eletrocoagulação monopolar, bipolar, multipolar ou sonda de calor) ou sem contato (YAG-laser, Argon-laser e coagulação com plasma de argônio) (ORBIS et al., 2020; SCHMIDT et al., 2018).

Na HDA causada por Mallory-Weiss, em sangramento ativo ou com sinais de hemorragia recente, e lesão de Dieulafoy, o tratamento recomendado é a ligadura elástica ou o uso de clipes (MASSINHA; CUNHA; TOMÉ, 2020; RICH, 2018). Na esofagite ulcerosa, o tratamento endoscópico só é indicado em caso de sangramento ativo no momento da endoscopia, sendo utilizados agentes injetáveis (ORBIS et al., 2020).

REFERÊNCIAS

ANGELI, Paolo et al. EASL Clinical Practice Guidelines for the management of patients with decompensated cirrhosis. **Journal of hepatology**, v. 69, n. 2, p. 406-460, 2018.

BRANDÃO, Luiza Barbosa et al. Aspectos atuais no tratamento da Doença Ulcerosa Péptica. **Revista de Saúde**, v. 10, n. 1Sup, p. 03-07, 2019.

ANTUNES, A. S. M.; COSTA, M. A. R. C. DA. A PESSOA EM SITUAÇÃO CRÍTICA COM HEMORRAGIA DIGESTIVA ALTA: ABORDAGEM INICIAL NO SERVIÇO DE URGÊNCIA UMA REVISÃO DE ESCOPO. **Revista Ibero-Americana de Humanidades, Ciências e Educação**, v. 8, n. 6, p. 549–580, 30 jun. 2022.

CUARTAS-AGUDELO, Yuban Sebastian; MARTÍNEZ-SÁNCHEZ, Lina María. Aspectos clínicos y etiológicos de la hemorragia digestiva alta y sus escalas de evaluación. **Medicas UIS**, v. 33, n. 3, p. 9-20, 2020.

EASTON, D,L.URES, A. L. Hemorragia digestiva baja. **Clin Quir Fac Med UdelaR**. 2018

FORGERINI, Marcela. Variantes genéticas e fatores associados ao risco de hemorragia digestiva alta: um estudo de caso-controle. 2021.

FORREST, JohnA H.; FINLAYSON, N. D. C.; SHEARMAN, D. J. C. Endoscopy in gastrointestinal bleeding. **The Lancet**, v. 304, n. 7877, p. 394-397, 1974.

GOIS, A. L. et al. Hemorragia digestiva baixa – principais indicações de tratamento cirúrgico e novas perspectivas sobre manejo terapêutico conservador: Low digestive hemorrhage – main indications for surgical treatment and new perspectives on conservative therapeutic management. **Brazilian Journal of Development**, v. 8, n. 10, p. 65577–65589, 5 out. 2022.

IGLESIAS FALCONI, E. G. Paciente con Hemorragia Digestiva Alta por Varices Esofágicas. **dspace.utb.edu.ec**, 2018.

ORBIS, P. Cañamares et al. Hemorragia digestiva alta no varicosa. **Medicine-Programa de Formación Médica Continuada Acreditado**, v. 13, n. 3, p. 136-144, 2020.

LAINE, Loren et al. ACG clinical guideline: upper gastrointestinal and ulcer bleeding. **Official journal of the American College of Gastroenterology| ACG**, v. 116, n. 5, p. 899-917, 2021.

MARTINS, Angelica Arêa Leão et al. Hemorragia digestiva alta diagnóstico e tratamento: uma revisão de literatura. **Pará Research Medical Journal**, v. 3, n. 2, p. 0-0, 2019.

MASSINHA, Paulo; CUNHA, Inês; TOMÉ, Luís. Dieulafoy lesion: predictive factors of early relapse and long-term follow-up. **GE-Portuguese Journal of Gastroenterology**, v. 27, n. 4, p. 237-243, 2020.

MELLO, C. E. B.; ALVARIZ, R. C. Hemorragia Digestiva: Abordagem Clínica. **Anais da Academia Nacional de Medicina**, v. 193, n. 1, p. 84–95, 2022.

PINTO, Carolina et al. Hemorragia digestiva alta variceal y no variceal: mortalidad intrahospitalaria y características clínicas en un hospital universitario (2015-2017). **Revista médica de Chile**, v. 148, n. 3, p. 288-294, 2020.

Acesso em 11 dez 2022.

RICH, Kathleen. Overview of Mallory-Weiss syndrome. **Journal of Vascular Nursing: Official Publication of the Society for Peripheral Vascular Nursing**, v. 36, n. 2, p. 91-93, 2018.

ROCKALL, T. A. et al. Risk assessment after acute upper gastrointestinal haemorrhage. **Gut**, v. 38, n. 3, p. 316-321, 1996.

RODRIGUES, I. M. A. et al. Análise do tempo para realização de endoscopia digestiva alta de urgência/Analysis of the time to perform emergency upper gastrointestinal endoscopy. **Brazilian Journal of Development**, v. 7, n. 5, p. 44187–44203, 7 jun. 2021.

SANTIESTEBAN PUPO, Wilfredo E.; BORGES SANDRINO, René S.; MUSIBAY, Enia Ramón. Valor de la Escala de Rockall en la predicción de la mortalidad de la Hemorragia digestiva alta. **Revista Habanera de Ciencias Médicas**, v. 17, n. 5, p. 728-735, 2018.

SCHMIDT, Arthur *et al.* Over-the-scope clips are more effective than standard endoscopic therapy for patients with recurrent bleeding of peptic ulcers. **Gastroenterology**, v. 155, n. 3, p. 674-686. e6, 2018.

SILVA, Diego Adão Fanti. Eritromicina antes da endoscopia para hemorragia digestiva alta: revisão sistemática. 2022.

STANLEY, A. J.; LAINE, L. Management of acute upper gastrointestinal bleeding. BMJ, p. l536, 25 mar. 2019.

URBANO, Gustavo. Aplicação do Glasgow-Blatchford Score (GBS) e análise de sua utilidade em prever os desfechos óbito, necessidade de hemotransfusão ou necessidade de intervenção para conter o sangramento em pacientes com Hemorragia Digestiva Alta num Centro Terciário de Emergência. 2021. Dissertação (Mestrado) – Universidade de São Paulo, Ribeirão Preto, 2021.

capítulo 25

Hemorragia Digestiva Baixa

- Jessica Wanessa da Silva Correia
- Jônatan Caetano Santos da Silva

▶ INTRODUÇÃO

A hemorragia digestiva baixa (HDB) é definida pelo sangramento do trato digestivo com fonte distal ao ligamento de Treitz, no qual é o marco anatômico que delimita o fim do duodeno e início do jejuno. Na maioria dos casos, esse sangramento agudo é autolimitado e encerra-se espontaneamente, porém é necessário maior investigação e tratamento, tendo em vista a possibilidade de ressangramento que ocorre em parte dos casos. Quando se trata de pacientes idosos ou que possuem comorbidades associadas, o sangramento acontece por um período mais prolongado, de forma mais lenta ou intermitente e há aumento de mortalidade e morbidade. Entre as condições clínicas que aumentam a morbidade e mortalidade está uso de alguns medicamentos, como: ácido acetilsalicílico, anti-inflamatórios não esteroidais, glicocorticoides, anticoagulantes e agentes quimioterápicos (Brandão, 2022) Além dessas condições, há ainda a presença de história prévia de doença ulcerosa péptica, doença hepática, etilismo, insuficiência coronariana, diabetes mellitus, insuficiência renal crônica, doença arterial crônica, neoplasias malignas e história de aneurisma de aorta abdominal. Dessa forma, a presença dessas condições é um alerta para um pior desfecho clínico e manejo rápido e adequado.

▶ ETIOLOGIA

Entre as principais causas da HDB estão: diverticulose, colites, traumas, corpos estranhos, hemorroidas, endometriose, carcinoma gastrointestinal, doença inflamatória intestinal, úlceras retais, angiodisplasia, malformações arteriovenosas, enteropatia hipertensiva portal e lesão de Dieulafoy (Meguerdichian DA, 2018). No entanto, a principal causa é a doença diverticular, na qual é responsável por 30% a 50% de todos os casos de HDB em adultos. A doença diverticular colônica é marcada pelo aparecimento de divertículos na parede do cólon, nos quais são projeções saculares assintomáticas na maioria das vezes, mas que podem apresentar sangramentos ou inflamações agudas, as chamadas diverticulites (Penner, 2017).

▶ EPIDEMIOLOGIA

Caracterizada pelo sangramento de estruturas como cólon, reto ou ânus, localizadas na porção terminal do trato gastrointestinal, a hemorragia digestiva baixa (HDB) tem uma incidência de internação de 36/100.000 habitantes ao ano nos Estados Unidos (Loren, 2017), tendo maior frequência em mulheres e maior risco de ocorrência em indivíduos idosos. A presença de duas ou mais comorbidades, utilização de aspirina, pressão arterial sistólica abaixo de 115 mmH e pulsação maior que 100/minuto são fatores clínicos preditivos para o sangramento grave do cólon (Meguerdichian DA, 2018).

A taxa de mortalidade da HDB está em torno de 4%, além disso, em cerca de 80% dos casos, o sangramento cessa de forma espontânea. No entanto, por se tratar de uma emergência e não se prever quais casos resultarão em óbito, a HDB deve ser sempre tratada como um caso de risco fatal (Meguerdichian DA, 2018).

▶ MANIFESTAÇÕES CLÍNICAS

Nos casos de HDB, o paciente comumente apresenta relatos de hematoquezia que é caracterizada pela presença de sangue vivo e vermelho nas fezes ou melena, na qual é caracterizada por fezes escurecidas e com odor fétido. Além dessas condições clínicas, o paciente também pode apresentar-se com: constipação crônica; mudança do hábito intestinal; perda de peso, dor anal ou retal, diarreia e febre. Nos casos de pacientes que já apresentam sangramentos contínuos com perdas maiores que 800ml pode haver sintomas desencadeados por essa perda sanguínea, como: fraqueza, síncope, dispneia, hipotensão arterial, taquipneia e taquicardia (Meguerdichian DA, 2018) No hemograma, a hemoglobina inicial em doentes com hemorragia aguda estará no limite, já que ele está perdendo sangue total. No entanto, esse valor de hemoglobina nas 24 ou mais horas seguintes da evolução tenderá a diminuir, tendo em vista que o sangue foi diluído pelo influxo de fluido extravascular e pelo fluido administrado durante a ressuscitação volêmica. Nos pacientes com sangramento agudo, as hemácias normalmente são normocíticas, ao contrário dos pacientes com sangramento crônicos, nos quais as hemácias apresentam-se microcíticas ou ainda apresentam deficiência de ferro.

▶ DIAGNÓSTICO

O diagnóstico da HDB é fundamentalmente clínico, por isso é essencial uma anamnese completa e exame físico preciso. Deve-se procurar saber o início e duração dos achados clínicos para a distancionar a hipótese de processos patológicos com achados semelhantes e auxiliar na melhor conduta a ser adotada diante do caso. Exames complementares também serão importantes para a análise da gravidade e/ou resposta ao tratamento.

AVALIAÇÃO INICIAL

Inicialmente, é fundamental a avaliação do estado de gravidade da emergência, que pode ser obtida através dos sinais vitais: frequência cardíaca (FC) e pressão arterial

(PA), uma vez que, a hemorragia causa perda volêmica e que, por sua vez, causa redução da PA e elevação compensatória da FC (Loren, 2017). Por isso, a taquicardia, associada à hipotensão, no contexto da hemorragia digestiva, indica sangramento contínuo, sendo esses sintomas mais perceptíveis a partir da perda de 800mL de sangue. A partir disso, cabe questionar a respeito de fatores que podem camuflar uma hipotensão, como uma hipertensão arterial não controlada ou uso de medicamentos como betabloqueadores (Meguerdichian DA, 2018).

Algumas características, quando presentes, são evidências de que o sangramento tem origem acima do ligamento de Treitz, ou seja, hemorragia digestiva alta (HDA, dentre essas, as principais são os achados: hematêmese, melena, ruídos intestinais aumentados e aumento no nitrogênio uréico do sangue. No caso da hematoquezia, deve-se ter o cuidado de interpretar em conjunto com os demais sinais e sintomas, pois apesar de ser comum na HDB, também pode estar relacionado de tal velocidade cujo tempo não foi suficiente para a formação de melena (Loren, 2017).

A anamnese deve incluir questões como: dor gastrointestinal, perda de peso e mudança nos hábitos alimentares, utilização de drogas (anti-inflamatórios não esteroidais – AINES); histórias de colonoscopia recente com retirada de pólipos, aneurisma de aorta abdominal, alcoolismo, patologias hepáticas crônicas, cirurgias, radiação abdominal ou pélvica, entre outros. Além dos sinais vitais, o exame físico, deve envolver uma cuidadosa palpação do abdome, para identificar a presença de visceromegalias, massas ou ascite; anuscopia e/ou toque retal, pois pode revelar a origem da hemorragia (hemorróidas, massas, fissuras anais ou outras anormalidades) e eventual causa genitourinária do sangramento (Meguerdichian DA, 2018).

Dentre os exames complementares cabe destaque à colonoscopia, utilizada muitas vezes no atendimento inicial devido às suas características de municiar com dados importantes sobre a situação clínica do paciente, ser segura e dar a possibilidade de já tratar o sangramento, durante o procedimento (Meguerdichian DA, 2018).

Outro método diagnóstico inicial utilizado na HDB é a sigmoidoscopia flexível, indicado para a examinação retal e do lado esquerdo do cólon, especialmente em pacientes mais jovens. Em indivíduos com idades mais avançadas pode ser feita a sigmoidoscopia, desde que tenha passado pela colonoscopia antes. A sigmoidoscopia flexível permite identificar colite ulcerosa, infecciosa e isquêmica, proctite por radiação, úlcera retal solitária, hemorroidas internas e sangramentos após a retirada de pólipos (Meguerdichian DA, 2018).

A cintilografia com radionuclídeos é um exame que pode ser feito de forma relativamente rápida, permitindo a identificação de sangramentos a partir da velocidade de 0,04mL/minuto. No entanto, o exame apresenta algumas desvantagens, como não indicar uma etiologia para o sangramento; só indica a hemorragia quando está ativa; e não permite intervenção terapêutica, como alternativa a este problema existe a angiografia mesentérica. Porém, só detecta sangramentos a partir de 0,5mL/minuto, além disso, possui as mesmas desvantagens que a cintilografia com radionuclídeos (Meguerdichian DA, 2018).

DIAGNÓSTICO DIFERENCIAL

Algumas situações podem simular a presença de melena, como a ingestão de medicamentos que contém bismuto e de carvão ativado. Nos casos de hematoquezia, ela pode ser confundida com sangramento vaginal ou ainda haver hematúria macroscópica causada pela ingestão de alimentos vermelhos parcialmente digeridos, como beterraba. Já quando há hematêmese, ela pode estar sendo causada por sangramento nasofaríngeo, dental ou até mesmo pela ingestão de alimentos avermelhados (Brandão, 2022) Sendo assim, é importante realizar uma anamnese adequada e investigar outras causas que simulem os sintomas da hemorragia digestiva. Além disso, é necessário realizar o exame de sangue oculto nas fezes, no qual, por meio da substância química guaiaco, informará se realmente há sangue nas fezes e irá descartar o melena (Cave, 2022).

▶ TRATAMENTO

A maior parte dos casos de HDB resolvem-se espontaneamente com a cessação do sangramento. Porém, na emergência o que pode ser feito é a avaliação de risco, com aferição da FC e PA e reposição do volume sanguíneo perdido, com base na situação clínica atual do paciente. A recomendação da maior parte dos autores é que a proporção de plaquetas, plasma e hemácias seja de 1:1:1 ou 1:1:2. A cirurgia raramente é necessária, estando indicada nos casos de hemorragia difusa que não é interrompido com tratamento médico, sangramento periódico de divertículo e nos casos de malignidade (Meguerdichian DA, 2018).

▶ REFERÊNCIAS BIBLIOGRÁFICAS

1. LAINE, Loren. Hemorragia digestiva. *In*: KASPER, Dennis L.; FAUCI, Anthony S.; HAUSER, Stephen L.; LONGO, Dan L.; JAMESON, J. Larry; LOSCALZO, Joseph Loscalzo,. Medicina Interna de Harrison: Volumes 1 e 2. 19. ed. Porto Alegre: AMGH Editora, 2017. v. 1 e 2, cap. 57, p. 1218 – 1228. ISBN 978-85-8055-582-0; 978-85-8055-584-4.
2. Meguerdichian DA, Goralnik E. Gastrointestinal bleeding in Rosen's Emergency Medicine, 2018.
3. VELASCO, I.T, BRANDÃO, NETO R.A, SOUZA H.P., MARINO L.O, MARCHINI J.F.M, ALENCAR J.C.G. Medicina de emergência: abordagem prática. 16ª Ed. Barueri, SP. Manole. 2022.
4. FIGUEIREDO, E. *et al*. Manual de clínica médica. 2ª ed. Salvador, BA. Editora Sanar. 2020.
5. PENNER, R.M; MAJUMDAR, S.R. Approach to minimal bright red blood per rectum in adults. 2017. In S. Lee (Ed.), UpToDate. Disponível em: < https://www.uptodate.com/contents/search > Acesso em: 20 dez. 2022.
6. CAVE, D. Evaluation of suspected small bowel bleeding (formerly obscure gastrointestinal bleeding). 2022. In S. Lee (Ed.), UpToDate. Disponível em: < https://www.uptodate.com/contents/search > Acesso em: 20 dez. 2022.

capítulo 26

Diverticulite Aguda

- Natália dos Anjos Tenório
- Olívio Gabriel Ferreira Leandro de Sousa

▶ DEFINIÇÃO

A compreensão da diverticulite aguda exige o entendimento de outras duas entidades: doença diverticular e diverticulose. "Doença diverticular" é usada para descrever diverticulose assintomática e o espectro de complicações da diverticulose colônica (STRATE; MORRIS, 2019). Estimativas modernas baseadas em colonoscopia e tomografia computadorizada (TC) indicam que menos de 5% dos indivíduos com diverticulose desenvolvem diverticulite. No entanto, como mais de 50% dos americanos com mais de 60 anos de idade têm diverticulose, a diverticulite é altamente prevalente (STRATE; MORRIS, 2019).

A diverticulite é mais comum em homens do que em mulheres até a 6ª década, quando se torna mais comum em mulheres (STRATE; MORRIS, 2019). Uma dieta pobre em fibras tem sido considerada como o fator exógeno ou ambiental predominante que leva ao desenvolvimento da doença diverticular. Fatores ambientais adicionais implicados na diverticulite incluem tabagismo, uso de esteroides e medicamentos anti-inflamatórios não esteroidais e obesidade (HANNA; KAISER, 2021).

▶ FISIOPATOLOGIA

A teoria atual mais aceita que descreve o mecanismo subjacente na diverticulite aguda é o dano "traumático" ao divertículo e, posteriormente, a proliferação bacteriana (PISCOPO; ELLUL, 2020). Envolve micro ou macro perfuração com translocação de bactérias comensais através da barreira mucosa do cólon, às vezes resultando em infecções francas, incluindo formação de abscesso e peritonite (STRATE; MORRIS, 2019). Se as bactérias em proliferação romperem a parede da mucosa para envolver a parede intestinal completa, sua produção tóxica e gasosa pode eventualmente levar à perfuração intestinal (PISCOPO; ELLUL, 2020).

Ademais, vários estudos associaram diverticulite a um estado inflamatório crônico. A evidência mais convincente, embora indireta, é que muitos fatores de risco para diverticulite estão associados à inflamação crônica e sistêmica (.) O aumento da expressão de metaloproteases de matriz e histamina, que estão associadas à inflamação intestinal, também tem sido associado à diverticulite (STRATE; MORRIS, 2019).

Outrossim, em pacientes mais jovens, onde o achado de divertículos colônicos pode ser esparso, a diverticulite aguda pode ser o resultado de dano isquêmico. Todos esses fatores levam ao aumento da sensibilidade à denervação colinérgica, levando a impulsos contráteis excessivos em resposta a estímulos normais na parede diverticular. A teoria "isquêmica" sugere que impulsos contráteis de longa data do cólon causam compressão persistente dos vasos sanguíneos no pescoço diverticular (PISCOPO; ELLUL, 2020).

▶ DIAGNÓSTICO

Pacientes com diverticulite aguda podem apresentar dor, sensibilidade no quadrante inferior esquerdo, distensão abdominal e febre. Outros sintomas podem incluir anorexia, constipação, náuseas, diarreia e disúria (HANNA; KAISER, 2021). Atualmente, a TC é o método estabelecido de escolha quando comparado à US e a maioria das diretrizes cita a alta acurácia e outras vantagens da TC. Essa abordagem é o padrão-ouro tanto para o diagnóstico quanto para o estadiamento de pacientes devido à sua excelente sensibilidade e especificidade. A tomografia computadorizada também pode descartar outros diagnósticos, como patologia ovariana ou vazamento de aneurisma da aorta ou ilíaco (SARTELI Et al., 2020).

Os achados tomográficos mais sensíveis são espessamento da parede intestinal e encalhe de gordura, e os achados mais específicos incluem abscessos, sinal de seta, espessamento fascial, ar livre, divertículo inflamado, ar intramural, trato sinusal intramural e fleuma (WILKINS; EMBRY, 2013). Sendo, a ultrassonografia abdominal é uma alternativa que evita o contraste e a exposição à radiação, mas é dependente do operador e usada com mais frequência na Europa (PEERY; SHAUKAT; STRATE, 2021).

Os estudos laboratoriais iniciais incluem um hemograma completo, painel metabólico básico, urinálise e medição da proteína C-reativa (HANNA; KAISER, 2021). A PCR tem sido identificada como um biomarcador útil de inflamação, e pode ser útil na predição da gravidade clínica da diverticulite aguda, (.) um valor de corte de PCR de 170mg/l discriminou significativamente diverticulite grave de leve (sensibilidade de 87,5%, especificidade de 91,1% (SARTELI et al., 2020).

▶ TRATAMENTO

A diverticulite não complicada envolve espessamento da parede do cólon e alterações inflamatórias pericolônicas. A diverticulite complicada também inclui a presença de abscesso, peritonite, obstrução, estenose e/ou fístula e as complicações da diverticulite, com exceção da formação de fístula, ocorrem mais comumente com o primeiro episódio de diverticulite do que com episódios subsequentes.

Os antibióticos têm sido a pedra angular do tratamento para diverticulite aguda (HANNA; KAISER, 2021). Com discussão sobre a importância de ser via oral ou endovenosa e por outro lado trabalhos comparando 4 dias de antibiótico com outro grupo de 7 dias, sem diferença significativa. Quando o tratamento com antibióticos é necessário, o regime geralmente inclui agentes de amplo espectro com cobertura gram-negativa e anaeróbia. No ambiente ambulatorial, o tratamento da diverticulite leve não complicada geralmente inclui uma combinação de fluoroquinolona oral e metronidazol ou monoterapia com amoxicilina-clavulanato oral (PEERY; SHAUKAT; STRATE, 2021). Em imunocomprometidos a duração é mais longa do tratamento: 10-14 dias. Ademais, uma dieta líquida clara é aconselhada durante a fase aguda da diverticulite não complicada. A dieta deve avançar à medida que os sintomas melhoram (PEERY; SHAUKAT; STRATE, 2021).

Pacientes com fleuma ou abscesso pequeno (grau I ou II de Hinchey) podem ser tratados com repouso intestinal, antibióticos e, se apropriado, com drenagem percutânea (STRATE; MORRIS, 2019). O tratamento dos abscessos com paciente estável está baseado em drenagem percutânea associada a antibioticoterapia, naqueles maiores 3cm.

Apenas pacientes hemodinamicamente instáveis com sepse grave e/ou peritonite requerem um procedimento de Hartmann urgente (uma colectomia sigmoide com colostomia final). Mesmo entre os pacientes com peritonite purulenta ou fecal (Hinchey grau III-IV), a necessidade de uma colostomia urgente é cada vez mais questionada (STRATE; MORRIS, 2019). A utilidade de uma cirurgia não ressectiva (lavagem) tem sido extensivamente examinada até mesmo para abscessos localizados e parece ser uma ferramenta inferior para peritonite difusa (HANNA; KAISER, 2021). Por fim, sobre ressecção segmentar eletiva para pacientes com história de diverticulite esses devem entender que a cirurgia reduz, mas não elimina, o risco de diverticulite e que os sintomas gastrointestinais crônicos nem sempre melhoram com a cirurgia.

Além disso, devem evitar o uso regular (≥ 2 vezes por semana) de anti-inflamatórios não esteroidais, exceto aspirina prescrita para prevenção secundária de doenças cardiovasculares (PEERY; SHAUKAT; STRATE, 2021). Ademais, a dieta rica em fibras tem sido associada a uma redução do risco do primeiro episódio de diverticulite aguda, mas tem uma eficácia pouco clara na prevenção secundária de ataques recorrentes (HANNA; KAISER, 2021).

A colonoscopia é aconselhada após um episódio de diverticulite complicada e após um primeiro episódio de diverticulite não complicada, mas pode ser adiada se uma colonoscopia recente (dentro de 1 ano) de alta qualidade foi realizada. Pacientes com diverticulite não complicada recorrente devem seguir intervalos de rotina de rastreamento e vigilância do câncer colorretal, a menos que sintomas de alarme estejam presentes (PEERY; SHAUKAT; STRATE, 2021). Por fim, Pacientes com história de diverticulite não devem ser tratados com ácido 5-aminosalicílico, probióticos ou rifaximina para prevenir diverticulite recorrente (PEERY; SHAUKAT; STRATE, 2021).

▶ REFERÊNCIAS

CIROCCHI, R, et al. **The Management of Acute Colonic Diverticulitis in the COVID-19 Era: A Scoping Review**. Medicina (Kaunas). 2021 Oct 18; 57 (10):1127. doi: 10.3390/medicina57101127. PMID: 34684164; PMCID: PMC8538273.

HALL, J; HARDIMAN, K; LEE, S, *et al*. (2020) **The American Society of colon and rectal surgeons clinical practice guidelines for the treatment of left-sided colonic diverticulitis**. Dis Colon Rectum 63 (6):728–747

HANNA, MH; KAISER, AM. **Update on the management of sigmoid diverticulitis**. World J Gastroenterol. 2021 Mar 7; 27 (9):760-781. doi: 10.3748/wjg.v27.i9.760. PMID: 33727769; PMCID: PMC7941864.

LEE, JM; BAI, P; CHANG, J, *et al*. (2019) **Hartmann's procedure vs primary anastomosis with diverting loop ileostomy for acute diverticulitis: nationwide analysis of 2,729 emergency surgery patients**. J Am Coll Surg. 229 (1):48–55

PEERY, AF; SHAUKAT, A; STRATE, LL. **AGA Clinical Practice Update on Medical Management of Colonic Diverticulitis: Expert Review**. Gastroenterology. 2021 Feb; 160 (3):906-911.e1. doi: 10.1053/j.gastro.2020.09.059. Epub 2020 Dec 3. PMID: 33279517; PMCID: PMC7878331.

PISCOPO, Naomi; ELLUL,Pierre. **Diverticular Disease: A Review on Pathophysiology and Recent Evidence**. Ulster Med J, Epub Set, 2020; 89 (2): 83–88. PMCID: PMC7576390; PMID: 33093692.

SARTELI, Massimo *et al*.l.**2020 update of the WSES guidelines for the management of acute colonic diverticulitis in the emergency setting**. World J Emerg Surg. 2020 May 7; 15 (1):32.doi: 10.1186/s13017-020-00313-4; PMID: 32381121 PMCID: PMC7206757.

STRATE, LL; MORRIS, AM. **Epidemiology, Pathophysiology, and Treatment of Diverticulitis**. Gastroenterology. 2019 Apr; 156 (5):1282-1298.e1. doi: 10.1053/j.gastro.2018.12.033. Epub 2019 Jan 17. PMID: 30660732; PMCID: PMC6716971.

WILKINS, Thad; EMBRY, Katherine., *et al*.l. **Diagnosis and Management of Acute Diverticulitis**. Am Fam Physician. 2013; 87 (9):612-620

capítulo 27

Pancreatite Aguda

• Victória Christine de Almeida Santos

▶ DEFINIÇÃO

A pancreatite aguda é definida como a inflamação do pâncreas de maneira súbita, de modo que esse acometimento do órgão pode se estender também para os tecidos peri-pancreáticos (PINHEIRO et al., 2022). Esse distúrbio inflamatório é considerado uma das principais causas de abdome agudo nos serviços de urgência e emergência do país (MARTINEZ; FILGUEIRA, 2022) E cerca de 80% das suas etiologias estão relacionadas à litíase biliar e ao etilismo excessivo (PINHEIRO et al., 2022).

Além disso, existem outras causas possíveis para o surgimento da doença, porém de menor frequência, como: hipertrigliceridemia (acima de 1000mg/dL) (SANTOS et al., 2021), hipercalcemia, vasculite, trauma abdominal, cirurgia abdominal prévia, farmacológica (imunossupressores, diuréticos, anti-hipertensivos, estrógenos, anticonvulsivantes e antibióticos) e idiopática (geralmente relativa à microlitíase biliar) (KURY et al., 2022). É importante ressaltar que se trata de uma patologia potencialmente grave, apesar de ser dividida em casos que variam de gravidade (PINHEIRO et al., 2022) a depender da extensão da agressão sofrida pelo pâncreas.

▶ FISIOPATOLOGIA

A fisiopatologia da pancreatite aguda tem como origem a obstrução do ducto pancreático por cálculos biliares, na existência de doença litiásica prévia, mesmo que desconhecida. A presença do cálculo faz aumentar a pressão intraductal (PINHEIRO et al., 2022) e, consequentemente, enzimas pancreáticas (tripsina, fosfolipase A2 e elastase) são ativadas e extravasadas de forma inadequada no parênquima. Esse extravasamento é responsável pela autodigestão do órgão e dos tecidos peri-pancreáticos, o que ocasiona o processo inflamatório. Em algumas situações há o surgimento de necrose (MARTINEZ; FILGUEIRA, 2022).

Quanto à fisiopatologia no que concerne ao etilismo, o abuso da ingesta alcoólica predispõe o efeito tóxico direto dessa substância sobre os ácinos pancreáticos (PINHEIRO et al., 2022). Dessa maneira, há liberação de muitas enzimas ativadas e formação de agregados proteicos que obstruem o ducto pancreático, propiciando todo o processo descrito anteriormente (CARVALHO et al., 2022).

▶ DIAGNÓSTICO

Para o diagnóstico dessa enfermidade, faz-se necessário pelo menos dois critérios de um tripé composto por: manifestação clínica sugestiva, alteração nos exames laboratoriais e achados característicos de pancreatite aguda nos exames de imagem (KURY et al., 2022). Assim sendo, as manifestações são variáveis a depender do grau de gravidade em que o doente se encontra no momento, indo de desconforto abdominal leve a sinais de irritação peritoneal.

No caso de um quadro leve, cuja característica é o edema do pâncreas (pancreatite intersticial), os sinais e sintomas mais comuns são: dor intensa em andar superior do abdome – dor em barra – com irradiação para dorso, além de náuseas, vômitos, distensão abdominal, desidratação, taquicardia, posição antálgica (genupeitoral) e ruídos hidroaéreos diminuídos. É justificável encontrar icterícia em alguns pacientes, entretanto, isso não significa necessariamente obstrução do ducto pancreático devido ao cálculo biliar, uma vez que isso pode ocorrer pelo edema da cabeça do pâncreas (PINHEIRO et al., 2022).

Já nos casos graves, a pancreatite é chamada de necrosante e o paciente apresenta a taquicardia e a desidratação ditas anteriormente, mas com outras repercussões hemodinâmicas associadas, como a hipotensão. Nessas situações, geralmente, coexistem: dor à descompressão brusca do abdome, dispneia, febre, ruídos hidroaéreos diminuídos ou abolidos, equimose e hematoma periumbilicais (sinal de Cullen) ou em flancos (sinal de Grey-Turner), que são indicadores de hemorragia retroperitoneal e importantes preditores de mau prognóstico (PINHEIRO et al., 2022).

Com relação aos exames laboratoriais, a principal alteração esperada é a elevação das enzimas amilase ou lipase para três vezes ou mais o limite superior dos valores de referência (SANTOS et al., 2021). Essas enzimas começam a aumentar sua concentração sérica a partir de duas horas do início do quadro clínico. A lipase sérica possui sensibilidade semelhante à amilase, porém é mais específica. Por isso, alterações no resultado da lipase são mais precisos na determinação da doença. Outra questão é que ela permanece elevada por mais tempo do que a amilase (PINHEIRO et al., 2022).

Quanto aos exames de imagem, podem ser utilizados: Ultrassonografia, Tomografia Computadorizada e Ressonância Magnética. A Ultrassonografia é indicada para verificar a presença de cálculos na vesícula biliar ou no ducto hepático comum, ou seja, identifica a etiologia. A visualização do pâncreas nesse tipo de exame é prejudicada pela presença de gás nas alças intestinais (PINHEIRO et al., 2022).

Dessa forma, é necessário realizar uma Tomografia de abdome no intuito de caracterizar o pâncreas, se há edema ou necrose parenquimatosa. Como também descartar outros possíveis diagnósticos, uma vez que a pancreatite aguda faz diagnóstico diferencial com úlcera péptica perfurada, isquemia mesentérica, obstrução intestinal, aneurisma de Aorta abdominal, cólica biliar, apendicite e diverticulite (MARTINEZ; FILGUEIRA, 2022).

Ademais, o resultado da Tomografia auxilia na estratificação da gravidade da pancreatite no momento inicial. Para isso, existe a classificação de Balthazar, que vai de

A-E e divide os achados tomográficos da seguinte forma: (A) Pâncreas sem alterações; (B) Aumento do Pâncreas; (C) Inflamação pancreática ou da gordura peri-pancreática; (D) Coleção líquida peri-pancreática única; (E) Duas ou mais coleções líquidas e/ou gás livre na cavidade peritoneal (PINHEIRO et al., 2022). Com isso, as classes D e E apresentam pior prognóstico e maior índice de mortalidade do que as classes A, B e C.

Nesse sentido, quanto maior for a porcentagem de parênquima pancreático necrosado identificado pela Tomografia, maiores são as complicações e a mortalidade. No que diz respeito à realização desse exame, o melhor é que seja feito na vigência de contraste endovenoso. No entanto, quando o paciente for alérgico, pode-se optar pela Ressonância Magnética, visto que possuem acurácias semelhantes (PINHEIRO et al., 2022).

Para definir a gravidade da pancreatite aguda existem algumas classificações, como o Escore de Atlanta e a Escala de Ranson. Pelo Escore de Atlanta, a doença é qualificada em leve, moderadamente grave e grave. Ela é leve quando não há disfunção orgânica/sistêmica nem complicações locais. É moderadamente grave quando apresenta complicações, sejam elas sistêmicas ou locais unidas à disfunção orgânica com duração menor que 24 horas. Já a grave ocorre quando a disfunção orgânica dura mais do que 48 horas ou existe falência de múltiplos órgãos (SOUZA et al., 2016).

A fim de realizar a classificação pela Escala de Ranson, são necessárias 48 horas de hospitalização do doente para determinar o prognóstico e a morbimortalidade (AZEVEDO; FAGUNDES, 2022). Nessa escala são utilizados 11 parâmetros, cujos valores de referência levam em consideração a etiologia da doença (se biliar ou alcoólica): idade do doente, leucócitos, desidrogenase lática, aspartato aminotransferase e glicemia no momento da admissão. Após 48 horas, são analisados: queda do hematócrito, aumento da ureia nitrogenada, cálcio sérico, PO_2 arterial, déficit de base e perda de fluidos. Se o paciente apresentar três ou mais critérios, a pancreatite é considerada severa, e se obtiver mais de sete critérios estabelecidos, a taxa de mortalidade torna-se maior que 90% (FERREIRA et al., 2015).

▶ TRATAMENTO

Para manejar a pancreatite aguda da melhor forma possível, é imprescindível conhecer a etiologia da doença, a gravidade e o prognóstico, além de prevenir complicações, inclusive as infecciosas, proporcionar aporte nutricional, analgesia e hidratação (VALVERDE-LÓPEZ et al., 2022). No início do quadro é fundamental tratamento de suporte e sintomáticos. Ademais, a depender da gravidade, o leito em Unidade de Terapia Intensiva (UTI) pode ser útil (CARVALHO et al., 2022).

Quanto à dieta, a nutrição enteral auxilia na proteção intestinal. Nos quadros leves da enfermidade, a dieta por via oral pode ser administrada se o quadro álgico tiver diminuído (ESMER, 2021).

Por outro lado, a hidratação intravenosa agressiva precoce pretende evitar a hipovolemia e o choque. Ela leva em conta a frequência cardíaca, a pressão arterial média, a pressão venosa central e o débito urinário. Preferencialmente, deve-se utilizar soro

Ringer Lactato (250-500ml por hora), a menos que existam outras contraindicações que impeçam infundir esse volume no paciente (SANTOS *et al.*, 2021).

Na ocorrência de pancreatite necrosante infectada, é importante atentar-se à antibioticoterapia, com predileção pelo uso de carbapenêmicos, pois possuem uma boa penetração no tecido pancreático (VALVERDE-LÓPEZ *et al.*, 2022). Nesse sentido, o tratamento pode requerer intervenção cirúrgica, assim como na etiologia biliar faz-se indispensável a colecistectomia ou a Colangiopancreatografia Retrógrada, dependendo do contexto (CARVALHO *et al.*, 2022).

▶ REFERÊNCIAS

PINHEIRO, Francisco Edes da Silva *et al.* Pancreatite aguda: fisiopatologia, achados imagenológicos, manifestações clínicas e diagnóstico. **Research, Society and Development**, [s. l.], 19 set. 2022. Disponível em: https://rsdjournal.org/index.php/rsd/article/view/34811/29234. Acesso em: 1 dez. 2022.

MARTINEZ, Euber Joe Jurado; FILGUEIRA, Michelle de Jesus Pantoja. PERFIL EPIDEMIOLÓGICO DAS INTERNAÇÕES POR PANCREATITE AGUDA NO ESTADO DO TOCANTINS ENTRE 2010 E 2019. **Revista de Patologia do Tocantins** , [s. l.], 30 jun. 2022. Disponível em: https://sistemas.uft.edu.br/periodicos/index.php/patologia/article/view/10777/20191. Acesso em: 1 dez. 2022.

SANTOS, Bárbara Paula da Silva *et al.* 87Com. Ciências Saúde. 2021; 32 (1):87-91A etiologia incomum de pancreatite aguda: será que é hipertrigliceridemia?. **Com. Ciências Saúde**, [s. l.], 13 ago. 2021. Disponível em: https://revistaccs.escs.edu.br/index.php/comunicacaoemcienciasdasaude/article/view/849/483. Acesso em: 2 dez. 2022.

KURY, Laís Albernaz *et al.* PANCREATITE AGUDA E PSEUDOCISTO PANCREÁTICO: RELATO DE CASO. **Revista Científica da FMC**, [s. l.], 14 set. 2022. Disponível em: http://www.fmc.br/ojs/index.php/RCFMC/article/view/539/275. Acesso em: 1 dez. 2022.

CARVALHO, Pérola Fernandes Ribeiro de *et al.* PANCREATITE AGUDA: UMA REVISÃO NARRATIVADA LITERATURA. **REVISTA CIENTÍFICA SAÚDE E TECNOLOGIA**, [s. l.], 7 jun. 2022. Disponível em: https://www.recisatec.com.br/index.php/recisatec/article/view/145/116. Acesso em: 2 dez. 2022.

SOUZA, Gleim Dias de *et al.* ENTENDENDO O CONSENSO INTERNACIONAL PARA AS PANCREATITES AGUDAS: CLASSIFICAÇÃO DE ATLANTA 2012. **ABCD Arq Bras Cir Dig**, [s. l.], 23 mar. 2016. Disponível em: https://www.scielo.br/j/abcd/a/3F8Pf75xsVMZ6q9nd4FPSKB/?format=pdf&lang=pt. Acesso em: 1 dez. 2022.

AZEVEDO, Barbra Rafaela de Melo Santos; FAGUNDES, Djalma José. DIAGNÓSTICO DIFERENCIAL ENTRE PANCREATITE AGUDA BILIAR E NÃO BILIAR: QUAL A IMPORTÂNCIA DOS TESTES LABORATORIAIS?. **ABCD, arq. bras. cir. dig.**, [s. l.], 25 nov. 2022. Disponível em: https://www.scielo.br/j/abcd/a/3QXrxrRcNpR3bLnBxCFCBws/?lang=en. Acesso em: 5 dez. 2022.

FERREIRA, Alexandre de Figueiredo *et al.* ACUTE PANCREATITIS GRAVITY PREDICTIVE FACTORS: WHICH AND WHEN TO USE THEM?. **ABCD, arq. bras. cir. dig.**, [s. l.], 14 set. 2015. Disponível em: https://www.scielo.br/j/abcd/a/k4zCLQbgkpbTTjyTcsssKXK/?lang=en#. Acesso em: 5 dez. 2022.

VALVERDE-LÓPEZ, Francisco *et al.* Pancreatite aguda. **Med Clin (Barc)**, [s. l.], 8 mar. 2022. Disponível em: https://pubmed.ncbi.nlm.nih.gov/35277268/. Acesso em: 5 dez. 2022.

ESMER, David. Tolerância alimentar imediata em pacientes com pancreatite biliar aguda leve. **Cirugia y cirujanos**, [s. l.], 15 dez. 2021. Disponível em: https://pubmed.ncbi.nlm.nih.gov/33784280/. Acesso em: 3 dez. 2022.

capítulo 28

Coledocolitíase

- Alan de Castro Nabor
- Leonardo Martins Aboim Inglês
- Maria Eduarda Lima Santos da Silva
- Poliany Maria de Oliveira

▶ DEFINIÇÃO

O termo cálculo, que possui o mesmo significado da designação popular pedra, é utilizado para nomear massas sólidas, esféricas, ovais ou facetadas, compactas, de consistência argilosa a pétrea, que se formam em determinados órgãos. A palavra litíase é um sinônimo que, quando usado como sufixo ao nome do órgão afetado, indica condições específicas.

Diante disso, coledocolitíase é a presença de cálculos no ducto biliar comum, também conhecido como ducto colédoco. Trata-se de uma condição que pode ser classificada como primária ou secundária de acordo com o seu ponto de origem. Na coledocolitíase primária, os cálculos surgem inicialmente no ducto biliar comum, enquanto na coledocolitíase secundária, os cálculos surgem na vesícula biliar e migram para o colédoco.

O paciente pode apresentar desde um até vários cálculos. Na coledocolitíase primária, os cálculos são, geralmente, pigmentares marrons e correspondem a pigmentos biliares precipitados associados ao colesterol. Por sua vez, na coledocolitíase secundária, os cálculos são, em sua maior parte, de colesterol.

▶ EPIDEMIOLOGIA

A forma primária da coledocolitíase corresponde a apenas 10% dos casos dessa condição. Desse modo, a principal etiologia, especialmente nos países ocidentais, é a migração de cálculos originados na vesícula biliar que chegam ao ducto colédoco por meio do ducto cístico.

A coledocolitíase corresponde a uma das principais complicações da colelitíase, que é a presença de cálculos na vesícula biliar, condição mais frequente em indivíduos do sexo feminino, gestantes, idosos e também naqueles com níveis elevados de lipídios séricos. Assim, deve-se fazer uma boa avaliação dos pacientes com colelitíase, tendo em vista que os portadores de coledocolitíase são assintomáticos em cerca de 50% dos casos.

Nesse contexto, aproximadamente 6 a 10% da população desenvolve colelitíase, e, desses, 10% evoluem apresentando cálculo no colédoco, sendo que essa incidência varia de acordo com a faixa etária do paciente, podendo aumentar cerca de 20 a 25% nos idosos. Ademais, estima-se que a coledocolitíase seja encontrada em 4,6 a 18,8% dos pacientes no momento da realização de colecistectomia.

▶ FISIOPATOLOGIA

A patologia em questão é caracterizada pelo aparecimento de cálculos formados na vesícula biliar, os quais, antes de chegar até o ducto colédoco, passam pelo ducto cístico. Os cálculos primários são causados pela redução ou pela interrupção do fluxo biliar, o que é chamado de estase biliar, podendo ser causada por tumores, cálculos secundários, estenose biliar e estenose papilar. Os cálculos secundários servem como um alerta cirúrgico.

▶ QUADRO CLÍNICO

A avaliação clínica é essencial nessa patologia, uma vez que a maior parte dos pacientes não apresenta sintomas; logo, o diagnóstico pode ser incidental. Pode-se observar, na clínica da coledocolitíase, colúria, acolia fecal, colangite (infecção do trato biliar), náuseas, êmese, hiporexia, febre e dor no quadrante superior direito, mas também pode acontecer especificamente no epigástrio. Essa última é referida principalmente após o paciente alimentar-se. O desconforto abdominal pode, ainda, ser classificado como dor constante ou intermitente, além de visceral ou profunda. Alguns pacientes podem manifestar uma pancreatite associada; nestes casos, a dor vai ser irradiada e profusa. Os acometidos com a patologia podem apresentar alterações da função hepática e pancreática, o que pode ser detectado nos exames laboratoriais. A dor referida pelo paciente pode cessar quando os cálculos são expelidos de forma espontânea ou removidos cirurgicamente. O quadro clínico vai depender do tamanho e da quantidade dos cálculos biliares, bem como de outros fatores, como a alimentação.

No exame físico, o paciente pode apresentar icterícia, vesícula biliar palpável e dor à palpação do quadrante superior direito. Também é possível achar febre, hipotensão, taquicardia, desnutrição, perda de peso e escoriações traumáticas, decorrentes de um prurido intenso. A icterícia é um achado importante, pois aproximadamente 33% dos pacientes que a apresentam estão com coledocolitíase.

Como complicações, pode-se ter, por exemplo, colangite, colecistite, abscessos hepáticos, síndrome colestática e pancreatite aguda biliar. Quando não há a retirada dos cálculos, a obstrução das vias biliares pode evoluir para uma condição de destruição do tecido hepático. A cirrose e a hipertensão portal seriam decorrentes de uma obstrução crônica. Em relação à pancreatite, deve-se tomar um cuidado maior, haja vista que pode ocasionar graves manifestações e até a morte do paciente. Também é importante destacar outras possíveis complicações, como: diabetes, ascite, trombose de vasos do baço, pseudocistos e derrame pleural.

▶ DIAGNÓSTICO

Para os casos de suspeita, a partir do quadro clínico supracitado de coledocolitíase, o diagnóstico pode ser elucidado com a associação de dados laboratoriais e de imagem.

Como principais alterações laboratoriais, têm-se as elevações nos níveis de fosfatase alcalina, bilirrubina total, gama-glutamiltransferase (gama-GT), transaminase oxalacética (TGO) e transaminase pirúvica (TGP). O aumento das taxas laboratoriais, assim como os sinais e sintomas clínicos, não são específicos e possuem pouco valor para conclusão diagnóstica, servindo na maioria dos casos para complementação da investigação.

Referente à investigação mediante exames de imagem, tem-se como primeiro a ser realizado a ultrassonografia (USG). A USG será utilizada para verificar se há ou não dilatação dos ductos, tratando-se de um exame simples e de baixo custo.

Como seguimento, deve haver a estratificação do paciente em alto risco (1 fator muito forte ou 2 fatores fortes), risco intermediário (1 fator forte ou 1 fator moderado) e baixo risco (sem fatores preditivos associados). Como classificação dos fatores, tem-se: muito forte (coledocolitíase vista em USG, colangite aguda e BT > 4mg/dL), forte (colédoco dilatado e BT 1,8 – 4,0mg/dL) e moderado (alteração de AST/ALT, idade > 55 anos e pancreatite aguda biliar).

Como exemplo de outros exames de imagem, pode-se citar: colangiopancreatografia por ressonância magnética (CPRM), ultrassom endoscópico (UE), colangiopancreatografia retrógrada endoscópica (CPRE), colangioressonância e, até mesmo, colangiografia intraoperatória (CIO) e ultrassom laparoscópico (UL). A CPRM é muito utilizada para pacientes com risco intermediário, perdendo desempenho de sensibilidade para cálculos menores. A CPRE é mais invasiva, sendo muito indicada para casos de alto risco por já possuir propriedade terapêutica. O UE é muito utilizado para pequenos cálculos e em pacientes com risco intermediário, todavia é um exame invasivo e de custo elevado. A CIO e o UL são exemplos de exames intraoperatórios, sendo reservados a casos mais específicos.

▶ TRATAMENTO

O tratamento escolhido pode variar conforme a disponibilidade de recursos e métodos, a estratificação do paciente quanto ao risco de coledocolitíase, o momento em que se realiza o diagnóstico e até mesmo a experiência dos profissionais envolvidos na terapêutica, bem como a preferência do paciente. Em função das complicações associadas à coledocolitíase, é imprescindível que todos os pacientes — sintomáticos ou não — sejam tratados. As principais complicações são a colangite aguda, caracterizada por infecção bacteriana das vias biliares, e a pancreatite aguda, que pode ser desencadeada pela estase do ducto pancreático principal secundária à presença do cálculo na região mais distal do ducto colédoco.

Há situações — menos comuns — em que o cálculo tem origem primária ou intra-hepática. Frente a tal contexto clínico, o tratamento preconizado é a anastomose biliodigestiva. Como já vimos, no entanto, os casos mais prevalentes de coledocolitíase são de cálculos advindos da vesícula biliar, o que os configura como secundários. Sendo assim, a investigação da colelitíase tende a determinar a conduta para pacientes com coledocolitíase, de acordo com o momento da descoberta do acometimento ductal.

Nos casos em que se descobre a presença do cálculo no ducto colédoco *antes* da realização da colecistectomia, está indicada a CPRE pré-operatória; essa abordagem também se aplica ao paciente com alto risco de coledocolitíase, de modo que a CPRE serve tanto para confirmação diagnóstica quanto para intervenção terapêutica. Realiza-se, nesse procedimento, uma papilotomia endoscópica, com uso de eletrocautério, para expandir a papila duodenal e garantir maior abertura à passagem do cálculo.

Alguns pacientes, por outro lado, podem ter a coledocolitíase confirmada apenas *durante* a realização da colecistectomia laparoscópica (diagnóstico intraoperatório). Quando isso ocorre, a conduta consiste em realizar ELVB (exploração laparoscópica de via biliar) ou CPRE, sendo esta intra ou pós-operatória.

▶ REFERÊNCIAS

1. BRASIL, Ministério da Saúde. **Colangiopancreatografia Endoscópica Retrógrada Pré-cirúrgica no Tratamento de Coledocolitíase.** Secretaria de ciência, tecnologia e Insumos estratégicos, Departamento de gestão e incorporação de tecnologias em saúde, Coordenação de avaliação e monitoramento de tecnologias. Brasília, DF. 2019.
2. BRASIL, Ministério da Saúde. **PORTARIA Nº 39, DE 24 DE JULHO DE 2019.** Secretaria de Ciência, Tecnologia e Insumos Estratégicos. Brasília, DF. 2019.
3. BRASILEIRO FILHO, G. **Bogliolo.** Patologia Geral. 9ª ed. Rio de Janeiro: Guanabara Koogan, 2016.
4. GULLO, C. et al. **Coledocolitíase: da suspeita ao diagnóstico/Choledocholithiasis: from suspicion to diagnose.** Arquivos Médicos dos Hospitais e da Faculdade de Ciências Médicas da Santa Casa de São Paulo, p. 35–41, 2019.
5. LIMA, Leonardo Santos. **Tratamento da colelitíase com coledocolitíase concomitante, em estágio único, no regime ambulatorial e com análise de custo-efetividade.** 131 f.: il. Tese (Doutorado) – Programa de Pós-graduação em Clínica Cirúrgica, Faculdade de Medicina de Ribeirão Preto, Universidade de São Paulo, Ribeirão Preto, 2022.
6. MCNICOLL, CF. PASTORINO, A. FAROOQ, U. FROEHLICH, MJ. ST HILL, CR. **Choledocholithiasis.** In: *StatPearls*. Treasure Island (FL): StatPearls Publishing; July 15, 2022.
7. MELO, C. G. et al. **Coledocolitíase: da suspeita ao diagnóstico.** Arq Med Hosp Fac Cienc Med Santa Casa São Paulo. 62 (1):35-41. 2017.
8. PINHEIRO, F. E. da S. et al. **Acute pancreatitis: pathophysiology, imaging findings, clinical manifestations and diagnosis.** Research, Society and Development, [S. l.], v. 11, n. 12, p. e427111234811, 2022.
9. SABISTON. **Tratado de cirurgia: A base biológica da prática cirúrgica moderna.** 19ª ed. Saunders. Elsevier, 2014.
10. SANTANA, J. M. et al. **Colecistopathies and the treatment of their complications: a systematic review of literature.** Brazilian Journal of Health Review, v. 4, n. 1, p. 3597–3606, 24 fev. 2021.

capítulo 29

Colecistite Aguda

- Leonardo Martins Aboim Inglês
- João Alberto Feijó França
- Josué de Oliveira Leitão
- Renato Barbosa Ferreira

▶ DEFINIÇÃO

A colecistite aguda é uma doença inflamatória da vesícula biliar que pode ocorrer pela obstrução do ducto cístico por colelitíase, com prevalência de 90-95%, a qual remete a etiologia calculosa, ou, ainda, pode ocorrer colecistite aguda de natureza acalculosa em 5-10% dos casos (GALLAHER, 2022).

▶ EPIDEMIOLOGIA

Quanto à epidemiologia, a colecistite aguda é um dos principais diagnósticos gastrointestinais presentes nos atendimentos emergenciais, mais de 90% das colecistites agudas estão associadas à colelitíase, sua complicação mais comum, já os outros 10% correspondem à sua forma alitiásica, que também corresponde a uma maior morbimortalidade. Essa doença possui maior prevalência em mulheres até os 50 anos, posteriormente a prevalência se iguala para ambos os sexos, e em pessoas com fatores de risco como idade, obesidade, doença hepática, exposição hormonal e diabetes (GRACIANO, 2019).

▶ FISIOPATOLOGIA

Os cálculos biliares são bastante comuns, tendo uma prevalência de 10 a 15% nos adultos, sendo os cálculos de colesterol mais comuns e aparecendo de acordo com o avanço da idade, sexo, raça, história familiar, gravidez e paridade. Porém, cerca de 80% dos cálculos biliares são assintomáticos (WILKINS, T. *et al.*, 2017).

A colecistite aguda litiásica ocorre devido à obstrução do ducto cístico, que acarretará em um aumento da pressão intraluminal da vesícula biliar, que, em concomitância à supersaturação de colesterol na bile, leva a uma resposta inflamatória aguda, a qual, em 20% dos casos, pode progredir com infecção bacteriana secundária, sendo as mais comuns a *Escherichia coli*, *Klebsiella* e *Streptococcus faecalis*. Já a colecistite alitiásica tem origem multifatorial e é associada a estase biliar, bem como pode ocorrer por micro oclusões da vasculatura da vesícula biliar. A estase é relacionada a casos de íleo paralítico e jejum prolongado, enquanto a isquemia advém de lesões endoteliais secundárias em pacientes críticos. Além disso, a colecistite alitiásica pode progredir com gangrena, empiema e perfuração em até 50% dos casos (GALLAHER, 2022).

A progressão da colecistite aguda litiásica pode ser divida em três etapas.

1. Fase inflamatória: caracterizada por congestão e edema da parede da vesícula biliar, aparecendo entre 2 a 4 dias após o início dos primeiros sintomas.
2. Fase hemorrágica: a necrose inicial e hemorragia da parede da vesícula podem levar a sua perfuração, e, por sua vez, peritonite biliar. Essa fase costuma ocorrer após 3 a 5 dias do início dos sintomas.
3. Fase crônica ou purulenta: é caracterizada pela infiltração leucocitária, tecido necrótico em estado mais avançado e supuração, a qual pode aparecer após 6 dias do início dos sintomas.

Também pode-se apresentar quadro de colecistite aguda nas formas enfisematosa, devido a formação de gás na parede da vesícula biliar, por anaeróbios formadores de gás. Além de colecistite aguda por torção da vesícula biliar, levando a um comprometimento do suprimento sanguíneo ao órgão, a qual ocorre mais em idosos (WILKINS, T. *et al.*, 2017).

▶ DIAGNÓSTICO

A suspeita clínica para os casos de colecistite aguda consiste nos quadros com sinais e sintomas de dor constante do quadrante superior direito, febre (podendo apresentar complicações ou não), náusea e vômitos (por volta de 50% dos casos). Ao exame físico, pode-se observar icterícia (potencialmente estando associada a coledocolitíase, colangite, pancreatite, hepatite e peritonite biliar filtrante); Sinal de Murphy (patognomônico de colecistite, apresentando sensibilidade entre 62 e 79% e uma especificidade de cerca de 96%); plastrão, defesa e dor em hipocôndrio direito; e vesícula palpável.

Para a devida análise laboratorial, deve ser investigada a contagem de células sanguíneas, teste de função hepática, nível de bilirrubina e nível de lipase sérica. Como principais alterações laboratoriais, observa-se leucocitose com desvio para a esquerda ao hemograma e, ao hepatograma, elevação de transaminases, fosfatase alcalina, bilirrubinas e amilase. Vale ressaltar que o quadro clínico e as alterações laboratoriais supracitadas podem ser comuns a diversas patologias, portanto servem como complemento ao diagnóstico e não como uma forma de concluí-lo, devendo ser realizada a continuidade da investigação e a análise dos diagnósticos diferenciais.

Referente aos exames de imagem, utiliza-se como método inicial de investigação a ultrassonografia abdominal (USG). A USG é um exame de custo relativamente baixo, fácil acessibilidade, curta duração e ausência de radiação ionizante, apresentando sensibilidade de 80–85% e especificidade de 80–95% para colecistite aguda. Além disso, o método é capaz de detectar a presença de cálculos, o espessamento da parede da vesícula, a distensão da vesícula, o Sinal de Murphy ultrassonográfico e a presença de líquido peri-vesicular. Na USG, é possível verificar os achados de 3 grandes cálculos hiperecogênicos, com sombra acústica posterior, bem como líquido pericolecístico (Figura 1).

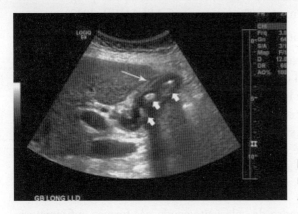

Figura 1 Ultrassonografia Transabdominal de um Paciente com Colecistite Aguda. Fonte: WILKINS, T. et al., 2017.

Como exemplos de outros exames de imagem utilizados no procedimento de investigação diagnóstica da colecistite aguda, tem-se: Tomografia computadorizada (TC), cintilografia hepatobiliar com escaneamento de ácido iminodiacético hepático (HIDA), ressonância magnética e ressonância magnética colangiopancreatografia.

Na HIDA de um paciente com colecistite aguda litiásica verifica-se ausência de enchimento da vesícula biliar, o que indica obstrução do ducto cístico (Figura 2).

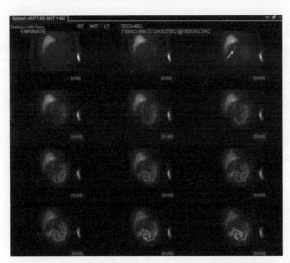

Figura 2 Hida de um Paciente com Colecistite Aguda. Fonte: WILKINS, T. et al., 2017.

Na TC, observa-se a presença de áreas de alta densidade na gordura perivesicular (encalhamento de gordura perivesicular), distensão da vesícula biliar, espessamento mural e fluido perivesicular, sendo esse exame utilizado para auxiliar na identificação de alterações que não foram completamente elucidadas pelo ultrassom e em casos com mais de um sinal de gravidade (Figura 3).

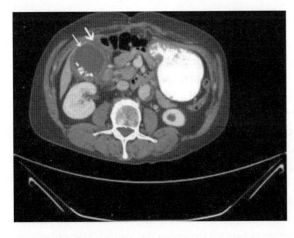

Figura 3 TC de Paciente com Colecistite Aguda. Fonte: WILKINS, T. *et al.*, 2017.

A RM também é utilizada para auxiliar na identificação de alterações que não foram completamente elucidadas pelo ultrassom e para avaliar possíveis complicações, possuindo utilidade na identificação de achados como: cálculos biliares, espessamento ou edema da parede da vesícula biliar, distensão da vesícula biliar e presença de fluido perivesicular ou ao redor do fígado. A cintilografia possui sensibilidade de 96% e especificidade de 90% para colecistite aguda, tornando-se útil para casos de exames de ultrassonografia equivocados e suspeita de colecistite aguda acalculosa.

Assim, através dos exames supracitados será possível concluir o diagnóstico para colecistite aguda. Segundo as diretrizes de Tóquio, um diagnóstico suspeito seria aquele que apresentasse pelo menos um sinal local de inflamação e pelos menos um sinal sistêmico de inflamação. Já um diagnóstico confirmado seria aquele que apresenta pelo menos um sinal local de inflamação e pelos menos um sinal sistêmico de inflamação e um achado através de exame de imagem (sinal de Murphy ecográfico, espessamento da parede vesicular, distensão vesicular, cálculo impactado, coleção pericolecística e edema da parede vesicular). O esquema descrito pode ser observado nas tabelas abaixo.

Tabela 1 Fonte: Adaptado de Tokyo Guidelines 2018, diagnostic criteria and severity grading of acute cholecystitis.

Sinais locais de (Critério A)	Sinais sistêmicos de inflamação (Critério B)	Achados dos exames de imagem (Critério C)
• Sinal de Murphy • Massa, dor ou sensibilidade aumentada no quadrante superior direito	• Febre • PCR elevado • Leucocitose	• Achados de imagem característicos de colecistite aguda

Tabela 2 Fonte: Adaptado de Tokyo Guidelines 2018, diagnostic criteria and severity grading of acute cholecystitis.

Diagnóstico Suspeito	Diagnóstico Confirmado
• Sinal local de inflamação + Sinal sistêmico de inflamação (A + B)	• Sinal local de inflamação + Sinal sistêmico de inflamação + Achados dos exames de imagem (A + B + C)

▶ TRATAMENTO

O tratamento da colecistite aguda não complicada consiste na hidratação venosa, antibioticoterapia de sete há dez dias, repouso alimentar, correção eletrolítica, além de analgesia. Sendo que, dentre as opções de antibioticoterapia incluem o uso de ampicilina e um aminoglicosídeo, mas também pode-se lançar mão de cefalosporinas e ampicilina-sulbactam e em pacientes imunossuprimidos necessita de uma cobertura mais ampla com o uso adicional de metronidazol, piperacilina-tazobactam e levofloxacino.

Ademais, o tratamento para colecistite alitiásica é por meio da drenagem percutânea, mas o tratamento cirúrgico tem que ser considerado, pois à alta incidência de gangrena, perfuração e empiema, sendo a cirurgia aberta utilizada com mais frequência.

O tratamento definitivo de eleição é a colecistectomia laparoscópica, dentro de 72h após a apresentação inicial dos sintomas considerando as condições clínicas do paciente. Dentre as indicações de colecistectomia estão a presença de cólica biliar, colecistite aguda ou crônica e a colecistite acalculosa. A colangiografia operatória pode ser realizada durante o procedimento cirúrgico, no qual os cálculos podem ser removidos no processo ou após com a colangiopancreatografia retrógrada endoscópica (CPRE).

De modo geral a preferência pela colecistectomia videolaparoscópica, consiste em diminuir o trauma cirúrgico, por apresentar um menor índice de reação metabólica, imunológica e inflamatória em relação a cirurgia aberta. Contudo a conversão para cirurgia aberta é maior nos casos de colecistopatia calculosa aguda do que na crônica.

▶ REFERÊNCIAS

1. ARAÚJO, P. da C. et al. **Imaging findings in acute cholecystitis, its complications and treatment.** Research, Society and Development, [S. l.], v. 11, n. 12, p. e332111234801, 2022.
2. COSTA, Ludmila Rodrigues Oliveira. NETO, Olival Cirilo Lucena da Fonseca. **Colangite aguda: da tríade de Charcot aos critérios de Tóquio.** Revista Sociedade Brasileira de Clínica Médica.19 (2):139-44. 2021.
3. GALLAHER, J. R.; CHARLES, A. Acute Cholecystitis: A Review. **JAMA**, v. 327, n. 10, p. 965–975, 8 mar. 2022.
4. GOLDMAN, Lee. AUSIELLO, Dennis. **Cecil Medicina Interna.** 24. ed. Saunders Elsevier, 2012.
5. GRACIANO, Annah Rachel; SQUEFF, Fabiano Alves. **Perfil epidemiológico da colelitíase no Brasil: análise de 10 anos.** Rev. Educ. Saúde, v. 7, n. 2, p. 111-117, 2019.
6. JUNIOR, E. S. Et al. **Abordagem diagnóstica e tratamento da colecistite aguda: uma revisão narrativa.** Revista Eletrônica Acervo Saúde, v. 13, n. 9, p. e8772, 23 set. 2021.
7. MAYA, Maria Cristina et al. **Colecistite aguda: diagnóstico e tratamento.** Revista Hospital Universitário Pedro Ernesto. [S.l.], v. 8, n. 1, abr. 2014.
8. WILKINS, T. et al. Gallbladder Dysfunction: Cholecystitis, Choledocholithiasis, Cholangitis, and Biliary Dyskinesia. **Primary Care: Clinics in Office Practice**, Gastroenterology. v. 44, n. 4, p. 575–597, 1 dez. 2017.
9. YOKOE, M. HATA, J. TAKADA, T. Et al. **Tokyo Guidelines 2018: diagnostic criteria and severity grading of acute cholecystitis (with videos).** J Hepatobiliary Pancreat Sci. 25 (1):41-54. 2018.

capítulo **30**

Insuficiência Hepática Aguda

- Lays Lorene Matos Vieira
- Luana Beatriz Leandro Rodrigues

▶ DEFINIÇÃO

A insuficiência hepática aguda (IHA) acontece em indivíduos sem doença hepática crônica fibrótica ou cirrótica manifestada anteriormente. Caracteriza-se por um processo inflamatório agudo hepático, com etiologias diferentes e achados clínicos diversos (WENDON, 2017; VELASCO, 2022).

Nos casos graves de IHA, o paciente pode evoluir com disfunção hepática ou até em outros órgãos (WENDON, 2017).

As hepatites A, E e B são as causadoras predominantes da etiologia de insuficiência hepática aguda, em todo o mundo (especialmente na Ásia e na África). Dentre as hepatites virais a hepatite B (HBV), desencadeia um maior número de casos, embora os mesmos venham reduzindo por causa da vacinação, entretanto a mortalidade é superior nas infecções por hepatite A (HAV) e E (HEV) (WENDON, 2017).

A lesão hepática induzida por drogas, por sua vez é a causa mais comum de IHA na Europa. Pode acontecer por superdosagem de forma acidental ou motivação suicida. Além disso, em algumas áreas, isso ocorre predominantemente por overdose de paracetamol (WENDON, 2017). Contudo, só acontece após o uso superior a 4g dentro de 24 horas (VELASCO, 2022).

Outras drogas podem estar associadas a hepatotoxidade como as antituberculose (em particular isoniazida), antibióticos (em particular nitrofurantoína e cetoconazol), antiepilépticos (em particular fenitoína e valproato), anti-inflamatórios não esteroides, dentre outras medicações como propiltiouracil e dissulfiram (WENDON, 2017).

A hepatite autoimune, apresenta elevação das globulinas (VELASCO, 2022). Além disso, vai levantar suspeita quando o paciente apresentar outras doenças autoimune (WENDON, 2017).

A etiologia pode ser indeterminada, visto que em alguns pacientes, o evento causal não é identificado ou não se reconhece um fenótipo viral (WENDON, 2017).

▶ FISIOPATOLOGIA

Secundária à alguma etiologia, há um processo inflamatório agudo, que leva a necrose das células do fígado, desencadeando o aumento das aminotransferases. Dessa forma, acarreta alterações nos exames de função hepática (VELASCO, 2022).

A elevação das enzimas hepáticas não corresponde necessariamente a extensão da lesão, além de acontecer por causas hepáticas ou extra-hepáticas (VELASCO, 2022).

▶ DIAGNÓSTICO

Os achados podem variar dependendo da etiologia da doença, porém há manifestações comuns às diferentes causas. A presença de acolia fecal, colúria e icterícia é bastante frequente. Além de hepatomegalia, dor em hipocôndrio direito e febre (VELASCO, 2022).

Elevação de bilirrubina direta, TGO, TGP, fosfatase alcalina, gama-glutamiltransferase, somado à leucocitose, náuseas, emese e sorologia reagente denota o quadro das hepatites virais agudas (VELASCO, 2022).

A hepatite induzida por medicação relaciona-se com alguns sintomas incomuns, como alterações vasculares, imunoalérgicas ou fibróticas (VELASCO, 2022).

Na IHA, há um declínio nas funções hepáticas, desencadeando um declínio na elaboração dos fatores de coagulação. Por isso, equimoses e sangramentos podem fazer parte do quadro clínico da doença (WENDON, 2017).

Para um diagnóstico de qualidade é essencial uma boa avaliação clínica contemplando uma boa anamnese. Por isso, é essencial a pesquisa de possíveis medicações em uso, história de tentativa de suicídio, viagem para áreas endêmicas de hepatites virais, história de doença autoimune, abuso ou dependência de álcool e outras comorbidades que possam ser úteis na investigação. Ademais, exames complementares podem ser necessários para identificar ou excluir possíveis etiologias e analisar o quadro atual do paciente (WENDON, 2017; VELASCO, 2022).

Na análise laboratorial é necessário inúmeros exames, dentre eles é válido solicitar PT, INR, LDH, bilirrubina direta, bilirrubina indireta, creatina. Avaliação da função renal, débito urinário e ureia. E os exames específicos para cada possível etiologia a ser investigada (WENDON, 2017).

Se a etiologia que está sendo considerada é alguma hepatite viral é de extrema importância que seja realizado a triagem sorológica, como HBsAg, anti-HBc IgM (HBV DNA) para HBV; anti-HAV IgM para HVA; e anti-HEV IgM para HEV (WENDON, 2017).

A triagem toxicológica e a aferição da quantidade circulante do paracetamol no sangue devem ser realizadas na admissão de todos os pacientes. Algumas vezes o paracetamol é indetectável no momento da apresentação, dessa forma a etiologia deve ser baseada na apresentação clínica, história e resultados laboratoriais típicos (WENDON, 2017). Para diagnosticar a IHA desencadeada por drogas, é necessário o uso prévio de alguma medicação, afastar a possibilidade de uma doença hepática e ocorrer melhora do quadro clínico após suspender o remédio (VELASCO, 2022).

Em geral, a investigação para hepatite autoimune pode ser feita com dosagem de perfil de globulinas e autoanticorpos como ANA, ASMA, anti-antígeno hepático solúvel, ANCA, tipagem HLA. Entranto, algumas vezes a positividade desses exames estejam ausentes. Dessa forma é necessário a biópsia hepática para determinar o diagnóstico (WENDON, 2017).

Muitas vezes os pacientes com IHA correm o risco de evoluir com hipovolemia, levando a redução do volume sanguíneo central efetivo, podendo chegar até mesmo à uma encefalopatia hepática (EH) (WENDON, 2017).

▶ TRATAMENTO

Esses pacientes devem ser vistos como um todo, uma vez que são pacientes graves e que podem ter um tempo de internamento elevado, muitas vezes necessitando de cuidados em terapia intensiva. Recomenda-se atenção quanto ao débito urinário, possíveis distúrbios eletrolíticos e variações de glicemia, já que a hipoglicemia é comum na IHA. Além disso, realizar profilaxias como a de úlceras e estimular sempre a nutrição oral fazem parte de uma boa conduta. Entretanto, o risco benefício, da via para nutrição, deve ser avaliado individualmente (WENDON, 2017; VELASCO, 2022).

Para esses pacientes sempre com depleção de volume é preferível fazer fluido cristaloide, para aumentar o volume sistólico e débito cardíaco, sempre evitando o excesso, visto que um balanço hídrico fortemente positivo pode aumentar a mortalidade. Em casos de persistência de hipotensão mesmo após a reposição com volume, é indicado iniciar tratamento com vasopressores, utilizando dose baixa adicional de vasopressina (1–2 unidades/hora) (WENDON, 2017).

Para caso de controle glicêmico pode ser realizado com infusão de insulina com metas de glicose no sangue entre 8,3–10,0mmol/L (WENDON, 2017).

Os pacientes que evoluem para EH muitas vezes podem progredir com hipóxia ou insuficiência respiratória, dessa forma necessitando de suporte invasivo de vias aéreas (WENDON, 2017).

Além de todas as medidas que já foram iniciadas nos pacientes, devemos tratar a causa base (WENDON, 2017).

Abstinência alcoólica e uso de corticosteroides fazem parte do tratamento da IHA induzida por álcool (VELASCO, 2022).

A terapia específica para hepatite B inclui uso de análogos de nucleosídeos. Na hepatite C, utiliza-se antivirais depois da 12ª semana de sintomas. Já para os tipos virais A e E, não há um tratamento preciso (VELASCO, 2022).

Pacientes com insuficiência hepática aguda por paracetamol, devem ser tratados com ressuscitação volêmica adequada, podem precisar do seu antídoto (N-acetilcisteína) e possivelmente necessite de terapia renal substitutiva para tratar a acidose (WENDON, 2017).

Na hepatite autoimune, o tratamento com esteroides pode ser eficaz se administrado precocemente, em caso de falha de melhora em sete dias deve levar à listagem para transplante hepático (WENDON, 2017).

É necessário estar sempre atento com esses pacientes, visto que eles possuem um alto risco de evoluir com infecção, sepse e choque séptico. Em documentos recentes esses pacientes apresentam normalmente pneumonia (50%), infecções do trato urinário (22%), bacteremia induzida por cateter intravenoso (12%) e bacteremia espontânea (16%). Sendo assim geralmente é recomendado fazer profilaxia e controle de infecção com antibiótico de amplo espectro, muitas vezes usando antibiótico parenteral (WENDON, 2017).

▶ REFERÊNCIAS

1. WENDON, Julia et al. EASL Clinical Practical Guidelines on the management of acute (fulminant) liver failure. **Journal of hepatology**, v. 66, n. 5, p. 1047-1081, 2017.
2. VELASCO, Irineu Tadeu et al. **Medicina de emergência**: abordagem prática. 16ª edição. Santana de Parnaíba: Manole, 2022.

capítulo 31

Encefalopatia Hepática

- David Venâncio Mariano
- Leonardo Ramos Pimental Santana
- Rodrigo Siqueira de França

▶ DEFINIÇÃO

A encefalopatia hepática (HE) é uma síndrome neuropsiquiátrica a qual se desenvolve no curso de doença hepática aguda ou crônica, decorrente de uma insuficiência hepática ou shunt porto-sistêmico. É uma das principais causas de hospitalização e morbidade de pacientes cirróticos.

▶ FISIOPATOLOGIA

O dano neurológico e o declínio cognitivo devido à disfunção hepática são o resultado de fatores derivados do sangue que afetam a permeabilidade e alteram a integridade da barreira hematoencefálica. Na cirrose, fatores que em situação normal não atravessam a BHE acabam conseguindo entrar no cérebro, e outras moléculas como a amônia, que naturalmente atravessam a BHE, disseminam-se no cérebro e estimulam vias fisiopatológicas, causando efeitos deletérios. Na figura abaixo pode-se observar graficamente esse processo.

Apesar de a fisiopatologia da EH não ser totalmente esclarecida, o envolvimento da amônia é incontestável, porém é importante ressaltar que o aumento na sua concentração arterial nem sempre é acompanhado dos sintomas de HE. Da mesma forma, a correlação entre amônia e a gravidade de HE nem sempre é verdadeira. A produção desse componente se dá pela digestão de proteínas, desaminação de aminoácidos e atividade de urease bacteriana. Após isso, o fígado faz com que os níveis de amônia sejam reduzidos na circulação sistêmica, de modo a manter uma quantidade em torno de 35 a 50 µM.

Outrossim, sua produção e utilização também ocorre por meio de diversas reações químicas em vários órgãos, como rins, cérebro e músculos. Desse modo, quando o fígado tem sua função prejudicada por algum distúrbio, o metabolismo da amônia é alterado e ocorre seu acúmulo. Ela exerce seus impactos nocivos através de uma diver-

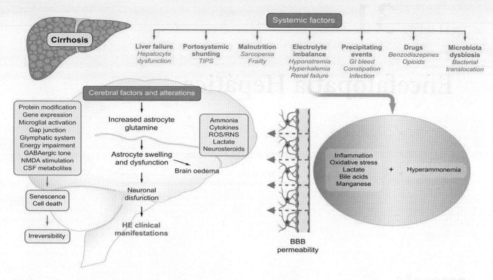

Figura 1 Fonte: Journal of Hepatology (2020).

sidade de vias, como inchaço celular, inflamação, estresse oxidativo, disfunção mitocondrial, interrupção da bioenergética celular, alterações no pH e alterações no potencial de membrana.

Além da amônia, a inflamação e o estresse oxidativo desempenham papel importante nessa doença. Nesse sentido, o fígado quando em processo inflamatório exacerba o funcionamento anormal da barreira hematoencefálica e desencadeia a neuroinflamação. O estresse oxidativo, comum na cirrose, pode prejudicar a permeabilidade da BHE porque as espécies reativas de oxigênio (e nitrogênio) são altamente reativas com lipídios, proteínas e DNA. Já se observou que o excesso de amônia induz a disfunção de neutrófilos e libera espécies reativas de oxigênio, levando ao estresse oxidativo sistêmico e à inflamação de modo a agravar os efeitos deletérios da hiperamonemia no cérebro. Pode-se citar também que os ácidos biliares e o manganês possuem influência na neuroinflamação, pois ambos estão elevados no sangue de pacientes com comprometimento hepático terminal e se acumulam no cérebro.

▶ DIAGNÓSTICO

O diagnóstico de Encefalopatia Hepática deve ser realizado em diferentes etapas. A primeira consiste na identificação dos sinais clínicos da doença, no qual o padrão ouro é o critério de West-Haven, em que se avalia a consciência, comportamento, achados neurológicos do paciente e eletroencefalograma. Esse critério, apesar de ser o mais utilizado, é realizado de maneira subjetiva, apresentando limitações. Os sinais clínicos da patologia são divididos em estágios, de 0 a 4, em que o primeiro representa ausência de quaisquer manifestações de distúrbios neurológicos, enquanto o último significa que o paciente se encontra em estado de coma (Kiminami *et al.*, 2017).

Tabela 1 Classificação da gravidade da encefalopatia hepática. Fonte: Revista Qualidade HC (2020).

Grau	Consciência	Intelecto/ Comportamento	Achados neurológicos	EEG
0	Normal	Normal	Normal ou testes psicomotores alterados	Normal
1	Déficit de atenção leve	Concentração prejudicada, confusão leve	Apraxia, asterixis leve ou tremor	Normal ou com os achados iguais aos do grau 2
2	Letargia	Desorientação, comportamento inadequado	Asterixis evidente, discurso lento e distorcido	Ondas trifásicas com atividade de onda lentificada (5 ciclos/segundo).
3	Sonolento mas responsivo	Desorientação grave, agressividade	Asterixis +, rigidez muscular e clonias. Hiperreflexia e Babinski positivo	Ondas trifásicas com atividade de onda lentificada (5 ciclos/segundo)
4	Coma	Coma	Postura de descerebração, asterixis ausente e rigidez	Atividade delta. Atividade de onda muito lentificada (2-3 ciclos/segundo)

Porém, esses sinais são inespecíficos, sendo necessário um diagnóstico diferencial com outras doenças neurodegenerativas. Por isso, deve-se avaliar se o paciente apresenta suspeita de insuficiência hepática, através de sua história clínica, antecedentes patológicos e testagem da amônia sérica, visto que é o principal marcador em casos dessa patologia. Além disso, a tomografia de crânio, ressonância magnética ou eletroencefalograma podem auxiliar nesse diagnóstico diferencial. A ressonância magnética, por exemplo, é eficiente para demonstrar um achado comum na insuficiência hepática e encefalopatia, que é hiperintensidade em T1 dos gânglios da base.

Caso os níveis de amônia no sangue não estejam alterados, deve-se investigar outros distúrbios nervosos ou metabólicos que justifiquem os sinais e sintomas apresentados pelo paciente. Contudo, se o paciente apresentar níveis de amônia elevados, é importante reforçar o diagnóstico através de exames laboratoriais, como radiografia de tórax, EAS, urocultura, hemoculturas eletrocardiograma, dosagem sérica de toxinas, dentre outros, para investigar a presença de fatores precipitantes característicos da Encefalopatia Hepática. Dentre esses fatores, pode-se destacar peritonite bacteriana, hipocalemia, hiponatremia, sepse, infecção urinária, pneumonia (Amodio et al., 2018).

▶ TRATAMENTO

A encefalopatia hepática é causa relevante de hospitalização e representa custos diretos e indiretos aos serviços de saúde. Está associada a mau prognóstico em termos de sobrevivência e subsequentes recaídas de EH manifestada e é uma causa de má qualidade de vida para os doentes e um fardo para os cuidadores. Além disso, os pacientes têm maior risco de quedas e baixa capacidade de mobilidade diária, e isso está associado a uma renda mais baixa. Assim, a otimização da gestão da EH é relevante.

As principais tarefas para o manejo de um episódio de EH manifestada, seja isoladamente ou no contexto de EH recorrente, são detectar e tratar os fatores precipitantes, se houver, e limpar os intestinos, de modo que a amônia e possivelmente outras substâncias tóxicas derivadas do intestino/microbiota, no sangue são reduzidas.

Principais fatores precipitantes da encefalopatia hepática:
- Infecção (PBE, ITU, Pneumonia, celulite).
- Sangramento TGI
- Diuréticos
- Distúrbios renais e hidroeletrolíticos
- Constipação
- Ingesta excessiva de proteína
- Drogas (benzodiazepínicos, narcóticos).
- Piora aguda da função hepática
- TIPS (comunicação entre um ramo portal intra-hepático e a veia supra-hepática).

O tratamento da EH clínica deve ser realizado da seguinte forma:
- Manter a ingesta proteica (1,2g/kg/dia de proteína) e 35-40kcal/kg/dia.
  - Opção 1: Lactulose 20ml VO ou SNG de 6/6 horas (ajustar para 2 a 3 evacuações pastosas/dia).
    Tratamento inicial. Dissacarídeo não absorvível: efeito prebiótico e laxativo
  - Opção 2: Enema de lactulose (lactulose 300ml mais 700ml de água destilada por via retal até 3 vezes ao dia.
  - Opção 3: Metronidazol 250mg VO de 12/12h
    Obs. 1: O tratamento da EH mínima não é rotineiramente preconizado.
    Obs. 2: É importante fornecer as seguintes orientações aos pacientes:
    – Aderência ao tratamento e controle das evacuações, ajustando as evacuações e evitando a obstipação
    – Detecção precoce da recorrência
    – Não dirigir
    – Suporte nutricional
    Obs. 3: Pacientes com encefalopatia persistente devem ser considerados para transplante hepático.
  - Critérios de gravidade:
    Avaliar critérios para ACLF (acute-on-chronic liver disease) e se presentes:
    – Tratar disfunções de órgãos
      Considerar antibiótico empírico se ACLF ≥ 2
    – Considerar vaga de UTI de ACLF ≥ 2 ou encefalopatia grau
    Classificação de ACLF conforme os critérios do consórcio EASL-CLIF
    ACLF grau 1
    – Com falência renal isolada (creatinina ≥ 2mg/dL).
    – Com falência de 1 órgão (fígado, coagulação, circulatória e respiratória) com creatinina 1,5- 1,9mg/dL OU encefalopatia ligeira a moderada
    – Com falência cerebral e creatinina 1,5-1,9mg/dL

ACLF grau 2
– Com falência de 2 órgãos
ACLF grau 3 – com falência de ≥ 3 órgãos.
Se ausentes: reavaliar periodicamente

▶ REFERÊNCIAS

1. GALLAND, F. A. B. Efeito da amônia sobre a atividade astroglial no hipocampo de ratos Wistar. www.lume.ufrgs.br, 2013.
2. ROSE, C. F. *et al*. Hepatic encephalopathy: Novel insights into classification, pathophysiology and therapy. Journal of Hepatology, v. 73, n. 6, p. 1526–1547, 1 dez. 2020.
3. RUDLER, M. *et al*. Diagnosis and Management of Hepatic Encephalopathy. Clinics in Liver Disease, v. 25, n. 2, p. 393–417, maio 2021.
4. Amodio, P. Hepatic encephalopathy: Diagnosis and management. *Liver Int*. 2018; 38: 966– 975. https://doi.org/10.1111/liv.13752
5. KIMINAMI, Daniel Ossamu Goldschmidt; GONÇALVES, Pedro Paes Leme. Encefalopatia Hepática na Emergência. **Revista Qualidadehc**, São Paulo, v. 1, n. 1, p. 1-4, nov. 2020. Disponível em: https://protocolos.hcrp.usp.br/exportar-pdf.php?idVersao=843. Acesso em: 27 nov. 2022.
6. PROTOCOLO-ENCEFALOPATIA-HEPATICA-HU-UFSC. Disponível em: https://gastro.paginas.ufsc.br/files/2015/08/PROTOCOLO-ENCEFALOPATIA-HEPATICA-HU-Telma-e-Leo.pdf. Acesso em 20 dez. 2022.

capítulo 32

Síndrome Hepatorrenal (SHR).

- Eveline Borges da Silva
- Gabriel Andrade Santos

▶ INTRODUÇÃO

A síndrome hepatorrenal (SHR) é uma complicação grave em pacientes com cirrose, hipertensão portal e insuficiência hepática avançada ou aguda grave, cujo mecanismo fisiopatológico primário é a redução da perfusão renal secundária à vasoconstrição renal.[1] Tal processo é mediado por alterações na função circulatória desses pacientes, em especial a vasodilatação da circulação arterial esplênica, resultando na ativação dos sistemas vasoativos endógenos: o sistema renina-angiotensina-aldosterona (SRAA); sistema nervoso simpático (SNS); e hormônio antidiurético (HAD).[2] Outros fatores que agravam a hipoperfusão renal são a diminuição do débito cardíaco em pacientes com cardiomiopatia associada à cirrose e a injúria renal imunomediada, devido à inflamação sistêmica que é comum em cirróticos descompensados.[1,3]

De acordo com a clínica, a SHR pode se apresentar como uma insuficiência renal rapidamente progressiva (tipo 1) ou de evolução mais estável (tipo 2), ambas as formas associadas ao decréscimo na taxa de filtração glomerular (TFG) e no fluxo sanguíneo renal (FSR).[3] É considerado um evento da doença hepática de mau prognóstico, com uma taxa de sobrevida de dias até meses, que não possui nenhum marcador diagnóstico específico, sendo necessária a exclusão de outras possíveis causas de insuficiência renal.[4] Contudo, a SHR é potencialmente reversível e seu tratamento consiste numa série de medidas terapêuticas que objetivam o restabelecimento da função renal e uma melhora da sobrevida a curto prazo. Assim, é possibilitado que mais pacientes consigam o transplante hepático – considerado o tratamento de escolha para doença hepática em estágio terminal.[2]

▶ FISIOPATOLOGIA

As alterações sistêmicas encontradas na SHR têm, como base, a vasodilatação arterial sistêmica, iniciado por substâncias vasodilatadoras produzidas no fígado, principalmente óxido nítrico (NO), que atuam localmente na circulação arterial esplênica, promovendo sua vasodilatação[5,6]. Tudo isso, decorrente de um fígado cirrótico o qual aumentou a resistência do fluxo sanguíneo provocando a hipertensão portal[7]. Entretanto, em estágios iniciais da cirrose a vasodilatação é contrabalanceada por um aumento do débito cardíaco, às custas da frequência cardíaca, chamado estado hiperdinâmico[2].

Porém em estágios mais avançados da doença os fatores vasodilatadores, além do NO, como o peptídeo relacionado ao gene da calcitonina, substância P, monóxido de carbono e canabinoides endógenos não conseguem ser compensados pelo estado anterior, sendo ativados barorreceptores localizados no seio carotídeo, arco aórtico, ventrículo esquerdo e no aparelho justaglomerular[2,8]. Para tanto, o SNS aumenta a produção de norepinefrina, e o SRAA provoca a retenção de H_2O e Na^+ agravando a taquicardia e a vasoconstrição renal[9]. Há ainda, o estímulo à hipófise que liberará o HAD, atuando no aumento de tônus da musculatura lisa e maior retenção de H_2O que Na^+, ocasionando uma hiponatremia dilucional e a ascite[1,2].

Com a progressão da cirrose hepática e a falha de mecanismos compensatórios para a manutenção da circulação, consequências da cardiomiopatia cirrótica, ou seja, alterações nas funções sistólica e diastólica, hipertrofia das câmaras cardíacas, diminuição da pré-carga, em razão da restrição do retorno venoso cardíaco[2]. Há também, vasoconstrição cutânea, muscular, cerebral e renal – correlacionável aos níveis de renina plasmática – provocando lesão renal e diminuição da TFG. Associado a isso, temos o aumento de citocinas inflamatórias, decorrente de uma translocação bacteriana intestinal e/ou peritonite bacteriana espontânea[1,2,7]. A translocação bacteriana trata-se da passagem de espectro de genes do leito vascular intestinal para o sistema periférico e outros órgãos, devido a permeabilidade vascular alterada, tais genes são responsáveis pela codificação de moléculas pró-inflamatórias por meio de receptores específicos, chamados receptores de reconhecimento de padrões, como receptor toll-like 4 (TRL-4)[7,8]. Todavia há também a possibilidade de exacerbação de citocinas pro-inflamatórias sem que haja uma infecção bacteriana documentada[7].

▶ DIAGNÓSTICO

Os critérios atualmente aceitos para o diagnóstico da SHR incorporam os critérios para o diagnóstico de injúria renal aguda (IRA), que são aumento da creatinina sérica (Cs) de 0,3mg/dL nas últimas 48 horas ou aumento percentual de creatinina superior a 50% do valor da creatinina basal, uma vez suspeita-se de SHR como exclusão de outras doenças renais associadas a cirrose hepática e ascite que apresentam elevação da Cs, oligúria, com sedimento urinário normal, proteinúria mínima ou ausente e excreção urinária de sódio muito baixa[8,9,10]. O estabeleceu-se então os seguintes critérios para diagnóstico da SHR:

Critérios diagnósticos para SHR
Doença hepática aguda ou crônica com presença de insuficiência hepática avançada, hipertensão portal e ascite
Lesão Renal Aguda definida de acordo com a nova diretriz como um aumento na creatinina sérica de 0,3mg/dL ou mais em 48 horas ou mais de 50% de aumento em 7 dias
Sem melhora da Cs após pelo menos 48 horas de retirada de diuréticos e expansão de volume com albumina (1g/kg de peso corporal até 100g/dia)

Critérios diagnósticos para SHR (*continuação*)
Ausência de outras causas aparentes de lesão renal aguda, incluindo choque, infecção bacteriana, perda de líquidos, tratamento atual ou recente com drogas nefrotóxicas, ausência de evidência ultrassonográfica de obstrução ou doença renal parenquimatosa
Outros critérios: • Volume de urina < 500ml/dia • Na na urina < 10mEq/L • Proteinúria > 500mg/dia • Microhematúria (> 50 RBC/HPF)

Fonte: HASSAN et al. 20219.

Houve também a classificação da SHR devido a diferenças clínicas e de manejo da doença, as quais estão presentes abaixo:

SHR	
Tipo 1	Tipo 2
Progressão rápida	Progressão lenta
Aumento de Cs basal em < 2 semanas	Poderá evoluir para SHR-1
Precipitação espontânea, ainda que possa iniciar com: infecções bacterianas, hemorragia gastrointestinal, procedimentos cirúrgicos ou hepatite aguda superposta à cirrose, e PBE	Sinais de insuficiência hepática e hipotensão arterial de menor intensidade que SHR-1
Prognóstico ruim	Melhor prognóstico
Sobrevida de +/- 30 dias	Sobrevida de 6-7 meses
Redução de FSR e TFG	

Fonte: Adaptado Tratado de gastroenterologia[3,10].

Busca-se atualmente novos marcadores diagnósticos para SHR para que se estabeleça precocemente o seu diagnóstico, de modo a iniciar rapidamente seu tratamento, tais como: cistatina C, proteína de b-traços ou prostaglandina D-sintase, microglobulina beta-2, dimetilargininas, incluindo dimetilarginina assimétrica e simétrica (SDMA), lipocalina associada à gelatinase neutrofílica (NGAL)[9,10].

▶ TRATAMENTO

Tendo em vista a progressiva vasodilatação dos vasos esplênicos, uma possível estratégia terapêutica para a SHR-1 é o uso de vasoconstritores associados à infusão de albumina intravenosa (IV).[4] Dentre os vasopressores, a terlipressina, uma análoga do HAD, é considerada droga de primeira escolha. Geralmente, ela é capaz de induzir resposta terapêutica (redução da Cs < 1,5mg/dL) e é administrada a uma dose inicial de 0,5 a 1mg IV bolus, a cada 4 ou 6 horas.[3] Em pacientes respondedores, é observada uma evolução hemodinâmica inicial: melhora na função circulatória, elevação da PA e volume urinário nas primeiras 24 horas.[2] A redução da Cs acontece após essas mudanças, sendo que uma queda de menos de 25% da Cs após 72 horas indica falha de resposta precoce, podendo-se então elevar a dose para 2mg IV bolus, a cada 4 ou 6 horas (dose máxima de 12mg/dia).[2,4] A terlipressina deve ser descontinuada após, no máximo, 14 dias de tratamento sem melhoria da função renal, na ocorrência de efeitos cardiovasculares adversos ou em hiponatremia grave.[3,4]

A albumina deve estar associada em qualquer regime de vasoconstritores e tem uma dosagem preconizada de 1 g/kg/dia (dose máxima de 100 g) no primeiro dia, com aumento para 20 a 40 g/dia. No entanto, a administração deve ser cessada caso seu valor sérico ultrapasse 4,5 g/dL ou se houver edema pulmonar.[3,4] Na ausência da terlipressina, o regime de vasoconstritores recomendado envolve uma associação de: midodrina, um agonista alfa-adrenérgico oral em doses de 7,5-12,5mg 3x/dia; e octreotide, um análogo da somatostatina subcutâneo em doses de 100-200µg de 8/8 horas.[3] A noradrenalina (um agonista alfa, beta 1 e beta 2-adrenérgico) é mais uma opção terapêutica, administrada via infusão IV contínua em doses de 0,5-3mg/hr.[4]

Outro tipo de tratamento é o shunt portossistêmico intra-hepático transjugular (TIPS), o qual reduz a pressão portal e diminui o desenvolvimento da ascite.[12] Assim, dentro de 4 semanas, o TIPS pode melhorar a TFG e excreção urinária de sódio significativamente.[4] Limitações no uso desse tratamento incluem o aumento da frequência de episódios de encefalopatia hepática, além de ser contraindicação em pacientes com função hepática comprometida.[12] De modo semelhante ao TIPS e a terapia com vasoconstritores/albumina, o tratamento com um método de diálise com albumina (MARS) promove a melhora na função renal e possível reversão da SHR, aumentando a taxa de sobrevida pós-transplante hepático.[11,12] Por fim, o transplante hepático, apesar de ser a forma de tratamento com maior impacto e de eleição para SHR-1 e SHR-2, a sobrevida dos pacientes antes de realizá-lo é curta, sendo o escore de MELD utilizado como um critério de priorização e eleição do transplante.[2]

O manejo da SHR-2, por apresentar um caráter mais estável, visa as intervenções nas complicações associadas, como ascite refratária, hiponatremia dilucional ou infecções. Além disso, há o tratamento específico que busca a reversão da SHR e consequente maior sobrevida pós-transplante. Desse modo, pacientes SHR-2 também estão sujeitos ao uso de vasopressores e TIPS com critérios de elegibilidades atingidos (bilirrubina < 5mg/dL, MELD ≤ 15 e Child-Pugh < 12), sem episódios prévios ou atuais de encefalopatia hepática.[4]

▶ REFERÊNCIAS

1. BIGGINS, Scott W. et al., Diagnosis, Evaluation, and Management of Ascites, Spontaneous Bacterial Peritonitis and Hepatorenal Syndrome: 2021 Practice Guidance by the American Association for the Study of Liver Diseases, **Hepatology**, v. 74, n. 2, p. 1014–1048, 2021.
2. **Tratado de Gastroenterologia** – Da Graduação à Pós-graduação, Schilioma Zaterka, Jayme Natan Eisig, eds. 2ª ed, São Paulo: Editora Atheneu, 2016.
3. MINDIKOGLU, Ayse L.; PAPPAS, Stephen C., New Developments in Hepatorenal Syndrome, **Clinical Gastroenterology and Hepatology**, v. 16, n. 2, p. 162-177.e1, 2018.

4. BITTENCOURT, P. L., & Zollinger, C. C. Manual de Cuidados Intensivos em Hepatologia – 2ª Edição. **Manole**, 2017
5. SCHRIER, R. W. *et al.*, Peripheral arterial vasodilation hypothesis: a proposal for the initiation of renal sodium and water retention in cirrhosis, **Hepatology (Baltimore, Md.)**, v. 8, n. 5, p. 1151–1157, 1988.
6. SALERNO, Francesco *et al.*, Diagnosis, prevention and treatment of hepatorenal syndrome in cirrhosis, **Gut**, v. 56, n. 9, p. 1310–1318, 2007.
7. FRANCOZ, Claire *et al.*, Hepatorenal Syndrome, **Clinical Journal of the American Society of Nephrology : CJASN**, v. 14, n. 5, p. 774–781, 2019.
8. OJEDA-YUREN, Alicia S. *et al.*, An Integrated Review of the Hepatorenal Syndrome, **Annals of Hepatology**, v. 22, p. 100236, 2021.
9. HASAN, Irtiza *et al.*, Hepatorenal syndrome: pathophysiology and evidence-based management update, **Romanian Journal of Internal Medicine = Revue Roumaine De Medecine Interne**, v. 59, n. 3, p. 227–261, 2021.
10. ANGELI, Paolo *et al.*, News in pathophysiology, definition and classification of hepatorenal syndrome: A step beyond the International Club of Ascites (ICA) consensus document, **Journal of Hepatology**, v. 71, n. 4, p. 811–822, 2019.
11. MITZNER, Steffen R. *et al.*, Improvement of hepatorenal syndrome with extracorporeal albumin dialysis mars: Results of a prospective, randomized, controlled clinical trial, **Liver Transplantation**, v. 6, n. 3, p. 277–286, 2000.
12. RÖSSLE, Martin; GERBES, Alexander L, TIPS for the treatment of refractory ascites, hepatorenal syndrome and hepatic hydrothorax: a critical update, **Gut**, v. 59, n. 7, p. 988 LP – 1000, 2010.

parte V

Urgências e Emergências Endócrinas

Capítulo 33 ■ Cetoacidose metabólica

Capítulo 34 ■ Estado hiperglicêmico hiperosmolar (EHH).

Capítulo 35 ■ Hipoglicemias

Capítulo 36 ■ Crise tireotóxica

capítulo 33

Cetoacidose Diabética

- Paulo Henrique Alves da Silva
- Voney Fernando Mendes Malta
- Maria Clara de Sousa Lima Cunha

▶ DEFINIÇÃO

A cetoacidose diabética (CAD) é uma complicação aguda hiperglicêmica. É uma emergência potencialmente fatal que pode afetar pacientes diabéticos tipos 1 e 2, mas acontece principalmente nos pacientes com Diabetes Mellitus tipo 1 (DM1), pois, para que ocorra a cetose, é necessário haver insulinopenia grave, quadro presente com mais prevalência em pacientes com DM1. No entanto, o diabetes tipo 2, caso esteja extremamente descompensado, também pode levar a um quadro temporário de insulinopenia, em razão da ação tóxica que os níveis séricos muito altos de glicose podem exercer sobre o pâncreas, impedindo a produção pancreática de insulina (glicotoxicidade pancreática) (FRENCH; DONIHI; KORYTKOWSKI, 2019; BRANDÃO; SHIRAIWA, 2020).

A CAD é caracterizada por uma tríade, a qual é formada por glicemia maior que 250mg/dL, pH arterial menor que 7,3 e bicarbonato menor que 15mEq/L. Além dessas três características, também pode ser encontrada cetonemia positiva ou cetonúria positiva (FRENCH; DONIHI; KORYTKOWSKI, 2019; BRANDÃO; SHIRAIWA, 2020).

▶ EPIDEMIOLOGIA

Houve mais de 160.000 internações hospitalares em 2017 nos Estados Unidos da América (EUA) (FRENCH; DONIHI; KORYTKOWSKI, 2019). No Brasil, a CAD representa de 4% a 9% das internações hospitalares em pacientes com Diabetes Mellitus (DM) e cerca de 4,6 a 8 episódios de CAD ocorrem a cada 1.000 pacientes diabéticos por ano (BRANDÃO; SHIRAIWA, 2020).

A DM1 representa 2/3 dos casos de CAD entre adultos, já a Diabetes Mellitus tipo 2 (DM2) ocorre em 1/3 dos casos (CASHEN; PETERSEN, 2019; DHATARIYA et al., 2020).

Os EUA possuem um gasto médio estimado de US$ 2,4 bilhões de dólares por ano com CAD (FRENCH; DONIHI; KORYTKOWSKI, 2019).

A CAD ocorre principalmente em jovens com idade entre 20 e 29 anos (BRANDÃO; SHIRAIWA, 2020).

No Brasil a taxa de mortalidade da CAD é menor que 3%. Mundialmente, a CAD é a causa número um de mortalidade em crianças e adultos abaixo de 58 anos com DM1, representando mais de 50% de todas as mortes em crianças com DM. Em pacientes com comorbidades e idosos (65 a 75 anos) a mortalidade cresce consideravelmente (DHATARIYA et al., 2020).

Cerca de 20 dos indivíduos descobrem que têm DM já no primeiro episódio de CAD (BRANDÃO; SHIRAIWA, 2020).

▶ FISIOPATOLOGIA

A CAD resulta de deficiência relativa ou absoluta de insulina, em conjunto com um aumento nas concentrações circulantes de hormônios contrarreguladores (BRANDÃO; SHIRAIWA, 2020).

O aumento dos hormônios contrarreguladores favorece a gliconeogênese acelerada, glicogenólise e utilização prejudicada da glicose pelos tecidos periféricos, acarretando na CAD. O glucagon é o principal hormônio contrarregulador responsável pelo desenvolvimento da CAD, pois aumentos dos outros hormônios contrarreguladores (catecolaminas, cortisol e hormônio do crescimento) não são necessariamente observados (FRENCH; DONIHI; KORYTKOWSKI, 2019; BRANDÃO; SHIRAIWA, 2020).

O aumento de glucagon gera diversas mudanças metabólicas no organismo. No fígado, diversas enzimas (gliconeogênicas frutose 1,6 bisfosfatase, fosfoenolpiruvato carboxiquinase – PEPCK -, glicose-6-fosfatase e piruvato carboxilase) são estimuladas. Isso gera grande indução à gliconeogênese hepática, a qual é o principal mecanismo de hiperglicemia na CAD. Além do estímulo à gliconeogênese hepática, o desbalanço hormonal também diminui a capacidade das células da periferia de captar o excesso de glicose circulante no plasma, visto que essa captação é dependente da insulina, a qual está baixa. Dessa forma, é estabelecido um estado de hiperglicemia grave (FRENCH; DONIHI; KORYTKOWSKI, 2019; BRANDÃO; SHIRAIWA, 2020).

No tecido adiposo, a lipase hormônio-sensível é ativada, o que leva a um aumento nos ácidos graxos livres circulantes, gerando um excesso deles. Esse excesso é oxidado a corpos cetônicos (acetoacetato e β-hidroxibutirato) nas mitocôndrias hepáticas e resulta em cetonemia e acidose. A depuração de corpos cetônicos também é diminuída na CAD (FRENCH; DONIHI; KORYTKOWSKI, 2019).

A hiperglicemia e o excesso de corpos cetônicos resultam em uma diurese osmótica, que leva à desidratação, poliúria, diminuição da taxa de filtração glomerular e aumento das anormalidades eletrolíticas (com a perda líquida de diversos eletrólitos) (FRENCH; DONIHI; KORYTKOWSKI, 2019).

Essa desidratação pode gerar polidipsia. A perda de peso nos pacientes é devido ao grande estado catabólico (proteólise, glicogenólise, lipólise) gerado pelo quadro de insulinopenia (BRANDÃO; SHIRAIWA, 2020).

▶ FATORES DESENCADEANTES

Diversos são os fatores desencadeantes da CAD, entre eles estão (FRENCH; DONIHI; KORYTKOWSKI, 2019; BRANDÃO; SHIRAIWA, 2020):

- Infecção (o mais comum), como pneumonia, infecção do trato urinário, infecções de partes moles;
- Tratamento inadequado com insulina, seja por omissão da insulina e/ou por mau funcionamento da bomba de insulina;
- Doenças agudas, por exemplo infarto agudo do miocárdio, acidente vascular cerebral;
- Queimaduras, trauma e cirurgias;
- Diabetes recém-diagnosticada;
- Uso abusivo de álcool;
- Uso de drogas, como medicamentos e drogas ilícitas;
- Gravidez;
- Diminuição da ingestão calórica;
- Doença hepática crônica.

▶ QUADRO CLÍNICO

Os pacientes com CAD podem apresentar a tríade clássica de sintomas formada por poliúria, polidipsia e polifagia; além de também poderem apresentar outros sinais e sintomas, como desidratação intensa; perda de peso recente; desnutrição; pele seca; língua fria e seca; olhos fundos; distúrbio visual; extremidades frias e pálidas; náusea; vômito; dor abdominal; rebaixamento do nível de consciência; alteração sensorial; taquicardia; taquipneia; odor frutado no hálito; fadiga; mal-estar; hipotensão; anorexia; febre; hipotermia ou hipertermia (FRENCH; DONIHI; KORYTKOWSKI, 2019; BRANDÃO; SHIRAIWA, 2020).

▶ DIAGNÓSTICO

A tabela 1 demonstra os critérios diagnósticos da CAD.

▶ TRATAMENTO

O primeiro passo, quando o paciente chega no serviço de saúde, é colocá-lo em jejum e apenas reiniciar a dieta quando a CAD estiver resolvida, ou seja, paciente com glicemia menor que 250mg/dL, pH maior que 7,3, bicarbonato maior que 15mEq/L, estável, sem a presença de vômitos, com ruídos hidroaéreos presentes e sem pancreatite (AZEVEDO, TANAGUCHI, LADEIRA, 2013). O manejo é dividido em 4 etapas:

HIDRATAÇÃO

É preciso hidratar o paciente na primeira hora após a chegada no pronto socorro através de 1L de Soro Fisiológico (SF) a 0,9% e, passada a primeira hora, reduzir para 500ml

Tabela 1 Critérios diagnósticos da CAD. Fonte: American Diabetes Association de 2019.

Critérios	CAD		
	Leve	Moderada	Grave
Glicemia (mg/dL)	> 250	> 250	> 250
pH arterial	7,25 a 7,30	7,00 a 7,24	< 7
Bicarbonato sérico (mEq/L)	15 a 18	10 a 14,9	< 10
Cetonúria	Positiva	Positiva	Positiva
Cetonemia	Positiva	Positiva	Positiva
Osmolaridade efetiva (mOsm/Kg)	Variável	Variável	Variável
Ânion *gap*	> 10	> 12	> 12
Nível de consciência	Alerta	Alerta ou Sonolento	Estupor ou Coma

Processamento autores.

a cada 1 hora até a realização dos exames. Caso haja choque cardiogênico ou hipotensão, é necessário manter a hidratação com SF 0,9% e considerar um acesso venoso central, monitorização de pressão de veia cava e aminas vasoativas até a recuperação hemodinâmica. Mas, se for necessário muito SF, pode-se considerar outro cristaloide como o ringer lactato, evitando assim a acidose hiperclorêmica. Depois da recuperação do caso, é necessário dosar a quantidade de sódio sérico corrigido (para cada 100mg/dL de glicemia, somar 1,6mEq ao valor do sódio sérico medido), para entrar com o próximo passo na reposição volêmica. Caso o sódio sérico esteja abaixo de 135mEq/l, utilizar SF 0,9%, caso esteja maior ou igual a esse valor, utilizar soro NaCl 0,45% (AZEVEDO, TANAGUCHI, LADEIRA, 2013).

POTÁSSIO

Caso o potássio sérico esteja menor que 3,3mEq/L, não se deve iniciar a insulinização antes de administrar 500-1000ml de SF 0,9% + 25mEq de potássio em 1 hora e ficar repetindo a dosagem até atingir os níveis séricos de 3,3. Se o potássio estiver entre 3,3 e 5,3, é preciso repor 20-30mEq/L de solução. Se o potássio estiver acima de 5,3, não é necessário repor o eletrólito (AZEVEDO, TANAGUCHI, LADEIRA, 2013).

INSULINA

Caso os níveis séricos de potássio estejam acima de 3,3, iniciar 0,1 UI/Kg/h em bolus endovenoso (EV). Prepara-se uma solução de SF 0,9% e insulina regular em 100ml de SF + 50 UI de insulina, totalizando 0,5 UI/ml e inicia-se a bomba de infusão em 0,1 UI/Kg/h. Acompanhar os níveis de glicose a cada uma hora e ir ajustando o volume da infusão, com o objetivo de queda de 50-70mg/dL nos exames. Após atingir os níveis de 250mg/dL de glicemia, reduz a insulina para 0,02-0,05 UI/Kg/h a fim de atingir níveis glicêmicos de 150-200mg/dL. Inicia-se insulina regular subcutânea com 10UI quando há melhora clínica-laboratorial, com repetição dos exames após uma hora de início da insulina regular com posterior suspensão da insulina. Quando o paciente iniciar a dieta e já insulinizado com a subcutânea, iniciar insulina NPH 0,5 UI/Kg/dia (AZEVEDO, TANAGUCHI, LADEIRA, 2013).

BICARBONATO

Se o pH estiver maior que 7, não é necessário administrar bicarbonato. Se estiver entre 6,9-7,0, deve-se fazer 50ml de bicarbonato 8,4% em 200ml de água + 10mEq de KCl. Se o pH estiver menor que 6,9, a administração é de 100ml de bicarbonato 8,4% em 400ml de água + 20mEq Kcl (AZEVEDO, TANAGUCHI, LADEIRA, 2013).

Siglas

CAD – Cetoacidose metabólica
DM – Diabetes Mellitus
DM1 – Diabetes Mellitus Tipo 1
DM2 – Diabetes Mellitus Tipo 2
EV – Endovenoso
EUA – Estados Unidos da América
SF – Soro Fisiológico

▶ REFERÊNCIAS

AZEVEDO, L.C.P.; TANIGUCHI, L.U.; LADEIRA J.P. **Emergências no diabetes mellitus**. Medicina Intensiva: Abordagem prática. 1ª edição. São Paulo: Manole, 2013. 477-492.

BRANDÃO, RODRIGO ANTONIO; SHIRAIWA, KITAYAMA. Emergências Metabólicas: Hiperglicemias. In: VELASCO, IRINEU. **Medicina De Emergência**: Abordagem prática. 14. ed. São Paulo: MANOELE LTDA, 2020. cap. 96, p. 1214-1225.

CASHEN, K.; PETERSEN, T. Diabetic ketoacidosis. **Pediatrics in Review**, v. 40, n. 8, p. 412-420, 2019.

DHATARIYA, K. K. *et al.* Diabetic ketoacidosis. **Nature Reviews Disease Primers**, v. 6, n. 1, p. 1-20, 2020.

FRENCH, E. K.; DONIHI, A. C.; KORYTKOWSKI, M. T. Diabetic ketoacidosis and hyperosmolar hyperglycemic syndrome: Review of acute decompensated diabetes in adult patients. **The BMJ**, v. 365, 2019.

capítulo 34

Estado Hiperglicêmico Hiperosmolar (EHH).

- Aldo da Silva Oliveira
- Bruno Barreto Souza
- Leticia Medeiros Mancini

▶ INTRODUÇÃO

O Estado Hiperglicêmico Hiperosmolar (EHH) e a Cetoacidose Diabética (CAD) são atualmente os maiores responsáveis diretos por emergências hiperglicêmicas graves em pacientes diabéticos, sendo a ocorrência da CAD mais prevalente em diabéticos do tipo 1 enquanto o EHH é predominante em pacientes com diabetes mellitus do tipo 2 e portanto em uma outra faixa etária com co-morbidades específicas (UMPIERREZ, 2020). A denominação atual de Estado hiperglicêmico foi cunhada para se referir aos quadros de "estado hiperosmolar hiperglicêmico não cetótico" e "coma hiperosmolar hiperglicêmico não cetótico", visando destacar que o EHH pode cursar em diferentes magnitudes de cetoacidose clínica detectadas a partir da presença de corpos cetônicos pelo método de nitroprussiato, além de também enfatizar que muitas alterações nos níveis de consciência não correspondem necessariamente ao desfecho de coma (GOSMANOV; GOSMANOVA; KITABCHI, 2021). A hiperglicemia e a desidratação que são as causas maiores do EHH podem originar hipoperfusão global com consequente desencadeamento de comprometimento severo dos mecanismos de autorregulação cerebral, sobretudo nos níveis estriatais e corticais (LEGUA KOC et al., 2020).

Os fatores desencadeantes mais comuns do EHH incluem as infecções, especialmente as pneumonias e infecções do trato urinário, além de eventos neurológicos como acidente vascular cerebral, má adesão ao tratamento do diabetes com insulinoterapia, infarto agudo do miocárdio ou ainda por desequilíbrios metabólicos induzidos por medicamentos como diuréticos (ALGHAMDI et al., 2021). Por sua vez, o diagnóstico do EHH é feito com base nos sintomas clínicos: glicose elevada (≥ 600mg/dl), osmolaridade sérica elevada (≥ 320 mOsm/kg), cetonas mínimas ou ausentes, pH > 7,3 e uma alteração neurológica do estado mental (LONG et al., 2021). O tratamento é fundamentado na hidratação com posterior reposição de potássio e insulinoterapia.

► MECANISMO FISIOPATOLÓGICO

No Estado Hiperglicêmico Hiperosmolar (EHH), há redução na concentração efetiva de insulina circulante associada à liberação excessiva de hormônios contrarreguladores, entre eles, o glucagon, as catecolaminas, o cortisol e o hormônio de crescimento. Essas alterações hormonais desencadeiam o aumento da produção hepática e renal de glicose e redução de sua captação nos tecidos periféricos sensíveis à insulina, resultando, assim, em hiperglicemia e consequente hiperosmolaridade no espaço extracelular (Figura 1).

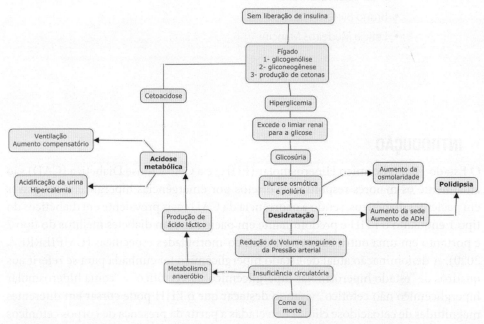

Figura 1 Fisiopatologia da hiperglicemia por déficit de insulina. Fonte: autoral.

Portanto, a hiperglicemia é resultante de três mecanismos, ou seja, ativação da gliconeogênese, da glicogenólise e redução da utilização periférica de glicose. Ainda, a combinação de deficiência de insulina com o aumento de hormônios contrarreguladores provoca a liberação excessiva de ácidos graxos livres do tecido adiposo (lipólise), que no fígado serão oxidados em corpos cetônicos (ácidos β-hidroxibutírico e acetoacético), resultando em cetonemia e acidose metabólica (Kitabchi *et al.*, 2009).

Por outro lado, a concentração de insulina que é inadequada para promover a utilização de glicose nos tecidos periféricos é ao mesmo tempo suficiente para sustar a lipólise acentuada e a cetogênese, como normalmente ocorre de forma intensa na Cetoacidose Diabética (CAD). Finalmente, em ambas as situações, na CAD e no EHH, observam-se desidratação e glicosúria de graus variáveis, diurese osmótica e perda de fluidos e eletrólitos (Pires el al, 2011).

▶ FATORES PRECIPITANTES

Os fatores predisponentes mais frequentes foram: infecção (em 76,6% dos casos), suspensão do tratamento antidiabético (em 10% dos casos) e uso de drogas hiperglicemiantes (em 6,6% dos casos). Os estados infecciosos são as etiologias mais comuns de CAD e EHH. Observou-se que 90% dos comas metabólicos foram decorrentes de EHH, 40% dos casos em pacientes sem diagnóstico prévio de DM e 61% com alteração do nível de consciência, dos quais 28% em coma (Campos *et al.*, 2003).

Entre as infecções, as mais frequentes são as do trato respiratório alto, as pneumonias e as infecções de vias urinárias. Além disso, na prática diária, é importante valorizar outras condições clínicas, tais como, acidente vascular encefálico, ingesta excessiva de álcool, pancreatite aguda, infarto agudo do miocárdio, traumas e o uso de glicocorticóides (Pires el al, 2011).

O uso crescente, na prática psiquiátrica, de compostos denominados de antipsicóticos atípicos para tratamento de transtorno de humor bipolar e esquizofrenia, entre eles olanzapina, clozapina, risperidona e quetiapina, podem aumentar o risco de distúrbios metabólicos, como ganho de peso, dislipidemia, DM, CAD e pancreatite aguda, com riscos maiores com clozapina e olanzapina e menor com risperidona e quetiapina (Nasrallah *et al.*, 2004). Entretanto, a revisão sistemática de ensaios clínicos randomizados prospectivos com até um ano de seguimento não encontrou diferenças estatisticamente significativas em anormalidades dos níveis glicêmicos em pacientes em uso de antipsicóticos (Bushe *et al.*, 2007). Diante da controvérsia ainda não resolvida, o consenso multidisciplinar, até o momento, recomenda que os pacientes usuários desses fármacos façam regularmente correções dos fatores de risco para doenças cardiovasculares e metabólicas, mantendo índice de massa corporal, circunferência abdominal, pressão arterial, glicemias de jejum, perfil lipídico sempre dentro da normalidade (ADA, 2004). O uso de drogas ilícitas, como a cocaína, é outra causa de episódios recorrentes de CAD entre os jovens (Franzen *et al.*, 2006).

▶ TRATAMENTO

O tratamento consiste em hidratação, reposição de potássio e insulinaterapia.

HIDRATAÇÃO

Inicia-se com SS 0,9%, 1000-1500 cc por via intravenosa na primeira hora e conforme as condições do paciente poderá ser necessário uma manutenção com com 500 cc de SS 0,9% na segunda hora (VERGEL *et al.*, 2012), caso necessite de administração de grandes volumes convém considerar outro cristalóide como ringer lactato a fim de evitar ou minimizar a acidose hiperclorêmica (ZOPPI, 2018). Quando os níveis glicêmicos estiverem entre 250 e 300mg/dl, deve-se alterar a reposição de líquidos para solução glicosada (SG) a 5% e SF 0,45%, visando evitar a queda abrupta da glicemia, o que poderia ocasionar o aparecimento de hipoglicemia e edema cerebral (MUNIZ *et al.*, 2022). Além disso, a escolha da concentração de sódio nos fluidos utilizados para a hidratação é semelhante ao princípio de hidratação nos casos de CAD, sendo necessária uma observação cuidadosa da volemia para evitar sobrecarga cardíaca, assim como não permitir que os níveis de fluídos sejam desproporcionais a ponto de desencadear uma insuficiência renal do tipo pré-renal (LOPES, 2009).

REPOSIÇÃO DE POTÁSSIO

Nas crises hiperglicêmicas agudas, ocorre depleção do potássio corporal total, porém, na apresentação inicial do EHH, a concentração do potássio plasmático pode estar normal ou elevada (Figura 2). Foi demonstrado que, tanto a acidose metabólica como a hiperglicemia resultantes da deficiência relativa ou absoluta de insulina são os fatores determinantes para o aumento da concentração do potássio plasmático na admissão dos pacientes com EHH, além da disfunção renal devido à desidratação e à hiperglicemia, que reduzem a excreção renal de potássio (Adrogué *et al.*, 1986). A terapia com insulina, a correção da acidose e a expansão do volume contribuem para a diminuição da concentração do potássio sérico (Dunger *et al.*, 2004). Para a prevenção da hipocalemia, a reposição de potássio deve ser prontamente iniciada na presença de débito urinário e avaliada sua manutenção após a dosagem do potássio sérico (Kitabchi *et al.*, 2009).

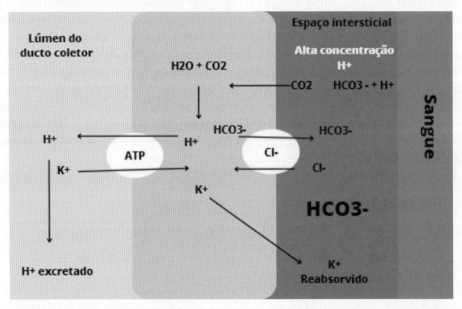

Figura 2 Mecanismo renal de equilíbrio ácido-base no estado de acidose. Fonte: autoral.

Com a função renal normal, ou seja, com débito urinário de 50ml/h, se:
1. Potássio sérico estiver menor que 3,3mEq/L, não deve iniciar insulina pelo risco de arritmias cardíacas e fadiga muscular. Deve-se iniciar a infusão venosa de 20 a 30mEq/L de KCl 19,1% por hora, a cada litro de infusão de fluido, até que se alcance um nível igual ou maior que 3,3mEq/L.1

2. Potássio sérico estiver entre 3,3 e 5,2mEq/, inicia-se reposição com 20 a 30mEq em cada 1 litro de solução iso/hipotônica para manter o nível sérico de K + de 4 a 5mEq/L.
3. Potássio sérico estiver igual ou maior que 5,2mEq/L, não é necessária a reposição de K+, e deve ser feita a monitorização dos níveis séricos de K+ a cada 2 horas.

É importante comentar que esses pacientes, principalmente se evoluírem com falência cardíaca ou renal, devem ser continuamente monitorados do ponto de vista hemodinâmico, para prevenir a sobrecarga de líquidos (Kitabchi *et al.*, 2009).

INSULINOTERAPIA

A insulinoterapia é o pilar do tratamento de EHH, por reduzir a glicose sérica, e deve ser iniciada em todos os pacientes, desde que o nível de potássio sérico esteja acima de 3,3mEq/L, caso contrário, primeiro é necessário realizar a reposição de fluidos e potássio (FAYFMAN *et al.*, 2017).

Assim, o tratamento é iniciado com a administração endovenosa de um bolus de insulina regular (IR) (dose 0,1 UI/kg) associado à infusão contínua de IR (0,1 UI/kg/h). Quando a glicose sérica estiver próxima de 300mg/dl, deve ser administrado soro glicosado a 5%, associado à hidratação com soro fisiológico 0,9% e diminuir a administração de IR para 0,02-0,05 UI/kg/h (HIRSCH *et al.*, 2022).

Além disso, no processo de transição do tratamento deve-se evitar a interrupção súbita da administração de IR intravenosa pode gerar hiperglicemia rebote, de forma que a insulina basal subcutânea precisa ser administrada no mínimo 2 horas antes da suspensão da infusão intravenosa. A resolução do EHH é atingida quando a osmolaridade sérica efetiva estiver menor que 310 mOsm/kg, o nível de glicose sérica menor ou igual à 250mg/dl e o paciente mantiver o estado de alerta mental (FAYFMAN *et al.*, 2017).

No momento em que a insulina subcutânea estiver regular e o paciente aceitar a dieta, deve-se iniciar a insulina NPH 0,5UI/kg/dia (ZOPPI *et al.*, 2018). Já os pacientes com diabetes mellitus conhecido, podem manter o regime de insulina anterior, com ajustes, devido à hiperglicemia descontrolada na admissão. Os regimes de múltiplas doses, com insulina basal e análogos de insulina prandial de ação rápida são os mais propostos e para os pacientes que nunca fizeram uso de insulina, a dose diária total inicial de 0,5-0,6 UI/kg é uma opção (HIRSCH *et al.*, 2022).

▶ COMPLICAÇÕES E CRITÉRIOS DE CONTROLE

As principais complicações do tratamento do EHH são a hipoglicemia, que diminuiu com o tratamento com baixas doses de insulina, a hipocalemia, reduzida pelo monitoramento cauteloso de potássio, e a hiperglicemia, decorrente da descontinuação abrupta da insulina IV sem a administração da subcutânea (HIRSCH *et al.*, 2022).

Além disso, o edema cerebral, manifestado entre outros sintomas por alteração mental e de consciência, paralisia dos nervos cranianos, postura descorticada e descerebrada, podendo gerar deterioração neurológica rapidamente, herniação do tronco cerebral e parada cardiorrespiratória (FAYFMAN et al., 2017). Os mecanismos associados são desconhecidos, mas há hipóteses que o relacionam à alternância biológica e da gravidade do transtorno metabólico (PIRES et al., 2011).

Outra complicação importante é a rabdomiólise, que inclui na sintomatologia mialgia, fraqueza e urina escura, ela tem como consequência o risco aumentado de insuficiência renal aguda. O problema é associado à desidratação e pode ser detectado precocemente pelo monitoramento das concentrações de creatina quinase, a cada 2 a 3 horas (FAYFMAN et al., 2017).

Já os critérios de controle do EHH são a osmolaridade menor que que 315 mOsm/kg, a glicemia entre 200 e 300mg/dl e o paciente consegue se manter em estado de alerta (PIRES et al., 2011).

▶ REFERÊNCIAS

ALGHAMDI, M. A. et al. Hyperosmolar hyperglycemic state management in the emergency department; Literature review. **Archives of Pharmacy Practice**, v. 12, n. 1, 2021.

GOSMANOV, A. R.; GOSMANOVA, E. O.; KITABCHI, A. E. Hyperglycemic crises: diabetic ketoacidosis and hyperglycemic hyperosmolar state. **Endotext [Internet]**, 2021.

LEGUA KOC, S. et al. Afasia como debut de estado hiperosmolar hiperglicémico. Caso clínico. **Revista médica de Chile**, v. 148, n. 4, p. 553–556, 2020.

LONG, B. et al. Diagnosis and management of the critically ill adult patient with hyperglycemic hyperosmolar state. **The Journal of Emergency Medicine**, v. 61, n. 4, p. 365–375, 2021.

LOPES, A. C. Tratado de clínica médica. Em: **Tratado de clínica médica**. [s.l: s.n.]. 2009.

MUNIZ, F. M. et al. COMPLICAÇÕES AGUDAS DE DM1 E DM2. **ENDOCRINOLOGIA EM CASOS CLÍNICOS**, p. 39, 2022.

UMPIERREZ, G. E. Hyperglycemic crises: diabetic ketoacidosis and hyperglycemic hyperosmolar state. **Diabetes complications, comorbidities and related disorders**, p. 595–614, 2020.

VERGEL, M. A. et al. Cetoacidosis diabética en adultos y estado hiperglucémico hiperosmolar: Diagnóstico y tratamiento. **Revista Venezolana de Endocrinología y Metabolismo**, v. 10, n. 3, p. 170–175, 2012.

ZOPPI, Daniel. Estado Hiperglicêmico Hiperosmolar (EHH) e Cetoacidose Diabética (CAD) na Sala de Urgência. **Revista Qualidade HC**. 2018.

Dunger DB, Sperling MA, Acerini CL, Bohn DJ, Daneman D, Danne TP, et al.; European Society for Paediatric Endocrinology; Lawson Wilkins Pediatric Endocrine Society. **European Society for Paediatric Endocrinology/Lawson Wilkins Pediatric Endocrine Society consensus statement on diabetic ketoacidosis in children and adolescents**. Pediatrics 2004; 113:e133-40.

Kitabchi AE, Umpierrez GE, Miles JM, Fisher JN. **Hyperglycemic crises in adult patients with diabetes**. Diabetes Care. 2009; 32 (7):1335-43

Fayfman M, Pasquel FJ, Umpierrez GE. **Management of Hyperglycemic Crises: Diabetic ketoacidosis and hyperglycemic hyperosmolar state**. Med Clin North Am. 2017; 101 (3):587-606

American Diabetes Association, American Psychiatric Association, American Association of Clinical Endocrinologists, North American Association for the Study of Obesity. **Consensus Development Conference on Antipsychotic Drugs and Obesity and Diabetes**. Diabetes Care 2004; 27:596-601.

Bushe CJ, Leonard BE. **Blood glucose and schizophrenia: a systematic review of prospective randomized clinical trials**. J Clin Psychiatry 2007; 68:1682-90.

Nasrallah HA, Newcomer JW. **Atypical antipsychotics and metabolic dysregulation: evaluating the risk/benefit equation and improving the standard of care**. J Clin Psychopharmacol 2004; 24 (5 Suppl 1):S7-14.

Castro L, Morcillo AM, Guerra-Júnior G. **Cetoacidose diabética: perfil de tratamento em Hospital Universitário.** Rev Assoc Med Bras 2008; 54:548-53.

Campos MV, Bastos M, Martins T, Leitão P, Lemos M, Carvalheiro M, *et al.* **Diabetic hyperosmolality. Retrospective study of 60 cases.** Acta Med Port 2003; 16:13-9.

Franzen D, Rentsch KM, Fischer-Vetter J, Stäubli M. **"Ghost peak" in gas chromatography in a delirious woman with severe metabolic acidosis.** Intoxication with an unknown substance? Dtsch Med Wochenschr 2006; 131:2770-3.

Adrogué HJ, Lederer ED, Suki WN, Eknoyan G. **Determinants of plasma potassium levels in diabetic ketoacidosis.** Medicine (Baltimore) 1986; 65:163-72.

SILVERTHORN, D. Fisiologia Humana: Uma Abordagem Integrada, 7ª Edição, Artmed,. 2017.

Sociedade Brasileira de Diabetes. Diretrizes da sociedade brasileira de diabetes. 2019-2020

FAYFMAN, M; PASQUEL, F.J.; UMPIERREZ, G.E. Management of Hyperclycemic Crises. **Medical Clinics of North America**, v. 101, n 3, p. 587-607, maio 2017

ZOPPI D. Estado Hiperglicêmico Hiperosmolar (EHH) e Cetoacidose Diabética (CAD) na Sala de Urgência. **Rev. Qualidade HC**, 2018.

HIRSCH, Irl B; EMMETT, Michael. Diabetic ketoacidosis and hyperosmolar hyperglycemic state in adults: Treatment. **UpToDate.** 2022. Disponível em: < https://www.uptodate.com/contents/diabetic-ketoacidosis-and-hyperosmolar-hyperglycemic-state-in-adults-treatment > . Acesso em: 13/12/2022

capítulo 35

Hipoglicemia

- Rodrigo Félix de Oliveira Lúcio
- Ytala Rodrigues Medeiro
- Vinícius Carvalho Almeida

▶ INTRODUÇÃO

A hipoglicemia é uma complicação comum em pacientes diabéticos mas também pode ocorrer em indivíduos não diabéticos. Trata-se de um estado de baixa concentração de glicose no sangue, sendo laboratorialmente definido por valores glicêmicos < 70mg/dℓ (18mmol/ℓ) para diabéticos e < 55mg/dℓ (18mmol/ℓ) para não portadores da doença que apresentam sintomas. No entanto, essa definição é insuficiente para fechar o diagnóstico, sendo necessárias informações adicionais. Trata-se de um cenário que representa risco à vida do paciente, além de alterar o limiar para novas crises sintomáticas e, portanto, necessita de intervenção imediata (MARTINS, 2016).

▶ FISIOPATOLOGIA

O estado hipoglicêmico está fisiologicamente relacionado a um desequilíbrio dos mecanismos hormonais reguladores da concentração de glicose no sangue. Quando o indivíduo apresenta níveis circulantes baixos dessa substância há o acionamento de vários fatores, como a:

(1) supressão da secreção de insulina pelas células beta; (2) estímulo da liberação de glucagon pelas células alfa, de epinefrina pela medula adrenal, bem como de cortisol pelo córtex adrenal e do hormônio de crescimento (GH) pela adeno-hipófise; (3) liberação de norepinefrina pelos neurônios simpáticos pós-ganglionares e acetilcolina pelos neurônios pós ganglionares simpáticos e parassimpáticos, além de outros neuropeptídeos (VILAR, 2016).

Esses mecanismos geram o aumento da glicogenólise e gliconeogênese, além da diminuição da captação periférica de glicose. Quando ocorre a falha de algum desses mecanismos hormonais se instala a hipoglicemia que só costuma ser sintomática com valores glicêmicos < 55mg/dℓ, porém esse limiar pode estar alterado devido a uma descompensação prévia dos níveis glicêmicos e HbA (VILAR, 2016).

▶ ETIOLOGIA

As etiologias podem ser divididas em pós prandial ou de jejum. Em diabéticos as causas mais comuns de hipoglicemia giram em torno do jejum prolongado, uso inadequado de hipoglicemiantes, ingestão excessiva de bebidas alcoólicas, exercícios extenuantes e até doenças mais sistêmicas como insuficiência adrenal ou renal, hipotireoidismo e síndromes absortivas (MARTINS, 2016).

▶ DIAGNÓSTICO

SINAIS CLÍNICOS

Quadros de hipoglicemia são complicações significativas no tratamento do Diabetes Mellitus, sendo um desafio para a manutenção de níveis adequados de glicemia e de HbA, principalmente em pacientes submetidos a controle rígido. O fator desencadeante não é necessariamente de fácil identificação. Podem estar envolvidos a não realização de refeições associadas ao uso de hipoglicemiantes orais e/ou insulina, e ingestão excessiva de álcool. A realização de atividades físicas também pode provocar episódios de hipoglicemia, tendo em vista o maior consumo de glicose pelos músculos e a maior absorção de insulina nas regiões aplicadas, sem a obrigatoriedade de apresentação de sinais clínicos. Quando ocorrem equívocos na insulinoterapia, tem-se a manifestação de hipoglicemia iatrogênica, além da noturna. Outrossim, é importante mencionar que quadros graves de hipoglicemia podem contribuir para a ocorrência de taquiarritmias e elevação da pressão arterial. Urge, portanto, um diagnóstico preciso para potencializar o sucesso do tratamento (VILAR, 2016).

A Tríade de Whipple é o principal teste de triagem para confirmar ou descartar o quadro hipoglicêmico (KITTAH, 2017):

1. Sinais e/ou Sintomas compatíveis
2. Glicemia Plasmática baixa (menor que 55mg/dL ou 70mg/dL em diabéticos).
3. Se houve melhora dos sintomas após aumento da glicemia.

Tipo de sintomas	Manifestações
Alterações neuroglicopênicas	Tonturas, cefaleias, parestesias, sintomas visuais, confusão mental e distúrbios do comportamento
Sintomas adrenérgicos	Taquicardia, sudorese, palpitações e tremores
Sintomas parassimpáticos	Náuseas, vômitos e sensação de fome

A diferenciação dos sintomas é fundamental para a classificação do quadro em hipoglicemia leve, moderada ou grave. Em quadros leves a moderados ocorre a manifestação de tontura, fraqueza, distúrbios visuais, confusão mental, cefaleia parestesias e distúrbios de comportamento. Quando se tem uma situação de maior gravidade, o paciente apresenta convulsões, coma, dilatação da pupila, torpor, hemiplegia e postura de desorientação. Pacientes portadores de diabetes mellitus tipo 1 e também portadores de insulinoma podem apresentar uma maior tolerância a concentrações baixas de glicose e, assim, não apresentam sinais de alarme.

EXAMES COMPLEMENTARES

Os exames complementares constituem aliados essenciais ao diagnóstico, uma vez que permitem avaliar se o quadro é realmente por conta da baixa glicemia. Em decorrência das possíveis complicações renais associadas ao diabetes, faz-se necessário avaliar também a função renal. Além disso, é importante analisar função hepática, realizar a dosagem de eletrólitos, cortisol sérico basal, insulina e Peptídeo C. O teste de jejum prolongado é útil para confirmação, é realizado em 72 horas e o paciente nesse intervalo só pode ingerir líquidos libres de calorías e cafeína.

▶ MANEJO CLÍNICO

O manejo da hipoglicemia deve ser baseado na correção da glicemia, mas deve-se evitar o uso desnecessário de soro glicosado, pois seu uso indiscriminado, seja ele a 25% ou a 50%, pode causar trombose, flebite, lesões cutâneas, isquemia e até síndrome compartimental (GOLBERT, 2019).

A glicemia capilar deve ser verificada urgentemente e continuamente em pacientes que apresentam agitação, confusão, coma ou déficit neurológico localizatório (MARTINS, 2016).

MANEJO EM PACIENTES ADULTOS

Com o HGT (Hemoglicoteste) apresentando resultados inferiores a 70mL/dL em pacientes diabéticos e inferiores a 55mL/dL em pacientes não diabéticos, deve-se iniciar um dos seguinte manejos com o objetivo de evitar danos e possíveis sequelas neurológicas:

4. Caso a Hipoglicemia for pouco sintomática, pode-se tentar Glicose via oral, através de carboidratos de rápida absorção (15g: colher de sopa de açúcar ou 30mL de soro glicosado 50% diluído em água filtrada). Rever HGT após 15 minutos, e caso não haja reversão do quadro repetir prescrição;
5. Jejum intencional e com acesso venoso pérvio: 30mL de glicose 50% diluído em 100mL de soro fisiológico 0,9% por via Endovenosa. Repetir HGT em 5 minutos e se não houver reversão, repetir procedimento;
6. Caso a Hipoglicemia for muito sintomática: Administrar infusão de 60 a 100mL de Glicose a 50% por via intravenosa. Em pacientes sem acesso venoso, administrar glucagon via Intramuscular ou Subcutânea 1 ampola para ganhar tempo adicional e após volta da consciência, se possível, oferecer alimento e continuar tentativa de acesso venoso periférico (Atenção: pacientes desnutridos e hepatopatas pode não obter reversão do quadro).

7. Para pacientes hepatopatas, desnutridos e/ou etilistas deve ser prescrito 300mg de Tiamina via Intravenosa ou Intramuscular juntamente com a glicose ou glucagon, com o objetivo de prevenir a Encefalopatia de Wernicke-Korsakoff (MARTINS, 2016).

A fórmula para administração do soro glicosado é: **(100-Glicemia) x 0,4.**

Em pacientes críticos, pela qual o quadro de hipoglicemia é indicativo de pior prognóstico e mais tempo de internação, o esquema basal bolus é a forma mais segura de insulinoterapia hospitalar. Em pacientes diabéticos em uso de insulina, investigar doença renal, pois se presente esta deve ser reduzida. Metformin, glitazonas e acarbose não causam hipoglicemia, exceto se associada a insulina, sulfonilureias e meglitinidas.

Em seguida, após a estabilização do paciente, é imprescindível a atuação da equipe multiprofissional no protocolo de hipoglicemias, sobretudo no papel do profissional da nutrição para padronização do equivalente a 15g de carboidrato de rápida absorção na dieta do paciente, haja vista que esta é a melhor e mais eficaz intervenção para reverter o quadro hipoglicêmico e evitar novos quadros, além da atuação do médico endocrinologista para investigação da possível causa.

MANEJO EM PACIENTES PEDIÁTRICOS

Em pacientes neonatais, a hipoglicemia é esperada nos primeiros três meses de vida em razão da interrupção abrupta da oferta de glicose pós-parto, pelo alto consumo cerebral de glicose do recém-nascido e menor armazenamento de glicogênio (GALAN, 2022). As hipoglicemias sintomáticas nos RN são:

8. Até 48h de vida: inferior a 50mg/dL
9. Após 48h de vida: inferior a 60mg/dL

O manejo deve ser imediato, dependendo do nível de consciência da criança:

10. Consciente e capaz de engolir: administrar carboidrato de rápida absorção via oral (0,3g/Kg da criança) OU 1 sachê de glicose (15g de carboidrato). A depender da glicemia, poderá repetir de 10 a 15 minutos.
11. Estado mental alterado, incapaz de engolir ou não responde à administração oral de glicose em 15 minutos: administrar glicose via parenteral em bolus glicosado 10% (2-5mL/Kg).
12. Na incapacidade de obter glicose por via oral e por acesso venoso: administrar glucagon via Intramuscular ou Subcutâneo 0,5mg em pacientes com menos de 25Kg ou 1mg com mais de 25Kg (Atenção: doses em excesso podem induzir o vômito).

O HGT deve ser monitorado a cada 15 a 20 minutos até que esteja maior que 70mg/dL ou se neonatos com menos de 48h de vida mantenham a glicemia maior que 50mg/dL. Após isso, deve-se verificar de 1/1h para garantir a estabilidade e, em seguida, espaçar mais para cada 3 a 4 horas (GALAN, 2022).

REFERÊNCIAS

GALAN, Camila de Assis. Repositório Digital UFRGS. Sugestão de protocolo assistencial de hipoglicemia infantil a ser implementado no Hospital de Clínicas de Porto Alegre. Porto Alegre: UFRGS, 2022. Disponível em: https://lume.ufrgs.br/handle/10183/236445. Acesso em: 22 nov. 2022.

GOLBERT, Airton et al. Diretrizes Sociedade Brasileira de Diabetes. Clannad Editora Científica. Brasília, 2019.

Kittah, N. E., & Vella, A. MANAGEMENT OF ENDOCRINE DISEASE: Pathogenesis and management of hypoglycemia, *European Journal of Endocrinology*, 177 (1), R37-R47, 2022.

Martins, Herlon Saraiva – Brandão Neto, Rodrigo Antonio – Scalabrini Neto, Augusto – Velasco, Irineu Tadeu. Emergências Clínicas – Abordagem Prática – USP – Manole. 11a. edição, 2016.

Pititto B, Dias M, Moura F, Lamounier R, Calliari S, Bertoluci M. Metas no tratamento do diabetes. Diretriz Oficial da Sociedade Brasileira de Diabetes (2022). DOI: 10.29327/557753.2022-3

VALENTE, Luiz Carlos et al. Protocolo Controle Glicêmico. Hcor. São Paulo, 2020.

VILAR, Lucio. Endocrinologia clínica. 6. ed. Rio de Janeiro: Guanabara Koogan, 2016.

capítulo 36

Crise Tireotóxica

- Rafael Wanderley Persiano Malta
- Miclecio Luiz da Silva
- Carlos Henrique Santos Góis Filho

▶ DEFINIÇÃO

A crise tireotóxica, também conhecida como tempestade tireotóxica, é caracterizada como uma exacerbação severa das manifestações clínicas da tireotoxicose que, em sua maioria, representa um agravamento de um quadro de hipertireoidismo preexistente, sendo infecção ou sepse o gatilho mais comum. Estima-se que sua prevalência corresponda de 1 a 2% das internações hospitalares por tireotoxicose.

Essa afecção, quando não tratada, apresenta um desfecho fatal, e, mesmo com o tratamento, a mortalidade ainda permanece alta, em torno de 20-50%. Logo, para aumentar a sobrevida dos pacientes, é necessário diagnóstico precoce e tratamento adequado, devendo o médico estar preparado para reconhecer a condição do paciente e não postergar o tratamento.

▶ FISIOPATOLOGIA

O mecanismo fisiopatológico envolvido na transição do hipertireoidismo para uma crise tireotóxica ainda não está totalmente esclarecido, sendo unanimidade a necessidade de um fator desencadeante para que a condição seja estabelecida. Os níveis totais aumentados de hormônios tireoidianos, principalmente o T4, parecem desempenhar um papel importante na fisiopatologia, apesar da intensidade da elevação não estar diretamente ligada à gravidade do quadro na prática clínica. Uma possível explicação para esse fato é a redução na afinidade da proteína carreadora pelo T4, o que se traduz em níveis totais de tiroxina semelhantes a pacientes com tireotoxicose, porém níveis elevados da fração livre quando comparado a este mesmo grupo. Além disso, evidências sugerem que o aumento na resposta às catecolaminas decorrente de uma maior densidade de receptores β-adrenérgicos nos tecidos soma-se às alterações nos níveis de hormônios tireoidianos para resultar no mecanismo final.

Alguns dos fatores desencadeantes conhecidos são quadros infecciosos e sépticos, não tratamento do hipertireoidismo, retirada inadequada de medicamentos antitireoidianos, cirurgias ou traumas em pacientes com tireotoxicose não diagnosticados, procedimentos perioperatórios (anestesia, estresse e depleção de volume), queimaduras, cetoacidose diabética, hipoglicemia, intoxicação por organofosforados, doses elevadas de aspirina e estresse emocional. O próprio tratamento da tireotoxicose com iodo radioativo mostrou precipitar casos de crise tireotóxica.

▶ DIAGNÓSTICO

Embora sejam esperados níveis elevados de hormônios tireoidianos (T3 e T4) e reduzidos de hormônio tireoestimulante (TSH), o diagnóstico da crise tireotóxica é exclusivamente clínico, já que não existem testes laboratoriais capazes de confirmar a condição do doente.

As características clínicas da crise tireotóxica decorrem dos sintomas exacerbados da tireotoxicose associados a manifestações de descompensação de diversos órgãos. A apresentação clínica pode ser diversa, sendo que a febre alta é um achado comum, a qual costuma induzir a sudorese excessiva. Alterações do sistema nervoso central de aspecto variável podem ser encontradas nessa afecção, como agitação, delírio, confusão, labilidade emocional, movimentos anormais, convulsões, estupor, obnubilação e coma. Além disso, manifestações cardiovasculares são comuns, como taquicardia, aumento do débito cardíaco, taquiarritmia e insuficiência cardiovascular congestiva, sendo sua complicação apresentada como choque e colapso cardiovascular. Manifestações respiratórias são possíveis de ocorrer, como dispneia e taquipneia, devido à necessidade de uma demanda maior de oxigênio, assim como, eventualmente, disfunção diafragmática, pois há um trabalho excessivo dos músculos respiratórios. Manifestações hepáticas e gastrointestinais também podem ser encontradas, como hepatomegalia, icterícia, diarreia volumosas, náuseas, vômitos, abdome agudo, obstrução intestinal, dor abdominal e esplenomegalia. Outras manifestações possíveis observadas são a hiperglicemia, devido a ação das catecolaminas, que promovem a inibição da insulina; a hipercalcemia, devido à reabsorção óssea; a cetoacidose; a acidose lática; o aumento da taxa de filtração glomerular, a qual pode evoluir para glomeruloesclerose e proteinúria excessiva; a leucocitose sem infecção e a hipercoagulabilidade.

Sabendo-se que o diagnóstico é dado através da apresentação clínica, e que não existem exames confirmatórios, a escala desenvolvida por Burch e Wartofsky, a qual apresenta os critérios diagnósticos para a crise tireotóxica, é amplamente utilizada (Tabela 1).

▶ TRATAMENTO

O tratamento da crise tireotóxica deve ser iniciado assim que possível, e o local adequado para o monitoramento eficiente e terapêutica agressiva é a unidade de tratamento intensivo (UTI). A conduta tomada deve ser direcionada para redução da síntese e secreção de hormônios tireoidianos; redução dos efeitos dos hormônios já formados presentes em altos níveis na circulação; identificação de fatores precipitan-

Tabela 1 Critérios diagnósticos para a crise tireotóxica. Fonte: modificada de Burch & Wartofsky.

DISFUNÇÃO TERMORREGULADORA	PONTOS	DISFUNÇÃO CARDIOVASCULAR	PONTOS
Temperatura		Taquicardia	
37,2 - 37,7°C	5	99-109 bpm	5
37,8 - 38,2°C	10	110-119 bpm	10
38,3 - 38,8°C	15	120 - 129 bpm	15
38,9 - 39,3°C	20	130-139 bpm	20
39,4 - 39,9°C	25	> 139 bpm	25
≥ 40°C	30	Insuficiência cardíaca congestiva	
		Leve	
EFEITOS NO SISTEMA NERVOSO CENTRAL	**PONTOS**	Edema periférico	5
Leve		Moderada	
Agitação	10	Estertores em bases pulmonares	10
Moderado		Severa	
Delírio, psicose, letargia extrema	20	Edema pulmonar	20
Severo		Fibrilação atrial	10
Convulsões, coma	30		
		FATOR DESENCADEANTE	**PONTOS**
DISFUNÇÃO HEPÁTICA E GASTRINTESTINAL	**PONTOS**	Positivo	10
Moderada		Interpretação:	
Diarreia, náuseas, vômitos, dor abdominal	10	> 44 pontos: crise tireotóxica	
Severa		25-44 pontos: crise tireotóxica iminente	
Icterícia de causa indefinida	20	< 25 pontos: tireotoxicose não-complicada	

tes, quando possível, assim como evitar contribuição contínua desses fatores para a piora do quadro; e uso de terapia de suporte e sintomática, devido a descompensação sistêmica.

A administração de drogas redutoras da síntese de hormônios tireoidianos é a primeira linha no tratamento da condição. A classe mais utilizada a fim de se obter esse efeito é a das tionamidas, responsáveis por inibir a enzima envolvida na conversão de tireoglobulina em T3 e T4 chamada de tireoperoxidase (TPO). Os representantes dessa classe são o metimazol e o propiltiouracil, sendo preferível a utilização deste, já que age também na redução da conversão periférica de T4 em T3 (forma ativa). Além de reduzir a síntese desses hormônios, é necessário tentar bloquear a sua liberação para a circulação sanguínea, e, para que isso ocorra, deve-se utilizar iodo orgânico, podendo ser na forma de solução de Lugol ou solução saturada de iodeto de potássio, ou carbonato de lítio, se o paciente apresentar alergia ao iodo orgânico. É importante reduzir a síntese dos hormônios tireoidianos antes do bloqueio da sua liberação para o sangue, por isso, o uso de uma grande dose de tionamidas deve ocorrer cerca de 30 a 60 minutos antes da utilização do iodo orgânico.

Devido ao aumento na resposta às catecolaminas, principalmente pela maior densidade de receptores β-adrenérgicos, deve-se utilizar betabloqueadores não seletivos a fim de diminuir os sintomas adrenérgicos da crise tireotóxica. O medicamento de escolha é o propranolol, visto que atua também reduzindo a conversão periférica de T4 em T3. Para uma ação mais rápida, pode-se administrar esmolol intravenoso. Em paciente asmático, no qual não é recomendado fazer uso de betabloqueadores não seletivos, pode-se utilizar antagonistas de canais de cálcio de meia-vida curta, como diltiazem. Em casos mais graves e não responsivos ao tratamento anterior, a remoção dos hormônios tireoidianos da circulação por meio de colestiramina, plasmaférese, diálise peritoneal e hemodiálise pode ser utilizada.

Fatores desencadeantes devem ser investigados e devidamente tratados, a fim de que não se tenha novas crises. Caso não seja identificada uma causa aparente, a busca por focos de infecção deve ser realizada, e, enquanto o resultado da cultura não estiver disponível, deve-se considerar antibioticoterapia empírica.

Como terapia de suporte, deve ser administrado paracetamol objetivando reduzir a febre, além de reposição volêmica frente a depleção de volume com hipotensão. Nesse caso, faz-se reposição de líquidos incluindo dextrose a 5%, eletrólitos e vitaminas, objetivando também prover suporte nutricional, já que o paciente possui um metabolismo acelerado pelo quadro de tireotoxicose. Além disso, deve ser administrado hidrocortisona endovenosa a fim de evitar que ocorra insuficiência adrenal, já que a glândula não consegue acompanhar o metabolismo aumentado e reservas insuficientes do hormônio podem estar presentes. Aliado a isso, a aplicação de glicocorticoides apresenta o benefício de diminuir a conversão periférica de T4 em T3.

Tabela 2 Crise tireotóxica: drogas, doses e via de administração.

DROGAS	DOSAGEM	VIA DE ADMINISTRAÇÃO
Propiltiouracil	500-1000mg seguido de 250mg a cada 4 horas	Oral
Metimazol	20mg a cada 6 horas	Oral
Propranolol	60-80mg a cada 4 horas	Oral
Esmolol	50-100mg	Endovenosa
Diltiazem	60-90mg a cada 6 horas	Oral
Iodeto de Potássiol	05 gotas a cada 6 horas	Oral
Lugol	10 gotas a cada 8 horas	Oral
Carbonato de Lítio	300mg a cada 6-8 horas	Oral
Hidrocortisona	300mg seguido de 100mg a cada 8 horas	Endovenosa

▶ REFERÊNCIAS

CHIHA, Maguy; SAMARASINGHE, Shanika; KABAKER, Adam S. Thyroid storm: an updated review. **Journal of intensive care medicine**, United States, v. 30, n. 3, p. 131–140, 2015. Disponível em: https://doi.org/10.1177/0885066613498053.

MARTINS, Milton. et al. Clínica médica, volume 5: doenças endócrinas e metabólicas, doenças ósseas, doenças reumatológicas, 2ed. Barueri, SP: Manole, 2016.

DEVEREAUX, Danielle; TEWELDE, Semhar Z. Hyperthyroidism and thyrotoxicosis. **Emergency medicine clinics of North America**, United States, v. 32, n. 2, p. 277–292, 2014. Disponível em: https://doi.org/10.1016/j.emc.2013.12.001.

KLUBO-GWIEZDZINSKA, Joanna; WARTOFSKY, Leonard. Thyroid emergencies. **The Medical clinics of North America**, United States, v. 96, n. 2, p. 385–403, 2012. Disponível em: https://doi.org/10.1016/j.mcna.2012.01.015.

ROSS, Douglas. et al. 2016 American Thyroid Association Guidelines for Diagnosis and Management of Hyperthyroidism and Other Causes of Thyrotoxicosis. Thyroid, v. 26, n. 10, p. 1343–1421, 2016. Disponível em: https://doi.org/10.1089/thy.2016.0229.

VILAR, Lúcio. Endocrinologia Clínica. 7. ed. Rio de Janeiro: Guanabara Koogan, 2021.

YLLI, Dorina; KLUBO-GWIEZDZINSKA, Joanna; WARTOFSKY, Leonard. Thyroid emergencies. **Polish archives of internal medicine**, Poland, v. 129, n. 7–8, p. 526–534, 2019. Disponível em: https://doi.org/10.20452/pamw.14876.

parte **VI**

Urgências e Emergências Nefrológicas e Urológicas

Capítulo 37 ■ Lesão renal aguda

Capítulo 38 ■ Rabdomiólise

Capítulo 39 ■ Distúrbios acidobásicos

Capítulo 40 ■ Cólica nefrética

Capítulo 41 ■ Hiponatremia e hipernatremia

Capítulo 42 ■ Hipocalemia e hipercalemia

Capítulo 43 ■ Retenção urinária no idoso

Capítulo 44 ■ Infecção do trato urinário

capítulo 37

Lesão Renal Aguda

- José Guilherme Ramos de Oliveira
- Marina Gabriela Braz de Matos
- Stephany Abdias Varjão

▶ DEFINIÇÃO

A lesão renal aguda (LRA) é uma síndrome que acomete frequentemente pacientes admitidos no ambiente de emergência e em unidades de terapia intensiva (UTI). É caracterizada por uma diminuição abrupta (dentro de horas) da função renal, que abrange tanto lesão estrutural quanto comprometimento da função (MAKRIS K e SPANOU L, 2016). A definição mais aceita atualmente é a do KDIGO, estudo que define a lesão renal aguda como o aumento da creatinina sérica em 0,3mg/dL ou mais, em até 48 horas; ou o aumento em pelo menos 50% do nível de creatinina de referência nos últimos 7 dias; ou a diurese menor que 0,5mL/kg/hora durante 6 horas (KHWAJA, 2012).

Os principais fatores de risco para o desenvolvimento da IRA nas unidades de terapia intensiva (UTI) podem ser eventos isquêmicos, nefrotóxicos, infecciosos, obstrutivos, hipotensão arterial, choque (hipovolêmico, cardiogênico e séptico), insuficiências cardiovasculares, hepática e respiratória, neoplasias e o tempo médio de internação na unidade superior a sete dias (AMORIM *et al.*, 2017).

▶ FISIOPATOLOGIA

A fisiopatologia da LRA é diversa e ainda não é totalmente elucidada. Sabe-se que há mecanismos envolvidos a depender da causa ser pré-renal, renal ou pós-renal.

A principal causa de LRA é pré-renal e o principal mecanismo fisiopatológico é a hipoperfusão renal que pode ocorrer devido a diversas causas como, hipovolemia. Em caso de hipoperfusão, sistemas de autorregulação são ativados. No entanto, se a hipoperfusão for mantida ou a resposta adaptativa não for adequada, a taxa de filtração glomerular (TGF) é inicialmente reduzida sem dano parenquimatoso. Caso a condição se mantenha, ocorrem danos nos rins, com necrose tubular aguda isquêmica (AMORIM *et al.*, 2017).

Entre as principais causas, o choque séptico é a mais prevalente, visto que na sua fisiopatologia ocorre uma circulação hiperdinâmica que acarreta na sobrecarga renal e como consequência a rápida diminuição da taxa de filtração glomerular, além disso ocorrem eventos em cadeia como, alterações hemodinâmicas renais, disfunção endotelial, infiltração de substâncias inflamatórias no parênquima renal, trombose e necrose (MAKRIS K e SPANOU L, 2016).

Já na fisiopatologia da LRA renal há diversas formas de acometimento, sendo doenças glomerulares e vasculares, nefrite intersticial aguda e nefrotoxinas as mais comuns. Na LRA pós-renal, os mecanismos patológicos de obstrução podem ser extrarrenais, por exemplo hipertrofia da próstata, ou intrarrenais, como na nefrolitíase. Há aumento da pressão intratubular, diminuição do fluxo sanguíneo renal e processos inflamatórios que podem levar a complicações graves a depender da condição renal prévia (VELASCO *et al.*, 2020).

▶ QUADRO CLÍNICO

A Lesão Renal Aguda costuma ser assintomática e as manifestações clínicas aparecem em fases avançadas da doença. Frequentemente a condição só é suspeitada e diagnosticada através de exames laboratoriais (BENICHEL C *et al.*, 2020). Dentre as manifestações clínicas, as mais comuns incluem: uremia, achados cardiovasculares, como hipotensão e tamponamento pericárdico, além de taquipnéia, hiperventilação, confusão mental, sonolência, coma. Outro dado clínico com relevância na LRA é a avaliação do débito urinário, o paciente pode apresentar-se oligúrico com débito urinário < 400mL em 24 h ou em anúria com débito urinário < 100mL em 24 h (VELASCO *et al.*, 2020).

▶ DIAGNÓSTICO

A suspeita de Lesão Renal Aguda deve ocorrer quando o débito urinário diminui. Nesse sentido, a avaliação clínica deve investigar sua etiologia – seja pré-renal, LTA ou pós-renal – com base na história clínica e apoio da dosagem sérica de ureia e creatinina (COSTA, J. *et al.*, 2003). O exame físico, por sua vez, também pode sugerir etiologias, devendo-se portanto buscar aumento do tamanho ou dor renal, sopro à ausculta das artérias renais, bexigoma, sinais cutâneos de doenças sistêmicas e outros sinais que sugiram etiologias específicas para a LRA (MERCADO, M. *et al.*, 2019).

Nesse sentido, a definição e estadiamento da LRA mais bem empregadas atualmente foram estabelecidas pelo KDIGO. Para tanto, são necessários a dosagem de creatinina sérica e o volume do débito urinário.

Há ainda outras formas para investigação da etiologia e grau da LRA. O *clearance* de creatinina, por exemplo, fornece um valor mais fidedigno da TFG. O exame sumário de urina, com análise qualitativa e microscopia, por sua vez, é rico em achados. Exames diagnósticos por imagem, adicionalmente, são úteis quando os achados clínicos convergem para etiologia pós-renal (MERCADO, M. *et al.*, 2019).

Tabela 1 Adaptada do KDIGO Clinical Practice Guidelines for Acute Kidney Injury, 2012.

Estágio	Creatinina sérica	Débito urinário
1	Aumento de 1,5-1,9 vezes a linha basal, em 7 dias; ou aumento de ≥ 0,3mg/dL em 48h.	< 0,5mL/kg/h por 6-12h
2	Aumento de 2-2,9 vezes a linha basal.	< 0,5mL/kg/h por 12-24h
3	Aumento de 3 vezes a linha de base; ou ≥ 4mg/dl; ou terapia substitutiva renal; ou, em pacientes < 18 anos, redução da TFG para < 35ml/min/1,73m²	< 0,5mL/kg/h por ≥ 24h ou anúria por ≥ 12h

▶ TRATAMENTO

O tratamento da LRA depende da etiologia. Nos casos de LRA pré-renal o tratamento visa otimizar o fluxo sanguíneo nos rins. Já na LRA pós-renal, o intuito é promover a desobstrução do fluxo urinário. Na necrose tubular aguda deve-se otimizar a volemia e o estado hemodinâmico. Entretanto, existem medidas gerais a serem adotadas.

TRATAMENTO CLÍNICO

Deve-se manter o volume intravascular expandido, manter a pressão arterial média acima de 65mmHg (podendo ser necessário o uso de vasopressores), manter a oxigenação adequada e o hematócrito acima de 30%. Além disso, é necessário prevenir a hipercalemia. Isso pode ser feito por meio da redução da ingestão e evitando drogas poupadoras de potássio. A hipercalemia deve ser tratada agressivamente com infusão endovenosa de cálcio, soluções polarizantes (glicose e insulina), uso de agonistas β2, correção da acidose e hemodiálise (YU, L. et al., 2002). Nos casos de hipercalemia com alterações no eletrocardiograma, o gluconato de cálcio é utilizado para reduzir o risco de arritmias (RAHMAN, M. et al., 2012). Ademais, deve-se evitar a hiperhidratação que pode ocasionar complicações como hiponatremia e insuficiência cardíaca. A melhor forma de identificar a hiperhidratação é pelo peso do paciente, sabendo que a LRA é um processo hipercatabólico e o paciente perde peso. Deve-se atentar para a prevenção de infecções, uma vez que a septicemia é a principal causa de morte de pacientes com LRA (YU, L. et al., 2002). Também é necessário nutrir o paciente, usualmente se utiliza aporte calórico acima de 50kcal/kg/dia. Na fase inicial da LRA, a infusão de grandes quantidades de aminoácidos e glicose pode agravar a lesão tubular devido ao aumento do consumo de oxigênio pelos rins (COSTA, J. et al., 2003).

O uso de diuréticos é recomendado para aliviar a hipervolemia. A meta de glicose é de 110 a 149mg/dl. Para manter a estabilidade hemodinâmica, recomenda-se utilizar cristalóides isotônicos como solução salina a 0,9%, solução de Ringer com lactato e Plasma-Lyte A (MERCADO, M. et al., 2019).

TRATAMENTO DIALÍTICO

Existem métodos de terapia renal de substituição intermitentes e contínuos. Os intermitentes são diálise peritoneal (DP) intermitente, hemodiálise intermitente, hemofil-

Tabela 2 Adaptado de Insuficiência renal aguda: diretriz da Sociedade Brasileira de Nefrologia.

Indicações de diálise	
Hipercalemia	**Acidose metabólica**
Hipervolemia (edema periférico, derrames pleural e pericárdico, ascite, hipertensão arterial e insuficiência cardíaca)	Hipo/hipernatremia, hipo/hipercalcemia, hiperuricemia e hipermagnesemia
Uremia	Hemorragias devido a distúrbios plaquetários, ICC refratária, hipotermia e intoxicação exógena

tração intermitente, hemodiálise prolongada. Os métodos contínuos são DP ambulatorial contínua, ultrafiltração contínua lenta, hemofiltração contínua, hemodiálise contínua e hemodiafiltração contínua (YU, L. *et al.*, 2002).

Ademais, para prevenção da LRA em pacientes de risco, é preciso que sejam suspensas drogas nefrotóxicas como aminoglicosídeos, IECA, BRA, anfotericina, tenofovir, cisplatina, lamotrigina, analgésicos, alopurinol, antifúngicos, litio (MERCADO, M. *et al.*, 2019). Além disso, é importante manter volume adequado, manter pressão arterial em níveis recomendados e manter o débito cardíaco (CHOPRA, T. *et al.*, 2016).

► REFERÊNCIAS

AMORIM F, *et al*. **Principais causas para o desenvolvimento de lesão renal aguda em pacientes internados em unidade de terapia intensiva: revisão integrativa.** Salusvita, 2017; 36 (2): 615-628.

BENICHEL C, *et al*. **Fatores de risco para lesão renal aguda em pacientes clínicos intensivos.** Portal Revista de Enfermagem, Botucatu, 2020; 33: 1-11.

COSTA, J. *et al*. **Insuficiência renal aguda.** Medicina, Ribeirão Preto, 36. 307-324, abr./dez. 2003.

CHOPRA, T. *et al*. Ding X, Ronco C (eds): **Acute Kidney Injury – From Diagnosis to Care.** Contrib Nephrol. Basel, Karger, 2016, vol 187, pp 9-23. doi: 10.1159/000443152

KHWAJA A. **KDIGO clinical practice guidelines for acute kidney injury.** Nephron Clin Pract. 2012[citado em 2022 dez. 23]; 120 (4):179-84. Disponível em: https://www.karger.com/Article/Fulltext/339789.

MAKRIS, Konstantinos; SPANOU, Loukia. **Acute kidney injury: definition, pathophysiology and clinical phenotypes.** The clinical biochemist reviews, v. 37, n. 2, p. 85, 2016.

Mercado MG, Smith DK, Guard EL. **Acute Kidney Injury: Diagnosis and Management.** Am Fam Physician. 2019 Dec 1; 100 (11):687-694. PMID: 31790176.

Rahman M, Shad F, Smith MC. **Acute kidney injury: a guide to diagnosis and management.** Am Fam Physician. 2012 Oct 1; 86 (7):631-9. PMID: 23062091.

VELASCO, Irineu Tadeu *et al*. **Medicina de Emergência: Abordagem Prática.** São Paulo: MANOLE, v. 14 n.12 p.1119-1131, 2020.

YU, L. *et al*. **Insuficiência renal aguda**: diretriz da Sociedade Brasileira de Nefrologia. J Bras Nefrol 2002; 24 (1):37-9.

capítulo 38

Rabdomiólise

- Karin Araujo Melo
- José Pedro Cassemiro Micheleto

▶ DEFINIÇÃO

A rabdomiólise caracteriza-se pela injúria ou destruição do tecido muscular esquelético. O rompimento da integridade do músculo promove a liberação de componentes musculares, como a mioglobina, a enzima creatinofosfoquinase (CPK), lactato desidrogenase (LDH) e eletrólitos, na circulação sistêmica (TORRES et al., 2015). Esses componentes possuem potencial tóxico na quando liberados dessa forma na corrente sanguínea, podendo provocar complicações como a Injúria Renal Aguda (IRA), hipercalemia, hipocalcemia, inflamação do tecido hepático, arritmias cardíacas, Coagulação Intravascular Disseminada (CIVD) e síndrome compartimental (ZUTT et al., 2014). A incidência global da rabdomiólise é desconhecida, no entanto, foram identificados fatores de risco, como Índice de Massa Corporal (IMC) > 40 kg/m2, uso crônico de drogas hipolipemiantes e o período pós-operatório (CHAVEZ et al., 2016).

▶ FISIOPATOLOGIA

A etiologia da rabdomiólise pode ser divida em dois grupos: adquirida e genética. A etiologia adquirida pode ser de três tipos: traumática (lesão por esmagamento, lesão elétrica e cirurgia vascular ou ortopédica), esforço não traumático (atividades extenuantes, convulsões, traço falciforme, exposição ao calor extremo, hipertemia maligna e síndrome neuroléptica maligna) e sem esforço não traumático (álcool, toxinas, drogas, infecções e distúrbios eletrolíticos). A etiologia genética compreende fatores hereditários, como as miopatias e as desordens do metabolismo lipídico, do carboidrato e mitocondrial (CABRAL et al., 2020).

Em adultos, as causas mais comuns de rabdomiólise são traumas, infecções, uso de drogas ilícitas, uso de álcool e a imobilização prolongada. Já nas crianças, as principais causas são as infecções, trauma, condições musculares hereditárias e o exercício físico (TORRES et al., 2015).

Independentemente da causa, o mecanismo fisiopatológico é o mesmo, isto é, normalmente, no meio intracelular, os níveis de Ca^{2+} e Na^+ estão baixos e os de K^+ estão altos. No entanto, lesões diretas no tecido muscular ou falhas na produção adequada de energia (ATP) podem gerar disfunção na bomba de Na+-K+ ATPase e na bomba de Ca2+ ATPase, provocando um desequilíbrio hidroeletrolítico, visto que há a entrada de sódio para o meio intracelular e, consequentemente, a entrada de cálcio nesse mesmo meio, resultando em contração muscular contínua e inadequada (ZUTT *et al.*, 2014). Além disso, os altos níveis de cálcio, no meio intracelular, ativam proteases e fosfolipases que destroem tanto as miofibrilas quanto os fosfolipídios de membrana, levando a célula à morte e à liberação de radicais livres, metabólitos intracelulares, como mioglobina, potássio, fosfato e o ácido úrico, e as proteínas intracelulares, como a aldolase, mioglobina, CPK e LDH (GUPTA *et al.*, 2021). Os altos níveis de mioglobina presentes na circulação podem saturar as proteínas ligadoras e provocar a precipitação deste metabólito na filtração glomerular, a obstrução dos túbulos renais e a IRA (CABRAL *et al.*, 2020).

▶ DIAGNÓSTICO

Em geral, a rabdomiólise apresenta-se oligossintomática ou assintomática (GUPTA *et al.*, 2021). Porém, quando sintomática, a tríade clássica consiste em mialgia, fraqueza, pigmentúria (urina com cor de "coca cola"), acompanhada de níveis séricos da enzima creatinofosfoquinase (CPK) de 5 a 10 vezes o limite superior do valor de referência (CHAVEZ *et al.*, 2016).

Conforme proposto por Frederico Lage de Oliveira (2019), para o diagnóstico de rabdomiólise, podem ser realizados exames laboratoriais como:

- Creatininafosfoquinase sérica: um marcador sensível, porém inespecífico da rabdomiólise, podendo atingir valores superiores a 100.000 UI/ml;
- Aldolase e Anidrase carbônica III: exame que deve ser associado ao de CPK para confirmar origem muscular da lesão;
- Mioglobina sérica e urinária: um marcador pouco sensível de necrose muscular;

Outros exames podem ser necessários para garantir uma avaliação de funções orgânicas e uma abordagem terapêutica adequada, como:

- AST (aspartato aminotransferase), ALT (alanina aminotransferase) e LDH (lactato desidrogenase);
- Creatinina e Ureia;
- Tempo de protrombina, tempo de tromboplastina parcial ativado e contagem de plaquetas;
- Ácido úrico;
- Potássio, cálcio e fosfato séricos.

Entre os diagnósticos diferenciais da rabdomiólise estão: hemoglobinúria paroxística noturna, hemólises intravasculares, porfiria intermitente aguda, doença hepática com colúria e infecções, pois cursam com alterações que simulam mioglobinúria (NETO e MARINO, 2022).

▶ TRATAMENTO

O controle da rabdomiólise inclui o tratamento da causa base, quando possível, e o manejo das complicações. Portanto, é essencial que haja o tratamento das infecções, a interrupção do uso de medicações nefrotóxicas, drogas e toxinas e a correção de distúrbios hidroeletrolíticos, como hipercalemia, hipocalcemia, hiperfosfatemia e hiperuricemia.

A IRA induzida pela rabdomiólise é considerada uma das complicações mais temidas, por isso, medidas de prevenção à IRA são avaliadas desde a suspeita do caso. Dessa forma, a ressuscitação volêmica agressiva e precoce é recomendada tanto para adultos quanto para crianças, com o objetivo de aumentar o fluxo urinário, podendo ser necessário o uso de até 10 litros de volume por dia (GUPTA et al., 2021), utilizando solução cristaloide balanceada (ex: Ringer Lactato) ou Soro Fisiológico 0,9%, tendo como meta a diurese de 300ml/h (LONG et al., 2019). Além disso, agentes com ação na diurese osmótica, como o Manitol, podem ser úteis na prevenção da obstrução tubular renal por mioglobina, consequentemente, reduzindo o risco de IRA (GUPTA et al., 2021).

Outro mecanismo usado para a prevenção do acometimento renal é a alcalinização urinária, visto que ocorre maior precipitação do complexo mioglobina-proteína em urina ácida. No entanto, essa alcalinização pode exacerbar sintomas de hipocalcemia, já que ocorre redução do cálcio ionizado. Além disso, estudos foram feitos com o uso das abordagens do manitol e do bicarbonato e não foram encontradas diferenças significativas nos desfechos renais (LONG et al., 2019).

A Terapia Renal Substitutiva (TRS) deve ser considerada em casos de IRA associada à anúria, ausência de resposta ao tratamento diurético na hiperhidratação, hipercalemia com risco de vida, hipercalcemia e hiperazotemia. Nesses casos, a terapia deve ser individualizada e, entre as opções, estão a hemodiálise, diálise peritoneal, hemofiltração venovenosa contínua e a plasmaférese (PETJOKA e MARTINEK, 2014). A avaliação do risco de um indivíduo com injúria renal secundária à rabdomiólise necessitar de TRS e a avaliação da mortalidade podem ser feitas a partir do Escore de McMahon, que avalia variáveis como idade, gênero, causa base e os resultados dos exames laboratoriais iniciais (ex: cálcio, fosfato, CPK e bicarbonato). Uma pontuação de McMahon < 5 indica risco baixo (2-3%) de necessidade de TRS ou morte, já uma pontuação > 10 indica um risco elevado (52-61,2%) de TRS ou morte. Uma pontuação de 6 ou mais indica risco de lesão renal aguda (LRA), portanto, indicativa de TRS (CABRAL et al., 2020).

▶ REFERÊNCIAS

GUPTA, Ankur et al. Rhabdomyolysis: revisited. **The Ulster Medical Journal**, v. 90, n. 2, p. 61, 2021.

TORRES P. A, et al. Rhabdomyolysis: pathogenesis, diagnosis, and treatment. The Ochsner Journal, 2015; 15 (1): 58-69

LONG B, et al. An evidence-based narrative review of the emergency department evaluation and management of rhabdomyolysis. The American Journal of Emergency Medicine, 2019; 37 (3): 518-523.

OLIVEIRA, F. L. Rabdomiólise: revisão bibliográfica com base num caso clinico de etiologia rara. 2016. Tese de Doutorado.

NETO, R. A. B. & MARINO, L. O. Rabdomiólise. In: VELASCO,T *et al.* Medicina de Emergência: abordagem prática. 16ª Ed. Santana de Parnaíba. Manole, 2022. Cap 89, pág 2404-2419.

ZUTT, R. *et al.* Rhabdomyolysis: review of the literature. Neuromuscular Disorders, v. 24, n. 8, p. 651-659, 2014.

CHAVEZ, Luis O. *et al.* Beyond muscle destruction: a systematic review of rhabdomyolysis for clinical practice. Critical care, v. 20, n. 1, p. 1-11, 2016.

CABRAL, Brian Michael I. *et al.* Rhabdomyolysis. Disease-a-Month, v. 66, n. 8, p. 101015, 2020.

capítulo 39

Distúrbios Ácido Básicos

- Ana Clara Valente de Lima Melo
- Inara Lourenço Leitão

▶ PRINCIPAIS CONCEITOS

O funcionamento adequado do organismo humano se baseia em reações bioquímicas, essenciais à vida, que dependem de um pH sanguíneo levemente básico, na faixa entre 7,35 e 7,45. Quando os níveis de pH se alteram, fugindo dessa faixa de normalidade devido à alteração na concentração de H+, diversos sistemas enzimáticos- que dependem deste equilíbrio para manutenção da conformação proteica e suas funcionalidades- são afetados (VELASCO e colaboradores, 2020).

A equação de *Henderson-Hasselbach* aplicada à fisiologia humana pode auxiliar na identificação da natureza da acidemia e da alcalemia, notando que o pH depende fundamentalmente de HCO_3^- e CO_2, o que proporciona uma elucidação da causa e uma melhor condução terapêutica.

$$pH = pKa + \log \frac{[HCO_3^-]}{[H_2CO_3]}$$

A fim de evitar que este desequilíbrio ácido básico leve à desnaturação de proteínas e com consequente manifestações sistêmicas, o organismo se utiliza de 3 mecanismos de regulação: sistema tampão, regulação respiratória e regulação renal (VELASCO e colaboradores, 2020). Este primeiro pode ser produzido por meio da mistura de um ácido fraco e sua base conjugada, sendo o principal sistema tampão do organismo humano o bicarbonato/dióxido de carbono (HCO_3^-/CO_2), o qual constitui um sistema aberto, sendo eficiente no controle do pH do sangue, no qual a adição de H+ leva à diminuição da concentração de HCO_3^- (base conjugada), mas sem aumentar a concentração de H2CO3, pois a concentração de CO_2 é ajustada à $PaCO_2$ na atmosfera (DE MORAES REGO, 2020).

Além disso, a busca pelo equilíbrio ácido-base pode se dar por meio da regulação respiratória, a qual é ativada de maneira mais precoce e promove influência na frequência respiratória, sendo aumentada para eliminar rapidamente o CO_2, o que leva a alcalinização do sangue; ou reduzida, com o intuito de provocar o acúmulo de CO_2, que gera diminuição do pH sanguíneo. Por fim, há também o controle renal, ativado de maneira tardia, que pode influenciar nos níveis séricos de HCO_3^- e H^+, excretando ou retendo estes íons para regulação do pH sanguíneo (DE MORAES REGO, 2020).

▶ GASOMETRIA ARTERIAL

A Gasometria Arterial é o método padrão-ouro para a definição da oxigenação, ventilação e condições metabólicas de pacientes graves, avaliando-se a efetividade da ventilação e hematose, e orientando o tratamento de desequilíbrios ácido-base de diferentes etiologias (DOS SANTOS FREITAS, 2020). Mas como interpretá-la?

Inicialmente, é imprescindível para uma boa interpretação a contextualização do paciente por meio de uma boa anamnese e exame físico (VELASCO e colaboradores, 2020). Posterior a isso, inicia-se com a análise do pH arterial, que indica três possíveis quadros: acidemia (pH < 7,35), alcalemia (pH > 7,45) ou pH normal com valores entre 7,35 e 7,45 (GOMES E PEREIRA, 2021). Entretanto, o valor normal do pH não indica ausência de distúrbio visto a possibilidade do distúrbio misto (VELASCO e colaboradores, 2020).

A tabela 1 indica alguns parâmetros presentes na gasometria arterial e os seus valores de referência.

Tabela 1 Parâmetros e valores de referência. Referência: Adaptado de Riella MC e colaboradores, 2018.

Parâmetros	Valor de referência
pH	7,35-7,45
$PaCO_2$	35-45mmHg
HCO_3^-	22-26mmol/L
$SatO_2$	95-99%
PaO_2	80-100%mmHg
BE	−2 a +2mEq/L
Na^+	135-145mEq/L
K^+	3,5-5,0mEq/L
Lactato	0,5-1,6mmol/L
Glicose	60-100mg/dL

Os passos seguintes são: classificar o valor do pH a partir da identificação do distúrbio primário, bem como calcular a resposta compensatória do organismo esperada para manter o valor do pH o mais constante possível.

A acidose pode ser devido a diminuição do íon bicarbonato (HCO_3) ou ao aumento do gás carbônico (CO_2), sendo chamadas de metabólica e respiratória, respectivamente. A alcalose de etiologia metabólica é identificada pelo aumento do HCO_3, já a de origem respiratória pela diminuição da $PaCO_2$. O distúrbio misto, isto é, acidose e alcalose concomitante é percebido por valores de HCO_3^- e CO_2 alterados, com um pH tendendo à normalidade (GOMES E PEREIRA, 2021).

Os valores dos parâmetros necessários para a identificação do distúrbio primário, assim como os cálculos da resposta compensatória estão especificados na tabela 2, a seguir. A resposta compensatória objetiva alterar os valores de PaCo2 e HCO_3 para evitar variações bruscas do pH (DE MORAES REGO, 2020). Dessa maneira, caso os valores da resposta compensatória estejam dentro do esperado, caracteriza-se o distúrbio como simples, porém, caso esteja fora do intervalo, determina-se um distúrbio misto (VELASCO e colaboradores, 2020).

Parâmetros incluídos na interpretação da gasometria arterial, como o ânion gap (AG) e base excess (BE) serão analisados posteriormente neste capítulo.

Tabela 2 Definições dos diferentes distúrbios acidobásicos e respostas compensatórias esperadas. Referência: Adaptado de Velasco IT e colaboradores, 2020.

Distúrbio acidobásico	Critérios	Compensação esperada
Acidose metabólica	pH < 7,35; HCO_3 < 22mmol/L.	$PaCO_2$ esperado = 1,5 x (HCO_3) + 8 (± 2)
Alcalose metabólica	pH > 7,45; HCO_3 > 26mmol/L.	Paco2 esperado = 0,7 x (HCO_3) + 20 ou PaCo2 esperado = HCO_3 + 15.
Acidose respiratória aguda	pH < 7,35; $PaCO_2$ > 45mmHg.	HCO_3 aumenta 1mEq para cada 10mmHg de aumento da $PaCO_2$.
Acidose respiratória crônica	pH < 7,35; $PaCO_2$ > 45mmHg	HCO_3 aumenta 3,5mEq para cada 10mmHg de aumento da $PaCO_2$.
Alcalose respiratória aguda	pH > 7,45; $PaCO_2$ < 35mmHg	HCO_3 diminui 2mEq para cada 10mmHg de redução da $PaCO_2$.
Alcalose respiratória crônica	pH > 7,45; $PaCO_2$ < 35mmHg.	HCO_3 diminui 5mEq para cada 10mmHg de redução da $PaCO_2$

▶ ACIDOSE METABÓLICA

A acidose metabólica é caracterizada pela diminuição do pH (< 7,35) sanguíneo devido à diminuição dos níveis de HCO_3^- (< 22mEq/L). Os seus mecanismos etiológicos mais comuns são devido ao acúmulo/formação ácida aumentada ou perda do íon bicarbonato de forma renal ou extra renal (MOREIRA e COLABORADORES, 2019).

O ânion gap (AG) reflete o equilíbrio eletroquímico presente no plasma estabelecido pela lei da Eletroneutralidade. Há diferentes íons presentes nesse equilíbrio, estabelecendo-se o conceito de íons mensuráveis e não mensuráveis. Em relação aos cátions, o sódio (Na+) representa o íon mensurável, já entre os ânions, o cloreto e o bicarbonato (CL^- + HCO^{3-}) assumem esse papel (VELASCO e colaboradores, 2020). Assim, tem-se a fórmula:

$$\text{Ânion-gap} = Na - (Cl + HCO_3)$$

Valor de referência: 8-12mEq/L.

O cálculo do ânion gap permite diferenciar a etiologia da acidose metabólica. A acidose metabólica com ânion gap normal ou hiperclorêmica é caracterizada pelo aumento do ânion CL– de forma compensatória devido à diminuição do HCO_3, tendo como causas: diarréia; acidose tubular renal; fístula entérica, biliar ou pancreática; entre outros. Já a acidose metabólica com ânion gap aumentado ou normoclorêmica é caracterizada pela formação/acúmulo de um ânion não mensurável, como na cetoacidose diabética ou alcoólica; acidose lática secundária a sepse; intoxicações exógenas; entre outros (GOMES E PEREIRA, 2021).

A identificação da causa base da acidose metabólica, a partir da interpretação da gasometria arterial e da avaliação clínica, permite a orientação de condutas diagnósticas e terapêuticas. De modo geral, o tratamento é realizado pela correção da causa-base e a avaliação criteriosa da necessidade do uso do bicarbonato de sódio, pois há pouca evidência científica para o tratamento da acidose metabólica. Entretanto, as indicações para seu uso são: nas acidoses hiperclorêmicas com pH < 7,2; em casos de acidose com pH < 6,9 devido ao risco eminente de morte e em intoxicação por etilenoglicol, metanol ou acidose por uremia (VELASCO e colaboradores, 2020).

▶ ALCALOSE METABÓLICA

A alcalose metabólica caracteriza-se como pH > 7,45 devido ao aumento da concentração do bicarbonato de sódio (HCO_3^{3-}), acompanhado ou não do aumento da $PaCO_2$, por resposta compensatória dos pulmões a este desequilíbrio, sendo comum em pacientes que estão na UTI. Dentre suas principais etiologias, pode-se citar a redução do volume circulante efetivo (seja por origem renal, como o uso de diuréticos, seja por origem gastrointestinal, como a drenagem naso ou orogástrica), a utilização de corticoides (por aumento da atividade mineralocorticoide) e o déficit de potássio na corrente sanguínea (VELASCO e colaboradores, 2020).

Ao contrário da acidose, a alcalose metabólica não apresenta sinais clássicos, sendo seus sintomas relacionados comumente à distúrbios hidroeletrolíticos associados (hipocalemia, hipocloremia) e/ou hipovolemia. O paciente acometido com este distúrbio pode apresentar sintomas que acomete os mais variados sistemas do organismo como cefaleia, letargia, delírio, convulsão, poliúria, polidipsia, redução do débito cardíaco, fraqueza muscular, hipóxia, hipercapnia e aumento da produção de amônia (GOMES e PEREIRA, 2021).

O tratamento é voltado para as causas-base, como sintomáticos para êmese e suspensão de diuréticos, as quais devem ser pesquisadas criteriosamente, visto que a correção deste desequilíbrio aumenta o drive respiratório, bem como a $PaCO_2$, levando à melhora clínica em pacientes críticos (VELASCO e colaboradores, 2020).

▶ ACIDOSE RESPIRATÓRIA

A acidose respiratória é um distúrbio caracterizado por um valor de pH < 7,35 e de $PaCO_2$ > 45mmHg. Está presente em patologias que evoluem para hipoventilação pulmonar, como na doença obstrutiva crônica, em distrofias musculares e secundário a trauma ou doença no sistema nervoso central. O quadro clínico depende da gravidade da acidose respiratória e da sua classificação quanto aguda ou crônica, mas o paciente pode cursar com dispneia, confusão mental, alucinação e coma (MOREIRA e COLABORADORES, 2019).

O base excess (BE) é o parâmetro presente na gasometria arterial que indica a condição aguda ou crônica de uma acidose respiratória. Condições crônicas com acúmulo de CO_2 induzem a compensação orgânica de acúmulo do HCO_3 com alteração no valor do BE, diferente de quadros agudos, os quais o BE tenderá a normalidade (GOMES E PEREIRA, 2021). A conduta terapêutica da acidose respiratória aguda e crônica consiste na otimização da causa base, sendo necessário um suporte ventilatório mais imediato nos quadros agudos.

▶ ALCALOSE RESPIRATÓRIA

A alcalose respiratória é um distúrbio caracterizado por pH > 7,45 e $PaCO_2$ < 35mmHg, devido ao aumento da volume minuto (VM) – produto do volume total pela frequência respiratória, com valores normais que variam de 5 a 10 L/min (MACHADO, 2014; VELASCO e colaboradores, 2020). O que leva a pensar, de uma maneira mais prática, que patologias que promovem o aumento da frequência respiratória, podem gerar, como consequência, este desequilíbrio.

Os sintomas ocasionados por este distúrbios são similares aos da hipocalcemia, isso devido à forte ligação do cálcio à albumina secundário ao aumento de pH, levando à diminuição de cálcio livre circulante. Dentre estes sintomas, pode-se citar parestesias em lábios e extremidades, espasmos do carpo, síncope, tontura e câimbras musculares (VELASCO e colaboradores, 2020). O tratamento é focado na correção do agente causador da hiperventilação, como febre, por causas psicogênicas, dor, sepse, por ventilação mecânica, tendo cada uma terapêutica específica (GOMES e PEREIRA, 2021).

▶ REFERÊNCIAS

DE MORAES REGO, Fabiane Gomes. Caracterização dos distúrbios da regulação ácido-base: uma abordagem didática e intuitiva. **RBAC**, v. 4, p. 337-45, 2020.

DOS SANTOS FREITAS, Maria Amanda. Princípios analíticos da gasometria arterial. **RBAC**, v. 52, n. 4, p. 318-21, 2020.

GOMES, Eduardo Borges; PEREIRA, Hugo Cataud Pacheco. Interpretação de gasometria arterial. **VITTALLE-Revista de Ciências da Saúde**, v. 33, n. 1, p. 203-218, 2021.

MACHADO, Felipe Dominguez *et al*. Ventilação mecânica: como iniciar. **Acta med [Internet]**, 2014.

MOREIRA, Camilla Soares *et al*. Gasometria Arterial e Avaliação de Íons. **ACTA MSM-Periódico da EMSM**, v. 7, n. 1, p. 9-26, 2019.

RIELLA, Miguel Carlos, *et al*. Princípios de Nefrologia e Distúrbios Hidroeletrolíticos. 6. ed. Rio de Janeiro: Guanabara. 2018.

VELASCO, Irineu Tadeu, *et al*. Medicina de emergência: abordagem prática. 16. ed, rev., atual e ampl.-Barueri [SP]: Manole, 2020.

capítulo 40

Cólica Nefrética

- Andrezza Lima Viana
- Carlos Henrique Santos Góis Filho
- Ytala Rodrigues Medeiros

▶ DEFINIÇÃO

A cólica nefrética apresenta-se como uma crise álgica intensa em decorrência da presença de um cálculo que está causando uma obstrução total ou parcial das vias urinárias. Aproximadamente metade dos casos cursam com recorrência de cólica nefrética dentro de 10 anos, sendo necessário medidas preventivas para quadros recidivos. A incidência mais expressiva é em homens, além de possuir intensa relação com altas temperaturas e estações mais quentes. Ademais, conta com fatores de risco como histórico familiar de nefrolitíase, alterações anatômicas, dieta, hiperparatireoidismo, acidose tubular renal, obesidade, diabetes, hipertensão arterial, doenças reumáticas e trabalhos realizados em altas temperaturas.

▶ FISIOPATOLOGIA

Os cálculos renais possuem várias etiologias, o que torna necessária a identificação do tipo para o tratamento direcionado. A formação do cálculo é um processo silencioso, que ocorre entre semanas e meses, podendo levar mais tempo até que tenha relevância clínica e, dessa forma, o paciente pode ser assintomático durante décadas.

Tabela 1 Tipos mais comuns de cálculos renais. Fonte: elaborado pelos autores.

Oxalato de cálcio	75%
Fosfato de cálcio	15%
Ácido Úrico	8%
Estruvita	1%
Cistina	<1%

A etiologia dos cálculos renais envolve a hipersaturação da urina e a agregação de cristais com uma proteína não cristalizada, porém os de estruvita, ácido úrico e cistina envolvem uma fisiopatologia distinta. O cálculo pode estar presente em qualquer região entre os rins e a uretra, provocando obstrução total ou parcial, além de quadros assintomáticos. O início dos sintomas coincide com o deslocamento de um cálculo no ureter e ocorre a cólica nefrética quando a pelve renal e os segmentos ureterais dilatam, sendo a intensidade da dor associada ao grau de obstrução e não necessariamente ao tamanho do cálculo. Assim, a dor resulta de uma combinação de fatores, que envolvem espasmos musculares ureterais, peristaltismo proximal aumentado, inflamação localizada, edema renal com distensão da cápsula, irritação e edema.

▶ DIAGNÓSTICO

O diagnóstico da cólica nefrética é obtido por meio da associação da análise do quadro clínico, exame físico, estudos de imagem e exames laboratoriais.

Assim, sobre o quadro clínico, o paciente com episódio de cólica renal apresenta dor visceral, de início abrupto e com períodos de acalmia. Inicialmente, essa dor localiza-se na região abdominal de forma inespecífica, no entanto, com o decorrer do tempo, se instala como uma dor aguda, geralmente de intensidade forte, localizada na região lombar ipsilateral à obstrução, abaixo da décima segunda costela, podendo irradiar para a virilha e gônadas genitais nas obstruções ureterais distais. Além disso, o paciente pode apresentar disúria, polaciúria e urgência miccional quando a litíase renal migra distalmente e alcança a junção ureterovesical. Como também, é frequente a presença de sintomas viscerais como náuseas e vômitos, assim como, hematúria microscópica ou macroscópica, sendo esta, presente em 70 a 95% dos casos.

No que se refere ao exame físico, o paciente apresenta-se inquieto, com dificuldade em permanecer na mesma posição devido a procura por uma posição antálgica. Nota-se dor à palpação, como também, pode apresentar sinal de Giordano positivo.

Para concretizar o diagnóstico, são feitos exames de imagem e citologia urinária. Nesse sentido, os exames de imagem são importantes para revelar o local da obstrução urinária. Para isso, podem ser utilizadas a radiografia abdominal simples, a ultrassonografia renal e a tomografia computadorizada (TC).

A radiografia simples de abdome auxilia na identificação de cálculos radiopacos no trato urinário. No entanto, embora esse exame identifique muitos cálculos, cerca de 10% a 20% dos cálculos renais são radiolúcidos e fatores como a falta de preparo intestinal e o impedimento visual devido aos órgãos abdominais diminuem a sensibilidade desse exame.

Em relação à ultrassonografia renal, é um exame de alta especificidade, acima de 90%. Embora com sensibilidade inferior à da TC e por não detectar cálculos menores que 5 mm de tamanho, é um exame vantajoso devido aos menores custos associados e por ser menos invasivo, capaz de identificar sinais de obstrução pela presença de dilatação da via excretora.

Já a tomografia computadorizada helicoidal sem contraste das vias urinárias é considerada o padrão ouro para diagnosticar cólica nefrética. Isso se justifica porque a TC tem 98% de sensibilidade e especificidade de 100 % para litíase urinária, o que resulta em informações rápidas sobre a localização e a identificação do cálculo. Além disso, esse exame também possibilita o diagnóstico de outras afecções retroperitoneais e intra-abdominais. No entanto, a TC geralmente é cara e expõe os pacientes a uma carga significativa de radiação. Nesse sentido, embora falível, é possível utilizar o escore STONE para prever quais pacientes não necessitam de TC, o qual a partir da pontuação, pode-se predizer a probabilidade de cálculos ureterais. Assim, a pontuação no escore STONE representa baixo risco quando mantém-se entre 0 a 5, risco moderado ao atingir entre 6 a 9 e alto risco quando é maior ou igual a 10.

Tabela 2 Escore STONE. Fonte: adaptado de UZUN *et al.*

Variável	Pontos
Sexo	
Feminino	0
Masculino	2
Raça	
Negros	0
Não negros	3
Duração da dor	
> 24 horas	0
6 - 24 horas	1
< 6 horas	3
Náuseas e Vômitos	
Sem	0
Apenas náuseas	1
Vômitos	2
Hematúria	
Ausente	0
Presente	3

Além dos exames de imagem, deve ser feito o exame de urina tipo I que revela o grau de hematúria, assim como, detecta o pH e se há presença de bactérias, leucocitúria e nitritos para descartar casos de infecção associada. Caso suspeita-se de infecção, é indicado a realização de urocultura e hemograma. No entanto, um exame de urina tipo I normal não exclui o diagnóstico de cólica renal.

Ademais, para o diagnóstico eficiente, deve-se descartar condições clínicas que causam dor abdominal similar à cólica nefrética. Assim, como diagnóstico diferencial, podem ser citados como exemplo: a pielonefrite, a colecistite, o aneurisma de aorta abdominal, a pneumonia lobar, as lombalgias de origem osteomuscular, a apendicite, a obstrução por coágulos sanguíneos, a endometriose, a torção de cisto ovariano e a dismenorreia. Como também, em homens há patologias escrotais que mimetizam a cólica nefrética. Desse modo, a anamnese e o exame físico minucioso orientam para o diagnóstico correto quando essas patologias não se manifestam com suas características diferenciadoras.

▶ TRATAMENTO

Inicialmente, a prioridade do manejo da cólica renal é controlar a dor, através de antiinflamatórios não esteroidais (AINEs). Esses atuam na redução da produção de metabólitos do ácido araquidônico, responsáveis por mediarem os receptores da dor o que alivia a dor provocada pela distensão da cápsula renal, além de provocar contração das arteríolas eferentes para o glomérulo o que promova a redução da filtração glomerular e, consequentemente, reduz a pressão hidrostática através do glomérulo. Os AINEs mais comumente utilizados são cetorolaco (dose de 15mg a 30mg por via intravenosa ou intramuscular) ou diclofenaco (dose de 37,5mg intravenoso).

Os analgésicos opióides são uma alternativa para o manejo da dor na cólica renal. Porém, esses medicamentos estão associados à depressão respiratória, sedação e em casos de tratamento prolongado possui risco de dependência, por conseguinte, o uso dos opióides deve ser feito com cautela. Pode ser utilizado sulfato de morfina (0,1mg/kg intravenoso ou intramuscular) ou hidromorfona (0,02mg/kg intravenoso ou intramuscular).

Foi relatado o uso bem-sucedido de lidocaína intravenosa para controle da dor na cólica renal que não responde à terapia padrão. Deve ser injetado lidocaína 120mg em 100mL de soro fisiológico por via intravenosa durante 10 minutos. No manejo de náuseas e vômitos, que são frequentes nesses pacientes, utiliza-se ondansetrona 4 a 8mg intravenoso e pode ser repetido de acordo com a necessidade. Ademais, a hidratação fluida é benéfica para esses pacientes, visto que costumam ficar desidratados devido aos vômitos e à redução da ingestão de líquido.

Os cálculos renais em sua maioria possuem menos de 5 mm e podem ser expelidos espontaneamente, porém cálculos de tamanho maior que 6 mm têm grande probabilidade de necessitar intervenção cirúrgica. As opções para casos em que seja necessária a intervenção para retirada de cálculo inclui ureteroscopia e litotripsia extracorpórea por ondas de choque.

Quando as intervenções de urgências não são necessárias, avalia-se as chances do cálculo ser expelido espontaneamente. Para isso pode-se utilizar medicamentos medicamentos bloqueadores alfa, como tansulosina ou nifedipina, facilitando a passagem dos cálculos diminuindo a pressão intraureteral e dilatando o ureter distal. Outros procedimentos que facilitem essa expulsão incluem litotripsia por ondas de choque, ureteroscopia com laser ou até mesmo cirurgia aberta. Na presença de infecção, ainda é possível usar stent duplo J ou nefrostomia percutânea para ajudar na drenagem até que se realize a terapia de cálculo definitiva.

Os pacientes que apresentarem obstrução urinária total, infecção ou piora da função renal é indicada intervenção precoce visando a desobstrução. O agente patogênico mais comum quando há infecção associada é a *Escherichia coli* e deve ser realizado tratamento com quinolonas ou cefalosporinas de terceira geração.

Os pacientes que apresentam infecção e obstrução devem ser abordados como emergência e indicação de intervenção imediata. Aqueles pacientes que apresentarem choque séptico, indica-se internação em UTI. As principais indicações de internação em pacientes com cólica nefrética são apresentadas na tabela 3.

Tabela 3 Indicações de internação em pacientes com cólica nefrética. Fonte: adaptado de VELASCO, Irineu T, *et al.*

Febre ou sinais de sepse	Rim único com cálculo obstrutivo
Dor intratável	Rim único com paciente transplantado renal
Suspeita de nefrolitíase obstrutiva bilateral	Insuficiência renal
Possibilidade de outros diagnósticos que coloquem a vida em risco	Indicação cirúrgica em paciente sem controle adequado da dor

Quando é realizado o controle da dor no serviço de emergência pode-se liberar o paciente e encaminhá-lo para realizar o tratamento ambulatorial. Ademais, deve-se orientar ao paciente sobre a possibilidade de retorno da dor e prescrever analgesia com AINEs. Já aqueles que apresentarem cálculo acima de 6 mm, apesar do controle da dor, possuem indicação de intervenção para retirar o cálculo, por conseguinte, devem ser encaminhados ao urologista. Indivíduos que apresentam cálculos recorrentes devem procurar acompanhamento do nefrologista na tentativa de buscar medidas preventivas como, por exemplo, alterações na dieta ou outras intervenções.

▶ REFERÊNCIAS

CAMPSCHROER, T. et al. Alpha-blockers as medical expulsive therapy for ureteral stones. **The Cochrane Database of Systematic Reviews**, v. 4, n. 4, p. CD008509, 5 abr. 2018.

European Association of Urology Guidelines. Edn. presented at the EAU Annual Congress Amsterdam 2022. ISBN 978-94-92671-16-5.

KASPER, Dennis L. **Medicina interna de Harrison**. 19 1 v. Porto Alegre: AMGH Editora, 2017.

Masic D, Liang E, Long C, Sterk EJ, Barbas B, Rech MA. Intravenous Lidocaine for Acute Pain: A Systematic Review. **Pharmacotherapy**. 2018 Dec; 38 (12):1250-1259.

PATTI, Laryssa; LESLIE, S. W. Acute Renal Colic. In StatPearls. **StatPearls Publishing**, 2022.

UZUN, A. *et al.* Evaluation of modified STONE score in patients presenting to the emergency department with flank pain. **Urological Science**, v. 31, n. 5, p. 221, 1 set. 2020.

VELASCO, Irineu T. *et al.* **Medicina de emergência: abordagem prática**. 16 ed. Santana de Parnaíba: Manole, 2022.

capítulo 41

Hiponatremia e Hipernatremia

- Leonardo Max Batista Araújo
- Maryelle Fernandes Barros

▶ HIPONATREMIA

DEFINIÇÃO E FISIOPATOLOGIA

Quando somos crianças, aprendemos nas escolas – e com exaustão pela sociedade – o quão importante a água é para o nosso corpo. Ao adentrar na faculdade, percebemos que saber a relação da água com os eletrólitos no corpo humano é fundamental para entender diversas doenças, as quais se chamam **distúrbios hidroeletrolíticos.** Um dos distúrbios mais importantes, é o do elemento sódio. Neste trecho, abordaremos sobre a **hiponatremia**, que consiste – de modo geral – em uma quantidade menor de sódio no sangue em relação à quantidade de água (SBARDELLA E et al., 2018).

Tecnicamente, a hiponatremia é definida como a concentração de sódio menor que 135mEq/L e, devido à importância do íon, é o distúrbio hidroeletrolítico mais comum de pacientes internados. Para entender sua sintomatologia, é importante entender os mecanismos associados a alterações do balanço hídrico, que cursam, na maioria das vezes, com excesso de água corporal em relação aos níveis de sódio. Mas então, por que não ficamos com hiponatremia sempre que ingerimos água? Porque, em condições naturais de dieta, a capacidade de eliminação dos rins proporciona uma margem de segurança para evitar esse distúrbio (STERNS, 2022).

A hiponatremia, assim, está relacionada também a alterações de osmolalidade (Osm) e de tonicidade. A primeira consiste na concentração de todos os solutos em uma dada massa de água, sem contar a capacidade desse soluto de atravessar uma membrana biológica, de modo que seu cálculo obedece à conta:

$$\text{Osmolalidade Plasmática} = 2\times[Na] + \text{Glic}/18 + \text{Ur}/6 = (285 - 295\text{mOsm/L como VR})$$
$$VR = \text{Valor de Referência}$$

Já a segunda está relacionada aos osmóis que contribuem para o movimento da água entre o meio externo e interno, de modo que apenas solutos efetivos criam um gradiente osmótico para o movimento da água. Assim, a hiponatremia pode estar relacionada à hipotonicidade (Osm < 280 mOsm/L), à isotonicidade (Osm 280-295 mOsm/L ou à hipertonicidade (Osm > 295 mOsm/L), sendo o primeiro muito mais comum, e os dois últimos bastante raros. Focaremos, então, em hiponatremia hipotônica (STERNS, 2022).

ETIOLOGIAS

A hiponatremia hipotônica representa as "hiponatremias verdadeiras", com significado clínico e que necessitam investigação específica, podendo ainda serem divididas em euvolêmico, hipovolêmico e hipervolêmico (SBARDELLA E et al., 2018). As etiologias principais envolvem o uso de medicações, que podem cursar de maneiras distintas, como: *aumentando a perda de sódio renal, aumentando a excreção de ADH (hormônio antidiurético),* entre outros mecanismos. Além delas, outras etiologias merecem destaque: *insuficiência adrenal,* devido à deficiência de mineralocorticoides e glicocorticoides; *hipotireoidismo; síndrome cerebral perdedora de sal; insuficiência cardíaca; cirrose hepática; síndrome nefrótica; polidipsia primária; SIADH (Síndrome inapropriada de hormônio antidiurético),* que consiste na mais importante causa de hiponatremia euvolêmica (STERNS, 2022).

QUADRO CLÍNICO

A velocidade de instalação da hiponatremia e a gravidade definem as manifestações clínicas deste tipo de distúrbio. Pode ser classificada em aguda, quando menor de 48 horas de duração e em crônica, quando maior de 48 horas. Pode ser classificada ainda com relação aos níveis de sódio para correlacionar com os sintomas, sendo leve com níveis de sódio entre 130-135mEq/L; moderada, 125 a 129mEq/L; e grave, quando < 125mEq/L (SBARDELLA E et al., 2018).

Quando leve, o paciente pode apresentar mal-estar e náuseas, como sintomas iniciais. Com maior gravidade, cefaleia, letargia, obnubilação, além de possível piora do equilíbrio osmótico e surgimento de déficits cognitivos. As formas graves de hiponatremia podem cursar com coma e convulsões. De modo geral, sintomas moderados envolvem náuseas sem vômitos, confusão mental e cefaleia, enquanto sintomas graves apresentam-se com desconforto respiratório, sonolência anormal ou excessiva, convulsões e provável coma (STERNS, 2022).

TRATAMENTO

O tratamento da hiponatremia depende de variáveis, como a velocidade de instalação, a gravidade dos sintomas, outros fatores que podem alterar a osmolalidade e tonicidade, além do exame físico (SBARDELLA E et al., 2018).

Definidos o tempo de instalação, a classificação de acordo com o valor do sódio sérico, a presença de sintomas graves e/ou moderados e também se há patologias intracranianas preexistentes, o tratamento objetiva alguns pontos importantes: *prevenir maiores reduções do sódio sérico; reduzir a pressão intracraniana em pacientes com risco de herniação; aliviar os sintomas da hiponatremia; e, por fim, NÃO corrigir rapidamen-*

te ou de forma excessiva o sódio para evitar a Síndrome de Desmielinização Osmótica, maior fator de mortalidade no tratamento da hiponatremia. Reforçamos que, apesar do tratamento sintomático, identificar e tratar a causa base da hiponatremia é fundamental (STERNS, 2022).

▶ HIPERNATREMIA

DEFINIÇÃO E ETIOLOGIA

Da mesma forma que a hiponatremia, a depender da forma como o íon é encontrado dissolvido no nosso corpo, podemos inferir que uma alteração na concentração de água pode evoluir com uma disnatremia (BADIANI, 2022). A partir disso, concluímos que a concentração de água corporal total (ACT) está diretamente relacionada com a alteração na concentração de sódio (PINTO, et al. 2020).

A ACT, se distribui no nosso corpo por localização, sexo e faixa etária. Homens adultos têm cerca de 60% de água corporal total, já as mulheres e os idosos têm cerca de 50%. Quanto a distribuição espacial da água, ⅓ dela se distribui no líquido extracelular, onde 25% é volume intracelular e 75% volume intersticial, e ⅔ se distribuem no líquido intracelular (BADIANI, 2022).

Definida como valores de sódio acima de 145mEq/L, a hipernatremia tem como principal causa a perda de água. Além disso, a disnatremia pode ser originada da administração de soluções hipertônicas de sódio, como pela ingestão excessiva do soluto (STERNS, 2022).

Se o organismo perde água com concentração sódica menor que do plasma, e a perda não for substituída, aumentará a concentração do sódio, ocasionando **hipernatremia**. A perda do líquido e a ausência da sua reposição pode ter causas diversas, como diarreia, vômito, diurese osmótica, febre e sudorese, lesões hipotalâmicas que afetam a sede, perda de água para as células (exercícios severos, convulsões, queimaduras) (SCHRIER, 2018; STERNS, 2022).

Quando falamos da sobrecarga do sódio, podemos citar a administração de soluções hipertônicas de sódio, dieta enteral hipertônica, intoxicação acidental ou não acidental em lactentes ou crianças pequenas, infusão de bicarbonato de sódio hipertônico, irrigação salina e absorção sistêmica de solução salina (SCHRIER, 2018; DISTENHREFT, 2019).

A sobrecarga de sódio pode ser, também, por condutas iatrogênicas, como uso excessivo de diuréticos de alça, administração de solução salina isotônica para perdas de líquido hipotônico – como na diabetes não controlada, solução nasogástrica, pacientes edematosos e outros. Além disso, a diabetes insipidus central e nefrogênica é uma grande causa de hipernatremia (STERNS, 2022).

QUADRO CLÍNICO

A alteração da concentração plasmática de sódio no organismo humano causa repercussões, predominantemente neurológicas. Os sinais e sintomas são dependentes da concentração e com a rapidez com que o quadro se instala no paciente (STERNS, 2022).

As manifestações clínicas iniciais se caracterizam com letargia, fraqueza e irritabilidade, e podem progredir para espasmos, convulsões e coma. Paciente também pode apresentar desidratação, poliúria, polidipsia, confusão mental, rebaixamento do nível da consciência. Como falado anteriormente, a gravidade, na hipernatremia aguda, pode ser diretamente proporcional à concentração sérica. Pacientes com sódio acima de 158mEq/L podem apresentar sintomatologia mais grave. Valores acima de 180mEq/L apresentam alta taxa de mortalidade (STERNS, 2022; SCHRIER, 2018).

Já na hipernatremia crônica, há um mecanismo de adaptação aos valores elevados de sódio, tais pacientes podem ser assintomáticos (STERNS, 2022).

DIAGNÓSTICO

O diagnóstico da hipernatremia é feito com o valor da concentração sérica de sódio do paciente. Algumas etiologias facilitam o diagnóstico, se não apresentar causa clara, podemos usar parâmetros de osmolalidade urinária e plasmática como guia (SCHRIER, 2018).

Se o paciente apresenta osmolalidade plasmática ácida de 295 mOsmol/Kg, a secreção de ADH é estimulada, o que aumenta a concentração urinária. Se não houver alteração na função do hipotálamo e na função renal, a osmolalidade urinária deve ser acima de 600 mOsmol/Kg. Caso valor esteja longe deste, com osmolalidade urinária baixa (< 300 mOsmol/kg), tal fato nos direciona para uma etiologia central ou renal. Se osmolalidade urinária intermediária (300-600 mOsmol/Kg), a hipernatremia pode ser devido a uma diurese osmótica ou por diabetes insípido (MACHADO, 2021; SCHRIER, 2018; STERNS, 2022).

TRATAMENTO

A correção do distúrbio se dá com a administração de fluidos diluídos para corrigir o déficit hídrico e substituir as perdas de água. Se etiologia da hipernatremia for conhecida e que prejudica a capacidade do paciente em responder à reposição, este deve ser mantido em regime de internação (STERNS, HOORN, 2022).

O objetivo do tratamento na hipernatremia é a redução gradativa do sódio sérico em 1-2mEq/L por hora, além da restauração do sódio sérico normal em menos de 24 horas (STERNS, HOORN, 2022; PINTO, *et al.* 2020).

Para os cálculos individuais da reposição hídrica, necessitamos dos valores da ACT e do déficit de água do paciente. Podemos obter estes valores pelas seguintes fórmulas:

(ACT) = peso (kg) × 0,6 (para homens < 65 anos).
    = peso (kg) × 0,5 (homens > 65 anos e mulheres < 65 anos).
    = peso (kg) × 0,45 (mulheres > 65 anos).

Déficit de água = Água corporal total × (Na$^+$ sérico ÷ 140 − 1).

As soluções para reposição hídrica são o soro glicosado 5% e cloreto de sódio 0,45%.

1. SG 5%: repor a quantidade resultante do cálculo do déficit de água estimado ao longo das 24h. Após essa fase, infundir SG5% em uma taxa de 1,0mL/Kg/hora.

Parte VI   Urgências e Emergências Nefrológicas e Urológicas

2. SF 0,45%: repor o dobro do volume calculado pelo déficit de água estimado ao longo das 24h. Após essa fase, infundir SF 0.45% numa taxa de 2,0mL/Kg/hora (STERNS, HOORN, 2022; PINTO, *et al.* 2020; BADIANI, 2022).

▶ REFERÊNCIAS

BADIANI, F. Nefrologia. EstratégiaMed, 2022

DISTENHREFT, Jesiree Iglésias Quadros *et al*. O papel da diurese osmótica induzida por ureia na geração de hipernatremia no paciente crítico: relato de caso e revisão da literatura. **Brazilian Journal of Nephrology**, v. 42, p. 106-112, 2019.

MACHADO, Evelyn Cardinalli *et al*. Relato de caso: hipernatremia por Diabetes Insipidus. **Brazilian Journal of Development**, v. 7, n. 2, p. 16493-16498, 2021.

PINTO, P. A. L. A, MARINO, L. O., BRANDÃO NETO, R. A. Medicina de emergência: abordagem prática/editores Irineu Tadeu Velasco. [*et al.*]. – 14. ed., rev., atual. e ampl. Barueri [SP]: Manole, 2020.

SBARDELLA E, Isidori AM, Arnaldi G, *et al*. Approach to hyponatremia according to the clinical setting: Consensus statement from the Italian Society of Endocrinology (SIE), Italian Society of Nephrology (SIN), and Italian Association of Medical Oncology (AIOM). J Endocrinol Invest. 2018 Jan; 41 (1:3-22).

SCHRIER, Robert W. **Manual de nefrología**. Thieme Revinter Publicações LTDA, 2018.

STERNS. R. H. Etiology and evaluation of hypernatremia in adults. [Internet]. UpToDate. Waltham, MA: UpToDate Inc (Acesso em dezembro, 2022).

STERNS RH. Diagnostic evaluation of adults white hyponatremia. UpToDate, 2022. Disponível em: www.uptodate.com. Acesso em 23/12/2022.

STERNS. R. H. Manifestations of hyponatremia and hypernatremia in adults. [Internet]. UpToDate. Waltham, MA: UpToDate Inc (Acesso em dezembro, 2022).

STERNS RH. Overview of the treatment of hyponathermia in adults. UpToDate, 2022. Disponível em: www.uptodate.com. Acesso em 23/12/2022.

STERNS, R. H.; HOORN, E. I. **Tratamento da hipernatremia em adultos.** [Internet]. UpToDate. Waltham, MA: Inc (Acesso em dezembro, 2022).

capítulo 42

Hipercalemia e Hipocalemia

- Matheus Vinicius de Mesquita Soares
- Rynna Andrade Nogueira de Melo

▶ HIPERCALEMIA

DEFINIÇÃO

Para Dorland a hipercalemia ou hiperpotassemia pode ser definida como: "Concentração anormalmente alta de potássio no sangue, mais frequentemente devido à excreção renal defeituosa. Ela é caracterizada clinicamente por anormalidades eletrocardiográficas (ondas T elevadas e ondas P deprimidas e, eventualmente, assistolia atrial). Nos casos graves, pode ocorrer fraqueza e paralisia flácida."

Diz-se que há hipercalemia quando [K+] > 5,5mEq/L. Esse aumento pode ser estratificado em:

- Hipercalemia leve, quando [K+] está entre 5,5-5,9mEq/L.
- Hipercalemia moderada [K+] está entre 6,0-6,4mEq/L.
- Hipercalemia grave [K+] é maior que 6,5mEq/L.

Além disso, é considerada hipercalemia grave se [K+] > 5,5mEq/L com alterações eletrocardiográficas ou sintomas de hipercalemia.

FISIOPATOLOGIA

No organismo o potássio é um íon com concentração intracelular de aproximadamente 140mEq/L e concentração extracelular entre 4 e 5mEq/L. Essas concentrações díspares só são possíveis pela ação da bomba de sódio-potássio-ATP-ase que gera um fluxo de potássio para o meio intracelular e um fluxo de sódio para o meio extracelular. Essas diferentes concentrações entre o meio intra e extracelular são responsáveis pelo potencial de repouso da célula, assim desencadeia uma função primordial no sistema muscular e nervoso, já que a alteração da concentração do íon potássio levaria a um diferente potencial de repouso ou de ação, levando a estímulos excessivos ou diminutos.

Dentre as causas de hiperpotassemia destacam-se:

A redução da aptidão para eliminar potássio somado a ingestão demasiada. Pacientes com lesão renal reduzem a capacidade de eliminar potássio a partir da urina, o que facilita o acúmulo dele no organismo, principalmente após refeições ricas no íon (permanente). Problemas celulares para manter o efluxo e influxo de potássio entre o meio intra e extracelular, como na síndrome de lise tumoral (transitório).

Como fica o potencial de membrana? Com o aumento do íon potássio extracelular, o potencial de repouso da membrana ficará menos negativo. Quais as consequências dessa redução? A membrana estará menos excitável. Isso implica uma menor capacidade de desencadear ação nos diversos sistemas do organismo.

DIAGNÓSTICO

Deve-se colher a história do paciente e realizar o exame físico, em suspeita de hipercalemia a partir do quadro clínico típico (paralisia/parestesia muscular, arritmias cardíacas), deve-se solicitar o eletrocardiograma função renal e eletrólitos.

Após diagnosticar a hipercalemia deve-se buscar a causa base dessa condição. Inicialmente deve-se excluir a hipercalemia espúria.

Ela ocorre em pacientes com níveis séricos de potássio elevado, mas assintomáticos e sem fatores de risco para hipercalemia. A etiologia da hipercalemia espúria é diversa, e associada a erros da coleta ou manejo do paciente no laboratório, levando a uma falsa elevação do potássio, ou a pseudo-hipercalemia familiar, por exemplo.

Em pacientes com elevação aguda de potássio sérico com história de trauma, cetoacidose diabética, atribui-se a elevação do potássio a liberação do íon no meio endocelular.

Já em caso de hipercalemia crônica, os testes de função renal, permitem a avaliação se o paciente possui alguma injúria renal e, assim, dificuldade para eliminar potássio pela urina. Caso o paciente não possua injúria renal, deve-se investigar possível hipoaldosteronismo.

TRATAMENTO

No caso de urgência hipercalêmica, deve-se monitorar o aparelho cardiovascular, por meio de eletrocardiogramas seriados.

A terapêutica pode ser feita com insulina com glicose, a insulina contribui com o funcionamento da bomba de sódio-potássio-ATPase a assegura que o paciente não terá hipoglicemia. Em casos de paciente com glicemia maior que 250mg/dL. Deve-se Diluir 10 UI de insulina regular em 500mL de solução glicosada.

A glicemia deve ser verificada a cada hora

Gluconato de cálcio: 1000mg diluído em 100ml de solução glicosada a 5%, usar infusão rápida, endovenosa de 3 a 5 minutos, caso o paciente não melhore, deve-se repetir a dose em 5 minutos.

Essa conduta tem por fito tirar o paciente da urgência hipercalêmica, mas são necessárias medidas mais permanentes, como:

A Resina de troca contribui com a excreção intestinal de potássio, basicamente, transferindo os íons potássio para o sistema gastrointestinal. Essa medicação é representada pelo poliestirenosulfonato de cálcio, dilui-se 30 gramas em 100ml de Manitol a 20% para uso em via oral.

▶ HIPOCALEMIA

DEFINIÇÃO

Hipocalemia ou Hipopotassemia é caracterizada pela concentração sérica de potássio abaixo de 3.5mEq/L. Segundo o DECS, ela pode ser definida como "Concentração anormalmente baixa de potássio no sangue que pode resultar de perda excessiva de potássio pela via renal ou gastrintestinal, de ingestão diminuída ou de desvios transcelulares".

A sua estratificação pode ser feita em: leve: 3,1-3,5mEq/L; moderada: 2,5-3,0mEq/L; e grave: < 2,5mEq/L.

FISIOPATOLOGIA

A secreção ou excreção demasiada de potássio, principalmente, pelo uso de diuréticos ou excessiva diarréia e presença de vômitos, leva a depleção dos níveis séricos do íon potássio. Isso atrasa a repolarização das membranas celulares, e consequente fraqueza nos músculos. Assim, quando a concentração de íon potássio é menor que 2,5mEq/L, é possível que ocorra paralisia muscular, até mesmo paralisia dos músculos respiratórios, levando o paciente a óbito. Já quando a concentração de íon potássio é menor que 2,7mEq/L, no músculo cardíaco pode ocorrer uma apresentação clínica diversa, como arritmias, taquicardias ou bradicardias.

DIAGNÓSTICO

A priori, é preciso colher uma boa anamnese, se possível, associada a análise do quadro clínico do paciente. Ficar atento à medida sérica de potássio menor que 3,5mEq/L, alterações do eletrocardiograma, fatores de risco, como a redução da ingestão do potássio, causa rara, alcalose metabólica ou respiratória, paralisia periódica hipocalêmica, medicamentos, acidose tubular renal (tipo 1 e tipo 2), hipomagnesemia, pacientes em hemodiálise/diálise peritoneal, diarreia e vômitos, hiperaldosteronismo e coleta de exame após hemodiálise.

Assim, para o diagnóstico é necessário avaliar a dosagem sérica de K+, a qual deve está < 3,5mEq/L. Além disso, é importante observar as alterações no eletrocardiograma: aparecimento de ondas U, achatamento de onda T, depressão do segmento ST, prolongamento intervalo QT e avaliar se há hipomagnesemia atrelada.

TRATAMENTO

O tratamento da Hipocalemia se baseia na reposição do Potássio. Entretanto, deve-se corrigir a causa do distúrbio, pois pode haver a correção do íon sem necessitar repor. Além disso, é necessário remover outros fatores que corroborem para a hipocalemia, tais quais:

1. A terapêutica com drogas depletoras de potássio.
2. Hipomagnesemia, outros distúrbios hidroeletrolíticos.
3. Alcalose.

É preciso considerar a reposição caso o K + < 3,5mEq/L, ainda que o paciente esteja assintomático, pois fita-se mantê-lo ≥ 4mEq/L. Dessa forma, segundo o National Council on Potassium in Clinical Practice as indicações para a reposição do íon é:

1. Pacientes incapazes ou que recusam-se a reduzir a ingestão de sal.
2. Sintomas gastrointestinais (náusea, vômito, diarreia), bulimia ou abuso de diurético e laxativo.
3. Hipocalemia relacionada à droga.
4. Paciente com insuficiência cardíaca, hipertensão, ou arritmias, mesmo se o potássio sérico está aparentemente normal (próximo de 4mEq/L).

Assim, consoante a Sociedade Brasileira de Nefrologia deve-se fazer:
- Reposição via oral: dieta rica em potássio; KCL; Citrato de potássio – em casos de hipocalemia leve.
- Reposição endovenosa: KCL 19,1% dissolvido em soro fisiológico até 25mEq/L 24h – em casos moderados a graves.
- Se houver arritmia e ou paralisia: 10 a 40mEq/h até o limite de 250mEq/24h.
- Diuréticos retentores de potássio: amilorida, triantereno, espironolactona – em pacientes com excreção urinária de potássio elevada e/ou hiperaldosteronismo primário. Repor Mg se necessário.

▶ REFERÊNCIAS

HUNTER, R. W.; BAILEY M. A. Hyperkalemia: pathophysiology, risk factors and consequences. **Nephrol Dial Transplant**. V.1, n.34 (Suppl 3):iii2-iii11. 2019.

PALMER, B. F.; CLEGG, D. J. Diagnosis and treatment of hyperkalemia. **Cleve Clin J Med**. v.84, n.12, p.934-942. 2017

VIERA, A. J.; WOUK N.; Potassium Disorders: Hypokalemia and Hyperkalemia. **Am Fam Physician**. v.92, n.6, p.487-95. 2015.

GILLIGAN S, RAPHAEL KL. Hyperkalemia and Hypokalemia in CKD: Prevalence, Risk Factors, and Clinical Outcomes. **Adv Chronic Kidney Dis**. v.24, n.5, p.315-318. 2017.

VELASCO, I. T. *et al.* **Medicina de emergência: abordagem prática**. Barueri, SP: Manole. 2019.

DORLAND, W. A. N. *et al.* Dicionário médico ilustrado Dorland. 28ª ed. São Paulo: Manole; 1999.

GOMES E. B.; PEREIRA H. C. P.; Distúrbios do Potássio. **Vittalle – Revista de Ciências da Saúde v. 33, n. 1 (2021) 232-250**

SOCIEDADE BRASILEIRA DE NEFROLOGIA. **Distúrbios hidroeletrolíticos, hipocalemia**. 2020. Acesso em: 28 de dez. de 2022. Disponível em: https://www.sbn.org.br/profissional/sbn-educacao/aulas-online/disturbios-hidroeletroliticos/.

capítulo 43

Retenção Urinária no Idoso

- Victor Hugo de França Barbosa
- Tainá Torres Pedro

▶ INTRODUÇÃO

A retenção urinária (RU) é a incapacidade total ou parcial de, voluntariamente, esvaziar a bexiga, podendo ser atribuída a etiologias agudas ou crônicas. A retenção urinária aguda, por ser uma emergência urológica, será nosso foco, sendo definida pela incapacidade súbita de urinar somada ao quadro de dor suprapúbica, inchaço, urgência, angústia, ou, ocasionalmente, incontinência leve. O objetivo deste capítulo será destrinchar o tema, trazendo atualizações em relação a suas possíveis etiologias, diagnóstico e tratamento dessa condição, com ênfase na população idosa, visto que são os mais afetados.

▶ EPIDEMIOLOGIA

A incidência geral de retenção urinária é muito maior nos homens do que nas mulheres e tende a aumentar drasticamente com o avanço da idade dos homens. As estimativas para homens variam de 4,5 a 6,8 por 1.000 pessoas-ano, aumentando até 300 por 1.000 pessoas-ano para aqueles na faixa dos 80 anos, enquanto a incidência em mulheres é de apenas 7 por 100.000 por ano (SERLIN, 2018).

▶ ETIOLOGIA E FISIOPATOLOGIA

As causas de retenção urinária podem ser de natureza obstrutiva, infecciosa/inflamatória, iatrogênica ou neurológica, sendo as obstrutivas as mais comuns. Dentro das etiologias obstrutivas mais relevantes no sexo masculino, temos Hiperplasia Prostática Benigna (HPB), representando aproximadamente 53% dos casos, câncer de próstata, fimose e parafimose (SERLIN, 2018). Já no sexo feminino, a retenção pode ocorrer devido a prolapso de órgão pélvico da bexiga, reto ou útero. Ao passo que, obstrução física direta atribuível a cálculo impactado na uretra, estenoses uretrais, obstrução por coágulo relacionada à hematúria e câncer de bexiga são causas atribuíveis a ambos os sexos.

Em relação as demais etiologias, sabe-se que infecções, como vulvovaginite aguda e prostatite, podem levar a edema da uretra ou bexiga, resultando na retenção urinária aguda, ao passo que as principais causas advindas de iatrogenias são efeitos colaterais pós-operatórios ou de natureza farmacológica.

Por fim, há diversas etiologias neurológicas, desde lesões medulares até cistopatia diabética, que pode levar à hipoatividade do detrusor e retenção urinária

▶ QUADRO CLÍNICO

A retenção urinária aguda provoca dor severa na região suprapúbica, com irradiação para o períneo, região interna das coxas e região lombar. O paciente geralmente se apresenta agitado, sudoreico, com desejo miccional intenso e pode, eventualmente, perder urina em virtude do grande enchimento vesical (incontinência por transbordamento). Vale ressaltar que, segundo CERATTI (2021) as queixas urinárias mais frequentes dos pacientes na emergência são de "ficar muito tempo sem urinar" (56,6%), seguido da queixa de incapacidade em "esvaziar a bexiga" (35,1%).

Porém, como relatado acima, nota-se que existem inúmeras etiologias relacionadas à retenção urinária, portanto, o quadro clínico pode ser diverso a depender da causa base, ou seja, é importante se atentar a todos os sinais e sintomas apresentados pelo paciente, para facilitar a definição da causa. Entre as informações importantes, destacam-se: padrão miccional, antecedente de cirurgias endoscópicas, patologias prostáticas, urolitíase, tumores do trato urinário, episódios prévios de retenção, uso de sondas uretrais, doenças neurológicas e diabetes. As medicações utilizadas pelo paciente também devem ser pesquisadas, ressaltando-se drogas que diminuem a contratilidade vesical (anticolinérgicos) e aquelas que aumentam a resistência ao fluxo urinário (alfa-agonistas).

No caso específico de idosos do sexo masculino é válido se atentar a fatores como como perda de peso, que pode ser indicativo de câncer de próstata, bem como quadros de retenção urinária prévia, podendo indicar HPB, a qual pode também apresentar sintomas obstrutivos como jato urinário fraco, hesitação, gotejamento terminal e intermitência, e sintomas irritativos, que compreendem noctúria, urgência, disúria e frequência. Nesses casos, pode ser usado o Escore internacional de sintomas prostáticos – IPSS para avaliar a severidade dos sintomas.

▶ DIAGNÓSTICO NA EMERGÊNCIA

O diagnóstico de Retenção Urinária pode ser realizado por meio da anamnese, pela detecção dos sinais e sintomas sugestivos de retenção urinária, além da confirmação com os exames físico e de imagem, em especial a ultrassonografia. Além disso, caso os estudos de imagem não estejam disponíveis ou sejam inconclusivos quanto ao grau de retenção, o cateterismo vesical pode funcionar tanto como meio diagnóstico como terapêutico.

Conforme mencionado, no contexto da emergência, a RU é caracterizada pela incapacidade súbita de urinar, dor suprapúbica, distensão abdominal, urgência, angústia ou, por vezes, incontinência leve. Em pacientes que cheguem na emergência apresentando esse quadro, é importante, para o diagnóstico de RU, confirmar a distensão da bexiga e retenção da urina por meio do exame físico, pela palpação da bexiga, ou pela visualização em exames de imagem, como a ultrassonografia renal e vesical, sendo essa uma medida simples e não invasiva que demonstra o volume excessivo de urina na bexiga e confirma o quadro.

Após a resolução do quadro de emergência, é essencial colher a anamnese de forma detalhada para investigar a causa que levou à RU e proceder para o devido tratamento.

▶ COMPLICAÇÃO

A retenção urinária de alto volume pode causar obstrução ureteral e, por isso, pode levar a uma lesão renal aguda. A retenção urinária aguda pode inclusive ser fatal se não receber tratamento adequado.

Além disso, no momento sondagem vesical, pode ocorrer uma diurese pós-obstrutiva, infecção e hematúria. Sendo assim, é essencial monitorar os pacientes quanto a anormalidades eletrolíticas, desidratação e hipotensão.

▶ CONDUTA

O manejo na emergência em casos de retenção urinária é a sondagem vesical. No entanto, antes de inserir a sonda no paciente, é importante avaliar o acesso uretral, perguntando ao paciente se ele possui histórico de estenose uretral, lesão, cirurgia vesical ou uretral ou algum trauma que possa ter causado algum tipo de alteração em sua anatomia uretral (SERLIN, 2018).

Caso o acesso seja possível, segue-se para a sondagem vesical, com a colocação de sonda Folley na uretra em direção à bexiga até ser estabelecido o fluxo de urina. Então, insere-se mais alguns centímetros para evitar iatrogenia por inflar o balonete no canal uretral. Outras opções são a sonda com ponta coudé, cateter endoscópico via cistoscopia ou cateter suprapúbico.

Após a colocação do cateter, a bexiga deve drenar continuamente por pelo menos três dias. Uma tentativa de micção deve ser realizada após a presença do cateter por três a sete dias, tendo em vista que esse período deve ser suficiente para a resolução de uma condição iatrogênica ou temporária.

No entanto, quando a sondagem não for possível, a cistostomia suprapúbica é a técnica de escolha, pois evita trauma uretral pelas tentativas de cateterização uretral. Posteriormente, é realizada a investigação para se definir a natureza da obstrução.

O manejo adicional é decidido pela determinação da causa e cronicidade da retenção urinária e pode incluir o início de bloqueadores alfa com tentativas de micção, pois os alfa-bloqueadores aumentam a probabilidade de uma tentativa bem-sucedida de micção. Pacientes com retenção urinária devido a causa neurológica devem ser monitorados em conjunto com a neurologia e urologia. Demais causas como hiperplasia prostática, litíase ou prolapsos dos músculos pélvicos devem receber os tratamentos adequados, conforme necessidade.

▶ INVESTIGAÇÃO DA CAUSA

Na investigação da causa da Retenção Urinária, a anamnese é instrumento essencial, pois uma história detalhada do paciente é capaz de direcionar quanto à causa da RU, que pode ser tanto obstrutiva, quanto infecciosa, inflamatória, iatrogênica ou neurológica. É importante também listar todos os medicamentos usados pelo paciente, tendo em vista que alguns medicamentos podem apresentar relação causal com a RU.

No exame físico é vital avaliar o abdome do paciente quanto à rigidez, além de palpar e percutir os órgãos pélvicos e abdominais, inclusive a bexiga.

Nos homens, é importante realizar o toque retal, para avaliar quanto ao tamanho da próstata e presença de nódulos, tendo em vista que as causas mais comuns de RU são de origem obstrutiva, sendo a principal a Hiperplasia Prostática Benigna, especialmente ao se tratar de homens idosos. Dessa forma, no momento do exame físico, muitas vezes a próstata se encontrará aumentada, firme, indolor, não nodular ou mesmo sem alterações, indicando outras causas.

É importante também realizar uma avaliação neurológica focada, para descartar possíveis causas neurológicas.

▶ CONCLUSÃO

Por se tratar de uma patologia com diversas etiologias, é vital atentar-se a todos os sinais e sintomas que o paciente apresenta para otimizar a identificação da causa base e orientar o tratamento mais adequado em tempo hábil.

Para o diagnóstico, as ferramentas utilizadas são a anamnese, o exame físico direcionado e o exame de imagem, com a ultrassonografia sendo o mais utilizado. Após a confirmação do quadro de RU, é importante dar início ao tratamento para evitar as possíveis complicações, que vão desde uma lesão renal aguda até o óbito.

A conduta de primeira linha então indicada é a sondagem vesical, com o objetivo de restabelecer o fluxo de urina; quando a sondagem não é resolutiva, a cistostomia suprapúbica é a principal técnica de escolha. Posteriormente à identificação da etiologia da RU, cada uma dessas causas receberá seu respectivo tratamento.

Diante do exposto, nota-se que a Retenção Urinária no Idoso é um tema de extrema relevância, tanto por se tratar de uma condição cuja incidência aumenta conforme o avançar da idade, principalmente no sexo masculino, quanto por ser uma emergência que pode ser manejada a partir dos conhecimentos acerca da conduta adequada.

▶ REFERÊNCIAS

SERLIN, DAVID C. *et al*. Urinary Retention in Adults: Evaluation and Initial Management. **American Family Physician**, [S. l.], v. 98, n. 8, p. 496-503, 15 out. 2018. Disponível em: https://pubmed.ncbi.nlm.nih.gov/30277739/. Acesso em: 3 dez. 2022.

Perry AG, Potter PA, Desmarais PL. **Guia Completo de Procedimentos e Competências de Enfermagem**. 8th ed. Rio de Janeiro: Elsevier; 2015

JÚNIOR, Archimedes Nardozza; FILHO, Miguel Zerati; REIS, Rodolfo Borges dos. **Urologia Fundamental**. [S. l.]: Planmark, 2010. 422 p.

BILLET, Michael *et al*. Urinary Retention. **Emergency Medicine Clinics of North America**, [S. l.], v. 37, n. 4, p. 649-660, nov. 2019. Disponível em: https://pubmed.ncbi.nlm.nih.gov/31563200/. Acesso em: 3 dez. 2022.

CERATTI, Rodrigo do Nascimento; BEGHETTO, Mariur Gomes. Incidence of urinary retention and relations between patient's complaint, physical examination, and bladder ultrasound. **Revista Gaúcha de Enfermagem**, Porto Alegre-RS, v. 42, n. 1, p. 1-8, 10 fev. 2021. FapUNIFESP (SciELO). http://dx.doi.org/10.1590/1983-1447.2021.20200014.

ARAP, Marco Antonio. Dificuldade Miccional: Retenção Urinária. **Medicina Net**, S.I., v. 4, n. 1, p. 35-43, 30 jul. 2010. Disponível em: https://www2.medicinanet.com.br/conteudos/revisoes/3491/dificuldade_miccional_retencao_urinaria.htm. Acesso em: 08 dez. 2022.

capítulo 44

Infecções do Trato Urinário

- Leonardo dos Santos Oliveira
- Rayane Oliveira do Nascimento
- Tallys Leandro Barbosa da Silva

▶ DEFINIÇÃO

A infecção do trato urinário (ITU) é definida pela presença de atividade microbiana no trato urinário, uma vez que a urina normal é considerada livre de bactérias. As ITU geralmente são classificadas com base em onde ocorrem:

- Bexiga: Cistite.
- Rim: pielonefrite.
- Urina: bacteriúria.

Pode ser sintomática ou assintomática e raramente causa sepse e morte. A bacteriúria assintomática é definida como bactérias isoladas na urina, em grande número, mas sem sintomas locais ou sistêmicos (VELASCO, I. T. et al., 2022).

▶ EPIDEMIOLOGIA

A ITU é uma das infecções bacterianas mais prevalentes e ocorre principalmente entre mulheres de 16 a 55 anos, sendo recorrente em 20 a 30% dos casos. No sexo masculino, costuma ser mais frequente durante a infância e na velhice. A frequência maior nas mulheres ocorre principalmente devido a fatores anatômicos como o tamanho curto da uretra feminina em relação a uretra masculina e sua proximidade ao ânus, tornando-a suscetível à colonização de microrganismos patogênicos (CASTRO FILHO, C. A. S. et al., 2013).

As condições socioeconômicas manifestadas com a falta de higiene ou uma higiene deficiente, bem como os hábitos de vida também são fatores que colaboram para a alta taxa de prevalência da infecção, tornando-a mais comum nos países subdesenvolvidos (ERCOLE, F. F. et al., 2013).

▶ FISIOPATOLOGIA

Na teoria clássica do desenvolvimento da ITU, os uropatógenos derivados da microbiota fecal colonizam a vagina e a uretra distal. Assim, sua principal via é a ascendente, da uretra até a bexiga, o que promove a infecção. O modelo é o mesmo para ITU esporádicas e recorrentes em mulheres (VELASCO, I. T. *et al.*, 2022).

As ITU são o resultado da interação de fatores ligados aos microrganismos e aos hospedeiros. Dentre estes últimos estão idade, fatores comportamentais como o ato sexual, gravidez, uso de cateteres e lesão espinhal, além do uso de espermicida, que permite aumento da colonização do *E. coli*, principal agente causador da ITU (VELASCO, I. T. *et al.*, 2022). A diabetes mellitus e a hiperglicemia, devido aos danos causados ao sistema urinário também colaboram para a ocorrência das infecções (FERREIRA, R. C. *et al.*, 2016). Os fatores ligados aos microrganismos incluem a virulência e a resistência aos antimicrobianos, sendo outros patógenos comuns *Staphylococcus saprophyticus*, *Enterococcus spp.* e outros bacilos Gram-negativos como *Klebsiella*, *Proteus* e *Enterobacter*. O risco de ITU não aumenta devido aos hábitos de micção ou higiene íntima (VELASCO, I. T. *et al.*, 2022).

Anormalidades anatômicas, estruturais ou funcionais do trato urinário que podem interromper o fluxo urinário, podem levar a um comprometimento da esterilidade da urina e possivelmente à infecção. Uma anormalidade muito comum é a incompetência da válvula ureterovesical, que causa o refluxo vesicoureteral (RVU), presente em cerca de um terço de crianças menores que 24 meses com ITU febril. O RVU também pode ocorrer devido à bexiga neurogênica, causada por lesões na medula espinhal e em pacientes submetidos a cirurgia urológica (DUBBS, S. B.; SOMMERKAMP, S. K., 2019).

Outras anormalidades estruturais também podem causar distúrbios do fluxo urinário, como urolitíase, massas ou tumores intrínsecos ou extrínsecos ao trato urinário, hipertrofia prostática e estenose uretral em homens, miomas, útero gravídico, prolapso uterino e cistocele em mulheres (DUBBS, S. B.; SOMMERKAMP, S. K., 2019).

▶ DIAGNÓSTICO

Geralmente, o quadro clínico da cistite pode abranger disúria, urgência para urinar, dor suprapúbica e odor, sendo suficiente para o diagnóstico, essencialmente clínico em cistites não complicadas (DUBBS, S. B.; SOMMERKAMP, S. K., 2019). Quando os sintomas são agudos e múltiplos, deve-se pensar em cistite, quando graduais e mais leves, deve-se pensar em uretrite. Esta última tem maior probabilidade de ocorrer em pacientes com corrimento vaginal, assim como as vaginites. Piúria e hematúria também podem estar presentes, assim como a leucocitúria, cuja ausência afasta o diagnóstico de cistite. Vale lembrar que se a paciente apresenta dispareunia, corrimento vaginal, odor alterado, disúria sem polaciúria e urgência urinária, é preciso pensar em vaginite ou doença inflamatória pélvica (VELASCO, I. T. *et al.*, 2022).

Outros diagnósticos diferenciais têm destaque quando se pensa em determinados grupos: em idosos, é preciso lembrar da cistite intersticial, em mulheres mais velhas, que deram início à menopausa, a disúria com ausência de infecção devido à atrofia vaginal, decorrente do déficit de estrogênio, bem como afecções prostáticas em homens, cujo aumento eleva a probabilidade de desenvolver infecções do trato urinário, mas também pode causar sintomas urinários sem infecção (VELASCO, I. T. *et al.*, 2022).

Quando o quadro clínico vai além dos sinais e sintomas de ITU baixa, incluindo febre, sinal de Giordano positivo, náuseas, vômitos e dor costovertebral, pensa-se em pielonefrite, cujas associações ocorrem em cerca de 80% dos pacientes. Em gestantes, a pielonefrite pode ser pouco sintomática, o que dificulta o diagnóstico clínico. Portanto, deve ser feito um exame de sumário de urina ou antibiograma nos casos de suspeita (VELASCO, I. T. et al., 2022). É importante ressaltar que pacientes idosos comumente são afebris, por vezes incapazes de descrever os sintomas, além de poderem apresentar dor em outras localizações, estado mental alterado ou fraqueza (LONG, B.; KOYFMAN, A., 2018).

A pielonefrite aguda deve ser diferenciada da pielonefrite crônica, que é uma causa comum de doença tubulointersticial, como ocorre em pacientes com obstrução renal por litíase ou refluxo vesicoureteral, grupos de risco para essas infecções recorrentes (VELASCO, I. T. et al., 2022).

Por fim, outros diagnósticos diferenciais são diverticulite, apendicite e múltiplas condições que cursam com leucocitúria e ausência de crescimento bacteriano, a chamada piúria estéril (VELASCO, I. T. et al., 2022).

A importância dos exames complementares se dá nos casos de ITU baixa complicada e ITU alta. Com o exame sumário de urina (EAS) pode-se detectar a presença de leucocitúria, bacteriúria, hematúria e nitrito positivo. A urocultura também deve ser realizada, possuindo como desvantagem a demora na obtenção do resultado e a vantagem de identificar o agente etiológico. Deve ser feita antes da antibioticoterapia, considerada positiva quando detectada a presença de pelo menos 100.000 unidades formadoras de colônia pormL de urina (ufc/mL), colhida através do jato médio após higiene íntima. Também pode ser associada ao antibiograma, para guiar o uso de antimicrobianos a partir da sensibilidade do agente patológico (HOOTON T. M.; STAMM W. E., 1997).

Os exames de imagem são restritos aos pacientes com suspeita de complicações, sugeridas quando febre mantida após 72h de início da antibioticoterapia, choque séptico, paciente com pielonefrite e pH urinário > 7, piora recente da função renal com taxa de filtração glomerular < 40mL/minuto e suspeita de obstrução urinária (VELASCO, I. T. et al., 2022).

▶ TRATAMENTO

Em casos de bacteriúria assintomática, geralmente o tratamento não está indicado. No entanto, alguns grupos devem ser tratados, como gestantes, neutropênicos, pacientes com transplante de órgãos sólidos, pré-operatório de cirurgias urológicas e pré-operatório de colocação de próteses.

O tratamento de cistite consiste, no geral, em um regime de três dias de antibioticoterapia, com eficácia superior a 90% em mulheres com cistite não complicada. A escolha do tratamento empírico oral dá-se entre:

- Nitrofurantoína 100mg 12/12 horas (usar por 5 dias);

- Sulfametoxazol trimetropim (SMX-TMP) 160-800/160mg 12/12 horas (por 3 dias);
- Fosfomicina 3 g em dose única (eficácia menor, evitar se possibilidade de pielonefrite).

Caso não haja melhora dos sintomas, devem ser realizados exame sumário de urina (EAS) e urocultura com antibiograma, cujos resultados guiará o tratamento. É importante ressaltar que outros grupos necessitam de exames complementares antes de iniciar a antibioticoterapia. São eles:

- Gestantes: realizar EAS e urocultura, e iniciar tratamento empírico com cefadroxil (250mg de 6/6 horas), cefalexina (500mg de 12/12 horas), amoxicilina/clavulanato (500/125mg 12/12 horas) ou fosfomicina (3g em dose única). Duração de 7 dias.
- Homens: por ser geralmente ligada à hiperplasia prostática, além do EAS e urocultura, deve ser feito o exame clínico da próstata. Duração de 7 dias, mas pode durar de 14-28 dias se considerada prostatite.
- Condições especiais: diabéticos, imunossuprimidos, internação hospitalar recente ou história de cálculos renais exigem EAS e urocultura antes da terapia empírica.

Pacientes com pielonefrite aguda não complicada também precisam de EAS e urocultura com antibiograma. Inicialmente, o tratamento empírico pode ser oral ou parenteral, com duração de 7-14 dias, e baseia-se em:

- Ciprofloxacina: 400mg IV ou 500mg VO de 12/12 horas;
- Ceftriaxona: 1 a 2 g IM/IV, uma vez ao dia;
- Amicacina 15mg/kg ou gentamicina 5mg/kg, IM/IV, uma vez ao dia.

Pacientes com náuseas ou vômitos podem receber hidratação IV de 30mL/kg, com solução isotônica e antieméticos. Caso não haja melhora em 24/48h, ou se houver persistência da febre entre 3-5 dias, investigar complicações ou abscessos através de exames de imagem.

Pacientes com sonda vesical, troca-se o catéter e caso ainda haja bacteriúria 48 horas após retirada, o tratamento é indicado. Caso o antibiograma não apresente cocos Gram-positivos, cefalosporina de terceira geração, como ceftriaxona 2 g/dia, ou fluorquinolonas, como ciprofloxacino 400mg EV 12/12h podem ser escolhidos. Para pseudomonas, ceftazidima 2 g de 8/8h é a escolha, mas pode ser considerado o uso de aminoglicosídeos. Se enterococos, pode-se escolher entre ampicilina, vancomicina e eventualmente aminoglicosídeos. Para estafilococos coagulase-negativos é preferencial o uso de vancomicina 1 g 12/12 h (VELASCO, I. T. et al., 2022).

▶ REFERÊNCIAS

1. VELASCO, I. T. et al. **Medicina de emergência: abordagem prática**. 16. ed. Santana de Parnaíba, SP: Manole, 2022.
2. CASTRO FILHO, C. A. S. et al. Estudo do perfil de resistência antimicrobiana das infecções urinárias em mulheres atendidas em hospital terciário. **Revista Brasileira de Clínica Médica**, v. 11, n. 12, 2013. Disponível em: http://files.bvs.br/upload/S/1679-1010/2013/v11n2/a3559.pdf. Acesso em: 03 jan. 2023

3. ERCOLE, F.F. *et al.* Revisão integrativa: evidências na prática do cateterismo urinário intermitente/demora. **Revista Latino-Americana de Enfermagem**, v. 21, n. 1, p. 459-468. Disponível em: https://www.scielo.br/j/rlae/a/FNcTR5Dx7bYJdRzDKQXKJFk/abstract/?lang=pt. Acesso em: 03 jan. 2023.
4. FERREIRA, R. C. *et al.* Perfil de infecção urinária associada à taxa de glicemia alterada. **Revista Brasileira de Análises Clínicas**, v. 48, n. 4, p. 346-351, 2016. Disponível em: http://www.rbac.org.br/wp-content/uploads/2017/04/RBAC-vol-48-4-2016-ref.-485.pdf. Acesso em: 03 jan. 2023.
5. DUBBS, S. B.; SOMMERKAMP, S. K. Evaluation and Management of Urinary Tract Infection in the Emergency Department. **Emergency Medicine Clinics of North America**, v. 37, n. 4, p. 707-723, nov. 2019. Disponível em: https://www.sciencedirect.com/science/article/abs/pii/S0733862719300719?via%3Dihub. Acesso em: 04 jan. 2023.
6. LONG, B.; KOYFMAN, A. The Emergency Department Diagnosis and Management of Urinary Tract Infection. **Emergency Medicine Clinics of North America**, v. 36, n. 4, p. 685-710, nov. 2018. Disponível em: https://pubmed.ncbi.nlm.nih.gov/30296999/. Acesso em: 04 jan. 2023.
7. HOOTON, T.M.; STAMM, W. E. Diagnosis and treatment of uncomplicated urinary tract infection. **Infectious Disease Clinics of North America**, v. 11, n. 3, p. 551-581, 1997. Disponível em: https://pubmed.ncbi.nlm.nih.gov/9378923/. Acesso em: 03 jan. 2023.

parte VII

Urgências e Emergências Psiquiátricas

Capítulo 45 ■ Agitação psicomotora

Capítulo 46 ■ Tentativa de suicídio por medicamentos

Capítulo 47 ■ Delirium

Capítulo 48 ■ Ataque de pânico

Capítulo 49 ■ Psicose aguda

capítulo 45

Agitação Psicomotora

- Audenis Lima de Aguiar Peixoto
- Izabela Lúcio Cardoso Freire
- Nyaria Flêmera de Souza

▶ INTRODUÇÃO

A agitação psicomotora é caracterizada como uma atividade motora e cognitiva excessiva, advinda de tensões internas e em grande parte improdutiva. É um fenômeno frequente e uma condição clínica relevante, em especial em pacientes com transtornos psiquiátricos. Sua etiologia é bastante variável, incluindo causas orgânicas, medicamentosas e psiquiátricas. A importância de se diagnosticar e tratar rapidamente esses casos reside no seu alto potencial para morbidade e mortalidade.

Apesar de haver poucos dados epidemiológicos sobre a agitação psicomotora, estima-se que a agitação com ou sem agressividade representa até 52% de todas as emergências psiquiátricas em todo o mundo e 23,6-23,9% das emergências psiquiátricas no Brasil. Dentre as causas relacionadas a esses atendimentos, cerca de 21% são de pacientes agressivos que apresentam diagnóstico de esquizofrenia. As agitações ocorrem em aproximadamente 50% dos pacientes com doença de Alzheimer que vivem em casa de familiares e em 70 a 90% daqueles que vivem em asilos.

▶ FISIOPATOLOGIA/MANIFESTAÇÕES CLÍNICAS

A agitação psicomotora é mais comumente observada em doenças como transtorno bipolar, esquizofrenia e demência. Suas manifestações clínicas mais comuns são excesso de atividade motora ou verbal, irritabilidade, falta de cooperação, agressividade verbal, gestos e linguagem ameaçadores, destruição de objetos e agressão física. O delírio e a alucinação podem estar subjacentes à agitação do paciente, embora nem sempre a agitação esteja presente no delirium, com apenas um terço dos casos demonstrando agitação. O delirium excitado é subconjunto do delirium caracterizado por delirium e agitação seguidos de parada súbita e comprometimento respiratório, o que leva à morte. Pacientes com comprometimento cognitivo crônico, como pacientes com lesão cerebral ou deficiência de desenvolvimento podem apresentar agitação e confusão em ambientes desconhecidos.

▶ DIAGNÓSTICO

Na avaliação, os médicos devem ser objetivos ao realizar um exame inicial do estado mental, executando-o o mais rápido possível, para orientar a conduta e acalmar o paciente. Quando este estiver pacificado, pode-se realizar uma avaliação mais extensa. O diagnóstico definitivo não é o objetivo principal da avaliação inicial, pois deve-se estabelecer primordialmente um diagnóstico diferencial para garantir a segurança de todos e conduzir o paciente para o tratamento apropriado. Deve-se buscar estabelecer a causa subjacente da agitação. Para tanto, a avaliação do paciente deve conter a história, um exame físico direcionado, um breve exame do estado mental e avaliação do grau de agitação.

A história pode ser colhida do próprio paciente, profissionais da saúde dos serviços de emergência, testemunhas, cuidadores e familiares. A história, quando contada pelo paciente, pode diferir dos demais acompanhantes. É importante perguntar a respeito do motivo da crise, assim como o período de início, estressores ou fatores desencadeadores. É importante investigar o histórico do paciente, seu estado mental basal, história de doença psiquiátrica anterior, hospitalizações, sistema de apoio social, situação de vida, estado funcional, história familiar, tentativas anteriores de suicídio, uso de substâncias e episódios violentos anteriores.

Deve-se avaliar uso de substâncias, ingestão oral, trauma, febre, presença de doença sistêmica e abstinência. A avaliação hemodinâmica, sua temperatura, além dos sistemas cardiopulmonar e neurológico devem ser observados. Causas médicas e cirúrgicas que podem aparecer no exame incluem infecção, trauma e déficits neurológicos focais. Outros achados que sugerem etiologia médica são exame físico ou sinais vitais anormais, idade acima de 45 anos com início de agitação recente, rigidez nucal, sinais de intoxicação, abstinência, diminuição de consciência ou confusão mental, trauma evidente, clônus, diarreia, vômitos, palpitações, entre outros. O estado cognitivo pode ser avaliado pelo Breve Exame do Estado Mental.

Testes complementares para o paciente agitado devem ser realizados. O mais importante é o nível rápido de glicose, visto que a hipoglicemia pode apresentar a agitação como um dos sintomas. O teste de gravidez deve ser realizado em todas as mulheres em idade reprodutiva, sendo o sérico considerado se a paciente não cooperar com o teste de urina. Outros testes, como eletrocardiograma, se possível, painel metabólico básico, função hepática, nível de creatinina para avaliar rabdomiólise, nível de etanol e testes para avaliar a função tireoidiana podem ser considerados, se achados no exame físico estiverem anormais ou o paciente não possuir história psiquiátrica prévia. Exames de imagem como tomografia computadorizada sem contraste podem ser solicitados em caso de suspeita de anormalidade intracraniana.

▶ TRATAMENTO

A literatura classificou quatro abordagens de conduta para o paciente agitado, que não se constituem absolutas, nem necessariamente nessa ordem, e são elas: manipulação ambiental, que consiste em manter o local seguro e confortável para o paciente e para aqueles ao seu entorno, técnicas de desescalonamento, contenção física/mecânica ou isolamento e intervenções farmacológicas. Há, também, o Projeto BETA (Best Practices in the Evaluation and Treatment of Agitation), que consiste em um esforço interdisciplinar realizado em 2012 pela American Association for Emergency Psychiatry (AAEP) que reuniu especialistas que articularam os seguintes princípios: desescalonamento verbal como tratamento de primeira linha para a agitação; farmacoterapia que trate a etiologia mais provável da agitação; avaliação psiquiátrica adequada; tratamento apropriado de condições médicas associadas; e minimização da contenção/reclusão física.

O desescalonamento consiste numa combinação de estratégias verbais e não verbais para acalmar e facilitar o processo de cooperação do paciente com sua avaliação e tratamento. Os pacientes mais bem sucedidos nessa circunstância são aqueles que conseguem fazer contato visual e se envolver em conversas. O desescalonamento é capaz de reduzir a agitação do paciente, construir confiança com os profissionais de saúde e cuidadores, bem como diminuir ou acabar com os atos violentos, desde que seja realizado de maneira empática, com paciência e interesse em ajudar o paciente agitado.

A avaliação médica, por sua vez, inicia durante a avaliação inicial e pretende observar condições que possam colocar o paciente em risco de vida e que necessitem de intervenção imediata. Ferramentas disponíveis e validadas devem ser utilizadas para se avaliar a gravidade da agitação e o risco de violência. Os próximos passos irão ocorrer de acordo com a resposta do paciente frente ao desescalonamento e nível de agitação. A avaliação psiquiátrica completa só será possível quando o paciente estiver mais calmo e a presença de sintomas psicóticos irá influenciar as escolhas medicamentosas, caso seja necessário.

O uso de contenção e reclusão é desaprovado pelo projeto BETA, pois trazem alto risco de lesões para pacientes e profissionais da saúde, potencial de causar traumas psicológicos, além de serem usados como agressão e coerção. Será melhor abordado a seguir.

NÃO FARMACOLÓGICO

Antes do tratamento farmacológico, deve-se estabelecer técnicas de desescalonamento verbal. Pode-se realizar mudanças ambientais, alimentação ou demais medidas que forneçam conforto para o paciente. É importante que ele esteja em um local tranquilo e seguro, de preferência sem demais pacientes e objetos que possam ser usados contra sua integridade física ou de outros. Outras medidas como diminuir ruídos, luzes e ajustar temperatura podem ser utilizadas. As considerações do paciente também devem ser ouvidas, se possível.

CONTENÇÃO FÍSICA

A contenção física só é indicada em situações de emergência em que o paciente represente um perigo iminente para si e para os outros, após o fracasso de outras tentativas de controlar a agitação. Nunca deve ser usada como forma de coerção ou punição, por comodidade da equipe ou como substituto de outra forma de tratamento. Deve ser realizado preferencialmente por profissionais treinados, pelo menor tempo possível e deve-se continuar os esforços de descalonamento verbal. É necessário utilizar a terapia farmacológica para acalmar o paciente e a monitorização constante para avaliar a conduta terapêutica e prevenir complicações.

FARMACOLÓGICO

Há recomendações que orientam o tratamento farmacológico. Os medicamentos podem ser utilizados após as medidas não farmacológicas não obterem êxito, tendo como objetivo acalmar sem produzir sedação excessiva, que pode ser preocupante em pacientes idosos. É necessário sempre que possível incluir o paciente na decisão terapêutica, para decidir o tipo e a via de administração. Os fármacos são necessários durante a contenção física, como forma de evitar lesões e complicações.

Os principais medicamentos utilizados na agitação psicomotora são antipsicóticos e benzodiazepínicos, além de mais recentemente a cetamina. A etiologia irá guiar a escolha do medicamento. Os antipsicóticos são mais utilizados em pacientes com psicose. Os antipsicóticos de segunda geração são mais recomendados, por não apresentarem efeitos colaterais relacionados com sintomas extrapiramidais, que podem ser minimizados também com o uso de benzodiazepínicos e anti-histamínicos, mas um antipsicótico típico como o Haloperidol termina sendo o mais usado na prática clínica, pela sua eficácia e custo.

Os benzodiazepínicos são indicados para agitação relacionada à intoxicação medicamentosa de estimulantes e álcool, além de agitação indiferenciada sem sintomas psicóticos, enquanto os antipsicóticos são mais preferíveis para intoxicação de depressores do sistema nervoso central. Pacientes com delirium podem se beneficiar de antipsicóticos em baixas doses se os sintomas persistirem e as intervenções não farmacológicas não obtiverem sucesso.

▶ REFERÊNCIAS

BALDAÇARA, Leonardo, et al. Diretrizes brasileiras para o manejo da agitação psicomotora: cuidados gerais e avaliação. *Debates em Psiquiatria*, 2021, 11.1: 8-20.

COCKRELL, Joseph R.; FOLSTEIN, Marshal F. Mini-mental state examination. *Principles and practice of geriatric psychiatry*, 2002, 140-141.

GARRIGA, Marina, et al. Assessment and management of agitation in psychiatry: expert consensus. *The world journal of biological psychiatry*, 2016, 17.2: 86-128.

GOTTLIEB, Michael; LONG, Brit; KOYFMAN, Alex. Approach to the agitated emergency department patient. *The Journal of emergency medicine*, 2018, 54.4: 447-457.

ROPPOLO, Lynn P., et al. Improving the management of acutely agitated patients in the emergency department through implementation of Project BETA (Best Practices in the Evaluation and Treatment of Agitation). *Journal of the American College of Emergency Physicians Open*, 2020, 1.5: 898-907.

capítulo 46

Tentativa de Suicídio por Medicamentos

- Camila Wanderley Pereira
- Sophia Lima de Paiva
- Zuíla Caroline Olegário Lima

"Tenho de tolerar duas ou três lagartas se quiser conhecer as borboletas. Parece que são lindas..."
Antoine de Saint-Exupéry em "O Pequeno Príncipe"

▶ INTRODUÇÃO

A Organização Mundial de Saúde (OMS) estima que 700 mil pessoas morrem por suicídio todos os anos no mundo. Trata-se de um fenômeno complexo e multifacetado onde coadunam para seu desfecho fatores sociológicos, econômicos, culturais, psicológicos e psicopatológicos (WHO, 2021).

No período de 2010 a 2019 foram contabilizadas 112.230 mortes por suicídio, com um aumento de casos em todas as regiões do país e faixas etárias. Os homens apresentaram um risco 3,8 vezes maior de morte por suicídio do que as mulheres. No entanto, a taxa de suicídio de mulheres (29%) aumentou mais que a dos homens (26%) nesse recorte temporal. Considerando a faixa etária, houve aumento da taxa de mortalidade por suicídio entre adolescentes e jovens: de 3,5 para 6,4 mortes por 100 mil habitantes (BRASIL, 2021).

A ingestão de substâncias foi apontada como o meio de agressão mais utilizado em tentativas de suicídio no Brasil (60% do total) de acordo com o Boletim Epidemiológico do Ministério da Saúde, de 2021. Dentre as substâncias utilizadas, incluem-se drogas de uso terapêutico. No presente capítulo será aprofundada a discussão em relação à tentativa de suicídio por medicamentos, abordando aspectos epidemiológicos, fatores de risco, avaliação, diagnóstico, manejo e prevenção.

▶ EPIDEMIOLOGIA

Miller *et al.* (2020) analisou uma amostra de 421.466 casos de tentativas de suicídio por intoxicação por drogas. Observou-se que a mortalidade foi significativamente mais expressiva no sexo masculino e aumentou com a faixa etária. Nesse estudo, os benzodiazepínicos (BZD) foram a classe mais envolvida nos casos não fatais e estiveram presentes em cerca de 20% de todas as tentativas. Opióides, antidepressivos e BZD foram as substâncias mais comumente envolvidas nos casos não fatais.

Além disso, foi visto que a chance de uma tentativa de suicídio resultar em morte aumentou em 5 vezes nos casos que incluíram opióides. Desse modo, estimou-se que 75 a 87% das tentativas de suicídio fatais envolvendo opioides não teriam resultado em morte caso essa classe não estivesse envolvida. Foi visto, também, que indivíduos com 21 anos ou mais utilizaram com maior frequência drogas mais letais quando comparados aos mais jovens (MILLER *et al.*, 2020).

Um estudo observacional realizado no município de Fortaleza, Ceará, entre 2015 e 2018, mostrou maior número de casos de tentativas de suicídio por intoxicação medicamentosa em indivíduos entre 20 e 29 anos. Os medicamentos mais utilizados foram BZD (34,1%), antidepressivos (31,3%), Antiinflamatórios Não Esteroidais – AINEs – (23,22%), antiepilépticos (23,06%) e antipsicóticos (18,8%) (REIS, SOUSA, CAVALCANTE, 2021).

▶ FATORES DE RISCO

O **sexo feminino** é considerado um importante fator de risco, visto que as mulheres costumam tentar autoextermínio por métodos menos agressivos, tais quais o abuso de medicamentos. Já o estoque domiciliar de medicações psiquiátricas nos casos de indivíduos em tratamento para **transtornos mentais** como depressão e ansiedade, por exemplo, pode favorecer, também, essa forma de tentativa de suicídio (ANJOS, *et al.*, 2021).

Adolescentes e jovens adultos também são destacados como grupo de risco devido à presença de grandes pressões psicológicas nessa fase da vida, o que pode contribuir para a tentativa de suicídio pelo uso de medicações (OLIVEIRA; SUCHARA; 2014).

▶ AVALIAÇÃO E DIAGNÓSTICO

A identificação de uma intoxicação medicamentosa é feita, em geral, por meio de uma anamnese bem colhida, exame físico direcionado e exames complementares, os quais podem ser solicitados de acordo com a individualidade de cada caso.

ANAMNESE

Em geral, extrair informações do próprio paciente pode ser difícil, uma vez que sua capacidade de fornecer informações confiáveis pode estar afetada pelos efeitos da (s) droga (s) ou mesmo por suas condições mentais. Quando não é possível obter informações confiáveis do paciente (se inconsciente ou não cooperativo), é possível conversar com familiares, amigos, polícia (se for o caso) e até mesmo outros profissionais pelos quais o paciente seja acompanhado.

Informações cruciais a serem questionadas incluem:

- Medicações em uso pelo paciente ou por familiares;
- Medicações às quais o paciente tinha acesso facilitado;
- Frascos e/ou cartelas de remédios vazias;
- Cartas ou mensagens deixadas pelo paciente.

Ressalta-se que as informações colhidas na história clínica devem sempre ser correlacionadas aos sinais, sintomas e testes laboratoriais, a fim de identificar incoerências.

EXAME FÍSICO

A avaliação inicial segue a ordem ABCDE para pacientes graves. Esta deve ocorrer de forma concomitante com a realização de medidas de suporte, com o objetivo de estabilizar o quadro o mais rápido possível. O quadro abaixo aponta os quesitos mais importantes a serem avaliados no paciente vítima de tentativa de suicídio por medicações:

	O que avaliar?
A *airway*	• Perviedade; • Capacidade de proteção.
B *breathing*	• Frequência Respiratória (FR); • Ausculta pulmonar.
C *circulation*	• Ausculta cardíaca; • Pressão Arterial (PA); • Frequência cardíaca (FC); • Temperatura.
D *disability*	• Escala de Coma de Glasgow; • Glicemia capilar; • Resposta pupilar.
E *exposure*	• Aspecto geral (icterícia, cianose, sudorese, palidez, etc); • Lesões externas.

▶ APRESENTAÇÃO CLÍNICA DOS PRINCIPAIS FÁRMACOS ENVOLVIDOS

Nem sempre o paciente apresentará o quadro clássico de intoxicação pela droga ingerida. Além disso, os efeitos podem variar de acordo com a farmacocinética da droga em cada organismo. A ingestão de várias classes de medicamentos é comum nas tentativas de suicídio, dificultando a utilização dos sinais e sintomas clássicos como meio de identificar a (s) substância (s) utilizada (s). O quadro abaixo expõe sinais e sintomas comumente relacionados à intoxicação isolada pelas principais classes farmacológicas utilizadas em tentativas de suicídio:

Fármacos	Sinais/sintomas na intoxicação aguda
Benzodiazepínicos	Sedação, confusão mental, hipotensão, depressão respiratória e coma.
Antidepressivos	**Tricíclicos (ADTs)**: sedação, confusão mental, convulsões, delírios, alucinações, arritmias, hipotensão, hipertermia, rubor, xerostomia, midríase e retenção urinária. **Inibidores Seletivos da Receptação de Serotonina (ISRSs)**: hipertensão, rubor, náuseas/vômitos, diarreia, clônus muscular, agitação, diaforese, taquicardia, tremores, hiperreflexia, rigidez muscular, hipertermia, confusão mental, convulsões e coma.
Analgésicos	**Paracetamol**: náuseas/vômitos, elevação das transaminases hepáticas, icterícia, letargia e insuficiência renal.
Opioides	Sedação, bradicardia, miose, hipotermia, diminuição dos ruídos hidroaéreos e Rebaixamento do Nível de Consciência (RNC).
Anticonvulsivantes	**Fenitoína**: hipotermia leve, nistagmo, marcha instável, hiperreflexia, letargia, confusão mental e coma. **Ácido valpróico**: RNC, hipotensão, taquicardia, hipertermia, náuseas/vômitos, diarréia, miose, agitação, alucinações, convulsões e tremores. **Carbamazepina**: sedação, nistagmo, mioclonias, convulsões, hipotensão, taquicardia e coma.
Antipsicóticos	**Típicos**: RNC, taquicardia, síndromes extrapiramidais agudas e alterações no ECG. **Atípicos**: sedação ou agitação, tontura, hipotensão ortostática, taquicardia, miose ou midríase, náuseas/vômitos, visão turva, depressão respiratória, convulsões e coma.

▶ MANEJO

Medidas de suporte

A estabilização do paciente é o primeiro passo para sua melhora clínica e deve ser feita concomitantemente com a avaliação inicial (ABCDE). A conduta inicial deve, portanto, ser coerente com o quadro clínico de cada paciente e com a (s) possível (eis) substância (s) envolvida (s) na intoxicação. As medidas iniciais de estabilização podem incluir:

- Monitorização de PA, $SatO_2$ e cardíaca;
- Punção de acesso venoso periférico calibroso (dois, de preferência);
- Oferta de O_2 suplementar;
- Via aérea definitiva;
- Expansão volêmica e/ou uso de drogas vasoativas;
- Coleta de exames laboratoriais;
- Realização de Eletrocardiograma (ECG).

Descontaminação

Venceslau *et al.* (2022) cita como principais medidas de descontaminação:

- **Lavagem gástrica:** pode ser feita em até 1 hora da ingestão, em pacientes alertas e com boa proteção de vias aéreas;

- **Carvão ativado (CA):** utilizado em associação ou não com a lavagem gástrica em até 2 horas após a ingestão;
- **Lavagem intestinal:** pode ser realizada em casos de uso de substâncias não adsorvidas pelo CA para redução da absorção.

Aumento da eliminação

Medidas para o aumento da eliminação podem ser aplicadas a depender das condições clínicas e da (s) substância (s) que o paciente fez uso. As principais medidas de aumento da eliminação são: alcalinização do pH urinário e terapias dialíticas.

▶ ESPECIFICIDADES DAS PRINCIPAIS DROGAS UTILIZADAS EM TENTATIVAS DE SUICÍDIO

Benzodiazepínicos

A descontaminação gastrointestinal com CA pode ser benéfica em pacientes com história de ingestão isolada, no entanto, lavagem gástrica e CA não estão indicados no RNC pelo risco de broncoaspiração. O flumazenil é um antagonista competitivo inespecífico do receptor de BZD e pode ser administrado como antídoto em não usuários crônicos de BZD. Essa droga não deve ser prescrita em casos de uso crônico de BDZ pelo risco de abstinência e/ou crises convulsivas. A administração do flumazenil também está indicada nos casos de Parada Cardiorrespiratória (PCR) em pacientes com overdose de BZD. Não há técnicas eficazes para aumentar a eliminação dos BZD do organismo (GRELLER; GUPTA, 2022).

Antidepressivos

No caso dos ADTs, a descontaminação gastrointestinal com CA é uma boa indicação. O bicarbonato de sódio pode ser utilizado como terapia inicial em casos de hipotensão e arritmias. Na ocorrência de convulsões, os BZD são a classe de escolha. Intervenções para aumentar a eliminação do fármaco em geral não serão eficazes (SALHANICK, 2022).

Nas intoxicações por ISRS, o manejo pode incluir sedação com BZD. Caso o uso de BZD e os cuidados de suporte não forem suficientes para a estabilização, é possível lançar mão do antídoto ciproheptadina, um antagonista do receptor de histamina 1 com propriedades antagonistas 5HT1A e 5HT2A inespecíficas, no entanto não há evidências concretas quanto ao benefício do seu uso (MINNS, 2022).

Analgésicos

Em casos de superdosagem de acetaminofeno, o paciente pode se beneficiar de descontaminação gastrointestinal com CA se ingestão recente. A acetilcisteína é o antídoto aceito para a intoxicação por esse fármaco e pode ser administrada em todos os pacientes com risco elevado para hepatotoxicidade. A terapia dialítica deixa de ser uma opção considerando a segurança e eficácia do tratamento com a acetilcisteína (HEARD; DART, 2022).

Opióides

O antídoto indicado é a naloxona, um antagonista opióide de ação curta, que deve ser administrado via intravenosa com o objetivo de manter a ventilação adequada, e não de atingir um nível normal de consciência. Em caso de convulsão, é possível lançar mão dos BZD. CA e esvaziamento gástrico quase nunca estão indicados, enquanto que métodos dialíticos não são eficazes devido ao grande volume de distribuição desses fármacos (STOLBACH; HOFFMAN, 2022).

Anticonvulsivantes

A maioria dos casos de intoxicação por fenitoína é manejado apenas com medidas de suporte. Pode ser utilizado o CA em casos de ingestão recente, desde que o risco de broncoaspiração não seja alto. Convulsões devem ser manejadas com BZD, enquanto técnicas de diálise são, em geral, desnecessárias (AMITAI; KSU, 2021).

Em se tratando do ácido valpróico, o tratamento de suporte também tem boa resposta. No entanto, se for uma intoxicação intensa, deve-se utilizar CA, enquanto que a lavagem intestinal não é recomendada de rotina. O paciente pode se beneficiar de terapias dialíticas a depender do grau de intoxicação (SZTAJNKRYCER, 2022).

Quanto à carbamazepina, o uso de CA seriado é indicado em até 2 horas pela recirculação entero-hepática da droga, já a lavagem gástrica não está indicada. Se houver crise convulsiva, deve-se intervir com BZD (GREENE; O'CONNOR, 2022).

Antipsicóticos

A ingestão de doses altas de antipsicóticos típicos é, em geral, bem manejada por meio de cuidados de suporte. Descontaminação gastrointestinal e uso de CA parecem não acelerar a recuperação do paciente e, por isso, não estão indicados (LAVONAS, 2021). Quanto aos antipsicóticos atípicos, a lavagem gástrica também não é recomendada, uma vez que esses agentes estão associados a baixa mortalidade em superdosagens, mas o CA pode ser administrado sempre que possível no paciente estabilizado (KAPITANYAN; SU, 2022).

▶ PREVENÇÃO

A **identificação de sinais de sofrimento mental e de caracteristicas que predizem o risco de suicídio** são as principais medidas de prevenção do suicídio. Dentre eles, pode-se citar tristeza profunda e persistente, distúrbios do sono, pensamentos negativos, fatores sociodemográficos (idade > 45 anos, divórcio, situação de desemprego, etc.), fatores relacionados a tentativas prévias, antecedentes pessoais psiquiátricos e clínicos (histórico de internações psiquiátricas, abusos e condição médica geral) e fatores psicológicos (relações interpessoais, falta de resiliência, religiosidade, etc.) (VENCESLAU et al., 2022).

Neste momento de pós-pandemia da COVID-19, o número de tentativas de suicídio tende a aumentar pelo estresse econômico, agravamento de transtornos psiquiátricos, luto patológico e dificuldades financeiras. Nos casos de alto risco para suicídio, o paciente deve ser encaminhado com urgência para um departamento de emergência psiquiátrica (VENCESLAU et al., 2022).

Outro aspecto importante é a **redução do acesso aos meios de autoagressão**. Deve-se considerar, em pacientes de alto risco, a prescrição de medicações mais seguras, dispensação de pouca quantidade da droga por vez e, se possível, delegar seu controle a um parente. Nesse contexto, o Centro de Apoio Psicossocial (CAPS) pode auxiliar a família no controle da medicação e em sua correta administração (VENCESLAU et al., 2022).

Por fim, vale destacar a importância do **preenchimento correto das fichas de notificação**, uma vez que é a partir dessas fichas que se tem noção da dimensão do problema em questão. Por meio dessas informações, é possível construir medidas mais eficazes na prevenção do suicídio (GERHEIM, et al., 2022).

▶ REFERÊNCIAS

ANJOS, M. E. et al. Perspective of exposure to drug in the suicide attempt. **Research, Society and Development**, [S. l.], v. 10, n. 11, 2021. Disponível em: https://rsdjournal.org/index.php/rsd/article/view/19273. Acesso em: 16 dez. 2022

BRASIL, Ministério da Saúde, Boletim epidemiológico: Mortalidade por suicídio e notificações de lesões autoprovocadas no Brasil, volume 52, nº 33, 2021. Disponível em: https://www.gov.br/saude/pt-br/centrais-de-conteudo/publicacoes/boletins/epidemiologicos/edicoes/2021/boletim_epidemiologico_svs_33_final.pdf/view. Acesso em: 08 dez. 2022.

GERHEIM, A. S. S. et al. O suicídio no Brasil: uma análise das intoxicações por medicamentos nos últimos 10 anos. **HU Revista**, [S. l.], v. 48, p. 1–7, 2022. Disponível em: https://periodicos.ufjf.br/index.php/hurevista/article/view/37747. Acesso em: 18 dez. 2022

GRELLER, H., GUPTA, A. Benzodiazepine poisoning and withdrawal. **UpToDate**. 2022. Disponível em: https://www.uptodate.com/contents/benzodiazepine-poisoning-and-withdrawal?search=benzodiazepine%20intoxication&source=search_result&selectedTitle=1~28&usage_type=default&display_rank=1#H13. Acesso em: 19 dez. 2022.

GREENE, S., O'CONNOR, A. Carbamazepine poisoning. **UpToDate**. 2022. Disponível em: https://www.uptodate.com/contents/carbamazepine-poisoning?search=carbamazepina%20intoxica%C3%A7%C3%A3o&source=search_result&selectedTitle=1~7&usage_type=default&display_rank=1#H12. Acesso em 14 dez. 2022.

HEARD, K., DART, R. Acetaminophen (paracetamol) poisoning in adults: Treatment. **UpToDate**. 2022. Disponível em: https://www.uptodate.com/contents/acetaminophen-paracetamol-poisoning-in-adults-treatment?search=intoxica%C3%A7%C3%A3o%20paracetamol&source=search_result&selectedTitle=1~143&usage_type=default&display_rank=1#H18. Acesso em: 20 dez. 2022.

KAPITANYAN, R., SU, M. K. Second-generation (atypical) antipsychotic medication poisoning. **UpToDate**. 2022. Disponível em: https://www.uptodate.com/contents/second-generation-atypical-antipsychotic-medication-poisoning?search=intoxica%C3%A7%C3%A3o%20antipsic%C3%B3tico&source=search_result&selectedTitle=1~150&usage_type=default&display_rank=1#H55596405. Acesso em: 20 dez. 2022.

LAVONAS, E. J. First-generation (typical) antipsychotic medication poisoning. **UpToDate**. 2022. Disponível em: https://www.uptodate.com/contents/first-generation-typical-antipsychotic-medication-poisoning?search=intoxica%C3%A7%C3%A3o%20antipsic%C3%B3tico&source=search_result&selectedTitle=2~150&usage_type=default&display_rank=2#H12. Acesso em: 10 dez. 2022.

MILLER, T. R. *et al.* Incidence and Lethality of Suicidal Overdoses by Drug Class. **JAMA Network Open**, EUA, v. 3, n. 3, 2020. Disponível em: https://jamanetwork.com/journals/jamanetworkopen/fullarticle/2763226. Acesso em: 20 dez. 2022.

MINNS, A. B. Selective serotonin reuptake inhibitor poisoning. **UpToDate**. 2022. Disponível em: https://www.uptodate.com/contents/selective-serotonin-reuptake-inhibitor-poisoning?search=intoxica%C3%A7%C3%A3o%20ISRS&source=search_result&selectedTitle=1~150&usage_type=default&display_rank=1#H3536904081. Acesso em: 15 dez. 2022.

OLIVEIRA, D. H., SUCHARA, E. A. Intoxicações medicamentosas em hospital público de Barra do Garças-MT, no período de 2006 a 2009. **Revista Ciências Médicas e Biológicas**, v. 13, p. 55-59, 2014b. disponível em: https://portalseer.ufba.br/index.php/cmbio/article/view/10117/8718. Acesso em 16 dez. 2022.

REIS, V. A., SOUZA, E. C., CAVALCANTE, M. G. Caracterização dos casos de tentativas de suicídio por intoxicação medicamentosa, atendidos em um centro de informação e assistência toxicológica, entre os períodos de 2015 a 2018. **Revista do Instituto de Ciências da Saúde**, São Paulo, v. 39, n,, p. 18-23, 2021. Disponível em: https://repositorio.unip.br/wp-content/uploads/tainacan-items/34088/78549/03V39_n1_2021_p18a23.pdf. Acesso em: 20 dez. 2022.

SALHANICK, S. D. Tricyclic antidepressant poisoning. **UpToDate**. 2022. Disponível em: https://www.uptodate.com/contents/tricyclic-antidepressant-poisoning?search=ANTIDEPRESSIVO%20INTOXICA%C3%87%C3%83O&source=search_result&selectedTitle=1~150&usage_type=default&display_rank=1#H15. Acesso em: 19 dez. 2022.

STOLBACH, A. Acute opioid intoxication in adults. **UpToDate**. 2022. Disponível em: https://www.uptodate.com/contents/acute-opioid-intoxication-in-adults?search=intoxica%C3%A7%C3%A3o%20opioide&source=search_result&selectedTitle=1~150&usage_type=default&display_rank=1#H15. Acesso em: 15 dez. 2022.

SU, M. K., AMITAI, A. Phenytoin poisoning. **UpToDate**. 2022. Disponível em: https://www.uptodate.com/contents/phenytoin-poisoning?search=intoxica%C3%A7%C3%A3o%20anticonvulsivantes&source=search_result&selectedTitle=5~150&usage_type=default&display_rank=5#H14. Acesso em: 20 dez. 2022.

SZTAJNKRYCER, M. D. Valproic acid poisoning. **UpToDate**. 2022. Disponível em: https://www.uptodate.com/contents/valproic-acid-poisoning?search=intoxica%C3%A7%C3%A3o%20anticonvulsivantes&source=search_result&selectedTitle=3~150&usage_type=default&display_rank=3#H12. Acesso em: 18 dez. 2022.

VELASCO, I. T. *et al.* **Medicina de emergência: abordagem prática**. 16 ed., Barueri: Manole, 2022.

WHO. Suicide. **World Health Organization**, 2021. Disponível em: https://www.who.int/news-room/factsheets/detail/suicide. Acesso em: 08 dez. 2022.

capítulo 47

Delirium

- Maria Luiza da Silva Veloso Amaro
- Tauani Belvis

▶ DEFINIÇÃO/INTRODUÇÃO

De acordo com o Manual de Diagnóstico e Estatístico de Perturbações Mentais (DSM-5-TR, 2022), o delirium é um comprometimento agudo da atenção acompanhado da redução da consciência e de um distúrbio adicional da cognição, quando o quadro não pode ser mais bem explicada por algum transtorno neurocognitivo preexistente ou em desenvolvimento. Nesse sentido, o quadro de delirium se desenvolve em um curto período de tempo, com um curso flutuante, podendo ser explicado por uma condição médica aguda subjacente ou por exposição a substância tóxica, sendo mais prevalente entre idosos hospitalizados (DSM-5-TR, 2022).

Ademais, os pacientes em delirium podem alterar rapidamente entre um estado hiperativo, que é de mais fácil reconhecimento pelos profissionais da saúde, e o estado hipoativo, mais frequente em adultos mais velhos e muitas vezes não identificado como delirium nos serviços de emergência e hospitais (DSM-5-TR, 2022). No contexto hospitalar, o delirium é uma das complicações mais frequentes, acometendo cerca de 20 a 30% dos pacientes internados, além de estar associado ao agravamento de défices cognitivos e funcionais e perda de autonomia (INOUYE, 2014). Nesse contexto, é fundamental que os profissionais de saúde, estejam aptos para prevenir, diagnosticar e intervir precocemente nos casos de delirium, visando a reduzir suas consequências (ALMEIDA, 2021).

▶ FISIOPATOLOGIA E ETIOLOGIA

Os mecanismos fisiopatológicos do delirium ainda permanecem pouco compreendidos; os principais modelos incluem desequilíbrio de neurotransmissores e neuroinflamação (MARCANTONIO, 2017). A atividade dopaminérgica é apontada como um importante contribuinte na fisiopatologia do delirium, provavelmente por seu papel regulador na liberação de acetilcolina. Além disso, o estresse crônico gerado por doença ou trauma ativa o sistema nervoso simpático e o eixo adrenocortical, podendo contribuir para o desenvolvimento de delirium (INOUYE, 2006).

A literatura atual defende que o desenvolvimento do delirium é multifatorial e depende de fatores predisponentes e precipitantes (ALMEIDA, 2021). Os fatores predisponentes (Tabela 1) são aqueles que tornam os pacientes mais vulneráveis a apresentarem o quadro de delirium quando expostos aos fatores precipitantes, descritos na Tabela 2.

Tabela 1 Fatores Predisponentes. Fonte: Almeida, 2021.

Fatores predisponentes	
Idade avançada (mais de 70 anos)	Imobilidade
Presença e gravidade da demência	Alcoolismo ou outras perturbações aditivas
Sexo masculino	Dor crónica
Défice cognitivo	Desidratação
Défice da acuidade visual ou auditiva	História prévia de delirium
Medicação/polimedicação	Co-morbilidades (AVC, depressão, doença renal ou hepática)

AVC = Acidente Vascular Cerebral.

Tabela 2 Fatores Precipitantes do delirium. Fonte: Almeida, 2021.

Fatores Precipitantes	
Infecções (ITU, pneumonia)	Uso de medidas de contenção física
Alterações metabólicas (falência hepática, DRC, desequilíbrios hidroeletrolíticos, desidratação, hipo/hiperglicemia, hipóxia)	Causas iatrogénicas (medicações, polimedicação, inserção de sonda vesical, status pós-operatório, internamento prolongado)
Deficiências vitamínicas (Vitamina B12, tiamina)	Dor aguda
Doenças endócrinas (disfunção tiroideia, Síndrome Cushing)	Causa intracraniana (trauma, tumor, abscesso, hemorragia subaracnoideia, epilepsia)
Distúrbios de excreção (Obstipação, impactação fecal, retenção urinária)	Alterações do ambiente (internamento ou institucionalização, mudança de casa)
Abuso de substâncias (intoxicação ou abstinência alcoólica, abstinência de barbitúricos)	

ITU = Infeção do trato urinário; DRC = Doença renal crónica.

▶ DIAGNÓSTICO/QUADRO CLÍNICO

O delirium é uma síndrome ainda subdiagnosticada, provavelmente, pela falta de compreensão dos profissionais e pela carência de estudos. Apresenta uma morbimortalidade considerável, por isso a importância de um diagnóstico rápido para diminuir a chance de agravar o prognóstico (ALMEIDA, 2020).

Os Critérios Diagnósticos, segundo a DSM-V, são: A. Perturbação da atenção (i.e., capacidade reduzida para direcionar, focalizar, manter e mudar a atenção) e da consciência (menor orientação para o ambiente). B. A perturbação se desenvolve em um período breve de tempo (normalmente de horas a poucos dias), representa uma mudança da atenção e da consciência basais e tende a oscilar quanto à gravidade ao longo de um dia. C. Perturbação adicional na cognição (p. ex., déficit de memória, desorientação, linguagem, capacidade visuoespacial ou percepção). D. As perturbações dos Critérios A e C não são mais bem explicadas por outro transtorno neurocognitivo preexistente, estabelecido ou em desenvolvimento e não ocorrem no contexto de um nível gravemente diminuído de estimulação, como no coma. E. Há evidências a partir da história, do exame físico ou de achados laboratoriais de que a perturbação é uma consequência fisiológica direta de outra condição médica, intoxicação ou abstinência de substância (i.e., devido a uma droga de abuso ou a um medicamento), de exposição a uma toxina ou de que ela se deva a múltiplas etiologias.

Tabela 3 Fonte: DSM-5, 2013.

Subtipo	Diagnóstico
Delirium por intoxicação por substância	Na intoxicação por substância quando predominam os sintomas dos Critérios A e C no quadro clínico
Delirium por abstinência de substância	Na abstinência quando os sintomas dos Critérios A e C predominam no quadro clínico
Delirium induzido por medicamento	Diagnóstico ocorre quando toma-se o remédio conforme a prescrição e os sintomas dos Critérios A e C aparecem como efeito colateral
Delirium devido a outra condição médica	A partir da história clínica, do exame físico ou achados laboratoriais que apresentam indício com outra condição médica
Delirium devido a múltiplas etiologias	A partir da história clínica, do exame físico ou achados laboratoriais que apresentam indícios com outras condições médicas

▶ TRATAMENTO

Não existe comprovação efetiva no tratamento medicamentoso do delirium, entretanto, os antipsicóticos são utilizados com frequência em casos de agitação grave, apesar de não haver estudos que comprovem sua eficácia na duração ou gravidade do delirium. Além disso, deve-se levar em conta os efeitos colaterais dos antipsicóticos na escolha do medicamento.

Tabela 4 Antipsicóticos usados em delirium com agitação grave., Fonte: Hcor.

Antipsicóticos	Haloperidol	Risperidona	Olanzapina	Quetiapina
Dose	Inicial: 1 a 2,5mg Máxima: 5mg/d	Inicial: 0,5 a 1mg Máxima: 2mg/d	Inicial: 2,5 a 5mg Máxima: 10mg/d	Inicial: 12,5 a 25mg Máxima 200mg/d
Via	Oral/Intramuscular	Oral	Oral	Oral

Tabela 5 Antipsicóticos e os seus efeitos colaterais. Fonte: Hcor.

Antipsicóticos	Haloperidol	Risperidona	Olanzapina	Quetiapina
Sedação	+/+++	+/+++	++/+++	+++/+++
Efeitos Extrapiramidais	+++/+++	++/+++	++/+++	+/+++
Hipotensão Ortostática	+/+++	+++/+++	++/+++	+++/+++
Efeitos Anticolinérgicos	+/+++	+/+++	+++/+++	+++/+++

► REFERÊNCIAS

ALMEIDA, L. *et al.* Diagnóstico, intervenção precoce e prevenção do delirium no adulto: o que fazer na atenção primária à saúde?. **Rev Bras Med Fam Comunidade**, v. 16, n. 43, p. 2366. 2021.

American Psychiatric Association: Diagnostic and Statistical Manual of Mental Disorders, Fifth Edition, Text Revision. Washington, DC, American Psychiatric Association, 2022.

INOUYE, S. K. *et al.* "Delirium in elderly people." **Lancet** (London, England), v. 383, n. 9920, p. 911-22. 2014.

INOUYE, S. K. "Delirium in older persons". *The New England Journal of Medicine*, v. 354, n.11, p. 1157-1165. 2006.

MARCANTONIO, E. R. Delirium in Hospitalized Older Adults. *The New England journal of medicine*, v. 377, n. 15. 2017.

capítulo 48

Ataque de Pânico

- Audenis Lima de Aguiar Peixoto
- Jamil Valeriano dos Santos
- Jasmine Paula Rodrigues de Lima

► DEFINIÇÃO

O ataque de pânico é, de acordo com o Manual Diagnóstico e Estatístico de Transtornos Mentais (DSM) (2016), um surto repentino de medo ou intenso desconforto, durante o qual o indivíduo apresenta 4 ou mais sintomas físicos e/ou cognitivos que estão listados na tabela 1. O ataque de pânico não é um transtorno mental, na verdade é um especificador e pode acompanhar diversas condições psiquiátricas como transtorno do pânico, transtorno de ansiedade, transtorno depressivo, transtorno de estresse pós-traumático, e de condições clínicas como acometimento cardíaco, respiratório e gastrointestinal. O ataque pode acontecer a partir de um estado ansioso ou de calmaria e pode ser classificado como ataque de pânico esperado, quando há gatilho óbvio ou esperado, enquanto o ataque inesperado acontece quando não há um desencadeante óbvio. De acordo com Sadock, Sadock e Ruiz (2017), a prevalência em 6 meses de ataques de pânico varia na população em geral de 3 a 6%, sendo a idade média de aparecimento 25 anos e é mais prevalente em mulheres, o único fator social que apresentou significância para o acontecimento é história recente de divórcio.

► FISIOPATOLOGIA

Atualmente, a ansiedade é considerada uma resposta da fisiologia que busca se adaptar às diferentes situações e perigos que vivenciamos, mantendo-nos alertas para que tenhamos um desempenho otimizado. Essa mesma resposta, todavia, pode causar sofrimento e tornar-se desadaptativa se acontecer desproporcionalmente ao estímulo primário, ou ainda sem algum risco real associado. De maneira geral, podemos descrever que, a partir de algum estressor, alguns sistemas são ativados (adrenocortical, simpático e eixo hipotálamo pituitária adrenal), causando diversos sintomas, os quais serão melhor abordados na seção de diagnóstico.

Um dos sintomas causado pela ativação dos sistemas é a taquipneia/respiração excessiva, a qual pode gerar uma diminuição relativa na acidez sanguínea (alcalose)

Tabela 1 Sintomas físicos e cognitivos que podem aparecer no ataque de pânico. Adaptado de: DSM-5.

Sintomas físicos e cognitivos
1. Palpitações, coração acelerado ou taquicardia
2. Sudorese
3. Tremores ou abalos
4. Sensações de falta de ar ou sufocamento.
5. Sensações de asfixia.
6. Dor ou desconforto torácico.
7. Náusea ou desconforto abdominal.
8. Sensação de tontura, instabilidade, vertigem ou desmaio.
9. Calafrios ou ondas de calor.
10. Parestesias (anestesia ou sensações de formigamento).
11. Desrealização (sensações de irrealidade) ou despersonalização (sensação de estar distanciado de si mesmo).
12. Medo de perder o controle ou "enlouquecer".
13. Medo de morrer.
Ataque do pânico: surto abrupto ou desconforto intenso + 4 sintomas físicos e/ou cognitivos

devido à retirada de dióxido de carbono. Essa alcalose, por sua vez, pode causar muitos dos sintomas ligados a uma síndrome associada a ataques de pânico: a síndrome da hiperventilação. Nesse quadro, observamos tontura, sensação de não conseguir recuperar fôlego, parestesia, ansiedade e espasmos dolorosos nas mãos e pés (espasmos carpopédicos) na ausência de outros problemas físicos. A ventilação de pacientes nessa situação pode variar desde 40 incursões respiratórias rasas por minuto até 20 incursões respiratórias profundas por minuto.

▶ DIAGNÓSTICO

O ataque de pânico é um acometimento frequente nas urgências médicas, justamente pelo medo que os pacientes têm de estarem passando por uma situação grave de saúde, como o infarto, e pode ser descrito como uma situação em que há mal-estar e/ou medo intenso, juntamente com sintomas psíquicos/cognitivos e físicos de início súbito, atingindo o pico em 10 minutos. O transtorno de pânico (TP), por sua vez, seria caracterizado pela ocorrência recorrente de ataques de pânico inesperados, assim como pela preocupação importante associada a mudanças comportamentais no sentido de evitar novos ataques e por uma angústia acerca das causas e resultados dos sintomas. Logo, o ataque de pânico pode ocorrer isoladamente, sem fazer parte de um quadro característico do TP. Como citado anteriormente, os ataques de pânico incluem sintomas mentais e somáticos, entre os quais podemos incluir citar: sensação de falta de ar, medo de morrer/perder o controle, taquicardia, parestesia, calafrios, tontura, sudorese, tremores, dor torácica, irritabilidade, náusea, disfagia, tensão muscular, palidez, xerostomia, midríase, entre outros.

Tais sintomas devem ser sondados com maior atenção em todos os casos, com objetivo principal de identificar precocemente riscos e situações mais graves/potencialmente letais. Essa investigação deve abranger uma triagem de pacientes com probabilidade maior de infarto agudo do miocárdio (IAM), assim como é fundamental estratificar em relação à isquemia do miocárdio e realizar diagnóstico diferencial com doenças pulmonares, cardiovasculares não coronarianas, do trato digestivo, tireoidopatias, uso de fármacos e transtornos mentais. Um ponto importante a ser destacado é que um diagnóstico psiquiátrico não descarta um diagnóstico cardiovascular, e a recíproca é verdadeira. Esse entendimento é primordial porque pacientes passando por ataques de pânico e/ou com história e diagnóstico de TP podem ser considerados simuladores, muitas vezes sendo negligenciados, o que impacta negativamente no desfecho e aumenta o risco de morte, já que a doença coronária pode estar presente. Nesse sentido, uma quantidade considerável de pacientes com dor torácica preenche critérios para TP, assim como pacientes classificados como pessoas com TP também têm o diagnóstico de síndrome coronariana aguda; Isto é: o ataque de pânico não é apenas um diagnóstico diferencial, mas também é um possível diagnóstico associado a patologias cardíacas. Frequentemente, é necessário realizar exames complementares para diferenciar cada caso clínico, assim como é fundamental conhecer melhor as características mais essenciais do TP e outros transtornos psiquiátricos mais comuns em serviços de emergência para melhor identificar ataques de pânico.

Como já abordado, os ataques de pânico não ocorrem apenas no TP, porém no transtorno de pânico podemos perceber que esses sintomas aparecem num quadro característico, no qual há uma angústia e medo dos sintomas somáticos experimentados. Abaixo, transcrevemos perguntas sugeridas por QUEVEDO *et al.* (2019), que podem auxiliar no diagnóstico de TP:

Perguntas que auxiliam no diagnóstico de transtorno do pânico (QUEVEDO, 2019)
"Já apresentou este sintoma outras vezes ao longo da vida?"
"Além deste sintoma, apresenta algum outro sintoma associado à ativação somática?"
"Não esperava estes sintomas? Sentiu medo deles?"
"Quando procurou ajuda, submeteu-se a exames? Se sim, qual o diagnóstico recebido?"
"Tem medo de estar em lugares em que, se passar mal, possa não obter ajuda? Ou evita ficar desacompanhado?"
"Tem dificuldade de acreditar que não tenha alguma doença clínica?"
"Está muito preocupado com as consequências destas sensações? Pensa muito nisso?"

▶ TRATAMENTO

Inicialmente, é fundamental que o tratamento de ataques de pânico inclua técnicas de psicoterapia (como da terapia cognitivo-comportamental) visando uma diminuição breve da ansiedade, já que essa abordagem pode ser suficiente para o controle do quadro, sem a necessidade do uso de fármacos. De maneira geral, o objetivo imediato é diminuir a ativação autonômica que frequentemente ocorre devido à hiperventilação. Nesse sentido, é importante treinar a respiração diafragmática, que se baseia em inspiração e expiração lentificadas durante um certo tempo, sendo útil para a regularização do ritmo cardiopulmonar. Outra atividade interessante é a busca por reestruturar os pensamentos em relação a perder o controle, morrer ou piorar o quadro de saúde através da diferenciação entre os medos dos pacientes e a realidade objetiva, e também entre a interpretação catastrófica dos sintomas vivenciados e os riscos que realmente estão presentes. Finalmente, também é uma prática endossada tentar o diálogo com pacientes acerca das razões para os sintomas, do conhecimento prévio sobre TP e das orientações de tratamento, o que pode aliviar a angústia e aumentar a segurança dos pacientes.

Em alguns casos, contudo, a psicoterapia não é suficiente. Em pacientes em situações moderadas e graves, a associação de fármacos com psicoterapia pode ser mais vantajosa em relação a cada uma das abordagens isoladas. A indicação mais consolidada para tranquilização dos pacientes é de uso de benzodiazepínicos por um curto período: entre as medicações disponíveis podem ser utilizados diazepam (uma ou duas doses orais, 5 a 10mg), clonazepam (2mg), alprazolam (0,25 a 1mg) ou lorazepam (0,5 a 2mg). Os fármacos dessa classe farmacológica são considerados seguros, entretanto é necessário maior cuidado em pacientes gestantes e em aleitamento, nos extremos de idade e com comorbidades pulmonares, cardio, nefro e hepatológicas. Alguns efeitos colaterais devem ser observados, como quedas, depressão respiratória/cardíaca e efeito paradoxal. Devido à possibilidade de causar dependência, o uso continuado não é recomendado.

Finalmente, é indispensável para a melhora da saúde mental dos pacientes e do cuidado em possíveis novas crises que seja indicado um tratamento psiquiátrico ambulatorial para ser feito em relação ao TP em casos que completam critérios diagnósticos, com tratamento adequado para as particularidades de cada um, levando em conta diversos indicadores. Assim, é possível uma melhoria precoce do quadro, diminuindo as chances de desenvolvimento de comorbidades psiquiátricas e suavizando a carga de trabalho em emergências médicas por prevenir novos ataques de pânico.

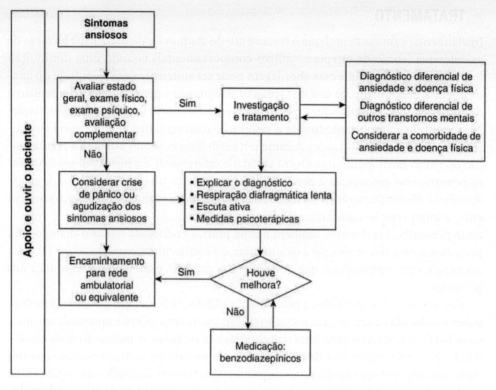

Figura Fonte: BALDAÇARA, 2021.

▶ REFERÊNCIAS

AMERICAN ACADEMY OF ORTHOPAEDIC SURGEONS. **Emergency**: Care and Transportation of the Sick and Injured. 11. edição. Boston: Jones & Bartlett Learning, 2016.

(APA), American Psychiatric Association. **DSM-5**. Porto Alegre: Grupo A, 2016. ISBN 9788582711835.

BALDAÇARA, Leonardo *et al*. **Emergências Psiquiátricas**. 2. ed. Rio de Janeiro: GEN Guanabara Koogan, 2021.

QUEVEDO, João *et al*. **Emergências Psiquiátricas**. 4. ed. Porto Alegre: Artmed, 2019.

SADOCK, Benjamin J.; SADOCK, Virginia A.; RUIZ, Pedro. **Compêndio de Psiquiatria**. Porto Alegre: Grupo A, 2017. ISBN 9788582713792.

VELASCO, Irineu Tadeu *et al*. **Medicina de emergência**: Abordagem Prática. 16. ed. São Paulo: Editora Manole, 2022.

ZEFERINO, Maria Terezinha *et al*. **Crise e Urgência em Saúde Mental**: o cuidado às pessoas em situações de crise e urgência na perspectiva da atenção psicossocial. 4. ed. Florianópolis: Universidade Federal de Santa Catarina, 2015.

capítulo 49

Psicose Aguda

- Elisson Batista Oliveira Silva
- Janaína Cibele de Oliveira Bezerra
- Adriana dos Reis Guimarães

▶ DEFINIÇÃO

A psicose aguda é uma emergência médica descrita como um quadro psicótico repentino, evidente em minutos ou até em dias, não se prolongando por mais de um mês. É caracterizada como uma súbita anulação do contato com a realidade que pode causar prejuízo nas atividades da vida diária, bem como, riscos para o paciente e terceiros.

Em consonância com o Manual Diagnóstico e Estatístico de Transtornos Mentais (DSM-5) esse tipo de psicose pode apresentar-se como uma síndrome composta por: delírios; alucinações; pensamento confuso; agitação psicomotora; comportamento desorganizado ou catatônico (American Psychiatric Association (APA), 2014).

Vale ressaltar que o quadro de psicose aguda pode ser resultante de quadros patológicos, como: esquizofrenia; psicose por intoxicação de substâncias psicoativas; síndrome de abstinência; transtorno do humor; delirium e psicose orgânica ou síndrome cerebral orgânica (TROIS et al., 2016).

▶ EPIDEMIOLOGIA

Sabe-se que a frequência do desenvolvimento de psicose aguda entre jovens na segunda ou terceira década de vida é aumentada, principalmente em mulheres (SADOCK et al., 2017). No entanto, recentemente com o surgimento da pandemia da COVID-19 (Sars-Cov-2) em 2020, percebeu-se o aumento do número de pessoas com psicose aguda que foram atendidas em pronto-socorro psiquiátrico (SEGEV et al., 2021, tradução nossa). Tais indivíduos eram previamente saudáveis, sem relato ou histórico de transtornos mentais, mas após receber o diagnóstico da COVID-19 desenvolveram o quadro de psicose aguda (SMITH et al., 2020, tradução nossa).

▶ DIAGNÓSTICO

As singularidades de cada caso é um fator imprescindível para um diagnóstico preciso e, posteriormente, uma intervenção terapêutica eficaz (*apud* MATANA, 2021, tradução nossa).

Conforme o DSM-5, para diagnóstico de psicose aguda o paciente deve apresentar um ou mais dos sintomas a seguir: delírios, alucinações, discurso desorganizado e comportamento grosseiramente desorganizado ou catatônico. A presença de pelo menos um dos três primeiros sintomas citados é obrigatório e todo quadro deve ter duração inferior a um mês (American Psychiatric Association, 2014).

É importante ressaltar que a história necessária para a conclusão do diagnóstico, quando possível, não deve ser ouvida apenas do paciente, mas também de parentes e amigos onde os relatos costumam ser mais precisos (SADOCK et al., 2017).

▶ DIAGNÓSTICO DIFERENCIAL

O diagnóstico diferencial da psicose aguda deve-se considerar as possíveis causas que podem desencadear o episódio como fatores tóxicos decorrentes à drogas recreativas, efeitos colaterais de medicamentos, fatores metabólicos, erros inatos do metabolismo, infecções, epilepsia, doenças genéticas ou neurodegenerativas e condições autoimunes ou inflamatórias (ROSEMBALTT et al., 2020, tradução nossa).

Além disso, a duração dos sintomas psicóticos é relevante, uma vez que na psicose aguda não ultrapassa um período de um mês. Nos quadros clínicos em que o episódio psicótico se prorrogue por um tempo superior a trinta dias, hipóteses como esquizofrenia, transtorno esquizoafetivo, transtorno de humor com características psicóticas e transtorno delirante podem ser cogitadas (SADOCK et al., 2017).

▶ MANEJO

O conhecimento inicial do quadro clínico do paciente psicótico e a identificação de situações de riscos em ambientes de urgência e emergência é primordial para um manejo eficaz e segurança de todos (TROIS et al., 2016). Diante disso, é importante que a equipe envolvida no atendimento esteja bem engajada e entenda que esses pacientes geralmente se apresentam emocionalmente fragilizados, com expectativas e fantasias que distanciam-o da realidade e que podem interferir no tratamento (SADOCK et al., 2017).

Nesse contexto, recomenda-se que a abordagem do médico junto ao paciente psicótico na sala de urgência e emergência seja acolhedora, clara e objetiva, iniciando sempre com a identificação do profissional como médico e, posteriormente, demonstração de seu interesse em entender e solucionar o caso.

Em contraponto, quando o paciente encontra-se irredutível, agitado e com potencial de agressividade para machucar a si próprio e aos profissionais que estão realizando o atendimento, deve ser analisada a necessidade de contenção física, somente pelo período necessário para administração farmacológica e estabilização do quadro (GOMES et al., 2014). Na figura 01 observa-se um algoritmo que demonstra o manejo de pacientes com agitação psicomotora.

Nesse panorama, o médico deve ser transparente em sua conduta e a decisão de internação, uso de medicamentos e planejamento da terapia pode perpassar por responsáveis, ou pelo próprio paciente a depender do grau da psicose, com intuito de definir a melhor abordagem para o caso (SEIKKULA et al., 2022, tradução do autor).

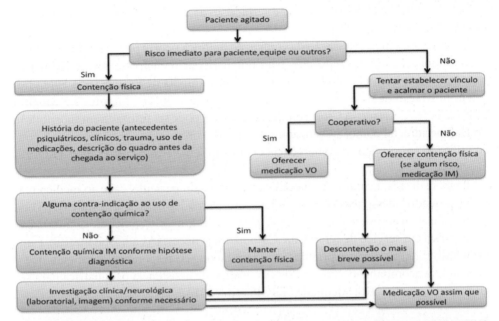

Figura 01 Manejo de pacientes com agitação psicomotora. Fonte: MARTINS H.S; DAMASCENO M.C.T; AWADA S.B. Pronto-Socorro: Condutas do Hospital das Clínicas da Faculdade de Medicina da Universidade de São Paulo. Manole. 2007, p. 799.

▶ TRATAMENTO

A medida primária do tratamento da psicose aguda em serviços de emergências é a estabilização do quadro, uma vez que o declínio dos sintomas não é prontamente estabelecido, podendo levar dias ou semanas para ocorrer. A intervenção farmacológica leva em consideração o grau de gravidade da crise psicótica, bem como, a presença de agitação psicomotora (TROIS *et al.*, 2016).

Em quadros de psicose sem agitação psicomotora em que o paciente encontra-se colaborativo pode ser administrado 1 comprimido (cp) de Haloperidol 5mg via oral (VO) ou 1 cp de Risperidona 1mg VO ou 1 cp de Olanzapina 5mg VO. Se necessário repetir entre 30 a 40 minutos por no máximo 3 vezes. No entanto, caso o paciente esteja inquieto e exaltando-se progressivamente (com risco iminente de agitação psicomotora) pode ser administrado por via intramuscular (IM) Haloperidol de 2,5 a 5mg ou por VO Clorpromazina 25mg.

Na consolidação do episódio psicótico com presença de agitação psicomotora a conduta inicial baseia-se na contenção mecânica para a realização segura e eficaz da contenção química. A imobilização do paciente deve ser realizada por uma equipe treinada e composta por no mínimo cinco pessoas sendo uma pessoa destinada para contenção da cabeça e as demais para os membros inferiores e superiores, vale ressaltar, que o paciente contido deve ser monitorado de maneira sistemática para avaliação dos sinais vitais, nível de consciência e verificação da circulação nos locais de contenção (VELASCO *et al.*, 2022).

No que concerne a realização da contenção química ocorre por meio do uso IM de Haloperidol 2,5 a 5mg, sendo que, para potencializar o efeito sedativo e reduzir os sintomas extrapiramidais pode ser associado uma ampola de Prometazina 50mg IM. A administração de haloperidol pode ser repetida entre 40 a 60 minutos até atingir o efeito sedativo desejado. A Clorpromazina 25mg IM pode ser utilizada em substituição do Haloperidol, tal como, a Olanzapina 10mg IM. Porém, este último fármaco é pouco utilizado em serviços de emergência devido ao seu elevado custo (*apud* TROIS *et al.*, 2016).

Logo, realizada a contenção mecânica e química do paciente, cabe ao médico reavaliar o quadro, desse modo encaminhar para Unidades básicas de saúde (UBS) ou centros de atenção psicossocial (CAPS) e, em casos graves recomenda-se internação psiquiátrica em serviço de referência. Caso não seja necessária a hospitalização, é imprescindível dar as devidas orientações à família ou seu responsável legal para que o mesmo seja acompanhado em um serviço eletivo de assistência psiquiátrica para seguimento da terapêutica adequada (TROIS *et al.*, 2016).

▶ CONSIDERAÇÕES FINAIS

O paciente com quadro agudo de psicose na emergência irá envolver uma avaliação completa para descartar causas orgânicas e outros diagnósticos diferenciais. Dessa maneira, deve-se proceder com o uso de antipsicóticos com a finalidade de adequar a intervenção diante das formas apresentadas, consequentemente, é obrigatório monitorar os batimentos cardíacos, o pulso e a frequência respiratória, a fim de observar os possíveis efeitos colaterais dos fármacos usados e se for necessário reverter tais complicações.

É indispensável efetuar o registro no prontuário do paciente sobre as condições físicas, estado mental, seu diagnóstico, as drogas administradas (horários e dosagens), o desfecho do atendimento e os parâmetros utilizados para o encaminhamento. Diante do exposto, vale reforçar a relevância de direcionar o paciente a assistência especializada para dar seguimento ao seu tratamento e acompanhamento. Por fim, a conduta adequada de quadros psicóticos na emergência são essenciais para minimizar os riscos de piora e deterioração do paciente.

▶ REFERÊNCIAS

American Psychiatric Association (APA). **Manual diagnóstico e estatístico de transtornos mentais: DSM-5**. 5. ed. Porto Alegre: Artmed, 2014.

GOMES, Carolina Godoy; TONIAZZO, Paula Bedin; SPANEMBERG, Lucas. **Abordagem e manejo inicial do paciente psicótico na emergência**. Porto Alegre: Acta méd (Porto Alegre), 2014, p. [5]-[5].

MATANA, C.; IENSEN, S. A. L. **Fundamentos psicanalíticos na construção da subjetividade na Psicose**. Research, Society and Development. Santa Maria, RS: 2021, v. 10, n. 10, p. e136101018738--e136101018738.

MARTINS H.S; DAMASCENO M.C.T; AWADA S.B. **Pronto-Socorro: Condutas do Hospital das Clínicas da Faculdade de Medicina da Universidade de São Paulo.** Manole. 2007, p. 799.

SADOCK, BJ; SADOCK, V; RUIZ, P. **Compêndio de psiquiatria: ciência do comportamento e psiquiatria clínica.** 11. ed. Porto Alegre: Artmed, 2017.

SEGEV, A.; HIRSCH-KLEIN, E.; KOTZ, G.; KAMHI-NESHER, S.; HALIMI, S.; QASHU, K.; SCHREIBER, E.; KRIVOY, A. *et al.* **Trends of new-onset psychosis or mania in psychiatric emergency departments during the COVID19 pandemic: a longitudinal comparative study.** Scientific Reports, Israel: 2021, v. 11, n. 1, p. 21002.

SEIKKULA, J.; ALAKARE, B.; AALTONEN, J.; **Diálogos abertos em psicose, parte 1: introdução e relato de um caso.** Tornio, Finlândia: Nova perspectiva sistêmica, 2022. v. 31, n. 72, p. 7-22.

SMITH, C. M; KOMISAR, J. R.; MOURAD, A.; KINCAID, B. R. *et al.* **COVID-19-associated brief psychotic disorder.** BMJ Case Reports CP, North Carolina, USA: 2020, v. 13, n. 8, p. e236940

TROIS, Isabela Monteiro; BARROS, Rosana Tofani de; PACHECO, Marco Antônio. **Psicose: diagnóstico e manejo inicial.** Porto Alegre: Acta méd., 2016, p. [7]-[7].

VELASCO, I.; BRANDÃO NETO, R; SOUZA, H.; MARINO, L.; MARCHINI, J; ALENCAR, J. **Medicina de Emergência: Abordagem Prática.** 16.ed. São Paulo: MANOLE, 2022.

parte **VIII**

Urgências e Emergências Infecciosas

Capítulo 50 ▪ Infecções de vias aéreas superiores na emergências

Capítulo 51 ▪ Infecção grave pelo vírus Influenza e coronavírus (COVID-19).

Capítulo 52 ▪ Infecção pelo HIV

Capítulo 53 ▪ Dengue grave

Capítulo 54 ▪ Sepse

Capítulo 55 ▪ Forma icterohemorrágica da leptospirose

capítulo 50

Infecção de Vias Aéreas Superiores na Emergência

- Eliab Batista Barros
- Luciana Shiguemi Yamada
- Fernando Luiz de Andrade Maia

▶ INTRODUÇÃO

As infecções das vias aéreas superiores são uma das principais causas de atendimento nas emergências pediátricas no Brasil e no mundo, são infecções que atingem o trato aéreo superior, incluindo, nariz, laringe, faringe e seios da face. São, em geral, benignas, mas podem cursar com complicações devido a extensão de um processo não tratado adequadamente, podendo levar a um quadro inflamatório infeccioso causado por infecção bacteriana secundária (BRITO, 2020).

A gravidade e a morbidade de cada caso podem ser resultado do agente etiológico em questão, sendo os mais comuns, vírus e bactérias, os quais, a diferenciação é extremamente importante para o melhor entendimento da doença, bem como, o melhor tratamento (BRITO, 2020).

Por ser de grande relevância no contexto pediátrico, as infecções de vias aéreas estão sempre entre os principais atendimentos em uma Unidade de Saúde. Os sintomas mais comuns que levam a busca de uma emergência pediátrica por parte dos pais são, principalmente, febre e tosse, sendo diagnosticadas em mais de 50% dos casos, como afecções respiratórias, dessas, mais de 40% são infecções de vias aéreas superiores (DE CARVALHO, 2021).

Dentre as infecções de vias aéreas superiores as principais são: (1) Rinofaringite aguda; (2) Otite média aguda; (3) Sinusite aguda e (4) Faringoamigdalite aguda, elas são, em sua maioria, causadas por vírus e de natureza benigna. Não diferente, nas emergências os patógenos mais comuns também são os vírus, dentre eles, o principal é o *Rinovírus*, seguido pelo *Vírus sincicial respiratório* e pelo *Adenovírus*. Apesar disso, também podem ser causadas por bactérias e causarem complicações mais sérias (FERRARI, 2022).

▶ FISIOPATOLOGIA

As infecções de vias aéreas são transmitidas, em sua maioria, por aerossóis produzidos por tosse e espirro. Dentre elas, a (1) Rinofaringite, que atinge nariz e faringe, é a infecção mais comum, crianças com menos de 5 anos podem chegar a ter até 8 episódios por ano, é conhecida como resfriado comum e seu agente etiológico são vírus, dentre os mais comuns, estão o *Rinovírus, Coronavírus* e *Vírus sincicial respiratório*, os quais invadem a mucosa nasal, causando uma resposta inflamatória local, essa inflamação leva a uma produção de muco e consequente congestão. Além disso, essa inflamação pode provocar a obstrução dos seios paranasais e levar a complicações como a sinusite ou a otite média aguda (ARAÚJO, 2022).

Já a (2) Otite média aguda, que pode ser causada tanto por vírus quanto por bactéria, é uma doença inflamatória que atinge o ouvido médio, a otite média normalmente acontece devido a uma complicação de uma infecção de via aérea pregressa, essa infecção causa uma obstrução nasal, que, devido a anatomia do ouvido durante a infância, leva a obstrução da tuba auditiva, acarretando no acúmulo de líquido no ouvido médio, o que favorece a proliferação bacteriana, causando a otite média e os sinais apresentados, principalmente, a dor no ouvido (ARAÚJO, 2022).

A (3) Sinusite aguda é uma infecção bacteriana dos seios paranasais, sendo eles, o maxilar, etmoidal, frontal e esfenoidal, esses seios comunicam-se diretamente com as fossas nasais através de óstios, que são pequenos orifícios. Sua patogenia é, em geral, devido a uma infecção viral pregressa das vias aéreas superiores, em que a presença de muco em excesso, leva a obstrução dos óstios de comunicação e favorecem a proliferação bacteriana, causando um processo infeccioso e inflamatório duradouro da mucosa nasal e dos seios paranasais, com mais de 10 dias, em média, de sintomas. Dentre as principais bactérias estão: *Streptococcus pneumoniae, Haemophilus influenzae* e *Moraxella catarrhalis* (ARAÚJO, 2022).

Por último, a (4) Faringoamigdalite aguda é em sua maioria de causa viral e atinge, principalmente, a orofaringe, trata-se também de uma doença infecciosa, em que o patógeno, em questão, ocasiona uma inflamação da faringe e das estruturas do Anel Linfático de Waldeyer, causando o principal sintoma, que é a dor de garganta. Em média 85% dos casos são de etiologia viral, sendo principalmente, *Adenovírus, Epstein-barr* e *Coxsackie A*, os outros 15%, são causados pela bactéria *Streptococcus pyogenes* do grupo A, sendo acompanhados de manifestações mais sistêmicas, podendo cursar com complicações não supurativas tardias, como a febre reumática e a glomerulonefrite difusa aguda (ARAÚJO, 2022).

▶ DIAGNÓSTICO

Quanto ao diagnóstico, a (1) Rinofaringite aguda tem o diagnóstico puramente clínico, não diferente na emergência. Os sinais e sintomas locais são congestão e obstrução nasal, espirros e tosse, essa obstrução nasal é característica, em que a coriza passa por períodos, iniciando hialina, tornando-se serosa e por último mucopurulenta. Quanto aos gerais, podem estar presentes febre, abatimento, inapetência e sintomas digestivos. Alguns sinais podem ser indicativos de piora do quadro, como, febre por mais de 72h, prostração mais acentuada, além de dificuldade respiratória. O diagnóstico diferencial pode ser feito com as manifestações iniciais de diversas doenças, como sarampo, coqueluche, hepatite A, entre outras (ARAÚJO, 2022).

A (2) Otite média aguda é frequente entre 6 e 36 meses de idade. O diagnóstico na emergência é extremamente importante, pois é uma grande causa de uso indevido de antibiótico, já que cerca da metade dos casos são virais. O diagnóstico deve ser feito pela história clínica, em que são comuns, dor no ouvido, diminuição da audição, febre, irritabilidade, desconforto e perda de apetite. Choro constante, vômito e diarreia são achados comuns em crianças menores. A história deve ser somada a otoscopia, em que se pode encontrar: abaulamento e hiperemia da membrana timpânica, podendo ter também uma membrana timpânica opaca. Além disso, a otorreia, que é rotura da membrana, pode estar presente (ARAÚJO, 2022).

Já para (3) Sinusite aguda é necessário compreender os fatores predisponentes, como infecção de vias aéreas superiores, rinite alérgica, hipertrofia das adenoides, fissura de palato, fibrose cística, frequência em creche e poluição ambiental. O diagnóstico na emergência é clínico, na forma leve, apresenta-se como uma persistência, por mais de 10 dias, de uma infecção de via aérea pregressa com a presença de rinorreia purulenta, obstrução nasal persistente ou um retorno dos sintomas nasais, acompanhado com uma tosse, que piora à noite, podendo ocorrer febre e odor nasal fétido (ARAÚJO, 2022).

Em formas moderadas a graves, pode apresentar cefaleia, conjuntivite purulenta, desconforto ou dor no seio afetado ou nos dentes. Pode ser feita a rinoscopia anterior e constatar hiperemia da mucosa e dos cornetos e secreção nasal abaixo do corneto médio. A pesquisa radiológica raramente é necessária. O diagnóstico diferencial deve ser feito com rinite alérgica, corpo estranho e adenoidite (ARAÚJO, 2022).

Já na (4) Faringoamigdalite, é importante fazer a diferenciação entre etiologia viral ou bacteriana, visto que apenas 15% são bacterianas. A bacterina apresenta alguns sinais e sintomas clássicos, portanto, a presença de congestão faríngea, aumento das tonsilas palatinas, linfonodomegalia cervical dolorosa e ausência de coriza podem ser diagnóstico presuntivo de faringoamigdalite bacteriana. Além disso, outros sinais como febre, vômitos, petéquias no início palato mole, gânglios submandibulares hipertrofiados podem ser achados (ARAÚJO, 2022). Como verificado na Figura 1.

Como exame complementar, pode ser realizado o teste rápido quando disponível, o qual obtém uma identificação direta do material da garganta e tem sido preferido a cultura, apesar de ser o padrão ouro (ARAÚJO, 2022).

Enquanto a (4) Faringoamigdalite aguda viral, acomete principalmente idade inferior a 18 meses, os sinais são mais parecidos com as demais infecções, sinais de resfriado, como tosse, coriza, rouquidão, além de úlceras na faringe, exsudato esbranquiçado nas amígdalas, hiperemia ocular, conjuntivite, gânglios posteriores cervicais não dolorosos (ARAÚJO, 2022).

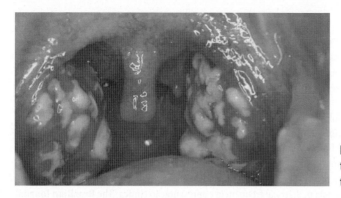

Figura 1 Tonsila palatina hipertrofiada com exsudato purulento. Fonte: Fernandes (2018).

▶ TRATAMENTO

Em relação ao tratamento, é necessário saber que a (1) Rinofaringite aguda, em geral, tem curso autolimitado e não há tratamento etiológico específico. Sendo necessário convencer a família da benignidade, além de passar as orientações gerais. É necessário repouso no período febril, a oferta hídrica e a nutricional precisam ser aumentadas, além disso, é importante tratar os sintomas com antitérmicos e analgésicos, podendo utilizar Paracetamol ou Dipirona, e utilizar o soro fisiológico para desobstrução nasal. A família precisa ser informada sobre os sinais de gravidade, como dispneia, sibilância, taquipneia, recusa alimentar, vômitos incoercíveis, sonolência e convulsões (MADRAN, 2019).

A (2) Otite média aguda tem como tratamento na emergência calor local a seco, analgésico/antitérmico. O antibiótico é bastante discutido, ultimamente tendo como tendência utilizar menos antibiótico e observar a evolução, principalmente, em crianças maiores de 2 anos. A antibioticoterapia pode ser feita com amoxicilina 40 a 50mg/Kg/d por 10 dias, amoxicilina com clavulonato, cefalosporina de segunda geração (MADRAN, 2019).

A (3) Sinusite aguda na emergência tem como tratamento a lavagem nasal com soro fisiológico, descongestionantes não possuem um resultado adequado, enquanto corticoide é usado apenas em condições especiais. Deve ser feita umidificação do ar e tratamento sintomático com analgésico e antitérmico. Para o tratamento específico, a antibioticoterapia pode ser feita utilizando uma das escolhas: amoxicilina 60-80mg/Kg/d por 14 a 21 dias, via oral, 8/8h, amoxicilina com clavulonato, cefalosporina de segunda geração (ARAÚJO, 2022).

A (4) Faringoamigdalite aguda viral tem como tratamento geral antitérmico/analgésico, essas recomendações precisam ser passadas para a família mesmo se tratando de emergência. Enquanto a faringoamigdalite aguda estreptocócica contém tratamento geral com repouso, ingestão de líquidos, alimentos pastosos, analgésico e antitérmico, além de higienização e hidratação com solução salina isotônica morna. Para o tratamento etiológico específico, o antibiótico de escolha é a penicilina G benzatina, dose < 27kg 600.000 U, intramuscular, em dose única, em > 27kg 1.200.000 U, pode-se usar ainda amoxicilina ou azitromicina. O tratamento na emergência é indispensável, visto que também é uma profilaxia primária da febre reumática (ARAÚJO, 2022).

REFERÊNCIAS

ARAÚJO, Rafael Sousa. INFECÇÃO RESPIRATÓRIA ALTA EM CRIANÇAS (IVAS). **Revista Ibero--Americana de Humanidades, Ciências e Educação**, v. 8, n. 5, p. 509-521, 2022.

DA SILVA BRITO, Daiane Maria *et al*. Infecções das vias aéreas superiores por Streptococcus pyogenes: fisiopatologia e diagnóstico. **Research, Society and Development**, v. 9, n. 8, p. e896986322-e896986322, 2020.

DE CARVALHO, Stefhany Karoliny Lopes *et al*. Characterization of attendance in a pediatric emergency care service/Caracterização dos atendimentos em um serviço de pronto-atendimento pediátrico. **Revista de Pesquisa Cuidado é Fundamental Online**, v. 13, p. 1473-1479, 2021.

FERNANDES, Alexandre. Faringoamigdalite espaço e saúde. **Fciências**, 2019.

FERRARI, Amanda Silverio *et al*. Avaliação dos agentes etiológicos virais de infecções respiratórias agudas em serviços de emergência pediátrica: frequência e apresentação clínica. **The Brazilian Journal of Infectious Diseases**, v. 26, p. 102574, 2022.

MADRAN, Bahar e cols. Eficácia da via clínica para infecções do trato respiratório superior no departamento de emergência. **Jornal Internacional de Doenças Infecciosas**, v. 83, p. 154-159, 2019.

capítulo 51

Infecção Grave pelo Vírus Influenza e Coronavírus (COVID-19).

- Arlete Bulhões Cavalcanti Madeiro de Oliveira
- Kathlyn Oliveira Nogueira
- João Victor Albuquerque Resende Nunes

▶ DEFINIÇÃO

As infecções de vias aéreas são patologias que acometem o trato respiratório e podem ser classificadas de acordo com a porção acometida em: infecção de vias áreas superiores ou inferiores. O trato aéreo superior corresponde ao nariz, seios nasais, faringe e laringe, já o trato inferior é composto por traqueia, brônquios, bronquíolos e alvéolos. A infecção pelos vírus influenza e coronavírus é de via aérea superior, porém, pode apresentar complicações de via inferior.

O vírus Influenza (*Myxovirus influenzae*) é o responsável pela gripe, quadro viral agudo, com apresentação clínica de febre, geralmente superior a 38ºC, tosse, dispneia, prostração, mialgia, rinorreia e faringite. O coronavírus (SARS- CoV-2) apresenta quadro clínico semelhante, como a febre alta, tosse, dispneia e mialgia, porém, a rinorreia e a faringite são menos frequentes. Ambos apresentam um período de incubação que varia de 1 a 7 dias, com transmissão por contato de gotículas respiratórias, secreções ou aerossóis eliminados por pessoas contaminadas, a partir das primeiras 24 horas após início dos sintomas.

Os pacientes nos extremos de idades (crianças e idosos), assim como as gestantes, os imunodeprimidos, os cardiopatas e os doentes crônicos com multimorbidades, são os que apresentam maior risco de evoluírem com gravidade e complicações. Em alguns casos de infecção grave, são identificadas outros agentes biológicos associados, como infecção bacteriana ou fúngica concomitante.

Cerca de 20% dos pacientes evoluem para as formas graves da doença, como síndrome respiratória aguda grave (SRAG), pneumonia viral, insuficiência respiratória aguda hipoxêmica e insuficiência renal aguda, com necessidade de admissão em unidade de terapia intensiva (UTI). Os principais critérios definidos para a internação na

UTI estão relacionados a necessidade de ventilação mecânica invasiva devido insuficiência respiratória aguda, uso de cateter nasal para manter a saturação de oxigênio (SpO_2) superior a 94%, instabilidade hemodinâmica, choque e sepse.

► FISIOPATOLOGIA

Influenza

Para infectar o indivíduo, o vírus utiliza suas duas proteínas de superfície: hemaglutinina e neuraminidase. Ambas as enzimas são responsáveis por reconhecer resíduos de ácido siálico nas células do hospedeiro e atuam de modo a induzir a fusão do envelope viral pela célula a ser infectada. Uma vez dentro, o vírus utiliza a maquinaria celular do hospedeiro para sintetizar proteínas a partir de seu RNA viral. Portanto, tanto as hemaglutininas quanto as neuraminidases desempenham um importante papel no sucesso da infecção.

Após a infecção viral, ocorre um processo inflamatório decorrente das alterações em células epiteliais e no interstício das vias respiratórias superiores e inferiores. Na sequência de eventos, primeiramente há a destruição do epitélio pseudoestratificado ciliado respiratório, surgimento de edema e congestão da submucosa com material mucopurulento ou, por vezes, sangue. Logo depois, há uma alteração na estrutura da via aérea, devido à infiltração mononuclear inflamatória local, com subsequente descamação do epitélio e deposição celular no lúmen. Esse acometimento viral, no trato respiratório superior, traz como sintomas faringites, traqueítes e traqueobronquites. Já no trato aéreo inferior, o interstício se apresenta com maior presença de depósitos de fibrina, o que o torna mais edematoso, além de números variáveis de neutrófilos. Vale acrescentar que a associação entre quadros de pneumonia e gripe, pode resultar em complicações mais severas, como trombose venosa e capilar, além de necrose focal e hemorragias intra-alveolares.

Coronavírus

No caso do coronavírus, o organismo do indivíduo, como resposta à infecção viral, inicia um processo de feedback pró-inflamatório com a liberação maciça de quimiocinas e citocinas, o que promove vasodilatação e aumento da permeabilidade vascular, além do recrutamento massivo de linfócitos e leucócitos, resultando em uma resposta imunológica severa. Esse aumento da permeabilidade do vaso facilita o extravasamento de líquido para o interstício de modo a formar edemas. Não obstante, o coronavírus, ao se utilizar da ECA-2, produzida pelos pneumócitos, para entrar na célula, inativa essa enzima ECA, de maneira a frear o processo de vasoconstrição que se iniciaria pela ativação do Sistema Renina Angiotensina (SRA) provocada pela inflamação. Dessa forma, a produção de edema não é interrompida, o que, associado à deposição de fibroblastos e matriz extracelular, culmina em fibrose e obstrução das vias de troca gasosa, sendo, portanto, uma das principais causas dos quadros de insuficiência respiratória aguda presentes em pacientes com COVID-19.

Além disso, o coronavírus ainda é capaz de causar danos em outros sistemas do corpo, dentre os quais cabe ressaltar um destaque para o sistema cardiovascular. Altamente integrado com o sistema respiratório, o coração sofre as consequências de uma má oxigenação por conta do quadro de insuficiência respiratória, tendo que compensar redirecionando mais sangue para os tecidos, o que pode levar a casos de infartos do tipo 2. Não obstante, o vírus ainda pode infectar células cardíacas, diminuindo sua contratilidade e lesionando-as.Portanto, infere-se que, para além das sequelas respiratórias, o indivíduo infectado poderá apresentar danos cardiovasculares como miocardites, pericardites, lesões cardíacas, infartos, arritmias e insuficiência cardíaca.

▶ DIAGNÓSTICO

Diagnóstico síndrome viral

Os achados laboratoriais que corroboram com o diagnóstico de síndromes virais incluem: linfocitopenia, trombocitopenia e leucopenia. São comuns níveis elevados de proteína C reativa, porém, o aumento das transaminases, CPK e D-dímero são incomuns e ocorrem na minoria dos casos. Contudo, são inespecíficos e podem ser encontrados em outras patologias.

Diagnóstico coronavírus

O RT- PCR (*reverse transcription polymerase chain reaction*) é considerado o método padrão-ouro para o diagnóstico da síndrome viral causada pelo coronavírus. Ele é realizado por meio da detecção do SARS-CoV-2, a partir de amplificação viral. Sua especificidade é próxima aos 100%, porém, a sensibilidade varia de 63% a 93%, a depender do início do quadro, sendo indicado entre o 4º e o 6º dia de sintomas.

A sorologia é o método que identifica a presença de anticorpos IgA, IgM e IgG contra o coronavírus, realizado por meio da técnica de ELISA (*enzyme-linked immunosorbent assay*), sendo indicado sua realização ao 5º dia de sintomas, período que pode ser detectado os anticorpos de fase aguda (IgA e IgM). O anticorpo IgG aparecerá após o 10º dia de sintomas.

▶ DIAGNÓSTICO DE COMPLICAÇÕES

O diagnóstico das complicações é feito por uma associação da clínica do paciente, que geralmente apresenta dispneia intensa, com queda da saturação de oxigênio, e do exame complementar de imagem. A tomografia computadorizada (TC) é o método mais sensível para identificar alterações de parênquima pulmonar, apresentando padrão de opacidade em vidro fosco com áreas de consolidação sugerem pneumonia viral e infiltrado pulmonar. Entretanto, é um exame de baixa especificidade, devido comprometimento ser similar a outras patologias pulmonares, e não deve ser usada isoladamente.

Sua solicitação é recomendada para pacientes sintomáticos e hospitalizados, com quadro moderado ou grave, para avaliar suspeita de complicações como infecção bacteriana associada. Ela não será indicada para acompanhamento de tratamento, apenas para evolução de complicações, porém, sem valor prognóstico.

▶ TRATAMENTO

Atualmente, existem três medicamentos antivirais – Oseltamivir, Zanamivir e Peramivir – recomendados para o tratamento da gripe, que funcionam interrompendo a função da neuraminidase na superfície do vírus, o que impede a liberação de partículas virais das células hospedeiras infectadas.

É recomendado que os pacientes hospitalizados com suspeita de síndrome gripal ou COVID-19 iniciem o tratamento antiviral da influenza com Oseltamivir o mais precoce possível, sem esperar pelos resultados dos testes para influenza. O uso de antivirais para o vírus da gripe pode ser cessado caso o diagnóstico de influenza seja descartado. Independentemente de coinfecção por SARS-CoV-2, o tratamento antiviral para influenza continua o mesmo para todos os pacientes. Em razão do benefício proporcionado pela terapêutica precoce, a administração de Oseltamivir é indicada mesmo em atendimento ambulatorial.

Os pacientes sintomáticos com resistência suspeita ou documentada ao Oseltamivir devem receber Zanamivir. Devido à sua administração inalatória, esse medicamento pode estar associado com complicações respiratórias. Esse fármaco não pode ser administrado em pacientes em ventilação mecânica, porque essa medicação pode obstruir os circuitos do ventilador. Também é contraindicado em menores de 5 anos e para todo paciente com doença respiratória crônica pelo risco de broncoespasmo severo.

Os medicamentos de combate específico contra o coronavírus ainda são raros e de difícil acesso, sendo a associação dos fármacos antivirais nirmatrelvir e ritonavir o primeiro medicamento específico utilizado no tratamento da infecção pelo vírus SARS-COV-2 incluído no SUS (isso em 2022), indicado para pacientes não graves e que não requerem oxigênio suplementar.

Antibióticos não são efetivos contra os vírus da Influenza ou da COVID-19, entretanto a antibioticoterapia se justifica pela existência de co-infecções bacterianas durante ou após a ocorrência da Síndrome Gripal ou da SRAG. Assim, a antibioticoterapia empírica é recomendada nos casos de evolução para as duas principais complicações da infecção, que são a Síndrome Respiratória Aguda Grave (SRAG) e a sepse. Uma vez que os casos graves necessitam de internação hospitalar, a medicação deve ser administrada via intravenosa com avaliação constante dos sinais vitais e da gasometria arterial. O antibiótico de escolha é o ceftriaxone 01g, de 12 e 12 horas EV, durante 7 dias. Em suspeita de bactérias resistentes ou infecção fúngica, adequa-se a medicação. Evitar o uso de medicações que possam alargar o intervalo QT, uma vez que há o risco de desenvolvimento de arritmias, taquicardias e bradicardias. O uso de corticoides para pacientes com insuficiência respiratória e ventilação mecânica não é recomendado, porque pode aumentar a chance de infecções bacterianas secundárias.

Além desses fármacos, a atuação médica deve englobar hidratação venosa, medicamentos sintomáticos e oxigenoterapia, sendo imprescindível a monitoração desse paciente (que inclui a medição de temperatura, frequência respiratória e cardíaca, PAS, saturação de oxigênio, concentração de oxigênio inspirado e avaliação do estado mental).

O tratamento para pessoas com insuficiências respiratórias graves também inclui o suporte respiratório avançado, como o uso de ventiladores. A ventilação mecânica deve ser utilizada em pacientes com insuficiência respiratória aguda cuja suplementação de oxigênio (primeiro passo para o alívio da insuficiência respiratória aguda) não forneça melhora sintomática em 20-30 minutos. A ventilação pode ser realizada de maneira não invasiva ou invasiva. A ventilação não invasiva (sem intubação traqueal) é contraindicada em caso de choque, redução da consciência, hemorragia digestiva alta, secreção respiratória abundante, vômitos incoercíveis e deformidades faciais ou de via aérea superior. Nos casos de recomendação da VNI, a máscara não deve conter válvula exalatória, para que não haja liberação de aerossóis, e o paciente deve estar consciente, tolerando o uso do equipamento e mantendo a saturação superior a 94%. Se houver dependência do uso da VNI, caracterizada pela necessidade de permanência superior a 4 (quatro) horas para manutenção da saturação ou da frequência respiratória ou intolerância ao uso da máscara, o paciente passa a ser eleito para a intubação orotraqueal em sequência rápida.

Importante ressaltar a necessidade de manutenção das medicações de uso diário do paciente, como os antidiabéticos e anti-hipertensivos, ou substituição destas quando necessário, porém, mantendo as doenças subjacentes controladas, pois muitas vezes a causa do óbito, especialmente em pacientes idosos com multimorbidades, é a doença crônica descompensada.

▶ REFERÊNCIAS

ARAUJO, Luis Fernando S. *et al.* Aspectos clínicos e terapêuticos da infecção da COVID-19. 2020.

CORRÊA, Thiago Domingos *et al.* Recomendações de suporte intensivo para pacientes graves com infecção suspeita ou confirmada pela COVID-19. **Einstein (São Paulo)**, v. 18, 2020.

DA SILVA, D. *et al.* Protocolo de tratamento de *Influenza*: 2017/Ministério da Saúde, Secretaria de Vigilância em Saúde, Departamento de Vigilância das Doenças Transmissíveis. – Brasília: Ministério da Saúde, 2018.

DE SOUSA, Fabiana Cristina Belchior *et al.* Protocolos utilizados para diagnóstico de COVID-19. Revista da FAESF, v. 4, 2020.

DIAS, V. M. C. H. *et al.* Orientações sobre diagnóstico, tratamento e isolamento de pacientes com COVID-19. J Infect Control, v. 9, n. 2, p. 56-75, 2020.

DO CARMO, G. *et al.* Guia para uso do antiviral nirmatrelvir/ritonavir em pacientes com covid-19, não hospitalizados e de alto risco: Sistema Único de Saúde, Ministério da Saúde, Secretaria de Vigilância em Saúde. Brasília: Ministério da Saúde, 2022.

ISON, M. G. *et al.* Early treatment with baloxavir marboxil in high-risk adolescent and adult outpatients with uncomplicated influenza (CAPSTONE-2): a randomised, placebo-controlled, phase 3 trial. The Lancet Infectious Diseases, v. 20, n. 10, p. 1204–1214, out. 2020.

Influenza and COVID-19 | Coronavirus Disease COVID-19. Disponível em: < https://www.covid19treatmentguidelines.nih.gov/special-populations/influenza/ > .

LÓPEZ, Pablo; BALLESTÉ, Raquel; SEIJA, Verónica. Diagnóstico de laboratório de COVID-19. Revista Médica del Uruguay, v. 36, n. 4, p. 131-155, 2020.

UYEKI, T. M. *et al.* Clinical Practice Guidelines by the Infectious Diseases Society of America: 2018 Update on Diagnosis, Treatment, Chemoprophylaxis, and Institutional Outbreak Management of Seasonal Influenzaa. **Clinical Infectious Diseases**, v. 68, n. 6, 19 dez. 2018.

capítulo 52

Infecção Pelo HIV

- Larissa de Paiva Laranja
- Leila Amorim De Ceita
- Luce Cheljea Biniakounou Makaya
- Fernando Luiz de Andrade Maia

▶ INTRODUÇÃO

DEFINIÇÃO

O HIV é o vírus causador da Síndrome da imunodeficiência adquirida (AIDS) que leva a uma supressão do sistema imune devido ao ataque preferencial às células T, principalmente às células T CD4 (auxiliares). Essa infecção resulta em uma perda da imunidade mediada por células e assim maior probabilidade de desenvolver infecções oportunistas (MINISTÉRIO DA SAÚDE, 2022).

FISIOPATOLOGIA

O HIV é um retrovírus que infecta e destrói os linfócitos T CD4, mas também pode atacar outras células que apresentam proteínas CD4 em sua superfície, como macrófagos e monócitos (LEVINSON, 2022).

A infecção inicial do trato genital ocorre nas células dendríticas de mucosas e posteriormente em células que exibem a proteína CD4. O vírus também infecta monócitos e macrófagos do sistema nervoso central causando sintomas importantes. Dentre os mecanismos de morte celular destaca-se o ataque das células infectadas pelo HIV por linfócitos T citotóxicos e a atuação do HIV como um "superantígeno" causando recrutamento e ativação maciça de células T auxiliares, levando-as à apoptose. Também ocorre a infecção não citopática do HIV, em que células T persistentemente infectadas produzem vários vírions através do mecanismo de integração do DNA viral à célula hospedeira. Diversos anticorpos são produzidos contra proteínas do HIV, como p24, gp120 e gp41, mas estes neutralizam fracamente o vírus (PETRAVIC; ELLENBERG; CHAN; PAUKOVICS; SMYTH; MAK; DAVENPORT, 2014).

O quadro clínico da infecção é dividido em 3 fases: aguda, intermediária latente e tardia de imunodeficiência. Na fase aguda ocorre febre, letargia, faringite e linfadenopatia generalizada, aproximadamente de 2 a 4 semanas após a infecção. Sua regressão ocorre com diminuição da viremia e aumento de células T citotóxicas, e a soroconversão ocorre 3-4 semanas após a infecção. Após esse processo ocorre uma estabilidade viral (DIAS; SOUSA; FURTADO; OLIVEIRA; MARTINS, 2020).

Já na fase intermediária ocorre um período latente assintomático longo que dura de 7-11 anos em pacientes não tratados. Pode ocorrer uma síndrome chamada complexo relacionado à AIDS (ARC) nesse período, com presença de febre, fadiga, emagrecimento e linfadenopatia. Na fase tardia ocorre a AIDS com queda das células CD4 e aumento da frequência e gravidade de infecções oportunistas. Dentre essas infecções estão infecções virais, infecções por fungos, infecções por protozoários e infecções bacterianas disseminadas. Vários pacientes apresentam também problemas neurológicos como demência ou neuropatia causada pelo próprio HIV ou em decorrência dessas infecções oportunistas (LEVINSON, 2022).

▶ DIAGNÓSTICO

O diagnóstico da infecção pelo HIV requer exames laboratoriais com a finalidade de melhorar a qualidade e fornecer suportes para garantir que o mesmo seja completo no tempo esperado (MATA. ÉVELYN HELEN, 2019).

A realização dos exames pode ser feita através de testes sorológicos (triagem e confirmatório) para quantificar os anticorpos anti-HIV-1 no soro, que pode gerar resultados falso-positivos no teste; e Testes rápidos e moleculares pela reação de cadeia polimerase (técnica de PCR) que identifica o RNA viral (MINISTÉRIO DA SAÚDE, 2018).

Se o resultado apresentado for positivo em dois testes com metodologia diferente será considerado infecção pelo HIV. E em qualquer combinação de teste, se o primeiro resultado der negativo, a pessoa é considerada não infectante e não é necessário realizar outros testes adicionais.

Após a descoberta do HIV, foram desenvolvidos imunoensaios (IE) ELISA, composto por quatro gerações para o diagnóstico. A 3ª e 4ª geração de imunoensaios são testes mais sensíveis em relação ao teste confirmatório convencional como Western Blot e Imunoblot, já os Testes Moleculares podem ser muito úteis para confirmar a presença da infecção pelo HIV, e nesse caso a sorologia pode dar negativa na janela imunológica (Ministério de Saúde, 2018).

No quadro de diagnóstico crônico deve ser feito o teste pelo método sorológico junto a combinação do teste de triagem pelo imunoensaio 3º ou 4º geração, e o teste confirmatório – Western Blot. No caso de ocorrência de infecção recente, é mais fácil identificar utilizando o ensaio da 4ª geração como teste de triagem e um teste molecular (como teste confirmatório) (MINISTÉRIO DA SAÚDE, 2018).

Características das quatro gerações:

Primeira geração

A presença de anticorpos específicos é decretada por um conjugado constituído por um anticorpo anti-IgG humano, em que na fase sólida os antígenos são originados de um lisado viral a partir de cultura de HIV. A característica do ensaio torna-se um pouco específica pelo fato de ser detectado apenas IgG. Em média, possuem janela imunológica de 35 a 45 dias (MINISTÉRIO DA SAÚDE, 2018).

Segunda geração
Utilizam antígenos recombinantes ou peptídeos sintéticos derivados de proteína de HIV (epítopos imunodominantes que são alvos de preferência da resposta imune humoral). Também são mais sensíveis e inespecíficos. Em média, possuem janela imunológica de 28 a 30 dias (MINISTÉRIO DA SAÚDE, 2018).

Terceira geração
Tem formato imunométrico, e se utiliza antígenos recombinantes ou peptídeos sintéticos na fase sólida e sob a forma de conjugado, permitindo assim a detecção simultânea de anticorpos anti-HIV IgM e IgG. São os mais sensíveis e específicos em relação às gerações anteriores pela possibilidade de detectar anticorpos da classe IgM. Em média, possuem janela imunológica de 30 dias e são amplamente disponíveis no SUS (MINISTÉRIO DA SAÚDE, 2018).

Quarta geração
Detecta simultaneamente o antígeno p24 e anticorpos específicos anti-HIV (detecta todas as classes de imunoglobulinas). A detecção de antígeno p24 é constituído por um anticorpo monoclonal na fase sólida e um conjugado constituído por um anti-soro poliespecífico contra a proteína p24. Em média, possuem janela imunológica aproximadamente 15 dias, dependendo do ensaio que for utilizado (MINISTÉRIO DA SAÚDE, 2018).

Teste rápido
São imunoensaios que detectam anticorpos contra HIV com resultado em até 30 dias. Os testes são realizados de forma presencial, em ambientes laboratoriais e não laboratoriais, através da amostra de sangue colhido por punção digital ou pela amostra de fluido oral. Os testes rápidos mais utilizados são: os dispositivos (ou tiras) de imunocromatografia de fluxo lateral, imunocromatografia de duplo percurso (DPP) e imunoconcentração (MINISTÉRIO DE SAÚDE, 2018).

► TRATAMENTO

A infecção pelo HIV possui uma patogênese muito complexa e varia substancialmente em diferentes pacientes. A especificidade da patogênese muitas vezes complica as opções de tratamento atualmente disponíveis. O manejo eficaz da infecção baseia-se no uso de diferentes combinações de medicamentos; este método de tratamento é conhecido como terapia antirretroviral (TARV). A TARV padrão é composta por uma mistura de pelo menos três medicamentos denominados como "terapia antirretroviral altamente ativa" ou HAART. A TARV controla a multiplicação do HIV em pacientes infectados e aumenta a contagem de células CD4, prolongando assim a fase assintomática da infecção, retardando a progressão da doença e também auxiliando na redução do risco de transmissão (BHATTI AB, USMAN M, KANDI V. 2016).

As principais classes de fármacos usadas na terapia antirretroviral são:

Inibidores da transcriptase reversa

Os inibidores da transcriptase reversa são um grupo de medicamentos que podem se ligar e inibir a enzima transcriptase reversa para interceptar a multiplicação do HIV. Existem os inibidores não nucleosídeos da transcriptase reversa (NNRTIs) e os inibidores nucleosídeos da transcriptase reversa.

Inibidores nucleosídeos da transcriptase reversa

Atuam sobre a enzima transcriptase reversa, tornando defeituosa a cadeia de DNA do vírus HIV dentro das células de defesa do organismo, tal mecanismo impede a reprodução do vírus. Os fármacos representando essa classe são: Abacavir (ABC), Didanosina (ddI), Lamivudina (3TC), Tenofovir (TDF), Zidovudina (AZT).

Inibidores da transcriptase reversa não análogos de nucleosídeos (ITRNN).

Diferente dos análogos de nucleosídeos, essa classe realiza um processo de inibição não competitiva da transcriptase reversa, bloqueando a reação química de duplicação da molécula de RNA viral pela TR sem interferir na ligação dos nucleosídeos. Essa classe não atua no HIV-2 ou outras retroviroses humanas e tem como exemplo Efavirenz, nevirapina e etravirina.

Análogos de nucleotídeos

São fármacos com um grupo fosfato e duas fosforilações, impedem a transcrição do RNA em DNA inibindo a replicação viral. Como exemplo o Tenofovir.

Inibidor de protease

Os inibidores de protease bloqueiam efetivamente o funcionamento das enzimas protease em células CD4 infectadas aguda e cronicamente pelo HIV. A inibição dessas enzimas resulta na liberação de partículas virais imaturas e não infecciosas. Exemplos desse grupo incluem lopinavir, atazanavir e darunavir sempre associados ao ritonavir.

Inibidores de fusão

Essa classe de medicamentos age bloqueando a entrada do HIV nas células CD4 dos pacientes infectados. Inibe a fusão das partículas do HIV com as células CD4. A enfuvirtida é um exemplo de um inibidor de fusão usado no tratamento do HIV.

Inibidores da integrase

Bloqueiam a atividade da enzima integrase, responsável pela inserção do DNA do HIV ao DNA humano. Assim, inibe a replicação do vírus e sua capacidade de infectar novas células. Dolutegravir (DTG), Raltegravir (RAL) representam essa classe.

Antagonista do receptor 5 de quimiocina inibidores de entrada

Este grupo de drogas previne a infecção bloqueando o receptor antagonista do receptor de quimiocina 5 (CCR5) presente na superfície de certos imunócitos, como linfócitos T CD4 (células) impedindo a entrada do vírus na célula. Esses antagonistas fazem parte de um grupo maior de medicamentos para o HIV chamados inibidores de entrada.

▶ REFERÊNCIAS

1. BRASIL, Ministério de saúde -Doenças infecciosas e parasitárias -Guia do bolso 2010– 8ª edição revista. http://bvsms.saude.gov.br/bvs/publicacoes/doencas_infecciosas_parasitaria_guia_bolso.pdf acesso em 26/12/22

2. DIAS, Jhony; SOUSA, Sandy Gabryelle Carvalho de; FURTADO, Denis Rômulo Leite; OLIVEIRA, Alex Vandro Silva de; MARTINS, Germano Soares. Principais sintomas e alterações imunológicas decorrentes da infecção pelo vírus HIV: uma revisão bibliográfica. **Revista Eletrônica Acervo Saúde**, [S.L.], n. 40, p. 1-11, 21 fev. 2020. Revista Eletrônica Acervo Saúde. http://dx.doi.org/10.25248/reas.e2715.2020.

3. Justiz Vaillant AA, Gulick PG. HIV Disease Current Practice. [Updated 2022 Sep 20]. In: StatPearls [Internet]. Treasure Island (FL): StatPearls Publishing; 2022 Jan-. Available from: https://www.ncbi.nlm.nih.gov/books/NBK534860/acesso em 26/12/22

4. Levinson W, Jawetz E. Microbiologia Médica e Imunologia, 15. ed. Porto Alegre: Artmed, 2022.

5. Margolis DA Boffito M. Long-acting antiviral agents for HIV treatment. Curr Opin HIV AIDS. 2015 Jul; 10 (4):246-52. doi: 10.1097/COH.0000000000000169. PMID: 26049949; PMCID: PMC5638428. https://www.ncbi.nlm.nih.gov/pmc/articles/PMC5638428/

6. MATA. Évelyn Helena Ascendino. Desempenho de Métodos Utilizados no Diagnóstico da Infecção pelo HIV: Trabalho de conclusão de curso. São Paulo, 2019. https://docs.bvsalud.org/biblioref/2019/08/1010324/tcc-evelyn-helena-ascendino-da-mata.pdf. acesso em 19/12/22

7. Manual Técnico para o Diagnóstico da Infecção pelo HIV em Adultos e Crianças. Brasília: Ministério da Saúde, 2018. https://www.pncq.org.br/uploads/2018/manual_tecnico_hiv_20_09_2018_web.pdf. acesso em 20/12/22

8. NETO. Lauro Ferreira S. Pinto. et al. PERINI. Filipe de Barros. et al. ARAGÓN. Mayra Gonçalves. et al. FREITAS. Marcelo Araújo. et al. MIRANDA. Angélica Espinosa. Protocolo Brasileiro para Infecções Sexualmente Transmissíveis: infecção pelo HIV em Adolescentes e Adultos, 2020. https://www.scielo.br/j/ress/a/cPNFd4GWmVZdGWNG8QrCYZC/?format=html. acesso em 20/12/22

9. NICKOLOFF-BYBEL, E. A.; FESTA, L.; MEUCCI, O.; GASKILL, P. J. Co-receptor signaling in the pathogenesis of neuroHIV. **Retrovirology**, [S.L.], v. 18, n. 1, p. 1-35, 24 ago. 2021. Springer Science and Business Media LLC. http://dx.doi.org/10.1186/s12977-021-00569-x.

10. PETRAVIC, Janka; ELLENBERG, Paula; CHAN, Ming-Liang; PAUKOVICS, Geza; SMYTH, Redmond P.; MAK, Johnson; DAVENPORT, Miles P. Intracellular Dynamics of HIV Infection. **Journal Of Virology**, [S.L.], v. 88, n. 2, p. 1113-1124, 15 jan. 2014. American Society for Microbiology. http://dx.doi.org/10.1128/jvi.02038-13.

11. Saag MS, Benson CA, Gandhi RT, Hoy JF, Landovitz RJ, Mugavero MJ, Sax PE, Smith DM, Thompson MA, Buchbinder SP, Del Rio C, Eron JJ Jr, Fätkenheuer G, Günthard HF, Molina JM, Jacobsen DM, Volberding PA. Antiretroviral Drugs for Treatment and Prevention of HIV Infection in Adults: 2018 Recommendations of the International Antiviral Society-USA Panel. JAMA. 2018 Jul 24; 320 (4):379-396. doi: 10.1001/jama.2018.8431. PMID: 30043070; PMCID: PMC6415748. https://www.ncbi.nlm.nih.gov/pmc/articles/PMC6415748/
12. SECRETARIA DE VIGILÂNCIA E SAÚDE. Boletim Epidemiológico: HIV/AIDS. Ministério da Saúde, 2021. https://www.gov.br/saude/pt-br/centrais-de-conteudo/publicacoes/boletins/epidemiologicos/especiais/2021/boletim-epidemiologico-especial-hiv-aids-2021.pdf/view. acesso em 26/12/22.

capítulo 53

Dengue Grave

- Maria Eugênia Cavalcante Ferreira Santos
- Pedro Henrique Valerio Lana
- Ana Clara Monteiro Pereira:

▶ DEFINIÇÃO

A dengue é uma das arboviroses mais prevalentes no Brasil e em países tropicais, transmitida pelo mosquito *Aedes aegypti*. O vírus da dengue (DENV) pertence à família *Flaviviridae* e ao gênero *Flavivirus*, sendo um vírus envelopado e formado por fita simples de RNA. Ele apresenta proteínas estruturais, como C, E e M, e 7 proteínas não estruturais (NS), que atuam na replicação do RNA viral.

O DENV é dividido em 4 sorotipos diferentes (DENV-1, DENV-2, DENV-3 e DENV-4) a partir de análises de domínios variantes da proteína E, que apresentam cerca de 65% de semelhança na sequência de aminoácidos. Por sua vez, cada sorotipo é subdividido em genótipos distintos, que apresentam no máximo 6% de diferença na sequência de nucleotídeos do material genético.

Atualmente, o Ministério da Saúde classifica a infecção por dengue em quatro grupos a depender de características clínicas, riscos sociais e comorbidades do paciente, o que permite a criação de uma ordem de prioridade de atendimento a partir do risco clínico e dos sinais e sintomas apresentados por ele.

Quadro 1 Tipos de dengue e ordem de prioridade.

GRUPOS	TIPO	ATENDIMENTO
Grupo A	Dengue sem sinais de alarme, risco social e comorbidades	Atendimento de acordo com o horário de chegada
Grupo B	Dengue sem sinais de alarme, mas com risco social ou comorbidades	Prioridade não-urgente
Grupo C	Dengue com sinais de alarme presentes, mas sinais de gravidade ausentes	Urgência
Grupo D	Dengue grave	Emergência

Quadro 2 Sinais de alarme na dengue.

Dor abdominal intensa e contínua	Vômitos persistentes
Acúmulo de líquidos	Hipotensão postural ou lipotimia
Hepatomegalia maior que 2cm abaixo do rebordo costal	Sangramento de mucosa
Letargia ou irritabilidade	Aumento progressivo do hematócrito

Nesse sentido, na dengue grave pode ocorrer extravasamento de plasma, com choque ou acúmulo de líquidos com desconforto respiratório, hemorragias graves e sinais de disfunções orgânicas em coração, pulmões, rins, fígado e sistema nervoso central.

Em especial, o choque típico da dengue é de rápida instalação, curta duração e grave, podendo levar ao óbito em 12 a 24 horas – demonstrando a necessidade de se atentar aos sinais de alarme, que podem indicar progressão para dengue grave. Associado ou não a ele, pode ocorrer hemorragias massivas, que é critério para dengue grave, e comprometimento orgânico, como hepatites, encefalites, miocardites e insuficiência renal aguda.

▶ FISIOPATOLOGIA

A infecção por DENV causa quadros sintomáticos ou não, que variam desde sintomas leves até dengue grave. Nesses casos, o período de incubação é de até 3 dias e o paciente evolui com fases febril, crítica e de recuperação.

Inicialmente, a resposta imune é do tipo inata, em que a infecção de células apresentadoras de antígenos, endoteliais e linfócitos produz citocinas, causando um estado antiviral e de tempestade de mediadores inflamatórios no organismo. Em seguida, há a resposta mediada por células T efetoras, que aumenta a produção de citocinas inflamatórias e causa a eliminação de células infectadas por DENV.

Já a resposta humoral decorre da secreção de anticorpos neutralizantes (contra a proteína E, que atua na adsorção do vírus) e subneutralizantes (estimulando a citotoxicidade celular dependente de anticorpo). Em torno do 7º dia de infecção, ocorre a secreção de IgM, que permanece detectável por até três meses no sangue, enquanto, a partir da 2ª semana, os níveis de IgG aumentam e permanecem detectáveis por toda a vida.

Apesar de não totalmente elucidada, a fisiopatologia da dengue grave é causada pela intensificação da resposta imune do paciente, que produz mais citocinas inflamatórias, responsáveis por aumentar a permeabilidade vascular e favorecer o extravasamento de líquido para o interstício.

Isso ocorre especialmente em casos de infecção secundária por sorotipos diferentes, em que o fenômeno de ADE (*antibody-dependent enhancement*) causa a secreção de anticorpos subneutralizantes que potencializam a entrada do vírus em células não infectadas e a tempestade inflamatória da doença. Além disso, há reações mediadas por imunocomplexos, que ativam o sistema completo e elevam a concentração de anafilotoxinas C3a e C5a – aumentando a permeabilidade vascular.

A dengue grave se estabelece na fase crítica da infecção, em que há redução da febre entre o 3º e 7º dia e dos sintomas típicos da fase febril (cefaleia, mialgia, exantema, dor retro-orbitária, náuseas e vômitos), bem como aparecimento de sinais de alarme, os quais são resultados do aumento da permeabilidade vascular e demonstram o início da possível evolução para dengue grave. Caso seja estabelecida, pode ocorrer choque, hemorragias e comprometimento de órgãos, o que leva a necessidade de tratamento emergencial. No entanto, em outros casos, o paciente entra na fase de recuperação com reabsorção do conteúdo extravasado e melhora progressiva do seu quadro clínico.

▶ DIAGNÓSTICO

DIAGNÓSTICO DIFERENCIAL

Dadas as suas características evidencia-se a importância do diagnóstico diferencial da dengue com outras síndromes clínicas.

Quadro 3 Síndromes clínicas para diagnóstico diferencial. Fonte: Adaptado do Ministério da Saúde, 2021.

SÍNDROME CLÍNICA	TIPO
Síndrome Febril	Enteroviroses, influenza e outras viroses respiratórias, hepatites virais, malária, febre tifoide, chikungunya, Zika e outras arboviroses.
Síndrome Exantemática Febril	Rubéola, sarampo, escarlatina, eritema infeccioso, exantema súbito, enteroviroses, mononucleose infecciosa, parvovirose, citomegalovirose, farmacodermias, doença de Kawasaki, doença de Henoch-Schonlein, chikungunya, Zika e outras arboviroses.
Síndrome Hemorrágica Febril	Hantavirose, febre amarela, leptospirose, malária grave, riquetsioses e púrpuras.
Síndrome Dolorosa Abdominal	Apendicite, obstrução intestinal, abscesso hepático, abdome agudo, pneumonia, infecção urinária, colecistite aguda etc.
Síndrome Do Choque	Meningococcemia, septicemia, meningite por Haemophilus influenzae tipo B, febre purpúrica brasileira, síndrome do choque tóxico e choque cardiogênico (miocardites).
Síndrome Meníngea	Meningites virais, meningite bacteriana e encefalites

Vale ressaltar que no início do quadro sintomatológico, é pouco exequível a diferenciação da dengue de outras viroses, assim recomenda-se adotar o manejo clínico da dengue, uma vez que uma letargia nessa adoção pode reverberar em um quadro grave da doença.

Somado a isso, dado o cenário epidemiológico do país, no que tange ao diagnóstico diferencial entre dengue, zika e chikungunya, é essencial considerar algumas particularidades na sintomatologia de cada uma.

Quadro 4 Particularidades de sinais e sintomas das arboviroses. Fonte: Adaptado de Ministério da Saúde, 2021. apud Brito e Cordeiro, 2016.

SINAIS/SINTOMAS	DENGUE	ZIKA	Chikungunya
Febre (duração)	2-7 dias	Ausente ou baixa (≤ 38°C) 1-2 dias subfebril	Alta >38,5°C 2-3 dias
Exantema	Manifesta-se do 3º ao 6º dia	Manifesta-se no 1º ou 2º dia	Manifesta-se do 2º ao 5º dia
Mialgias (frequência)	+++	++	++
Artralgia (frequência)	+	++	+++
Artralgia (intensidade)	Leve	Leve/moderada	Moderada/intensa
Edema da articulação (frequência)	Raro	Frequente	Frequente
Edema da articulação (intensidade)	Leve	Leve	Moderado a intenso
Conjuntivite	Raro	50% a 90% dos casos	30% dos casos
Cefaleia	+++	++	++
Leucopenia	+++	++	++
Linfopenia	Incomum	Incomum	Frequente
Trombocitopenia	+++	+	+++

Parte VIII   Urgências e Emergências Infecciosas

DIAGNÓSTICO LABORATORIAL

O diagnóstico laboratorial fundamenta os estudos epidemiológicos e colabora para a adoção das ações de vigilância e controle vetorial adequado. No tocante ao aspecto clínico, a diferenciação epidemiológica é uma ferramenta que favorece o manejo. Os métodos laboratoriais indicados são:

1. Sorologia: Método Enzyme-Linked Immunosorbent Assay (ELISA). Deve ser solicitado a partir do sexto dia do início dos sintomas.
2. Detecção de antígenos virais: NS1, isolamento viral, RT-PCR e imunohistoquímica. Devem ser solicitados até o quinto dia do início dos sintomas. Quando positivos confirmam o caso; se negativos, é necessária uma nova amostra para sorologia IgM, para que assim seja confirmada ou descartada a suspeita.

Além disso, é importante a descrição dos exames inespecíficos como o número de plaquetas, dosagem de albumina e hematócrito, pois ajudam na avaliação e acompanhamento dos pacientes com quadro suspeito ou confirmado de dengue, principalmente nos que manifestam sinais de alarme.

Por fim, dado os surtos concomitantes de dengue a COVID-19, o diagnóstico laboratorial é de suma importância no que permeia a vigilância epidemiológica, assim a detecção e caracterização do vírus da dengue devem ser mantidas no contexto pandêmico.

▶ TRATAMENTO

O manejo adequado frente a um caso de Dengue está intimamente ligado à sua estratificação de risco e sinais de alarme, como abordado anteriormente. A Dengue grave, tema desse capítulo, está classificada como grupo D, uma emergência, que necessita de atendimento médico imediato pelo grande risco de complicações e sequelas.

O grupo D é caracterizado por casos de suspeita de Dengue com a presença de sinais de choque (taquicardia, extremidades frias, pulso fraco e filiforme, enchimento capilar maior que 2 segundos, pressão arterial convergente, taquipneia, oligúria, hipotensão arterial e/ou cianose); grave sangramento ou disfunção de orgânica.

A conduta inicial tanto para adultos quanto para crianças é realizar a reposição volêmica, independentemente da presença de exames complementares. Esse primeiro momento é chamado de fase de expansão rápida parenteral, no qual utiliza-se solução salina isotônica 20ml/kg em até 20 minutos, podendo repetir esse ciclo até 3 vezes a depender da avaliação clínica, que deve ocorrer a cada 15-30 minutos. Além disso, para acompanhar a volemia de perto é realizado o hematócrito a cada 2 horas até a estabilização do paciente, durante as primeiras 48 horas o indivíduo deve ser monitorizado em leito de terapia intensiva pela gravidade do quadro.

Caso após essa fase seja notada significativa melhora clínica e laboratorial, o paciente deve ser reclassificado em um novo grupo, geralmente o grupo C, e seguir a conduta indicada para tal. No entanto, em caso de persistência dos sinais de choque após a adequada reposição volêmica deve-se avaliar se houve aumento do hematócrito após a conduta, se sim está indicada a utilização de expansores plasmáticos como a albumina 0,5-1 g/kg (solução a 5%), ou, colóides sintéticos 10ml/kg/hora; caso o hematócrito esteja declinando após a reposição, deve- se investigar se há hemorragias e avaliar a coagulação.

Assim sendo, diante de uma situação de hemorragia é recomendada a transfusão de concentrado de hemácias 10-15ml/kg/dia. Enquanto na vigência de distúrbios de coagulação o médico deve avaliar a necessidade e disponibilidade de plasma fresco 10ml/kg (atentar-se para evitar sobrecarga volêmica), vitamina K endovenosa, ou crioprecipitado 1U/5-10kg. A transfusão de plaquetas pode ser realizada se sangramento persistente não controlado após as condutas anteriores, ou se trombocitopenia e INR maior que 1,5 vezes o valor normal.

Em condições nas quais o hematócrito cai com resolução do choque sem presença de hemorragia, deve-se investigar sinais de desconforto respiratório, insuficiência cardíaca e hiperhidratação, em caso positivo para um dos itens pode-se lançar mão de diuréticos, drogas inotrópicas e diminuição da infusão de líquido. Outras situações que requerem a diminuição da velocidade de infusão ou interrupção da mesma são: término do extravasamento plasmático, normalização da pressão arterial, pulso, perfusão periférica e diurese, e resolução dos sintomas abdominais.

Por fim, após preencher critérios de alta (estabilização hemodinâmica e ausência de febre durante 48 horas, melhora visível do quadro clínico, hematócrito normal e estável por 24 horas, e plaquetas em elevação e acima de 50.000/mm^3), as orientações de retorno e exames seguem as mesmas do grupo B.

▶ REFERÊNCIAS

Brasil. Ministério da Saúde. Secretaria de Vigilância em Saúde. Departamento de Articulação Estratégica de Vigilância em Saúde. **Guia de Vigilância em Saúde [recurso eletrônico]/Ministério da Saúde, Secretaria de Vigilância em Saúde. Departamento de Articulação Estratégica de Vigilância em Saúde**. – 5. ed. – Brasília: Ministério da Saúde, 2021. 1.126 p.: il.

Brasil. Ministério da Saúde. Secretaria de Vigilância em Saúde. Departamento de Vigilância das Doenças Transmissíveis. **Dengue: diagnóstico e manejo clínico: adulto e criança [recurso eletrônico]/Ministério da Saúde, Secretaria de Vigilância em Saúde, Departamento de Vigilância das Doenças Transmissíveis**. – 5. ed. – Brasília: Ministério da Saúde, 2016. 58 p.: il.

HARAPAN, H.; MICHIE, A.; SASMONO, R. T.; IMRIE, A. Dengue: A Minireview. **Viruses [on-line]**, v. 12, n. 8, jul. 2020. Disponível em: https://www.mdpi.com/784142.

HTUN, Tha Pyai; XIONG, Zhonghui; PANG, Junxiong. Clinical signs and symptoms associated with WHO severe dengue classification: a systematic review and meta-analysis. **Emerging microbes & infections**, v. 10, n. 1, p. 1116-1128, 2021.

KHETARPAL, N.; KHANNA, I. Dengue Fever: Causes, Complications, and Vaccine Strategies. **J. Immunol Res.**, jul. 2020. Disponível em: https://doi.org/10.1155/2016/6803098.

capítulo 54

Sepse

- Adriane Gomes de Souza Silva
- Carolline Cavalcante de Melo

▶ INTRODUÇÃO

Sepse é uma síndrome clínica provocada por uma resposta inflamatória exacerbada do indivíduo a uma infecção, o que promove disfunção orgânica e alto risco de morte. Essa descrição ficou conhecida através da Terceira Definição do Consenso Internacional para Sepse e Choque Séptico (SEPSIS-3) em 2016, a qual aboliu o termo "sepse grave". Ainda, o SEPSIS-3 traz o conceito de choque séptico como sepse acompanhada por graves anormalidades circulatórias e celulares/metabólicas capazes de aumentar substancialmente a mortalidade.

A sepse é uma das principais causas de mortalidade hospitalar tardia no Brasil, possuindo grande incidência na realidade das unidades de terapia intensiva (UTIs). Dentre os fatores de risco para evolução negativa estão imunossupressão, extremos de idade, uso de cateteres venosos, diabetes e etilismo.

As causas podem ser comunitárias (cerca de 80% dos casos), nosocomiais ou associadas a cuidados de saúde. O pulmão é o foco mais comum (64%), seguido de abdome (20%), corrente sanguínea (15%) e trato genitourinário (14%). Os agentes mais detectados nas culturas são *Staphylococcus aureus* (gram-positivos), *Pseudomonas* sp. e *Escherichia coli* (gram-negativos).

A ocorrência de sepse está relacionada à exacerbação da liberação de mediadores pró-inflamatórios em resposta a uma infecção. Isso pode ocorrer por fatores do hospedeiro (como suscetibilidade genética) e do microrganismo (como toxinas bacterianas). Essa inflamação desregulada pode levar à lesão celular, seja diretamente ou por isquemia tecidual, que é a responsável pela disfunção de órgãos e sistemas.

▶ DIAGNÓSTICO

Pacientes sépticos apresentam-se com sintomas infecciosos, a depender do foco (ex: em caso de pneumonia, tosse produtiva e dispneia). No exame físico, é possível notar febre, taquicardia e taquipneia. Deve-se estar atento a sinais de provável choque séptico, como hipotensão, aumento do tempo de enchimento capilar, cianose de extremidades, pele fria, livedo, alterações do estado mental, íleo paralítico e oligúria.

Exames laboratoriais e de imagem podem auxiliar na identificação do foco da infecção, de acordo com os sinais e sintomas. Para todos pacientes suspeitos, é ideal realizar dois pares de hemoculturas, de preferência antes do uso de antibióticos. Para constatar disfunção orgânica, gasometria arterial, bilirrubinas total e frações, contagem de plaquetas, creatinina e lactato são relevantes.

O diagnóstico de sepse envolve diversos parâmetros. Foram criados escores de pontuação com o objetivo de melhor identificar esses pacientes.

O Sequential Organ Failure Assessment (SOFA) é um dos escores utilizados (tabela 1), com sepse definida quando há ≥ 2 pontos, na presença de infecção suspeita ou confirmada.

Tabela 1 Escore SOFA.

Sistema	0	1	2	3	4
Respiratório: PaO_2/FiO_2 mmHg	≥ 400	< 400	< 300	< 200	< 100
Hematológico: plaquetas/uL	≥ 150.000	< 150.000	< 100.000	< 50.000	< 20.000
Hepático: bilirrubinas (mg/dL)	< 1,2	1,2-1,9	2,0-5,9	6,0-11,9	> 12,0
Cardiovascular (mmHg/µg/kg/min)	PAM ≥ 70	PAM < 70	Dopamina < 5 ou Dobutamina (qualquer dose)	Dopamina 5,1-15 ou Noradrenalina ≤ 0,1 ou Adrenalina ≤0,1	Dopamina ≥ 15 ou Noradrenalina > 0,1 ou Adrenalina > 0,1
Nervoso central: Escala de coma de Glasgow (ECG)	15	13-14	10-12	6-9	< 6
Renal: Creatinina (mg/dL). Débito urinário (mL/dia)	< 1,2	1,2-1,9	2,0-3,4	3,5-4,9 < 500	> 5,0 < 200

O Quick SOFA (q-SOFA) é um escore que permite identificar pacientes graves sem utilizar exames laboratoriais (tabela 2). Uma pontuação de ≥ 2 é indicativo de disfunção orgânica (não dá diagnóstico de sepse, bem como não o descarta), devendo seguir investigação. Entretanto, o Surviving Sepsis Campaign (SSC) de 2021 recomenda contra o uso do q-SOFA como único instrumento de triagem em unidades de emergência (UEs).

Tabela 2 Escore q-SOFA.

Sistema	Escore
Alteração do nível de consciência: ECG	1
Frequência respiratória (FR) ≥ 22/min	1
Pressão arterial sistólica (PAS) ≤100 mHg	1

Nas antigas definições de sepse, era utilizado o conceito de Resposta Inflamatória Sistêmica (SIRS). Atualmente, esses são usados como ferramenta para triagem (tabela 3). Pacientes com ≥ 2 pontos possuem alta sensibilidade, mas baixa especificidade para diagnóstico de sepse.

Tabela 3 Critérios SIRS.

Critérios	Valores
Temperatura	> 38 ou < 36 ºC
Frequência cardíaca (FC)	> 90 bpm
FR	> 20 irpm (ou $PaCO_2$ < 32mmHg)
Leucócitos	> 12.000 < 4.000 ou > 10% de formas jovens

O National Early Warning Score 2 (NEWS 2) é um escore de alerta precoce que utiliza parâmetros fisiológicos (tabela 4), possuindo boa acurácia para triagem de sepse e choque séptico em UEs. Uma pontuação de ≥ 4 indica paciente crítico.

Tabela 4 Escore NEWS 2.

Parâmetro	3	2	1	0	1	2	3
FR (irpm)	≤ 8		9-11	12-20		21-24	≥ 25
Saturação O_2 (%)	≤ 91%	92-93	94-95	≥ 96			
O_2 suplementar		Sim		Não			
T (ºC)	≤35		35,1-36	36,1-38	38,1-39	≥ 39,1	
PAS (mmHg)	≤90	91-100	101-110	111-219			≥ 220
FC (bpm)	≤40		41-50	51-90	91-110	111-130	≥ 131
Nível de consciência				Alerta			Reage a estímulo verbal, doloroso ou irresponsivo

Já o choque séptico é diagnosticado quando há a necessidade de vasopressor para PAM ≥ 65mmHg com lactato > 2mmol/L (18mg/dL), mesmo após adequada reposição volêmica.

▶ TRIAGEM E TRATAMENTO INICIAL

Sendo a sepse uma emergência médica e uma das principais causas de morbimortalidade do mundo, seu tratamento deve ser iniciado o mais breve possível. Dessa forma, recomenda-se a implementação e uso de programas de melhoria de desempenho para sepse, incluindo o rastreamento de sepse para pacientes graves, nas instituições de saúde.

O tratamento inicial da sepse consiste em 5 pilares, o mnemônico dos 5 "Cs": Coleta de lactato, Culturas, Correr o antibiótico, Cristalóides e Constritores.

Inicialmente, para adultos com suspeita de sepse, deve-se medir o nível sérico de lactato (normal até 2mmol/L), já que este, além de marcador de hipóxia e disfunção tecidual, é um fator prognóstico importante nesses pacientes. Quando alterado, deve-se realizar nova medida a cada 2-4 horas. No entanto, deve-se estar atento, pois o lactato pode alterar em outras condições, como choque cardiogênico, obstrutivo e hemorrágico, uso de adrenalina, trauma, PCR, entre outros.

Além disso, antes do início da antibioticoterapia, em até 45 minutos, recomenda-se coletar 2 pares de hemoculturas em sítios diferentes, de acordo com a suspeição clínica. As culturas permitirão a identificação do patógeno e direcionamento do antibiótico ao longo do curso da doença. Porém, caso não seja possível coletar as culturas em tempo hábil, não se deve atrasar o início do antibiótico.

O terceiro pilar do tratamento inicial para adultos com possível choque séptico ou alta probabilidade de sepse, é a administração de antimicrobianos imediatamente, idealmente dentro de 1 hora após o reconhecimento. Nos casos de ausência de choque e sepse possível, recomenda-se fazer uma avaliação rápida de diagnósticos diferenciais de doenças graves, com anamnese, exame físico, testes para doenças infecciosas ou não, e tratamento para doenças que poderiam mimetizar a sepse em até 3 horas. Após 3 horas, se o risco de infecção persiste, recomenda-se administrar antimicrobianos e, posteriormente, interromper os antimicrobianos empíricos se uma causa alternativa da doença for demonstrada ou fortemente suspeitada.

Iniciar com antibioticoterapia de forma racionalizada, considerando a suspeição do foco da infecção, se é uma infecção comunitária ou associada à assistência à saúde. Dessa maneira, sugere-se o uso de beta-lactâmicos em infusão prolongada para a manutenção (após bolus inicial), com curta duração (7 dias) para sepse com controle de foco adequado. Para adultos com suspeita de sepse ou choque séptico, não há indicação de solicitar procalcitonina para decidir quando iniciar antibióticos. Já em pacientes com controle de foco adequado e duração incerta de antimicrobianos, sugere-se o uso de procalcitonina e avaliação clínica para guiar a duração da antibioticoterapia.

A ressuscitação volêmica inicial deverá ser feita com infusão de pelo menos 30mL/kg de cristalóide em até 3 horas, sendo preferível o cristalóide balanceado (ringer lactato) ao invés de solução salina. O uso de albumina é de escolha para pacientes que necessitem de altos volumes de ressuscitação. Sugere-se guiar a ressuscitação por variáveis dinâmicas de fluidoresponsividade em relação às variáveis estáticas. No entanto, a maioria dos serviços não há disponibilidade de variáveis dinâmicas (ecocardiograma à beira leito e monitorização hemodinâmica) e, portanto, a ressuscitação pode ser guiada pela redução dos níveis séricos de lactato em pacientes com hiperlactatemia ou normalização do tempo de enchimento capilar (TEC). Esses dois últimos parâmetros, lactato e TEC, já foram avaliados em estudos multicêntricos, Lactate e ANDROMEDA, respectivamente, como benéficos para guiar a reposição volêmica.

O quinto e último pilar é o uso de constritores – drogas vasoativas (DVA). Após feita a ressuscitação com cristaloides, se o paciente ainda apresentar PAM < 65mmHg e/ou lactato > 18mg/dL, deve-se iniciar noradrenalina como primeiro agente em relação a outras DVA. Recomenda-se iniciar vasopressor em acesso venoso periférico (em veia proximal à fossa antecubital) para normalizar a PAM ao invés de aguardar até a passagem de cateter venoso central.

Em casos de choque séptico em uso de noradrenalina em doses de 0,25-0,5 mcg/kg/min e PAM ainda inadequada, sugere-se adicionar vasopressina (até 0,04 Ul/min) em vez de aumentar dose de noradrenalina. Se o paciente persistir com PAM inadequada, sugere-se adicionar adrenalina ao invés de aumentar os demais. Já em casos de choque séptico e disfunção cardíaca que mantém hipoperfusão, mesmo com PA e volemia adequadas, recomenda-se adicionar dobutamina à noradrenalina ou usar adrenalina isoladamente.

Por fim, é importante destacar que o uso de bicarbonato de sódio é recomendado em pacientes com choque séptico, acidose metabólica grave (pH < 7,20) e insuficiência renal aguda (AKIN 2 ou 3), baseado no estudo multicêntrico BICAR-ICU. Além disso, para doentes em choque séptico e necessidade crescente de vasopressores, sugere-se o uso de corticosteroides endovenosos, como hidrocortisona 200mg/dia.

▶ REFERÊNCIAS

CECCONI, Maurizio et al. Sepsis and septic shock. **The Lancet**, [S.L.], v. 392, n. 10141, p. 75-87, jul. 2018. Elsevier BV. http://dx.doi.org/10.1016/s0140-6736(18)30696-2.

EVANS, Laura et al. Surviving sepsis campaign: international guidelines for management of sepsis and septic shock 2021. **Intensive Care Medicine**, [S.L.], v. 47, n. 11, p. 1181-1247, 2 out. 2021. Springer Science and Business Media LLC. http://dx.doi.org/10.1007/s00134-021-06506-y.

HERNÁNDEZ, Glenn et al. Effect of a Resuscitation Strategy Targeting Peripheral Perfusion Status vs Serum Lactate Levels on 28-Day Mortality Among Patients With Septic Shock. **Jama**, [S.L.], v. 321, n. 7, p. 654, 19 fev. 2019. American Medical Association (AMA). http://dx.doi.org/10.1001/jama.2019.0071.

HERNÁNDEZ, Glenn et al. Norepinephrine in septic shock. **Intensive Care Medicine**, [S.L.], v. 45, n. 5, p. 687-689, 10 jan. 2019. Springer Science and Business Media LLC. http://dx.doi.org/10.1007/s00134-018-5499-8.

JABER, Samir et al. Sodium bicarbonate therapy for patients with severe metabolic acidaemia in the intensive care unit (BICAR-ICU): a multicentre, open-label, randomised controlled, phase 3 trial. **The Lancet**, [S.L.], v. 392, n. 10141, p. 31-40, jul. 2018. Elsevier BV. http://dx.doi.org/10.1016/s0140-6736(18)31080-8.

VELASCO, Irineu Tadeu et al. **Medicina de emergência: abordagem prática**. Barueri, SP: Manole, 2019.

capítulo **55**

Forma Icterohemorrágica da Leptospirose

- Lia Alves Coelho
- Fernando Luiz de Andrade Maia

▶ DEFINIÇÃO

A leptospirose é uma zoonose de distribuição mundial e cursa com formas graves em apenas 10-15% dos casos (SALOMÃO, 2017, p. 1394), evoluindo, na maioria das vezes, com quadros autolimitados de febre e sintomas inespecíficos. Contudo, uma das formas graves dessa doença é a icterohemorrágica, mais conhecida como tríade ou síndrome de Weil, caracterizada pela tríade: icterícia, insuficiência renal aguda e diátese hemorrágica, sendo letal entre 5-10% dos casos (SALOMÃO, 2017, p. 1394). No Brasil, segundo dados do Ministério da Saúde, são notificados em média 13.000 casos por ano e, destes, 75% necessitam de internação (BRASIL, 2014).

A transmissão dessa doença se dá pelo contato direto com mamíferos infectados ou indiretamente pelo contato com água ou solo contaminados pela urina desses animais, é comum no Brasil, por exemplo, epidemias anuais em centros urbanos, especialmente em comunidades carentes pós-enchentes (BRASIL, 2014). Os agentes etiológico da leptospirose são as leptospiras pertencentes à espécie *Leptospira interrogans* do gênero *Leptospira*, com 70% dos casos graves causados pelo sorotipo *Leptospira icterohaemorragia* (VELASCO et al., 2020, p.831) e os principais agentes carreadores são os ratos.

Como exposto, a forma mais comum da leptospirose é autolimitada e de difícil diagnóstico, porém a forma mais grave, com altas taxas de internações, alto custo hospitalar, reflexo na perda de dias trabalhados, além da alta letalidade é a forma icterohemorrágica, ou síndrome de Weil, causada principalmente pelo sorotipo *Leptospira icterohaemorragia*, o que demonstra a importância do rápido reconhecimento da síndrome de Weil pela classe médica.

▶ FISIOPATOLOGIA

Após a infecção, as leptospiras espalham-se pela corrente sanguínea e, apesar de não terem trofismo seletivo por órgãos ou tecidos, cerca de 14 a 28 dias após a infecção elas colonizam o lúmen dos túbulos proximais renais, o que levará a uma diminuição na reabsorção de sódio e potássio, levando a perda desses íons pela urina e consequente hipopotassemia e perda de volume, são essas alterações que posteriormente estabelecerão um quadro de hipovolemia e insuficiência renal aguda por necrose tubular, um dos sinais da tríade de Weil (SALOMÃO, 2017, p. 1404).

Além disso, o fígado apresenta colestase, o que ocasiona o aumento da bilirrubina direta, que será responsável pela icterícia que se manifestará entre o 3º e o 7º dia de doença (BRASIL, 2014), formando assim, o segundo sinal da tríade de Weil. É possível encontrar, também, nos hepatócitos uma desorganização, além de binucleações (SALOMÃO, 2017, p. 1408). Ainda no fígado a presença de leptospiras age interferindo na síntese de fatores de coagulação (VELASCO *et al.*, 2020, p. 832), o que explicaria a diátese hemorrágica, fechando assim a tríade da síndrome de Weil.

A ação dessas espiroquetas no organismo humano leva a um quadro de resposta inflamatória sistêmica com ativação endotelial difusa, secreção de citocinas e estresse oxidativo, também é importante ressaltar que os altos níveis séricos de marcadores pró-inflamatórios, como a pentraxina longa (PTX3) e interleucinas 6 e 8, estão frequentemente associados a desfechos letais (SALOMÃO, 2017, p. 1404).

▶ DIAGNÓSTICO

A leptospirose se apresenta, normalmente, em fases, a primeira delas é chamada de fase precoce, que dura de 3 a 7 dias e possui inúmeros possíveis sintomas, dentre eles estão:

- Febre, calafrios, mialgias, cefaleia, dor retrorbitária de forte intensidade (semelhante à dengue), fotofobia, mialgias (região lombar, panturrilhas e/ou coxas), dor abdominal (pode se assemelhar à pancreatite e colecistite, eventualmente, inclusive, com sinal de Murphy positivo). Podem aparecer sufusões hemorrágicas ou, raramente, um rash cutâneo de curta duração (menos de 24 horas), que pode ser macular ou purpúrico. Esses sintomas ocorrem em 75 a 100% dos pacientes; cerca de 25 a 35% dos pacientes apresentam tosse produtiva associada e 50% dos pacientes apresentam náuseas, vômitos e diarreia (VELASCO *et al.*, 2020, p. 832).

Além desses sinais também são comuns mialgias graves, sufusões hemorrágicas conjuntivais, sendo este um sinal clínico muito indicativo de leptospirose, hipersensibilidade muscular e esplenomegalia.

Diante de tantas possibilidades de achados clínicos, o Ministério da Saúde em seu manual "Leptospirose diagnóstico e manejo clínico", estabeleceu dois critérios para considerar um caso suspeito de leptospirose, a partir de 3 dos sintomas mais prevalentes: febre, cefaléia e mialgia. O primeiro critério é o indivíduo ter antecedentes epidemiológicos sugestivos nos 30 dias anteriores a esses sintomas, como ter sido exposto a enchentes, lamas, esgotos, fossas, manejo de água de esgoto, dentre outras possibilidades de entrar em contato com água contaminada por urina de animais infectados. O segundo critério é apresentar além da febre, cefaléia e mialgia, pelo menos um dos seguintes sintomas: sufusão conjuntival, sinais de insuficiência renal aguda (incluindo alterações no volume urinário), icterícia e/ou aumento de bilirrubinas ou fenômeno hemorrágico.

A maioria dos pacientes tem melhora após 5 ou 7 dias de sintomas, contudo na forma grave da doença, que é justamente a forma icterohemorrágica, após 3 ou 4 dias de aparente melhora nos sintomas inicia-se o quadro da tríade insuficiência renal aguda e diátese hemorrágica, dando início a fase tardia da doença. É importante ressaltar que se a icterícia já está presente na fase inicial da doença já é um preditor de pior prognóstico (BRASIL, 2014).

O Ministério da Saúde (2014) também determina no mesmo manual que qualquer caso suspeito de leptospirose tem critério para internação, caso apresente qualquer dos seguintes sintomas: dispnéia; tosse; taquipneia; alterações urinárias, geralmente oligúria; fenômenos hemorrágicos, incluindo hemoptise e escarros hemoptoicos; hipotensão; alterações do nível de consciência; vômitos frequentes; arritmias; icterícia.

Dentre os exames laboratoriais, devem ser realizados hemograma e bioquímica (uréia, creatinina, bilirrubina total e frações, TGO, TGP, gama-GT, fosfatase alcalina e CPK, Na+ e K+). No hemograma é comum achar um leucograma com leucocitose ou mesmo leucócitos normais, já a bioquímica se apresenta com todos os achados ou normais ou acima dos valores de referência. Já na urina tipo I, os achados são: proteinúria, piúria e hematúria microscópica, e a hipocalemia é muito comum na síndrome de Weil (VELASCO et al., 2020,p. 834).

▶ TRATAMENTO

Após a confirmação do diagnóstico o Ministério da Saúde (2014) orienta que o tratamento da leptospirose tardia é: Penicilina G Cristalina: 1.5 milhões UI, IV, de 6/6 horas; ou Ampicilina: 1 g, IV, 6/6h; ou Ceftriaxona: 1 a 2 g, IV, 24/24h ou Cefotaxima: 1 g, IV, 6/6h, tendo como alternativa a Azitromicina 500mg, IV, 24/24h.

Além disso, caso necessário, devem ser realizadas as seguintes medidas terapêuticas de suporte:

MANEJO SISTÊMICO

- Em caso de desidratação, expandir com Soro Fisiológico 0,9% (iniciar com 500ml e repetir duas a três vezes conforme a necessidade) e observar a resposta. Se mantiver hipotensão após a hidratação adequada, administrar noradrenalina na dose inicial de 0,05µg/kg/min em infusão contínua e com ajustes visando manter a PA média > 60mmHg. Na falta de noradrenalina, a dopamina pode ser utilizada na dose inicial de 5µg/kg/min, com acréscimos de 2 a 3µg/kg/min, visando manter a PA média > 60mmHg até o máximo de 20µg/kg/min. A dobutamina pode ser associada ou usada isoladamente nos casos de disfunção miocárdica, insuficiência cardíaca congestiva (ICC), choque cardiogênico, ou de acordo com parâmetros da saturação venosa mista, na dose inicial de 5µg/kg/min, com acréscimos de 2 a 3µg/kg/min, até o máximo de 20µg/kg/min, visando manter a PA média > 60mmHg.
- Nos pacientes com comprometimento pulmonar e hemorragia, realizar hidratação com cautela, principalmente se o paciente estiver oligúrico. Hidratação intravenosa excessiva pode piorar a função pulmonar desses pacientes.

MANEJO RENAL

- Monitorizar a diurese e níveis séricos de ureia e creatinina.
- Se o paciente mantiver insuficiência renal oligúrica após hidratação adequada, pode-se tentar revertê-la com furosemida. Entretanto, não se deve retardar o início da diálise se ela for indicada.
- No caso de insuficiência renal aguda oligúrica instalada, indicar diálise (de preferência, a hemodiálise) precocemente e diária, para diminuir os níveis de ureia e creatinina. Em locais onde a hemodiálise não puder ser realizada, deve ser feita a diálise peritoneal, a qual também deve ser iniciada precocemente nos pacientes oligúricos.
- Insuficiência renal não oligúrica – realizar hidratação adequada e reavaliar a necessidade de diálise. Já os pacientes com comprometimento pulmonar podem ter indicação de diálise mais precoce, mesmo que tenham alguma diurese.
- Hipocalemia grave (K+ < 2,5mEq/l), acompanhada ou não de arritmia cardíaca, repor potássio na velocidade de 0,5mEq/kg/h até o máximo de 10 a 20mEq/h, diluído em soluções de, no máximo, 80mEq/l, durante 2 horas, reavaliando com novas dosagens de potássio. Repor, com cautela, na presença de insuficiência renal. Nas hipopotassemias mais leves, aumentar a dose de potássio na manutenção.

MANEJO DA HEMORRAGIA

- Nos casos com plaquetopenia grave (≤ 20.000/mm3) e com fenômenos hemorrágicos (≤ 50.000/mm3), deve-se ministrar concentrado de plaquetas, principalmente quando o paciente for submetido a procedimento médico invasivo, como passagem de cateter venoso central.
- Se o coagulograma estiver alterado (TP elevado, AP diminuído, tempo de sangramento e tempo de coagulação aumentados), nas hemorragias maciças, sugere-se a utilização de plasma fresco congelado. Coagulação intravascular disseminada não é um fenômeno muito observado nos pacientes com leptospirose.
- Prevenção de hemorragia digestiva – pantoprazol (40mg, IV, de 12/12h) ou omeprazol (40mg, IV, de 12/12h) ou ranitidina (50mg, IV, de 8/8h ou de 6/6h).

(BRASIL, 2014).

▶ REFERÊNCIAS

SALOMÃO, Reinaldo. Infectologia: Bases clínicas e tratamento. 1. ed. Rio de Janeiro: Guanabara Koogan, 2017.

VELASCO, Irineu Tadeu et al. Medicina de emergência: abordagem prática. 14. ed. São Paulo: Manole, 2020.

BRASIL. Ministério da Saúde. Secretaria de Vigilância em Saúde. Departamento de Vigilância das Doenças Transmissíveis. **Leptospirose: diagnóstico e manejo clínico**. Brasília: Ministério da Saúde, 2014. Disponível em: https://bvsms.saude.gov.br/bvs/publicacoes/leptospirose-diagnostico-manejo-clinico2.pdf. Acesso em: 1 fev 2023.

parte **IX**

Urgências e Emergências Hematológicas

Capítulo 56 ■ Crise álgica da anemia falciforme

Capítulo 57 ■ Neutropenia febril

Capítulo 58 ■ Intoxicação por cumarínicos

Capítulo 59 ■ Síndrome de lise tumoral

Capítulo 60 ■ Coagulação intravascular idiopática

capítulo 56

Crise Álgica da Anemia Falciforme

- Maria Luiza da Silva Veloso Amaro
- Sandrele Carla dos Santos
- Tauani Belvis Garcez
- Maria Alexsandra Eugênia da Silva

▶ DEFINIÇÃO

A doença falciforme é decorrente de alteração genética caracterizada pela mutação dos genes estruturais da hemoglobina que manifesta-se pela predominância da hemoglobina (Hb) S nas hemácias. A doença é expressada quando o gene da globina beta está em homozigose (Hb SS), o genótipo mais frequente, que causa a anemia falciforme (Hb SS). A doença pode ser expressada também em heterozigose, quando há um gene da globina beta S ligado a outras alterações, como Hb C, Hb D, Hb E ou com a talassemia beta. Quando a Hb SS é exposta à baixa concentração de oxigênio, formam-se cristais alongados no interior da hemácia que impedem as células de passar por capilares pequenos, e as extremidades desses cristais podem lesar a membrana celular, causando a anemia falciforme (BRASIL, 2009).

A crise álgica, chamada também de crise vaso-oclusiva dolorosa, é a manifestação clínica aguda mais comum na anemia falciforme e a complicação que mais precisa de hospitalização. Essa manifestação aguda decorre da oclusão da microvasculatura pelas hemácias falcizadas da anemia falciforme, causando isquemia e hipóxia, o que pode lesionar vasos e causar dano tissular. Consequentemente, há a liberação de mediadores inflamatórios com ativação de nociceptores que podem levar a dor quando for exacerbado (SOUZA, 2015).

▶ FISIOPATOLOGIA

A fisiopatologia da crise álgica na doença falciforme ainda não é completamente elucidada, entretanto, alguns mecanismos estão associados a esse evento, com destaque para o processo inflamatório, hipóxia por falha na reperfusão e a sensibilização do sistema nervoso (BRANDOW, 2020). Essa doença tem como principal evento os episódios vaso-oclusivos. Isso ocorre porque a hemoglobina S (presente na doença falciforme) apresenta propriedades físico-químicas diferentes da hemoglobina A, interferindo no funcionamento normal das hemácias. Assim, nos pacientes falciformes, observa-se uma tendência à polimerização da hemoglobina S, desencadeando tanto uma deformação quanto um enrijecimento da membrana celular nas hemácias, o que contribui para o desfecho vaso oclusivo. Essa polimerização, decorrente de alterações moleculares da hemoglobina S, tende a ocorrer em situações de baixa oxigenação, gerando a hemácia falcizada (TEIXEIRA, 2020).

O quadro clínico típico de dor pode ocorrer espontaneamente ou relacionado à hipóxia, desidratação ou infecção. Nesse cenário, a neuropatia pode estar associada desencadeando um quadro de queimação ou dormência. Observa-se, ainda, um estresse inflamatório na região microvascular que seria responsável pela manutenção da crise álgica. Acredita-se que a presença de mediadores inflamatórios (como TNFα e IL-8) podem diminuir o fluxo sanguíneo e aumentar a adesão das hemácias ao endotélio, dificultando a recuperação da crise isquêmica (LOBO, 2007).

▶ DIAGNÓSTICO

As pessoas com doença falciforme, quando em crise álgica, encontram-se em situação vulnerável, portanto, a abordagem deve ser realizada de forma humanizada e acolhedora. Nesse contexto, a triagem médica é fundamental para uma boa avaliação desses pacientes e para decisão das medidas iniciais que devem ser tomadas (BRASIL, 2009).

O quadro álgico típico se manifesta como dor severa nos ossos longos, articulações e região lombar, podendo afetar também outras regiões como couro cabeludo, face, tórax e pelve (ZAGO, 2013). Outras manifestações como febre, eritema, calor local e dor abdominal também podem estar presentes, e é importante ressaltar que a dor abdominal pode simular abdômen agudo cirúrgico ou infeccioso, ou processos ginecológicos (BRASIL, 2012). Nas crianças entre seis meses e dois anos de idade, com anemia falciforme, são frequentes os episódios de dor e inchaço de mãos e pés, configurando a síndrome das mãos e pés (ou dactilite) (ZAGO, 2013).

O manejo dos pacientes com doença falciforme em crise álgica vai depender da classificação da dor: leve, moderada ou severa. Enquanto a definição de crise dolorosa grave é a necessidade de tratamento hospitalar com analgésico parenteral por mais de quatro horas. As crises vaso-oclusivas são autolimitadas, desaparecendo após o tratamento sintomático e, caso os sinais persistam, é importante afastar o diagnóstico de osteomielite (ZAGO, 2013). Também é preciso considerar outros diagnósticos diferenciais como artrite séptica, sinovite e febre reumática. Ademais, as seguintes manifestações representam fatores de risco: febre acima de 38ºC, desidratação, palidez, vômitos recorrentes, aumento de volume articular, dor abdominal, sintomas pulmonares agudos, sintomas neurológicos, priapismo, processos álgicos que não se resolvem com analgésicos comuns (BRASIL, 2012).

Com relação à investigação laboratorial do paciente em crise álgica, deve ser solicitado hemograma com contagem de reticulócitos e, se houver dor lombar, faz-se urinocultura e antibiograma. Na suspeita de osteomielite ou artrite faz-se radiografia da área com cintilografia e, caso necessário, punção aspirativa com cultura do material e solicita-se avaliação do ortopedista. Por fim, caso haja febre e sintomas respiratórios, deve-se seguir a rotina específica para tais manifestações (BRASIL, 2012).

▶ TRATAMENTO

Devido aos diferentes mecanismos fisiopatológicos possíveis, a intervenção terapêutica também é um desafio nessa população. A Sociedade Americana de Hematologia (SAH) preconiza diferentes abordagens para a terapêutica na crise álgica, incluindo desde o uso de anti-inflamatórios até o de medicamentos opióides (BRANDOW, 2020). Tal cenário também é preconizado pelo Ministério da Saúde (BRASIL, 2012).

Na conduta terapêutica, a prioridade é hidratação, transfusão e analgesia. A hidratação se dá por via parenteral ou oral a depender do grau de desidratação, com suspensão da conduta diante da melhora dos sintomas ou diante de um quadro de hidratação otimizado. A transfusão é reservada para pacientes com risco de evolução para síndrome torácica aguda. Já a analgesia é dedicada a todos os pacientes em crise álgica, de acordo com os critérios descritos a seguir (BRUNETTA, 2010).

A escolha do medicamento para a crise álgica na anemia falciforme está diretamente associada à dor referida, conforme indicação do Ministério da Saúde. Ou seja, é fundamental graduar a dor do paciente utilizando a escala analógica da dor, que varia de 1 a 10, a fim de estabelecer a terapêutica ideal conforme a tabela abaixo: (BRASIL, 2012).

Tabela 1 Tratamento ambulatorial. Fonte: Ministério da Saúde (2012). Processamento: Autores.

Escala de dor	Conduta	Suspender conduta
1 a 3	Dipirona 4/4h	Após 24h sem dor
3 a 6	Dipirona 4/4h + diclofenaco 8/8h (VO)	**Após 24h sem dor:** retirar apenas diclofenaco; **Retorno da dor:** Retomar diclofenaco + buscar emergência
6 a 10	Dipirona 4/4h + codeína 4/4h (intercalados) + diclofenaco 8/8h	**Após 24h sem dor:** Retirar apenas dipirona; **Mais de 24h sem dor:** Retirar codeína e manter diclofenaco por mais 24h. **Persistência ou retorno da dor:** buscar emergência

Dentre os analgésicos mais utilizados estão: (BRASIL, 2009).

- Dipirona (500mg/dose).
- Paracetamol (500-1000mg/dose).
- Diclofenaco de sódio (50mg/dose).
- Ácido acetilsalicílico (500-1000mg/dose).
- Ibuprofeno (400mg/dose).
- Naproxeno (500mg/dose – inicial | 250mg/dose – em seguida).
- Piroxicam (20mg/dia).
- Codeína (10-20mg/dose).

- Morfina (10-30mg/dose).
- Tramadol (100-400mg/dose).

Caso não haja melhora após 8h do início da conduta o paciente deverá ser internado. Para o tratamento na emergência, o Ministério da saúde distribui as condutas para 2 grupos: aqueles com dor de 1 a 6 e aqueles com dor de 6 a 9 associando à realização correta do tratamento domiciliar. Sendo assim, a tabela abaixo resume a conduta adotada na emergência: (BRASIL, 2012).

Tabela 2 Conduta na emergência. Fonte: Ministério da Saúde (2012). Processamento: Autores.

Escala de dor	Tratamento domiciliar correto		Tratamento domiciliar incorreto	
	Conduta	Seguimento	Conduta	Seguimento
1 a 6	Diclofenaco (IM) + Dipirona (EV) + Codeína (VO|1mg/kg/dose)	**Melhora após 6h:** alta + dipirona + diclofenaco + codeína; **Piora após 6h:** Trocar codeína por morfina + internar	Dipirona (EV) + Diclofenaco (IM)	**Melhora após 6h:** Alta + Dipirona + Diclofenaco; **Sem melhora após 1h:** associar Codeína (VO) + internar
6 a 9	Diclofenaco (IM) + Dipirona (EV) + Morfina (EV| 1mg/kg/dose). **Se não melhorar:** Repetir em 30min; Manter 4/4h.	**Melhora após 6h:** alta + dipirona + diclofenaco + codeína **Piora após 6h:** Internar + avaliar infusão contínua de morfina	Diclofenaco (IM) + Dipirona (EV) + Codeína (VO|1mg/kg/dose)	**Melhora após 6h:** alta + dipirona + diclofenaco + codeína; **Piora após 6h:** Trocar codeína por morfina + internar **Refratários à morfina:** Iniciar Metadona (5-10mg | 4/4h por 4 dias)

▶ REFERÊNCIAS

BRASIL. Ministério da Saúde. Secretaria de Atenção à Saúde. Departamento de Atenção Especializada. Doença falciforme: condutas básicas para tratamento/Ministério da Saúde, Secretaria de Atenção à Saúde, Departamento de Atenção Especializada. Brasília: Ministério da Saúde, 2012.

BRASIL. Ministério da Saúde. Secretaria de Atenção à Saúde. Departamento de Atenção Especializada. Manual de eventos agudos em doença falciforme/Ministério da Saúde, Secretaria de Atenção à Saúde, Departamento de Atenção Especializada. – Brasília: Editora do Ministério da Saúde, 2009.

BRANDOW, A. M., et al. "American Society of Hematology 2020 guidelines for sickle cell disease: management of acute and chronic pain." **Blood advances,** v. 4, n.12, p. 2656-2701. 2020.

BRUNETTA, Denise Menezes et al. Manejo das complicações agudas da doença falciforme. **InCID: Revista de Ciência da Informação e Documentação,** v. 43, n. 3, p. 231-237, 2010.

LOBO, C. et al. Crises dolorosas na doença falciforme. **Revista Brasileira de hematologia e hemoterapia,** v. 29, p. 247-258, 200

TEIXEIRA, S. L. S. et al. Doença Falciforme: da Fisiopatologia aos cuidados. **Saúde da família em terras baianas,** p. 23. 2020

ZAGO, Marco Antônio; FALCÃO Roberto Passeto; PASQUINI Ricardo. **Tratado de Hematologia.** 1. ed. São Paulo: Atheneu, 2013.

capítulo 57

Neutropenia Febril

- Gabrielle Acioly Omena Bento
- Jamil Valeriano dos Santos
- Jasmine Paula Rodrigues de Lima

▶ DEFINIÇÃO

Neutropenia febril (NF) é uma complicação, geralmente, associada à quimioterapia, com altas taxas de mortalidade, aproximadamente, 20% (Choi *et al.*, 2022). Por definição, febre é considerada uma temperatura oral $\geq$ 38,3ºC ou axilar $\geq$ 37,8ºC ou ainda, medição oral $\geq$ 38ºC mantida por mais de 1 hora (VELASCO, NETO, SOUZA, p. 1308, 2022). Enquanto isso, o entendimento de neutropenia varia de instituição para instituição, sendo na maioria das vezes considerada segundo Salgado, muñoz e Ávila-Agüero (2018) uma contagem de neutrófilos < 1500 células/mm^3, sendo a neutropenia grave uma contagem < 500 células/mm^3 e a neutropenia profunda < 100 células/mm^3. A etiologia da neutropenia vai além do uso de quimioterápicos, o artigo de Punnapuzha, Edemobi, Elmoheen (2022) cita outras drogas como antimicrobianos, anti-inflamatórios e anticonvulsivantes, etiologia congênita e nutricional. Dessa forma, NF é a aparição de febre em indivíduos com contagem absoluta de neutrófilos < 500 células/mm^3 ou < 1000 células/mm^3 na iminência de decréscimo inferior a 500 células/mm^3 nas próximas quarenta e oito horas (PUNNAPUZHA, EDEMOBI, ELMOHEEN, 2022). De acordo com Adamo *et al.* (2022), há uma variação grande na incidência (2 – 50%), visto que depende dos fatores de risco, que estão listados na tabela 1. A maioria das infecções é bacteriana (80-90%), sendo os principais agentes *Streptococcus*, *Enterococcus*, *Staphylococcus*, *E.coli*, *Klebsiella sp.*, *Enterobacter sp.* e *Pseudomonas aeruginose* (CHOI *et al.*, 2022). O risco de bacteremia aumenta com o progresso para neutropenia profunda (VELASCO, NETO, SOUZA, p. 1308, 2022).

▶ FISIOPATOLOGIA

A fisiopatogenia da NF é complexa, sabe-se que a microbiota comensal pode torna-se oportunista após a imunossupressão. O uso de antimicrobianos profiláticos pode atuar selecionando organismos resistentes. As drogas utilizadas para quimioterapia apresentam o efeito citotóxico, quando fazemos um recorte do sistema imune desses pa-

Tabela 1 Fatores de risco para o aparecimento de neutropenia febril.

Fatores de risco para neutropenia febril

Relacionados ao paciente
  Idade
  Nível de neutropenia
  Comorbidades associadas
  Disfunção hepática
  Disfunção renal
  Estado de desempenho
  Outra imunossupressão associada
  Comprometimento da medula óssea por outras razões
  Suscetibilidade genética

Esquema quimioterápico
Tipo de câncer

cientes percebe-se que há uma deficiência na imunidade inata, visto que há uma diminuição no número de neutrófilos e, consequentemente, diminuição na produção de citocinas inflamatórias e realização de fagocitose (VELASCO, NETO, SOUZA, p. 1309, 2022). O tratamento afeta ainda a barreira mecânica que protege o trato gastrointestinal, através da mucosite, que promove uma diminuição na produção de peptídeos antimicrobianos pelo epitélio, levando a uma flora local desbalanceada; há também prejuízo do tecido linfóide localizado na mucosa; e, a apoptose celular leva a uma perda da continuidade da mucosa. Outro fator que facilita a propagação de patógenos é a necessidade do uso de cateteres de curta e longa permanência, esses promovem uma descontinuidade na barreira de proteção cutânea. É importante salientar que esses pacientes possuem um fator de agravo, muitas visitas ao hospital e a possibilidade de serem colonizados por patógenos resistentes. Assim, sem defesas eficientes e suscetíveis a propagação e seleção de organismos mais resistentes, instala-se uma infecção (VERONESI, FOCACCIA, p. 2158, 2015).

▶ DIAGNÓSTICO

O diagnóstico de NF consiste em temperatura oral acima de 38,3ºC em ocorrência única, ou acima de 38ºC persistente por pelo menos uma hora, associada a contagem de neutrófilos abaixo de 500/mm^3 ou abaixo de 1000/mm^3 com diminuição presumida para menos de 500/mm^3 em até quarenta e oito horas após o episódio febril. Se aferição axilar, a temperatura considerada para diagnóstico é maior que 37,8ºC persistente por pelo menos uma hora, e 38ºC em ocorrência única (PEREIRA, et al., 2012).

Um menor número de neutrófilos tem maior associação com presença de infecção (LEITE, et al., 2014), sendo seu foco de difícil achado, o que torna a história clínica e o exame físico essenciais para a elucidação, devendo-se buscar dados como realização de quimioterapia, utilização de outras medicações, sinais inflamatórios em pele e mucosas, assim como sinais de resposta inflamatória sistêmica (LEITE, *et al.*, 2014). Apesar da pouca expressão dos sinais inflamatórios, a suspeita do local da infecção tem relevância no direcionamento dos exames complementares, principalmente exames de imagem e cultura. Os exames de imagem objetivam identificar o sítio infeccioso, enquanto a cultura pode diagnosticar bacteremia e identificar o agente etiológico, além disso, a realização de hemograma define o grau de neutropenia, e exames para avaliar função renal, função hepática e eletrólitos podem demonstrar a presença de comorbidades associadas, que serão consideradas na escolha terapêutica (LEITE, *et al.*, 2014).

No atendimento inicial do neutropênico é importante avaliar o risco do paciente, essa etapa pode ser feita a partir de critérios clínicos ou a partir do escore MASCC (Multinational Association of Supportive Care in Cancer). Os critérios clínicos utilizados para classificação como alto risco são: expectativa de neutropenia de longa duração (mais de 7 dias) e com contagem de neutrófilos abaixo de 100/mm^3, que ocorra após quimioterapia citotóxica, condições que predigam gravidade, como hipotensão, dor abdominal recente, pneumonia ou alterações neurológicas, além de alteração de função renal ou hepática. Os critérios clínicos para classificação como baixo risco são não possuir nenhum dos critérios que indiquem alto risco (VELASCO, NETO, SOUZA, p. 1313, 2022). O escore MASCC, por sua vez, estratifica os pacientes em baixo risco ou alto risco a partir de 7 variáveis e de seus graus de relevância, como descrito na tabela 2 (FERREIRA *et al.*, 2017).

Tabela 2 Escore de risco MASCC. Fonte: PEREIRA, *et al.*, 2012.

Variáveis		Pontos
Intensidade dos sintomas	Assintomático	5
	Sintomas leves	5
	Sintomas moderados ou graves	3
Ausência de hipotensão		5
Ausência de doença pulmonar obstrutiva crônica		4
Portador de tumor sólido ou ausência de infecção fúngica		4
Ausência de desidratação		3
Não hospitalizado ao aparecimento da febre		3
Idade menor que 60 anos		2
Risco determinado pela soma dos pontos. Se < 21 pontos = alto risco, se ≥ 21 pontos = baixo risco.		

Pacientes de alto risco devem ser internados para tratamento se cumprirem algum dos seguintes critérios: perspectiva de neutropenia por 7 dias ou mais, presença de disfunções orgânicas crônicas, mudança aguda do equilíbrio corporal, suspeita de mucosite acentuada e sinais de infecção em cateter venoso profundo. Em relação a pacientes estratificados como baixo risco, esses podem ser tratados ambulatorialmente se houver perspectiva de neutropenia inferior a 7 dias e se não cumprirem nenhum dos critérios acima utilizados para pacientes de alto risco (LEITE, *et al.*, 2014).

▶ TRATAMENTO

A NF é uma emergência hematológica e o tratamento recomendado pela Infectious Diseases Society of America (IDSA) é a antibioticoterapia empírica. Pacientes de alto risco devem ser submetidos a antibioticoterapia endovenosa com betalactâmico antipseudomonas, sendo o Cefepime 2g 8/8h o tratamento de primeira linha. Como segunda escolha pode-se fazer piperacilina-tazobactam 4,5 g IV 8/8 h ou Imipenem-cilastina 500mg IV 6/6 h ou ainda Meropenem 1 g IV 8/8 h.

A associação de Vancomicina é indicada quando há infecção de pele e partes moles, pneumonia, instabilidade hemodinâmica ou suspeita de infecção associada a cateter. Além disso, para pacientes com mucosite, ou em profilaxia com quinolonas ou com cultura anterior positiva para bactéria sensível apenas a Vancomicina, esse medicamento também deve ser considerado (VELASCO, NETO, SOUZA, p. 1315, 2022).

Mudanças na terapêutica inicial devem ser avaliadas de acordo com a epidemiologia local ou se houver suspeita ou confirmação de patógeno resistente.

A utilização de antifúngicos no manejo da NF é apropriada quando mesmo após o início da medicação há instabilidade hemodinâmica, ou ainda quando a febre se mantém por mais de 4 dias após o início o fármaco, assim como em casos de duração prolongada da neutropenia. Tomografia computadorizada (TC) de tórax ou de seios da face que sugira infecção fúngica, cultura positiva para fungos ou biomarcadores positivos para esse tipo de infecção, também são indicadores de tratamento com antifúngicos. A terapia antifúngica de forma empírica é realizada apenas em pacientes de alto risco, os esquemas preconizados são Voriconazol 6mg/kg IV 12/12 h por 24 horas, seguido de 4mg/kg IV de 12/12 h ou Anfotericina B liposomal 3-5mg/kg/dia, pode-se também utilizar esquema com Equinocandinas ou ainda realizar esquemas alternativos com triazóis. Para pacientes de baixo risco não é aconselhada terapêutica antifúngica de forma empírica (VELASCO, NETO, SOUZA, p. 1318, 2022).

O tratamento inicial para pacientes de baixo risco é antibioticoterapia empírica e pode ser em regime ambulatorial ou de internamento, sendo utilizada medicação por via oral ou parenteral. A terapêutica por via oral recomendada pela IDSA é Ciprofloxacino 750mg 12/12 horas + amoxicilina-clavulanato 500/125mg 8/8 horas. Em caso de piora do quadro ou manutenção da febre, é recomendada a internação hospitalar (VELASCO, NETO, SOUZA, p. 1315, 2022).

A duração do tratamento é relativa ao patógeno infectante, no entanto, 10-14 dias são a recomendação padrão para a maior parte das bacteremias, pneumonias e infecções de partes moles. O descalonamento da antibioticoterapia deve ser considerado após melhora da febre, como também a modificação para medicação por via oral. Não é recomendada a interrupção da antibioticoterapia antes de que a contagem absoluta de neutrófilos ultrapasse 500 células/mm^3 e que haja melhora clínica. Quando não houver a identificação de microrganismo causador de infecção a terapia deve ser interrompida apenas na ausência de febre por pelos menos 2 dias associada a contagem de neutrófilos maior do que 500 células/mm^3 (VELASCO, NETO, SOUZA, p. 1319, 2022).

REFERÊNCIAS

ADAMO, Vincenzo et al. Supportive therapies in the prevention of chemotherapy-induced febrile neutropenia and appropriate use of granulocyte colony-stimulating factors: a Delphi consensus statement. **Supportive Care in Cancer**, v. 30, n. 12, p. 9877-9888, 2022.

CHOI, Arom et al. Usefulness of complete blood count parameters to predict poor outcomes in cancer patients with febrile neutropenia presenting to the emergency department. **Annals of Medicine**, v. 54, n. 1, p. 599-609, 2022.

FERREIRA, Juliana et al. Managing febrile neutropenia in adult cancer patients: an integrative review of the literature. **Revista brasileira de enfermagem**, v. 70, p. 1301-1308, 2017.

LEITE, Angela et al. Neutropenia febril: manejo para o clínico na emergência. **Acta méd**, p. [6]-[6], 2014.

PEREIRA, Mariana et al., Neutropenia febril. **Acta méd**, p. [6]-[6], 2012.

PUNNAPUZHA, S.; EDEMOBI, P.; ELMOHEEN, A.; Febrile Neutropenia. [Updated 2022 Dec 14]. In: StatPearls [Internet]. Treasure Island (FL): **StatPearls** Publishing; 2022 Jan-. Disponível em: https://www.ncbi.nlm.nih.gov/books/NBK541102/

RIVERA-SALGADO, Daniel; VALVERDE-MUNOZ, Kathia; ÁVILA-AGÜERO, María L. Febrile neutropenia in cancer patients: management in the emergency room. **Revista chilena de infectologia: organo oficial de la Sociedad Chilena de Infectologia**, v. 35, n. 1, p. 62-71, 2018.

VELASCO, Irineu; NETO, Rodrigo; SOUZA, Heraldo, **Medicina de emergência: abordagem prática**. Barueri: Editora Manole, 2022. E-book. ISBN 9786555765977.

VERONESI, Ricardo; FOCACCIA, Roberto. Veronesi-Focaccia. **Tratado de infectologia**. 5. ed., rev., atual. São Paulo: Atheneu, 2015.

capítulo 58

Intoxicação por Cumarínicos

- Guilherme Rodrigues Barbosa
- Nicole Buzo da Cunha

▶ DEFINIÇÃO

Os cumarínicos são anticoagulantes orais que estão no mercado há mais de 50 anos, sendo a varfarina (Marevan) seu principal representante. Na medicina, são amplamente utilizados pela cardiologia, para evitar ou tratar eventos tromboembólicos, como em casos de TVP (trombose venosa profunda), embolia pulmonar ou fibrilação atrial (FA). No entanto, os cumarínicos também são utilizados como rodenticidas de fácil acesso e obtenção.

Enquanto intoxicação trata-se de um efeito dose dependente que pode se desenvolver após exposição a um determinado agente. Dessa forma, o que difere o veneno do remédio é a sua dose. O envenenamento pode acontecer acidentalmente ou intencionalmente e de forma aguda ou crônica. No caso dos cumarínicos, pode ocorrer devido a iatrogenias, acidentes trabalhistas ou suícidio por exemplo.

Entre 2007 e 2017, os raticidas foram responsáveis por 6,5% dos casos de intoxicações exógenas no Brasil[1]. Atualmente, essa porcentagem diminuiu para 2,8%. Ademais, foram notificados 5.513 casos na região Nordeste em 2022, sendo que em 3,4% o agente causador foram os raticidas. Essa mesma porcentagem serve para o estado de Alagoas (DataSUS).

▶ FISIOPATOLOGIA

HEMOSTASIA

Hemostasia é o processo fisiológico encarregado para parar um sangramento e evitar recorrências, podendo ser classificada em primária, responsável por estancar o sangramento, ou secundária, que vai evitar o ressangramento. Todo esse processo ocorre ao mesmo tempo.

Hemostasia primária

Na hemostasia primária, o principal agente são as plaquetas. Dessa forma, quando ocorre uma lesão endotelial, ocorrerá exposição do colágeno, que é um grande ativador plaquetário. Haverá então uma interação entre o colágeno, fator de Von Willebrand e plaqueta, fenômeno chamado de adesão plaquetária. Logo em seguida, ocorrerá a ativação plaquetária e sua agregação, formando pontes de fibrinogênio (rede de fibrina) entre as plaquetas.

Hemostasia secundária

Os principais agentes da hemostasia secundária são os fatores de coagulação, a qual apresenta duas vias: intrínseca e extrínseca.

Na via intrínseca, o fator XII é ativado pela vitamina K e CAPM, que por sua vez ativa o fator XI, que em seguida ativa o fator IX. Dessa forma, o fator IXa, juntamente com o VIIIa e o cálcio, é responsável pela ativação do fator X.

Enquanto que na via extrínseca, o fator tecidual ativa o fator VII, que por sua vez ativa o fator X, juntamente com o cálcio. Além disso, o fator VIIa também é responsável pela ativação do fator IX.

Dessa forma, ambas as vias levam a ativação do fator X, o qual junto com o cálcio irá transformar a protrombina (II) em trombina. Por sua vez, a trombina irá ativar os fatores IX, VIII e V, além de transformar o fibrinogênio em fibrina.

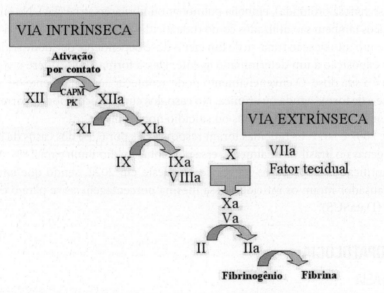

Figura 1 Esquema Cascata de coagulação proposto na década de 1960, com a divisão do sistema de coagulação em duas vias. Fonte: Franco, 2001.

MECANISMO DE AÇÃO DOS CUMARÍNICOS

Os cumarínicos são drogas antagonistas da vitamina K, inibindo a síntese hepática de fatores dependentes de vitamina K, ou seja, os fatores II (protrombina), VII, IX e X. Ademais, eles também interferem na síntese das proteínas C e S, que também tem participação no processo de hemostasia. Dessa forma, os cumarínicos agem diretamente na cascata de coagulação e nos vasos, causando vasodilatação e aumento da fragilidade capilar.

Essas substâncias podem ser classificadas em primeira e segunda geração. A 1 geração é representada pela warfarina, bromadiolone, cumatretalil e cumaclor, os quais possuem uma meia vida de cerca de 20 horas. Enquanto na 2 geração, também chamada de superwarfarínicos, estão presentes o brodifacum e difenacum, os quais possuem uma meia vida bem maior, entre 16 a 62 dias, além de ter o início de ação mais rápido e potencial de letalidade 100 vezes maior.

Tratam-se de substâncias que atravessam a barreira placentária (teratogênicas) e são excretadas no leite materno. Além disso, possuem boa absorção gastrointestinal, aproximadamente 2-3 horas, e são excretadas pela urina principalmente. Também é importante ressaltar que potencializa os efeitos de alguns fármacos como: amiodarona, antidepressivos tricíclicos, AINEs, cefalosporinas, etanol e propranolol.

QUADRO CLÍNICO

Os achados clínicos podem ser leves, moderados ou graves. Na intoxicação leve haverá apenas alteração nos exames laboratoriais. Enquanto, em casos moderados é possível observar: epistaxe, hemorragia conjuntival, hematomas, metrorragia, hematúria, melena e sangramentos excessivos em cortes pequenos. Já nos quadros mais graves, o paciente pode apresentar sangramentos gastrointestinais severos, hemorragia retroperitoneal, AVE e choque hipovolêmico.

▶ DIAGNÓSTICO

As manifestações clínicas do paciente com intoxicação exógena por cumarínicos é diretamente proporcional à quantidade ingerida. Devido a isso, a ingestão de pequenas quantidades é, habitualmente, assintomática. Já nos pacientes que ingeriram maiores concentrações (mais de uma caixa do produto), podem apresentar hematomas, sangramentos, epistaxe e hematúria, ocorrendo, principalmente, em pacientes em uso crônico de anticoagulantes orais.

A partir da história de ingestão do produto, o diagnóstico pode ser confirmado associando-se a clínica com os exames laboratoriais: tempo de protrombina (TP) e a relação normalizada internacional (INR), que é um cálculo feito ao se dividir o tempo de ativação de protrombina com o tempo normal da população. Esses marcadores tendem a elevar em casos de intoxicação por cumarínicos. Em caso de ingestão de grande quantidade, devemos realizar a dosagem desses exames em 12, 48 e 72 horas após a ingesta, devido à lenta absorção e o pico de efeito tardio desses compostos.

O diagnóstico diferencial da intoxicação por cumarínicos se faz com doenças hereditárias, como hemofilia, doença de von Willebrand, deficiência dos fatores II, VII, X e fibrinogênio, bem como com doenças adquiridas como hepatopatias e deficiência de vitamina K.

▶ TRATAMENTO

Nos casos em que há ingesta de pequena quantidade da substância, por vezes de forma não intencional deve-se tranquilizar o paciente e família, com orientações domiciliares a fim de evitar possíveis intoxicações. Não há indicação de realizar qualquer procedimento ou tratamento.

Já quando há ingestão de grande quantidade, dentro de um período de 2 horas, é válida a realização da lavagem gástrica seguida da utilização do carvão ativado no intuito de reduzir a absorção da substância, mitigando o seu efeito danoso no organismo.

Além disso, quando há alteração laboratorial do TAP e INR, administra-se 1 ampola de vitamina K (10mg) IM ou EV em adultos, podendo chegar a uma dose de 25mg e de 1 a 5mg em crianças (realizar 1mg/minuto em ambos) a cada 8 a 12 horas até a normalização do TAP/INR. Deve-se acompanhar o valor do INR a cada 12h até a sua normalização por no mínimo 2 semanas.

Não é indicada a vitamina K profilática, pois pode mascarar uma intoxicação.

Em caso de sangramento grave, considera-se a transfusão de plasma fresco congelado, além da vitamina K endovenosa.

Toda suspeita de intoxicação ou intoxicação confirmada por rodenticidas deve ser notificada (CID 10: T60.4).

▶ REFERÊNCIAS

1. ALVIM, André Luiz Silva et al. Epidemiologia da intoxicação exógena no Brasil entre 2007 e 2017. Brazilian Journal of Development, v. 6, n. 8, p. 63915-63925, 2020.
2. ESPÍRITO SANTO. CIATOX. Agrotóxicos: visão geral. Vitória: Toxcen, 2021. Color.
3. FRANCO R. F. Fisiologia da coagulação, anticoagulação e fibrinólise. In: SIMPÓSIO HEMOSTASIA E TROMBOSE, 34, 2001, Ribeirão Preto: páginas 229-237.
4. BORTOLI, Bianca; MAIA, Juliana; CADORE, Maila; TERRA, Veronica; SOUZA, Alda; PALUMBO, Marianna. Intoxicação por cumarínicos em uma cadela: relato de caso. Campo Grande: Ufms, 2019. Color.
5. SATO, Shouichi. Coumarin rodenticides. In: Drugs and Poisons in Humans. Springer, Berlin, Heidelberg, 2005. p. 599-608.
6. DEATON, Justin G.; NAPPE, Thomas M. Warfarin toxicity. 2017.
7. ALEXANDRE DE MATOS SOEIRO (São Paulo). Manual de Condutas da Emergência do Incor: cardiopneumologia. 2. ed. São Paulo: Manole, 2017. 1120 p.
8. BAROTTO, Adriana. Intoxicações por raticidas cumarínicos. Florianópolis: Telessaúde Santa Catarina. Color.
9. LOURENÇO, Dayse Maria; MORELLI, Vânia Maria; VIGNAL, Carla Valadares. Tratamento da superdosagem de anticoagulantes orais. Arquivos brasileiros de cardiologia, v. 70, p. 9-13, 1998.

capítulo 59

Síndrome de Lise Tumoral

- Ítalo David da Silva
- Guilherme Bernardo Vieira

▶ DEFINIÇÃO

A Síndrome de Lise Tumoral (SLT) pode ser definida como um conjunto de alterações metabólicas decorrentes da liberação rápida de componentes intracelulares, como fósforo, potássio, proteínas e seus metabólitos, para a circulação sistêmica, devido à lise maciça de uma população de células tumorais. Essas manifestações apresentam-se geralmente após o início de uma quimioterapia (SLT induzida), porém podem acontecer na ausência desse tipo de tratamento, sendo classificada como SLT espontânea — cuja ocorrência é rara e o desfecho, via de regra, desfavorável, em razão da falta de benefício do pré-tratamento.

A SLT é uma emergência onco-hematológica que se manifesta com alterações renais, musculoesqueléticas, cardíacas e neurológicas potencialmente fatais caso não sejam precocemente reconhecidas e tratadas. Os sintomas refletem as anormalidades metabólicas decorrentes da SLT (hipercalemia, hiperfosfatemia e hipocalcemia) e incluem náuseas, vômitos, diarreia, anorexia, letargia, hematúria, insuficiência e disritmias cardíacas, convulsões, cãibras, tetania e síncope.

Estima-se que a incidência desse distúrbio gira em torno de 3% a 26% em pacientes hematológicos, variando de acordo com tipo de neoplasia (mais frequentemente associado ao linfoma, à leucemia e ao mieloma múltiplo), o tratamento antitumoral, o reconhecimento precoce, as medidas de profilaxia e as características do paciente. O advento de terapias oncológicas cada vez mais eficazes, no entanto, aventa a possibilidade de a incidência aumentar gradativamente. Desse modo, as discussões a respeito do tema, como também a homogeneização do diagnóstico, das estratégias de prevenção baseadas em risco e da intervenção multidisciplinar agressiva precoce são medidas caras à minimização das consequências da síndrome.

▶ FISIOPATOLOGIA

O principal mecanismo que explica a síndrome reside no fato de que células tumorais possuem elevada concentração de purinas, potássio e fosfato intracelular. Quando há o rompimento de uma grande quantidade de células tumorais, pelo tratamento quimioterápico ou, mais raramente, de forma espontânea, há grande liberação desses componentes na corrente sanguínea desencadeando as manifestações clínicas.

Os ácidos nucleicos púricos liberados no soro são rapidamente convertidos em ácido úrico. A quantidade elevada desse composto excede a capacidade de excreção renal, o que leva à precipitação na forma de cristais de urato, que se depositam nos túbulos renais e podem levar à obstrução e consequente comprometimento da filtração glomerular e redução do débito urinário.

O excesso de fosfato sérico gerado pela lise tumoral se liga ao cálcio, resultando na formação de cristais de fosfato de cálcio, que podem se depositar na microcirculação e nos túbulos renais, e na depleção de cálcio sérico que leva a uma hipocalcemia que pode variar entre assintomática e ameaçadora à vida.

A hipercalemia é a alteração mais precoce e grave da SLT, resulta tanto da liberação intracelular de potássio quanto da insuficiência renal aguda e pode resultar em arritmia ventricular cardíaca fatal.

▶ FATORES DE RISCO/ESTRATIFICAÇÃO

A avaliação dos fatores de risco para o desenvolvimento da SLT nos pacientes em tratamento quimioterápico é essencial para que se possa estabelecer medidas profiláticas de forma adequada. A ocorrência da SLT é muito maior em câncer hematológico em comparação às neoplasias sólidas, tumores altamente proliferativos e sensíveis à quimioterapia, como a leucemia linfoblástica aguda também predispõem ao aparecimento da síndrome. Além disso, o nível sérico de Desidrogenase lática (DHL), o tamanho do tumor, contagem inicial de leucócitos e a extensão do envolvimento da medula óssea são preditores para o desenvolvimento da síndrome.

Também se faz importante a avaliação de fatores relacionados ao paciente que podem facilitar o aparecimento da SLT como desidratação, idade avançada, esplenomegalia, nível basal de creatinina aumentado e elevados níveis de ácido úrico e função renal comprometida.

É fundamental em pacientes oncológicos com risco de desenvolvimento da SLT a predição para o acontecimento da síndrome através da estratificação de risco, a qual classifica pacientes que no momento não apresentam SLT em 3 grupos, risco baixo (< 1%), intermediário (1%-5%) e alto (> 5%), baseado em fatores intrínsecos ao paciente preexistentes à condição e também fatores relacionados ao tumor (tipo, contagem de leucócitos, níveis de DHL).

▶ DIAGNÓSTICO

Apesar de a definição de SLT ser consenso em meio à comunidade científica, não há uma definição diagnóstica nem um sistema de classificação universal para a síndrome. A primeira definição formal foi proposta por Hande e Garrow em 1993; contudo, por apresentar algumas limitações, foi alterada por Cairo e Bishop em 2004, sendo o padrão mais frequentemente usado. Os autores subclassificaram a SLT em laboratorial e clínica, cujas definições estão sumarizadas na Tabela 1.

Tabela 1 Definição de Cairo e Bishop para Síndrome de Lise Tumoral laboratorial e clínica. Fonte: WILLIAMS e KILLEEN.

SLT Laboratorial	SLT Cínica

Duas ou mais das seguintes anormalidades laboratoriais, ocorrendo até 3 dias antes ou 7 dias após a quimioterapia:
 	
Ácido úrico ≥ 8mg/dL
Potássio ≥ 6mEq/L
Fosfato
  ≥ 6,5mg/dL para crianças
  ≥ 4,5mg/dL para adultos
Cálcio < 7mg/dL
ou
Alteração (redução no caso do cálcio) de 25% do valor basal de qualquer um dos eletrólitos acima.
	SLT Laboratorial com uma ou mais das seguintes anormalidades:
	
	Creatinina mais de 1,5 vez o limite superior normal
	Arritmia cardíaca
	Convulsão
	Morte súbita

Em 2011, foi proposta por Howard *et al.* uma alteração na classificação de Cairo e Bishop, sendo recomendada a remoção do critério que utiliza a alteração de 25% nos valores basais, uma vez que, segundo os autores, essa mudança não é clinicamente importante. A recomendação incluía ainda que as manifestações laboratoriais se apresentassem dentro de um período de 24 horas. Apesar da heterogeneidade nos critérios diagnósticos, é importante que os especialistas cheguem a um denominador comum, dada a necessidade de determinar a incidência exata, a classificação de risco da SLT e propiciar estudos comparativos de novas terapias para a prevenção e profilaxia da SLT no futuro.

▶ PROFILAXIA

A profilaxia para SLT é recomendada para todos os pacientes com doença onco-hematológica que fazem o tratamento quimioterápico. A profilaxia tem como objetivo preservar a função renal, diminuir os níveis de ácido úrico e prevenir as complicações decorrentes da hipercalemia e das outras alterações metabólicas e deve ser individualizada de acordo com a estratificação de risco.

A primeira medida a ser feita é a realização de exames laboratoriais de controle e a estratificação de risco. Para pacientes de baixo risco deve-se fazer avaliação clínica de rotina e exames laboratoriais de acompanhamento se necessário. Para pacientes de alto risco são necessários exames laboratoriais diários e avaliação clínica intensiva, bem como início do tratamento profilático que consiste em hidratação rigorosa, administração de agentes hipouricêmicos e diuréticos de alça se necessário.

A hidratação adequada deve ser feita para todos os níveis de risco para SLT em devidas proporções, já que diminui as concentrações de ácido úrico, potássio e fósforo no sangue, além de aumentar o fluxo sanguíneo renal. Deve ser iniciada 24 a 48h antes do início da quimioterapia e, a depender da condição clínica do paciente e do tipo de tumor, deve ser continuada durante o tratamento.

O Alopurinol, por seu custo e disponibilidade, é a droga de escolha para a profilaxia, deve ser considerado para pacientes de risco baixo e administrado em dose de 200 a 300mg/m2/dia VO/EV para todos os pacientes de risco moderado e grave para o desenvolvimento da síndrome, deve ser começado de 2 a 3 dias antes do tratamento quimioterápico. É um fármaco inibidor da enzima xantil-oxidase, impedindo a formação de ácido úrico. Contudo, não é eficaz para reduzir o nível de ácido úrico preexistente e, devido a seu início de ação lento, tem pouca utilidade para SLT estabelecida.

A Rasburicase é um fármaco de maior custo e menor disponibilidade e deve ser iniciado quando há falha do Alopurinol para o tratamento ou profilaxia da hiperuricemia, em pacientes com insuficiência renal grave ou que apresentem hipersensibilidade ao Alopurinol. É uma forma recombinante da enzima urato-oxidase, responsável pela transformação do ácido úrico em alantoína. Assim, diferente do Alopurinol, é eficaz na diminuição dos níveis séricos de ácido úrico de forma rápida, com diminuição de 98% em até 4 horas da administração.

▶ TRATAMENTO

As medidas terapêuticas para a SLT se concentram no controle das alterações hidroeletrolíticas e no tratamento da lesão renal aguda. Dessa forma o tratamento, em muitos aspectos, se assemelha às medidas profiláticas.

Deve ser realizada hidratação rigorosa em esquema de 3L/m²/dia, porém essa quantidade deve ser revisada para cada paciente de acordo com suas características individuais como doenças de base e alterações metabólicas. A diurese deve ser mantida > 1mL/Kg/h e quando for insuficiente apesar da hidratação adequada, pode ser administrado Furosemida 0,5 – 1,0mg/Kg.

Para o tratamento da hiperuricemia a Rasburicase 0,15 a 0,2mg/kg/dia EV por 5 dias deve ser priorizada em relação ao alopurinol devido a sua velocidade e efeito.

Para todos os pacientes com hipercalemia deve ser realizado eletrocardiograma e ser evitado medicamentos que alterem o metabolismo do potássio. O tratamento dependerá dos níveis séricos de potássio e será abordado em capítulo específico.

O tratamento da hiperfosfatemia depende da gravidade das manifestações clínicas e consiste na restrição da absorção exógena de fosfatos e aumentar a excreção desses por meio da hidratação, rasburicase e diuréticos de alça. A correção dos níveis de fosfato sanguíneo geralmente são suficientes para o tratamento da hipercalcemia.

A hemodiálise é reservada aos pacientes refratários às outras medidas terapêuticas para manejo dos distúrbios hidroeletrolíticos, hiperuricemia e lesão renal aguda associada à SLT.

▶ REFERÊNCIAS

ALENCAR, J.; NETO, R.; OLIVEIRA, L. Emergências Oncológicas. In: **Medicina de Emergência**. [s.l.] Manole, 2022.

BELAY, Yohannes; YIRDAW, Ketsela; ENAWGAW, Bamlaku. Tumor lysis syndrome in patients with hematological malignancies. **Journal of Oncology**, 2017.

Cairo, M. S., & Bishop, M (2004). Tumour lysis syndrome: new therapeutic strategies and classification. **British Journal of Haematology**, 127 (1), 3–11.

CASCIATO, Dennis Albert; TERRITO, Mary C (Ed.). **Manual of clinical oncology**. 8. ed. Filadélfia: Lippincott Williams & Wilkins, 2017.

Howard, S. C., Jones, D. P., & Pui, C.-H (2011). The Tumor Lysis Syndrome. **New England Journal of Medicine**, 364 (19), 1844–1854.

HOFF, Paulo Marcelo Gehm *et al*. **Tratado de oncologia**. São Paulo: Atheneu, 2013.

VILLAS, Jose Manuel Calvo. Síndrome de lisis tumoral. **Medicina Clínica**, v. 152, n. 10, p. 397-404, 2019.

WILLIAMS, Shelly M.; KILLEEN, Anthony A. Tumor lysis syndrome. **Archives of Pathology & Laboratory Medicine**, v. 143, n. 3, p. 386-393, 2019.

capítulo 60

Coagulação Intravascular Disseminada

• Lucas Augusto Alves de Araújo

▶ O QUE É A COAGULAÇÃO INTRAVASCULAR DISSEMINADA (CIVD)?

Síndrome adquirida por uma ativação descontrolada do sistema de coagulação dentro do vaso sanguíneo. Basicamente, é um descontrole entre a balança de coagulação e fibrinólise, em que as duas não irão se balancear. Exemplificando, se houver um corte no dedo, você tem disposição de fatores (fator tecidual, fator VII, entre outros) em uma cascata de coagulação que faz com que o contato dessas moléculas fora do vaso sanguíneo, do endotélio, ative esses fatores e tais fatores sejam ativados. Várias substâncias também fazem parte do processo, como o cálcio e a fibrina, em que vão agir para formação de um "tampão", para que não continue perdendo aquele sangue. A partir daí, haverá a formação do coágulo naquela região, que posteriormente, com a cicatrização, esse coágulo irá se dissolver através dos fibrinolíticos, que vão agir diretamente na lise das fibrinas presentes nos coágulos. Na CIVD, vai ocorrer uma geração anormal e excessiva de trombina e fibrina no sangue que está em circulação. Essa CIVD pode ocorrer de forma lenta ou rápida, onde a lenta pode se desenvolver por meses ou semanas e a rápida em horas ou dias.

▶ ETIOLOGIA DA CIVD

A coagulação intravascular disseminada geralmente é resultado de uma exposição de fator tecidual ao sangue, em que vai se iniciar a via extrínseca e a via fibrinolítica da cascata de coagulação. Quando ocorre a estimulação das células endoteliais pelas citocinas e uma alteração do fluxo sanguíneo microvascular, vai haver a liberação do tPA. O tPA e o plasminogenio vão se ligar as polímeros da fibrina e a plasmina cliva a fibrina em dímeros -D e outros produtos de degradação de fibrina. Isso pode causar trombose e sangramento.

A CIVD ocorre com mais frequência nas seguintes situações:
• Complicações obstétricas;

- Infecções;
- Neoplasias;
- Choque.

A CIVD ocorre com menos frequência nas seguintes situações:

- Lesão tecidual grave;
- Complicações da cirurgia de próstata;
- Envenenamento com animais peçonhentos;
- Hemolise intravascular profunda;
- Aneurismas aórticos.

▶ FISIOPATOLOGIA DA CIVD

- CIVD lenta: ocasiona primariamente manifestações tromboembólicas venosas
- CIVD rápida: causa trombocitopenia depletação dos fatores de coagulação de plasma e fibrinogênio e sangramento.

▶ SINAIS E SINTOMAS DA CIVD

CIVD lenta: pode haver trombose venosa e/ou sintomas de embolia pulmonar
CIVD rápida: podem ocorrer hemorragias em locais de punção e picadas

▶ DIAGNÓSTICO DA CIVD

Solicitados:

- Contagem de plaquetas;
- Tempo de protrombina (TP);
- Tempo de tromboplastina parcial (TTP);
- Fibrinogênio plasmático;
- d-Dímero plasmático.

CIVD lenta:

- Leve trombocitopenia;
- TP normal ou minimamente aumentado;
- Fibrinogênio normal ou levemente diminuído;
- Aumento do nível plasmático de d-Dímero.

CIVD rápida:

- Trombocitopenia grave;
- PT e PTT aumentados;
- Fibrinogênio plasmático diminuído;
- Nível plasmático de d-Dímero aumentado.

▶ TRATAMENTO DA CIVD

Inicialmente, é necessário tratar a causa. Como exemplo, em casos de sepse, a antibioticoterapia deve ser iniciada e verifica-se a eficiência do tratamento em relação a CIVD. Caso resolva, ela irá melhorar rapidamente.

Em casos de sangramento grave, deve-se ocorrer a terapia de reposição adjuvante imediatamente. Pode-se iniciar:

- Concentrado de plaquetas para corrigir a trombocitopenia;
- Crioprecipitado para substituir o fibrinogênio;
- Plasma fresco congelado.

No caso da CIVD lenta, a heparina é útil nos casos de trombose venosa e de embolia pulmonar. No caso da CIVD, não é indicado na maioria dos casos, em decorrência de um possível sangramento, com exceção de grávidas com fetos mortos e com CIVD.

▶ REFERÊNCIAS

1. Furie B, Furie BC. The molecular basis of blood coagulation. Cell. 1988; 53:505-518.
2. Davie EW, Fujikawa K, Kisiel W. The coagulation cascade: initiation, maintenance and regulation. Biochemistry. 1991; 30:10363-9.
3. Mann KG. Biochemistry and pathology of blood coagulation. Thromb Haemost. 1999; 82:165-74.
4. Dahlbäck B. Blood coagulation. Lancet. 2000; 355:1627-32.
5. Oldenburg J, Schwaab R. Molecular biology of blood coagulation. Semin Thromb Hemost. 2001; 27:313-24.
6. Rezende SM, Simmonds RE, Lane DA. Coagulation, inflammation, and apoptosis: different roles for protein S and the protein S-C4b binding protein complex. Blood. 2004; 103:1192-1201.
7. Soliman DE, Broadman LM. Coagulation Defects. Anesthesiology Clin. 2006; 24:549-78.
8. msdmanuals.com/pt-br/profissional/hematologia-e-oncologia/dist%C3%BArbios-de-coagula%C3%A7%C3%A3o/coagula%C3%A7%C3%A3o-intravascular-disseminada-cid.

parte X

Urgências e Emergências Oftalmológicas e Otorrinolaringológicas

Capítulo 61 ▪ Hemorragia orbitária, hemorragia retrobulbar e hifema

Capítulo 62 ▪ Retirada de corpo estranho na oftalmologia

Capítulo 63 ▪ Manejo da epistaxe na emergência

Capítulo 64 ▪ Otite média aguda

Capítulo 65 ▪ Retirada de corpo estranho na otorrinolaringologia

capítulo 61

Hemorragia Orbitária, Hemorragia Retrobulbar e Hifema

- Beatriz Cruz Mariz
- Claudia Patricia da Silva Gois
- Maria Eduarda França Melo
- Mário Jorge Santos

► HEMORRAGIA ORBITÁRIA

A órbita é um compartimento ósseo com cerca de 30cm^3. Pequenos incrementos no seu volume são suficientes para elevar a pressão intra-orbitária. Geralmente o incremento de volume orbitário é ocasionado devido a sangramentos, que podem ser causados por fratura óssea orbitária e, menos frequentemente, traumas cirúrgicos iatrogênicos. Casos de hemorragia orbitária não traumática são incomuns e geralmente apresentam razões subjacentes para o desenvolvimento de hemorragia, como distúrbios sanguíneos, malformação vascular, aumento súbito da pressão venosa craniana e orbitária, infecção, inflamação, neoplasia ou outras lesões orbitárias.

A elevação de volume orbitário pode resultar, em última análise, em compressão dentro do espaço retrobulbar, o que pode causar aumento da pressão intraocular e restrição da mobilidade do globo ocular. Ademais, a compressão pode ocasionar uma síndrome compartimental orbitária, a qual pode danificar o nervo óptico e comprometer o suprimento sanguíneo da retina, resultando em perda visual potencialmente irreversível, o que se estima que aconteça por volta de 90 a 120 min. Constitui-se, portanto, em uma emergência oftalmológica, demandando um pronto diagnóstico e uma conduta rápida e eficaz.

QUADRO CLÍNICO

O paciente queixa-se de dor e de redução da acuidade visual. Ademais, pode apresentar desde edema palpebral e periocular leve até proptose, equimose palpebral alteração da motilidade ocular, com consequente diplopia e hemorragia subconjuntival ou ingurgitamento vascular, aumento da pressão intraocular (acima de 40mmHg) e sinais de neuropatia óptica compressiva, como edema de disco óptico, defeito pupilar aferente relativo ou pupila não reagente à luz e diminuição da sensibilidade ao contraste e visão de cores. Hemorragias retinianas e, até mesmo, mácula em vermelho cereja, no caso de oclusão da artéria central da retina, são achados possíveis. A combinação de moscas volantes de início recente e flashes luminosos devem considerar a hipótese de descolamento de retina até que se prove o contrário.

DIAGNÓSTICO

O diagnóstico é em geral clínico frente aos sinais oftalmológicos e anamnese. Nos casos de trauma, a perfuração ocular deve ser excluída.

Pelo fato do diagnóstico ser clínico, não é necessário exame de imagem. No entanto, em alguns casos, o exame físico pode não apresentar grandes achados ou alterações, mas a história da doença atual é sugestiva. Nesses casos, os exames complementares poderão ser importantes. Contudo, a perda de tempo para a realização de exame de imagem pode resultar em comprometimento visual adicional devendo ser solicitado quando a síndrome de compartimento na órbita e a função visual estiverem estabilizadas. Ademais, a imagem pode ser realizada para avaliar lesões concomitantes e/ou corpos estranhos retidos

A ultrassonografia ocular tem sido útil na avaliação de lesões oculares, mas é contraindicada em pacientes com ruptura do globo ocular. A tomografia computadorizada é um exame importante, uma vez que por meio dela pode-se avaliar a presença de fraturas ósseas e de corpo estranho intraocular ou orbitário. A ressonância magnética não é o exame de escolha, principalmente na emergência, e é contraindicada no caso de suspeita de corpo estranho metálico. No entanto, na suspeita de malformações vasculares da órbita, é útil na identificação de alterações vasculares e linfáticas, assim como na avaliação da presença de fístulas arteriovenosas. Um simples exame de raio X pode indicar a presença de corpo estranho radiopaco intraocular ou intraorbitário.

TRATAMENTO

Ao examinar um paciente com qualquer trauma na face e na órbita, sempre considerar a possibilidade de ferimento perfurante do globo ocular. Se o ferimento for óbvio, o manejo no pronto-socorro consiste em emergente consulta com oftalmologista para intervenção cirúrgica imediata. Medidas adicionais incluem avaliação de estado tetânico, colocação de escudo ocular rígido, administração de analgesia sistêmica e antieméticos, elevação da cabeceira da cama e administração de antibióticos sistêmicos para reduzir o risco de endoftalmite e curativo protetor não compressivo do olho injuriado. Os antibióticos recomendados são cefazolina ou vancomicina ou uma fluoroquinolona de quarta geração.

A proteção ocular deve preferencialmente ser feita com protetor de plástico rígido ou com copinho plástico de café, fixado com esparadrapo micropore. Não se deve utilizar medicações tópicas, tanto colírios como pomadas, nem realizar limpeza do globo ocular em caso de suspeita de perfuração, pelo risco de remoção inadvertida de conteúdo intraocular parcialmente extruído.

Em caso de síndrome compartimental orbital, o tempo de infarto da retina é de aproximadamente 90 minutos, e, assim, a diminuição de perfusão por tempo maior que esse pode causar morte de fibras nervosas retinianas e perda visual permanente. A conduta indicada é uma descompressão orbital rápida e agressiva, através de cantotomia lateral e cantólise inferior, que tem o propósito de realizar uma descompressão adequada dos tecidos moles da órbita. O procedimento pode ser realizado em consultório ou sala de emergência com instrumentação básica e anestesia local. Pode ser utilizada sedação consciente no setor de emergência se isso não atrasar o tratamento.

A ferida operatória, após cantotomia e cantólise, deve ser reparada cirurgicamente com uma cantoplastia.

Se a pressão intraocular se mantiver elevada, devem-se considerar outras abordagens, como punção da câmara anterior, uso de colírios antiglaucomatosos, inibidor da anidrase carbônica via oral e agente hiperosmótico (p. ex., manitol endovenoso), tomando-se os cuidados clínicos necessários.

O paciente deve ser mantido em ambiente hospitalar sob observação durante as horas seguintes, pois pode haver ressangramento e o exame oftalmológico deve ser seriado. Deve-se lembrar, também, do risco de exposição corneana no caso de proptose severa, e medidas como uso de colírios e géis lubrificantes e de câmara úmida devem ser adotadas para evitar a ceratopatia de exposição.

SEGUIMENTO

Nos casos em que a visão estiver ameaçada, monitorar rigorosamente o paciente, até que esteja estável, com frequentes avaliações da visão e da pressão intra ocular (PIO).

Qualquer paciente com hemorragia orbital pós-traumática de mais do que 6 a 8 horas e com função visual normal deve ser instruído em detalhes sobre como medir de forma seriada a função visual, em especial nas primeiras 24 horas, e retornar imediatamente se perceber piora da acuidade visual.

As feridas devem ser reparadas, tão logo quanto possível. Se for indicada a reconstrução do canto lateral, deve ser realizada como um procedimento ambulatorial sob anestesia local.

Em caso de neuropatia óptica residual estar presente, o paciente deve ser acompanhado com exames e campos visuais seriados. Não é incomum que a função visual continue a melhorar nos primeiros meses.

PROGNÓSTICO

A visão em geral apresenta melhora nos dias e meses seguintes, quando não houver comprometimento irreversível do nervo óptico e da retina.

▶ HIFEMA

O hifema se caracteriza por hemorragia na câmara anterior, podendo tanto se originar da íris, quanto do corpo ciliar. O sangramento pode ser microscópico, quando se observa apenas glóbulos vermelhos circulando no humor aquoso ou visível, no momento em que há um acúmulo de hemácias suficiente para preencher parte da câmara anterior ou essa estrutura por completo, sendo, nesse caso, denominado de hifema total. Isoladamente, de maneira rara, é causa de perda de visão, no entanto, deve ser investigado pois pode ser indicativo de outras lesões agudas que poderão gerar comprometimento da função visual.

A causa mais comum do hifema é o trauma contuso, seguido de trauma penetrante e sangramentos espontâneos em pacientes que possuam patologia hematológica de base ou, menos comum, com o uso de anticoagulantes.

QUADRO CLÍNICO

Os achados clínicos mais clássicos do quadro de hifema além do nível fluído são: diminuição da acuidade visual e anisocoria. Além disso, devido ao aumento da pressão intraocular (PIO) os pacientes podem apresentar dor nos olhos e cefaléia.

DIAGNÓSTICO

O diagnóstico é clínico, através da observação de nível fluído com presença de hemácias na câmara anterior do olho. O exame ocular deve se basear na avaliação de outras lesões traumáticas, observando, de forma minunciosa, possível ferimento perfurante do globo ocular. Deve-se avaliar, também, a possibilidade de traumas contusos. Sendo assim, é imprescindível que seja solicitado uma tomografia computadorizada de crânio, com o objetivo de identificar possíveis lesões ou fraturas que possam ser causa desta patologia.

TRATAMENTO

Frente ao diagnóstico, o encaminhamento a um oftalmologista se faz urgente. O tratamento inicial consiste em monitorar a pressão intra ocular e avaliar o nível do hifema na câmara anterior, a cada dia. Se não houver diminuição gradativa do hifema, em até uma semana, deve-se fazer uma paracentese da câmara anterior com o objetivo de retirar o hifema (coágulo). Sendo assim, deve-se priorizar possível ameaça à vida e, à visão daquele paciente. No cenário de aumento da PIO (> 30 mm Hg) se faz aplicação tópica de beta-bloqueadores (contra indicados em asmáticos e bradicárdicos patológicos e administração oral ou intravenosa de inibidores da anidrase carbônica, como a acetazolamida, e/ou líquido hiperosmótico, como o manitol, com o objetivo de reduzir a pressão intraocular.

Importante salientar que o traço falciforme ou a anemia limitariam o uso de acetazolamida, tendo em vista que acidose metabólica resultante induziria a falcização dos glóbulos dentro da câmara anterior e aumentaria ainda mais a PIO Portanto, a metazolamida seria preferida nessa população de pacientes.

REFERÊNCIAS

1. CARDOSO FILHO, Antero Pinto; COSTA, Luísa Canesin Dourado Figueiredo; ROCHA, Eduardo Melani. Urgências Oftalmológicas: o que todo médico precisa saber. **Medicina (Ribeirão Preto)**, [S.L.], v. 55, n. 2, p. 62-68, 5 set. 2022. Universidade de Sao Paulo, Agencia USP de Gestao da Informacao Academica (AGUIA). http://dx.doi.org/10.11606/issn.2176-7262.rmrp.2022.174157.
2. CHRISTIE, B. *et al*. Retrobulbar hematoma: A systematic review of factors related to outcomes. Journal of Plastic, Reconstructive & Aesthetic Surgery, v. 71, n. 2, p. 155–161, fev. 2018.
3. GRAGG, James; BLAIR, Kyle; BAKER, Mari B. Hyphema. Nih.gov. Disponível em: < https://www.ncbi.nlm.nih.gov/books/NBK507802/ > . Acesso em: 17 dez. 2022.
4. GRUBER, Markus; REINHARD, Thomas; MAIER, Philip. Orbitale Blutung während eines Tauchgangs. **Der Ophthalmologe**, [S.L.], v. 118, n. 3, p. 283-284, 22 jun. 2020. Springer Science and Business Media LLC. http://dx.doi.org/10.1007/s00347-020-01144-z.
5. GERSTENBLITH, Adam, T. e Michael P. Rabinowitz. Manual de doenças oculares///////////////////////// do Wills Eye Hospital: diagnóstico e tratamento no consultório e na emergência. Disponível em: Minha Biblioteca, (6th edição). Grupo A, 2014.
6. NA, Jaehoon; CHOI, Soo Youn; BAEK, Sehyun; LEE, Hwa. Hemorrhage and Infarction of the Conjunctiva and Orbit in Essential Thrombocythemia. **Journal Of Craniofacial Surgery**, [S.L.], v. 28, n. 3, p. 750-751, maio 2017. Ovid Technologies (Wolters Kluwer Health). http://dx.doi.org/10.1097/scs.0000000000003431.
7. ROMANIUK, Victoria M. Ocular Trauma and Other Catastrophes. **Emergency Medicine Clinics Of North America**, [S.L.], v. 31, n. 2, p. 399-411, maio 2013. Elsevier BV. http://dx.doi.org/10.1016/j.emc.2013.02.003.
8. OFTALMOLOGIA, Conselho Brasileiro de (comp.). **Urgências em oftalmologia**: tema oficial do 64º congresso brasileiro de oftalmologia. Rio de Janeiro: Cultura Médica, 2020.

capítulo 62

Retirada de Corpo Estranho na Oftalmologia

- Ivo Farias Gomes
- Luciano Oliveira Moitinho Filho
- Mário Jorge Santos

▶ RETIRADA DE CORPO ESTRANHO NA OFTALMOLOGIA

A principal causa de urgências oftalmológicas, segundo estudos epidemiológicos, é o trauma ocular por corpo estranho (CE), o qual é frequentemente relacionado com atividades laborais. No entanto, tal situação não se limita a esses cenários, podendo ocorrer inadvertidamente no cotidiano de qualquer pessoa, resultando em disfunções importantes, com prejuízos pessoais, sociais e econômicos relevantes.[1]

A depender do corpo estranho, faz-se imprescindível uma intervenção não só imediata, mas sobretudo, apropriada, com o objetivo de promover um melhor tratamento e prognóstico ao paciente. A presença de CE ocular está intrinsecamente relacionada à abrasão da córnea. Desse modo, iniciamos a abordagem do presente capítulo com o respectivo tópico.

ABRASÃO CORNEANA

Definição
É uma lesão ou arranhão na camada epitelial da córnea.

Fisiopatologia
Um trauma superficial de fricção ou raspagem lesiona as células epiteliais da córnea, o que, por conseguinte, pode gerar sintomas como: desconforto ao piscar, sensação de corpo estranho, fotofobia, dor aguda, lacrimejamento.

Diagnóstico
Inicia-se com a avaliação mediante o exame de inspeção sob lâmpada de fenda, com o intuito de medir o tamanho da abrasão, sua localização e avaliar a presença de infiltrados

(opacificação corneana subjacente). Procura-se também por presença de laceração da córnea e entrada de trauma penetrante. Em seguida, faz-se a eversão das pálpebras para afastar a presença de CE[2] sob as mesmas, caso não haja ferimento ocular penetrante.

Tratamento

Utiliza-se antibióticos (pomada ou colírio) por pelo menos 4x/dia. As abrasões ocasionadas por unhas ou material vegetal devem ser tratadas com fluoroquinolona. Importante destacar que no caso de usuários de lentes de contato, o antibiótico deve ter cobertura antipseudomonas. Associa-se também o uso de agente cicloplégico para irite traumática, a qual pode se desenvolver em 24 a 72 horas após o trauma. Deve-se considerar o uso de colírios anti-inflamatórios não esteroides (AINEs) para o controle da dor.[3]

O uso de curativos são necessários. Estes podem de ser utilizados para a recuperação e o conforto do paciente. Os usuários de lentes de contato só podem retomar o uso das mesmas, após pelo menos 1 semana do término do tratamento adequado instituído e desde que olho esteja com o quadro normalizado.[2]

- A abordagem do corpo estranho é dividida em 3 segmentos anatômicos distintos, são eles: Os Corneanos e Conjuntivais; o Intraorbital; o Intraocular. Cabe ressaltar que a remoção de corpos estranhos intraoculares e o tratamento de qualquer lesão penetrante, devem ser feitos cirurgicamente por um oftalmologista. Portanto, a identificação ou suspeita de lesão penetrante requer consulta oftalmológica imediata.[3]

CORPOS ESTRANHOS CORNEANOS E CONJUNTIVAIS

Definição

O corpo estranho se localiza na córnea e/ou conjuntiva.

Fisiopatologia

É um trauma que gera lesão na córnea e/ou conjuntiva com a retenção de um CE nessa região, o que, por conseguinte, pode gerar sintomas de lacrimejamento e sensação de copo estranho; sinais de edema palpebral e pequeno infiltrado envolta do corpo estranho corneano, podem ser encontrados.

Diagnóstico

Inicia-se com a coleta do histórico, com o intuito de determinar o mecanismo da lesão e a natureza do corpo estranho, seguido do exame da acuidade visual e exame sob lâmpada de fenda, com objetivo de localizar e avaliar a presença e a profundidade do CE. Deve-se dilatar apupila deste olho e examinar o segmento posterior à procura de um possível CE intraocular. Avalia-se também a necessidade de exames de imagem complementares: raio X (corpo estranho radiopaco), ultrassonografia (USG) e tomografia computadorizada (TC).[2]

Averiguado que não há evidência de perfuração, faz-se a eversão das pálpebras e inspeciona-se os fórnices à procura de corpos estranhos adicionais. Inspeciona-se com atenção a conjuntiva para excluir lacerações ou perfurações esclerais.

▶ TRATAMENTO

- Corpo estranho corneano (superficial ou de espessura parcial): Aplicar anestésico tópico. Remove-se o corpo estranho corneano com uma agulha de uso intramuscular, utilizando a lâmpada de fenda ou, na falta desta, uma lupa. Os corpos estranhos superficiais múltiplos poderão ser por irrigação com soro fisiológico.[2,3]
- Corpo estranho conjuntival: Remove-se o corpo estranho sob anestesia tópica. Os corpos estranhos múltiplos ou soltos superficiais podem ser removidos com irrigação de soro fisiológico. Um CE pode ser removido com um cotonete embebido em anestésico tópico ou com uma agulha de uso intramuscular. Pode-se utilizar um antibiótico de uso oftalmológico, tópico, para o controle de infecções.[2,3]

Obs.: No caso do CE ser uma lente de contato deslocada, a lente, na maioria das vezes, encontra-se no fórnice superior, desse modo, para sua retirada é necessário a eversão da pálpebra superior. Pode-se utilizar também o corante fluoresceína, a qual auxilia na localização das lentes gelatinosas. Após sua retirada, faz-se inspeção e desinfeção das lentes, para posterior reinserção ou substituição por novas lentes.[2]

CORPO ESTRANHO INTRAORBITAL

Definição
O corpo estranho abrange a região intraorbital.

Fisiopatologia
Um trauma lesiona a região intraorbital com a retenção de um CE nesta região, o que, por conseguinte, pode gerar sintomas como: visão diminuída, dor, visão dupla-, ou pode ser assintomático.

Diagnóstico
Inicia-se com a coleta do histórico com o objetivo de determinar o mecanismo da lesão e a natureza do corpo estranho, seguido do exame ocular e da inspeção minuciosa em busca de um ferimento de entrada. É importante excluir ruptura oculta de globo ocular.

Como exames de imagem, tem-se o raio X (presença de elemento radiopaco); TC de órbitas e crânio com o o objetivo de, não só identificar, como também localizá-lo no interior do olho ou da órbita. Deve-se ressaltar que a TC ou a RM nunca são exames iniciais, podendo ser realizados após o raio X ou Ultrassonografia. Com base nos exames de imagem, pode-se confirmar ou afastar a suspeita de CE no olho e/ou na órbita.

Tratamento

A remoção do corpo estranho só deve ser feita após o exame de imagem indicar sua presença e localização. Assim, poderá ser retirado com uma agulha de uso intramuscular, ou por cuidadosa intervenção cirúrgica.

Considera-se a hospitalização em pacientes com os seguintes quadros (sinais de infecção ou constatação de corpo estranho intraocular/intraorbitário; formação de fístula infecciosa). Tais pacientes devem passar por uma exploração cirúrgica, além de iniciarem imediatamente a administração com antibióticos sistêmicos e prevenção do tétano[2].

Obs.: A remoção de um corpo estranho orbital nunca deve ocorrer em presença de ruptura de globo, o qual deve ser reparado antes.

CORPO ESTRANHO INTRAOCULAR

Definição

Corpo estranho retido no interior do olho.

Fisiopatologia

Um trauma causado por elementos de composição: metálica (ferro, chumbo, cobre), vidro, madeira, etc., pode, a depender do impacto, penetrar no olho e/ou órbita, pode gerar sintomas como olho vermelho, visão diminuída e/ou turva, e dor ocular.

Diagnóstico

Inicia-se com a coleta do histórico, com o intuito de determinar o mecanismo da lesão e o tipo de corpo estranho, seguido do exame da acuidade visual, exame sob lâmpada de fenda e avaliação minuciosa da integridade do globo. Verifica-se a PIO e realiza-se exames de imagens (Raio X, TC e RM) são os mesmos indicados para os casos de CE intraorbital. Ademais, pode-se realizar o exame de USG em modo B delicada de globo e órbita.[2]

Tratamento

Constatada a injúria perfurante do olho e/ou da órbita, instituir hospitalização em jejum até a cirurgia; colocar um tampão protetor sobre o olho envolvido (não usar curativo no olho); realizar profilaxia do tétano caso haja a necessidade; iniciar antibioticoterapia. Recomenda-se a remoção cirúrgica urgente de qualquer corpo estranho intraocular agudo com intuito de reduzir o risco de infecção. Ademais, CE de cobre ou contaminados demandam remoção com urgência. Já em casos crônicos, a remoção é recomendada com cirurgia eletiva.

▶ REFERENCIAS

1. RASSI, Adel Jorge El *et al*. Epidemiologia das urgências e emergências oftalmológicas em um Hospital Universitário Terciário. **Revista Brasileira de Oftalmologia** [online]. 2020, v. 79, n. 4, pp. 227-230. Disponível em: https://www.scielo.br/j/rbof/a/PHFyJ8QqRHzKprqBjtg3Hyy/?lang=pt#. Acesso em: 21 dez. 2022.
2. GERSTENBLITH, Adam T. *et al.*, (org.). **Manual de doenças oculares do Wills Eye Hospital**: diagnóstico e tratamento no consultório e na emergência. 6. ed. Porto Alegre: Artmed, 2015. 491 p. ISBN 9781451175844.
3. CHRISTOPHER J., Brady *et al*. Como fazer procedimentos oculares: Como remover um corpo estranho do olho. *In*: **Manual MSD**: Versão para Profissionais de Saúde. [*S. l.*], 2020. Disponível em: https://www.msdmanuals.com/pt-br/profissional/dist%C3%BArbios-oftalmol%C3%B3gicos/como-fazer-procedimentos-oculares/como-remover-um-corpo-estranho-do-olho. Acesso em: 27 dez. 2022.
4. CHRISTOPHER J., Brady *et al*. Como fazer procedimentos oculares: Como Irrigar o olho e fazer eversão da pálpebra. *In*: **Manual MSD**: Versão para Profissionais de Saúde. [*S. l.*], 2020. Disponível em: https://www.msdmanuals.com/pt-br/profissional/dist%C3%BArbios-oftalmol%C3%B3gicos/como-fazer-procedimentos-oculares/como-irrigar-o-olho-e-fazer-evers%C3%A3o-da-p%C3%A1lpebra. Acesso em: 27 dez. 2022.

capítulo 63

Manejo da Epistaxe na Emergência

- Therezita Peixoto Patury Galvão Castro
- Alvaro Jorge Alves Cabral Júnior
- Gabriel de Oliveira Souza

▶ INTRODUÇÃO E EPIDEMIOLOGIA

A epistaxe ou hemorragia nasal pode ser conceituada como um sangramento oriundo da cavidade nasal, seios nasais ou nasofaringe devido a um desequilíbrio na homeostasia da mucosa nasal, sendo a principal emergência na otorrinolaringologia (SEND et al., 2019).

A epistaxe é classificada em: anterior (mais comum) e posterior (menos comum, mas com efeitos mais graves, podendo causar choque hipovolêmico e até mesmo a morte). 90% dos casos de epistaxe decorrem de sangramento na região anterior, sobretudo em crianças e adultos jovens, enquanto a epistaxe posterior é mais frequentemente encontrada em pacientes hipertensos ou com mais de 40 anos (STRONG EB et al., 1995; YAU, 2015).

Calcula-se que 60% da população adulta já tenha apresentado ao menos um episódio de epistaxe, na maioria das vezes autolimitado e sem maiores consequências. Contudo, estima-se que apenas 6% dos casos de epistaxe necessitem de intervenção médica para contenção do sangramento (PALLIN et al., 2005 apud WOMACK et al., 2018). E a taxa de mortalidade por epistaxe maciça seja de menos de 0,01%. Sobre a faixa etária afetada, verifica-se uma prevalência bimodal, distribuída entre indivíduos menores de 18 anos e maiores de 50 anos (MANES, 2010).

▶ ETIOLOGIA

A epistaxe na maioria das vezes é idiopática, mas também há sangramentos de origem ambiental, medicamentosa, local e sistêmica. Nas locais, o trauma é mais comum entre crianças, outra condição que merece atenção são as neoplasias, devendo estar atento aos sinais de dor facial, obstrução nasal, otalgia profunda e deformidade facial (YAU, 2015).

Calcula-se que cerca de 60% da população geral seja acometida ao longo da vida, contudo, 6% necessita de atendimento médico, visto que a maioria dos casos possui

Tabela 1 Causas de sangramento nasal. Fonte: adaptado de YAU (2015).

Ambiental	Comum no inverno, está relacionada com a alteração de temperatura, ar condicionado, a baixa umidade e as infecções respiratórias.
Local	Iatrogenias, traumas, doenças inflamatórias, neoplasias, anormalidade no septo e agentes químicos (cocaína, ácido sulfúrico e fumo).
Sistêmica	Uso de álcool, telangiectasia hemorrágica hereditária, hipertensão, uso de cocaína e coagulopatias (Doença de von Willebrand).
Medicamentosa	Anti-inflamatórios não esteroides (destaca-se o AAS), clopidogrel, varfarina, heparina e inibidores orais do fator X.

duração e gravidade limitada (PALLIN *et al.*, 2005 apud WOMACK *et al.*, 2018). Sobre a faixa etária afetada, verifica-se uma prevalência bimodal, distribuída entre indivíduos menores de 18 anos e maiores de 50 anos (MANES, 2010).

▶ CONSIDERAÇÕES ANATÔMICAS

O nariz é uma região altamente vascularizada e a classificação da epistaxe vai depender da região de vascularização afetada, por exemplo, no caso da epistaxe anterior é mais comumente ocasionada por um dano vascular no plexo de Kiesselbach, anteriormente denominado como área de Little (YAU, 2015).

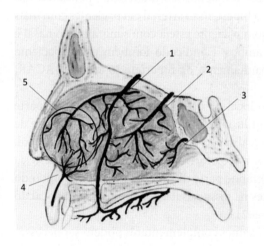

Figura 1 Vascularização do septo nasal (1- artéria etmoidal anterior, 2-artéria etmoidal posterior, 3-artéria esfenopalatina, 4- artéria labial superior, 5- plexo de Kiesselbach). Fonte: (SEND *et al.*, 2019).

Esse plexo de Kiesselbach é uma anastomose de vários vasos os quais são: as artérias etmoidais anteriores e posteriores, ramos da artéria carótida interna, ramos da artéria maxilar interna também fazem parte desse plexo como a artéria do palato maior e a artéria esfenopalatina e a artéria labial superior que é ramo da artéria facial (KRULEWITZ *et al.*, 2019).

Já na epistaxe posterior tem-se na maioria dos casos um dano vascular no plexo de Woodruff que se localiza na região posterior da fossa nasal, junto à coana (Pezzin,

2014). O plexo de Woodruffé formado por uma anastomose dos ramos terminais da artéria maxilar e na esfenopalatina (LEAL, 2019).

▶ FISIOPATOLOGIA

Na mucosa nasal encontram-se as células epiteliais colunares pseudoestratificadas, no tecido conjuntivo, há células inflamatórias, glândulas submucosas e vasos sanguíneos, os quais formam os seios cavernosos. Os vasos sanguíneos do nariz estão próximos da superfície, logo, as lesões que danificam a integridade dos vasos da mucosa concedem a saída do sangue dos seios cavernosos para o espaço extravascular e posteriormente para o exterior da mucosa nasal. Contudo, esse ato geralmente é autolimitado, a não ser que o indivíduo tenha dificuldades hemostáticas, como alguma síndrome, poderá ocorrer grandes perdas de sangue por essa região (GOSWAMI; GAURKAR, 2021).

▶ DIAGNÓSTICO

Os pacientes com epistaxe apresentam sangramento nasal que pode ter volumes e frequências variáveis, sendo poucos os casos que procuram atendimento médico. Para o diagnóstico, realizar anamnese, deve-se questionar sobre os episódios e o lado acometimento do sangramento, além de procurar saber sobre o uso de fármacos e comorbidades. Outra conduta importante é fazer o diagnóstico diferencial, pensando nas causas locais e sistêmicas, principalmente a hipertensão arterial em pacientes com mais de 40 anos (WOMACK et al., 2018). Caso o paciente esteja com sangramento nasal e hipertensão arterial é necessário tratar ambos. É indicado também que o paciente procure um cardiologista para o acompanhamento da hipertensão arterial (ACAR, 2017).

No exame físico deve-se identificar o local da origem do sangramento, na parte anterior faz-se uma rinoscopia anterior, utilizando um espéculo nasal e uma fonte de luz, que pode ser um fotóforo, para a visualização da parte anterior do septo nasal. Outra é a endoscopia nasal realizada em serviço otorrinolaringológico, com anestesia tópica, que permite fácil visualização de grande parte da mucosa nasal, possibilitando a aspiração de sangue e coágulos presentes na fossa nasal e a identificação do local do sangramento (PEZZIN, 2014; SEIKALY, 2021).

A depender da história clínica outros exames complementares podem ser necessários, como: hemograma e coagulograma completo, tomografia computadorizada (trauma craniofaciais), ressonância (tumores) (PEZZIN, 2014).

▶ TRATAMENTO

No Brasil, as diretrizes não são bem definidas para o tratamento da epistaxe, contudo, ele pode ser abordado com uma conduta multidisciplinar e delimitada de acordo com a região acometida, seja anterior ou posterior (BECK et al., 2018).

Na epistaxe anterior orienta-se a fazer compressão bidigital ou digital contínua na região distal do nariz durante 15 a 20 minutos. Somado a isso, deve inclinar a cabeça para frente no intuito de evitar aspiração do sangue e obstrução nasal. Realizado esse processo é feita a rinoscopia anterior, se o sangramento continuar e localizada a fonte, é feita a cauterização química com nitrato de prata a 75% ou tricloroacético a 50% (PEZZIN, 2014). Caso o sangramento persista, recomenda-se o tamponamento nasal anterior, com gaze e vaselina, que é o mais utilizado, sendo removido após 3 dias. Possui bons resultados. Na apresentação de dificuldades e caso grave de sangramento nasal o paciente deve ser encaminhado para um pronto-socorro especializado (SEIKALY, 2021).

Na epistaxe posterior, o tratamento é realizado em serviços de urgência especializados, pelo otorrinolaringologista. Requer a internação do paciente por cerca de 5 dias. Consiste na realização do tamponamento nasal ântero-posterior, que pode ser por método clássico que utiliza gaze, vaselina e uma sonda de Nelaton. Outro é o uso de sistema de balões nasais ou cateter de Foley nº 14 ou 16 ou até gazes colocadas em dedos de luvas ou esponjas colocadas no interior de preservativos (MOURA, 2021; PEZZIN, 2014). Deve ser utilizado previamente anestésico tópico nasal e orofaringe. Há uma taxa de sucesso de cerca de setenta por cento (KRULEWITZ et al., 2019).

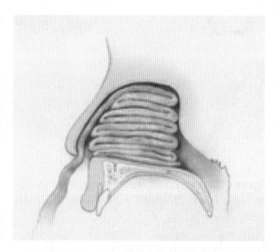

Figura 2 Tamponamento nasal anterior.
Fonte: (PEZZIN, 2014).

Tratamento geral ou de suporte de acordo com o caso clínico: Controle da hipertensão arterial, antibioticoterapia profilática após tamponamento nasal ântero-posterior em pacientes internados, uso de pró-coagulante como o ácido tranexâmico é controverso e se necessário a transfusão de sangue (KRULEWITZ et al., 2019; PEZZIN, 2014; RIVERA, 2021).

Ao se referir ao sistema de balões posterior deve-se tomar cuidado com a hiperinflação dos mesmos ou até um prolongamento da pressão da embalagem nasal posterior que pode levar a consequências graves como hipóxia por incitação do reflexo nasopul-

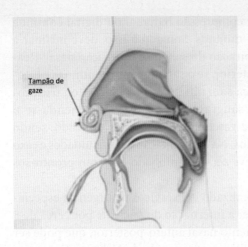

Figura 3 Tamponamento nasal posterior com sonda de Nelaton. Fonte: (PEZZIN, 2014).

monar e necrose do palato, então, é indicado a avaliação do palato através da sua coloração, logo após a colocação de uma embalagem nasal posterior para poder detectar colocações inadequadas dos dispositivos ocasionando em um mau fluxo sanguíneo para a região (SEIKALY, 2021).

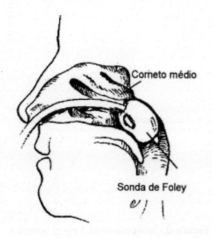

Figura 4 Tamponamento nasal posterior com sonda de Foley. Fonte: (BALBANI, FORMIGONI, BUTUGAN, 1999).

Em raros casos, na hemorragia rebelde ou recidivante o tratamento poderá ser cirúrgico, sendo indicado a eletrocauterização ou ligadura dos vasos sob visão microscópica ou pela endoscopia nasal em serviços especializados. Ligaduras: Ligadura da artéria esfenopalatina, tipo de ligadura mais utilizada, ligaduras das artérias etmoidais, ligaduras da artéria maxilar (RIVERA, 2021).

▶ CONCLUSÃO

A epistaxe é uma ocorrência comum nos atendimentos de urgências, que tem múltiplas etiologias e fatores desencadeantes que devem ser investigados para evitar futuras complicações. A maioria das ocorrências é de epistaxe anterior que costumam responder bem a tratamentos tradicionais como, compressão digital, cauterização e tamponamento anterior nasal. No caso da epistaxe posterior é indicado o tratamento em serviços de urgências especializadas. Sendo assim, é importante uma avaliação detalhada, levantando o histórico de sangramentos nasais, comorbidades associadas, e verificar se o paciente é hipertenso, principalmente os com mais de 40 anos. Em seguida, o exame físico para identificar o local do sangramento para em seguida realizar o tratamento mais adequado.

▶ REFERÊNCIAS

ACAR, Baran et al. A possible cause of epistaxis: increased masked hypertension prevalence in patients with epistaxis. **Brazilian journal of otorhinolaryngology**, v. 8Q3, p. 45-49, 2017.

AKDOĞAN, M. Volkan et al. The role of meteorologic factors and air pollution on the frequency of pediatric epistaxis. **Ear, Nose & Throat Journal**, v. 97, n. 9, p. E1-E5, 2018.

BALBANI, Aracy Pereira Silveira; FORMIGONI, G. G. S.; BUTUGAN, Ossamu. Tratamento da epistaxe. **Revista da Associação Médica Brasileira**, v. 45, p. 189-193, 1999.

BECK, Rafael et al. Current approaches to epistaxis treatment in primary and secondary care. **Deutsches Ärzteblatt International**, v. 115, n. 1-2, p. 12, 2018.

MECCARIELLO, G. et al. Management of idiopathic epistaxis in adults: what's new?. **ACTA Otorhinolaryngologica Italica**, v. 39, n. 4, p. 211, 2019.

GOSWAMI, Yuktam; GAURKAR, Sagar. Epistaxis: Pathophysiology and Its Management. **Journal of Pharmaceutical Research International**. v. 33, n. 61B, p 17-23, 2021.

KRULEWITZ, Neil Alexander; FIX, Megan Leigh. Epistaxis. **Emergency Medicine Clinics**, v. 37, n. 1, p. 29-39, 2019.

LEAL, João Alves. **Epistáxis: do Diagnóstico ao Tratamento**. 2019. Tese de Doutorado. Universidade de Lisboa (Portugal).

MANES, R. Peter. Evaluating and managing the patient with nosebleeds. **Medical Clinics**, v. 94, n. 5, p. 903-912, 2010.

MCLEOD, R. W. J. et al. Intranasal cautery for the management of adult epistaxis: systematic review. **The Journal of Laryngology & Otology**, v. 131, n. 12, p. 1056-1064, 2017.

MOURA, Victor Hugo Nogueira et al. Dispositivo alternativo para manutenção da permeabilidade nasal em tamponamento nasal anterior: nota técnica e relato de caso. **Research, Society and Development**, v. 10, n. 13, p. e428101321627-e428101321627, 2021.

PEZZIN, Luíse Sgarabotto et al. Epistaxe: da etiologia ao manejo. **Acta méd (Porto Alegre)**, p. [8]-[8], 2014.

RAMÍREZ RIVERA, María Elizabeth. Análisis de la eficacia y seguridad del manejo no farmacológico de la epistaxis posterior 2020: revisión narrativa. 2021.

WOMACK, Jason P.; KROPA, Jill; STABILE, Marissa Jimenez. Epistaxis: outpatient management. **American family physician**, v. 98, n. 4, p. 240-245, 2018.

SEND, Thorsten et al. Etiology, management, and outcome of pediatric epistaxis. **Pediatric Emergency Care**, v. 37, n. 9, p. 466-470, 2019

SEIKALY, Hadi. Epistaxis. **New England Journal of Medicine**, v. 384, n. 10, p. 944-951, 2021.

TUNKEL, David E. et al. Clinical practice guideline: nosebleed (epistaxis). **Otolaryngology–Head and Neck Surgery**, v. 162, n. 1_suppl, p. S1-S38, 2020.

YAU, Stephanie. An update on epistaxis. **Australian Family Physician**, v. 44, n. 9, p. 653-656, 2015.

ZAHED, Reza et al. Topical tranexamic acid compared with anterior nasal packing for treatment of epistaxis in patients taking antiplatelet drugs: randomized controlled trial. **Academic Emergency Medicine**, v. 25, n. 3, p. 261-266, 2018.

capítulo 64

Otite Média Aguda

- Júlia Maria Brandão Povoas de Carvalho
- Mateus de Araujo Albuquerque
- Tiago André Verçosa.

▶ DEFINIÇÃO

A otite média aguda (OMA) pode ser definida como uma inflamação da mucosa presente no ouvido médio decorrente de uma infecção bacteriana ou viral. A OMA é uma das doenças mais recorrentes nos consultórios e emergências pediátricas, representando cerca de 13,6 milhões de consultas anuais por todo o mundo. Estima-se que cerca de 50% das crianças serão acometidas por no mínimo uma infecção de ouvido antes de completar dois anos de vida (GADDEY, 2019; PAUL, 2020).

Essa patologia geralmente é de início súbito, apresentando sintomas condizentes com a infecção, como febre e otalgia. No entanto, também podem ocorrer variações sintomatológicas, como quando ocorre otorreia persistente, que pode estar associada a perfuração timpânica, e febre, caracterizando-se como otite média com efusão (OME). Destarte, é indispensável aos profissionais de saúde o conhecimento das distintas apresentações da doença, sendo isso determinante para o diagnóstico e sucesso do tratamento (SHIRAI, 2019).

▶ ETIOLOGIA

Compreender este ponto é fundamental para que possa ser aplicado o tratamento mais condizente ao microbiano presente no sítio da infecção. De posse disso, os patógenos mais comuns na OMA são: Streptococcus pneumoniae, Haemophilus influenzae, Moraxella catarrhalis. É visível que o pneumococo e o hemófilo são os responsáveis pela maior parte dos quadros, sendo os agentes mais relevantes para tal situação. Mas, é importante também destacar OMA em lactentes jovens, sendo possível a existência de outros agentes infecciosos, como: Streptococcus do grupo A, Staphylococcus aureus e Gram-negativas (BENTO, 1998).

Além dessas bactérias, também temos alguns vírus que podem ser participativos em tais cursos infecciosos. Não é constatado que esses vírus, de maneira isolada, possam causar a OMA aqui estudada (BENTO, 1998).

► FISIOPATOLOGIA

A tuba auditiva acaba ligando cavidade timpânica à nasofaringe e pode exercer três trabalhos primordiais relacionados à orelha média: evitar o acúmulo de secreções, ventilar e proteger. Com as infecções das vias aéreas superiores, são estimuladas a liberação de citocinas e mediadores inflamatórios, isso pode causar a disfunção tubária apresentada na OMA. Com isso, ocorre a interrupção do processo de ventilação da orelha média e, consequentemente, é desencadeada uma resposta inflamatória com metaplasia secretória, comprometimento do transporte mucociliar e efusão de líquido para o interior da cavidade da orelha média (BENTO, 1998).

Então, a concentração deste líquido estéril na orelha média poderá ser contaminado por bactérias potencialmente patogênicas, visto que esse seria o meio ideal para elas se reproduzirem. Esse acúmulo irá originar uma reação inflamatória piogênica, dando partida a todas as manifestações clínicas da OMA. O acúmulo de pus na orelha média pode ser comparado à formação de um abscesso (BENTO, 1998).

► MANIFESTAÇÕES CLÍNICAS

Algumas manifestações clínicas que são características da OMA são mais específicas que outras, mas todas as manifestações são importantes para a definição do diagnóstico e, consequentemente, do manejo adequado. Portanto, todos os achados citados abaixo são relevantes e devem ser considerados no início da investigação clínica:

- Otalgia (unilateral ou bilateral);
- Diarreia;
- Vômitos;
- Febre;
- Desequilíbrio e tonturas;
- Membrana timpânica hemorrágica;
- Paralisia facial;
- Meningite;
- Aumento da irritabilidade e alteração do sono, especialmente em crianças (NELSON, 2017).

► DIAGNÓSTICO

O diagnóstico é essencialmente clínico. Através da otoscopia, podemos avaliar presença de sinais como: abaulamento, eritema ou opacidade da membrana timpânica, nível líquido ou bolhas de ar, presença de otorreia. Associada a avaliação de sintomas típicos da manifestação clínica da doença (BENTO, 1998).

Um importante diagnóstico diferencial em adultos é a Otite Média com Efusão (OME) que é definida pela presença de líquido no ouvido médio sem sinais agudos de infecção ou doença bacteriana. Pode resultar de infecção viral recente, barotrauma ou processos alérgicos e pode preceder ou seguir um episódio de OMA. Geralmente, desaparece sem tratamento em 12 semanas e a conduta é dar orientações gerais sobre a doença e período de resolução.

A cronificação da Otite Média, é diagnosticada quando há uma perfuração subaguda ou crônica da membrana timpânica que ocorre no contexto de uma infecção crônica do ouvido ou infecções recorrentes (LIMB, *et al.*, 2022).

▶ TRATAMENTO

As estratégias de tratamento da otite média aguda é baseada em três principais pilares: não uso de antibióticos, "observação vigilante" e uso de antibióticos. É de responsabilidade do emergencista interpretar a situação clínica, considerando a idade do paciente, a gravidade do quadro e a preferência dos pais (NELSON, 2017; SUS-BH, 2020).

NÃO USO DE ANTIBIÓTICOS

A otalgia é o principal sintoma da OMA, logo a analgesia oral é de suma importância no tratamento e deve ser realizada com dipirona, paracetamol ou ibuprofeno. Além de tratar o sintoma, ajuda a reduzir o uso imediato de antibióticos e por isso deve ser considerado como uma das medidas gerais. É importante salientar que o uso de anti-histamínicos, descongestionantes ou corticoterapia oral não são recomendados (NELSON, 2017).

OBSERVAÇÃO VIGILANTE

Indicado para crianças de 6 a 24 meses com otite média unilateral e naquelas acima de 2 anos com otite média unilateral ou bilateral. Para algumas crianças com OMA não grave, essa estratégia pode ser uma alternativa aceitável à antibioticoterapia imediata. Para implementar, o tratamento sintomático adequado e o acesso a cuidados de acompanhamento são essenciais (SUS-BH, 2020).

USO DE ANTIBIÓTICOS

Os antibióticos mostraram-se eficientes na redução da dor e febre em 3-7 dias em menores de 2 anos com OMA bilateral ou nas crianças com otorreia. No entanto, o uso imediato aumenta o risco de efeitos adversos, como a diarreia e náuseas. Destarte, não é considerada a primeira escolha no tratamento, sendo necessário o paciente se enquadrar nos critérios de uso imediato de antibióticos (NELSON, 2017).

São critérios para uso imediato de antibiótico:

- Crianças menores de 6 meses;
- Crianças com idade entre 6 a 24 meses com otite bilateral;
- Otorreia;
- Sintomas graves (otalgia persistente, febre alta, toxemia);
- Dificuldade de acesso ao serviço de saúde;
- Risco aumentado de complicações (imunossuprimidos).

A tabela a seguir apresenta a recomendação da aplicação prática dos critérios de tratamento: (SUS-BH, 2020).

Tabela 1 Fonte: Protocolo MANEJO DA OTITE MÉDIA AGUDA CRIANÇA E ADOLESCENTE/SUS-BH.

Idade	OMA com otorreia	Sintomas graves	OMA bilateral	OMA unilateral
< 6 meses	Antibioticoterapia			
6 meses a 2 anos	Antibioticoterapia			Observação Vigilante (OV) e Atraso do início do ATB**
≥ 2 anos	Antibioticoterapia			OV e atraso do início do ATB

**Na impossibilidade de assegurar a reavaliação, iniciar antibioticoterapia. Bebês febris com menos de 60 dias diagnosticados com OMA precisam de avaliação adicional antes do início dos antibióticos para evitar mascarar uma infecção bacteriana.

Na escolha do antimicrobiano, o antibiótico de primeira linha é a amoxicilina e deve ser utilizado em crianças que não receberam esta droga nos últimos 30 dias, que não têm conjuntivite purulenta concomitante e não são alérgicas à penicilina. Nos casos em que o paciente apresente alguma dessas condições, deve-se recorrer à amoxicilina com clavulanato. É necessário destacar que as crianças que apresentam manifestação clínica de alergia imediata ou aquelas com manifestação tardia e histórico de reações graves não devem receber nenhuma penicilina como tratamento (NELSON, 2017; SUS-BH, 2020).

Tabela 2 Fonte: Nelson – Tratado de Pediatria.

Antibioticoterapia na OMA			
Primeira escolha	**Alternativa**	**Falha terapêutica após 48-72H**	**Alergia à penicilina**
Amoxicilina 80-90mg/kg/dia, VO, 12/12h, 10 dias* ou Amoxicilina + clavulanato** 90mg/kg/dia, VO, 12/12h, 10 dias ou Ceftriaxona 50mg IM ou EV 1x/dia por 3 dias	Ceftriaxona 50mg IM ou EV 1x/dia por 3 dias ou Clindamicina 30-40mg/kg/dia, 8/8h com ou sem cefalosporina de 3ª geração	Amoxicilina + clavulanato 90mg/kg/dia, VO, 12/12h, 10 dias ou Ceftriaxona 50mg IM ou EV 1x/dia por 3 dias	Cefdinir 14mg/kg/dia, VO, 12/12h, 10 dias ou Cefuroxima 30mg/kg/dia, VO, 12/12h, 10 dias ou Cefpodoxima 10mg/kg/dia, 12/12h, 10 dias ou Ceftriaxona 50mg IM ou EV 1x/dia por 3 dias

*Uma duração mais curta é aceitável, principalmente em crianças maiores de dois anos.
**Deve ser a primeira escolha quando há otite-conjuntivite.

Todas as crianças que iniciaram a terapia antimicrobiana devem ser reexaminadas dentro de 48-72 horas para avaliar sinais/sintomas. Em caso de resposta insuficiente ou "falha terapêutica" (febre persistente e/ou otalgia e/ou otorreia), três dias após o tratamento adequado, podemos estar diante da presença de um microrganismo produtor de betalactamase. Neste caso, uma combinação de amoxicilina + clavulanato ou ceftriaxona pode ser prescrita (NELSON, 2017).

▶ COMPLICAÇÕES

Levando em consideração que a OMA já é uma complicação do resfriado comum, podemos citar aqui algumas consequências com significado clínico importante, como:

- Perfuração da membrana timpânica: cicatrização geral espontânea, possibilidade de intervenção cirúrgica;
- Dermatite infecciosa: o tratamento consiste em antibioticoterapia ototópica;
- Otite média crônica supurativa: infecção persistente, podendo ocorrer a formação de colesteatoma;
- Mastoidite aguda: manifestação comum, podendo haver acometimento do periósteo; esse segundo acometimento é mais extenso e grave, com comprometimento do osso temporal. Ainda, pode haver comprometimento da parte nervosa, ameaçando o ramo do nervo trigêmeo. Por fim, é importante destacar a tríade de Gradenigo (associação de otite média supurada, paralisia do músculo reto lateral e dor orbitária ipsilatereal);
- Labirintite;
- Paralisia facial: pouco comum, se resolve com o tratamento da OMA.
- Meningite;
- Miringite: infecção do tímpano, tratada com antibióticos e analgésicos (BENTO, 1998).

▶ REFERÊNCIAS

1. Belo Horizonte: Comissão dos Protocolos Colaborativos do Sistema Único de Saúde do SUS-BH, 2020. BRASIL. **Protocolo** MANEJO DA OTITE MÉDIA AGUDA CRIANÇA E ADOLESCENTE. Belo Horizonte: Comissão dos Protocolos Colaborativos do Sistema Único de Saúde do SUS-BH, 2020.
2. BENTO, RF; Miniti, A; Marone, SAM. **Tratado de Otologia**.1998; cap8:233-240.
3. CHARLES J Limb, et al. Acute otitis media in adults. **Uptodate**, 2022.
4. GADDEY, H. L.; WRIGHT, M. T.; NELSON, T. N. Otitis Media: Rapid Evidence Review. **American family physician**, [S.L.], v. 100. n. 6, p. 350-356, set. 2019.
5. NELSON, W. E et al. Nelson **Tratado de Pediatria**. 20ª ed. Rio de Janeiro: Elsevier, 2017.
6. PAUL, Caroline R.; A MORENO, Megan. Acute Otitis Media. **Jama Pediatrics**, [S.L.], v. 174, n. 3, p. 308, 1 mar. 2020. American Medical Association (AMA).
7. SHIRAI, Nanako; PRECIADO, Diego. Otitis media: what is new?. **Current Opinion In Otolaryngology & Head & Neck Surgery**, [S.L.], v. 27, n. 6, p. 495-498, dez. 2019. Ovid Technologies (Wolters Kluwer Health).

capítulo 65

Retirada de Corpo Estranho na Otorrinolaringologia

- André Ricardo Nunes Rocha
- Carlos Henrique Santos Góis Filho
- Eduardo Nascimento da Silva

► DEFINIÇÃO

Em otorrinolaringologia, é dito corpo estranho os objetos e animais impactados dentro do ouvido, nariz, boca, faringe, cavidades sinusais, laringe ou brônquios. Esses corpos estranhos podem ter sido introduzidos ou se deslocado de forma voluntária, geralmente durante alguma brincadeira, um desafio, ou para fins medicinais, como fitoterápicos, ou até mesmo em deficientes mentais na tentativa de cessar percepções auditivas. E pode também acontecer de forma involuntária, especialmente quando pequenos insetos ou animais adentram nas cavidades anatômicas durante o sono ou estados comatosos.

Neste cenário, os corpos estranhos podem ser classificados como corpos estranhos inanimados ou animados, e esses são sub-classificados como corpos estranhos não-orgânicos ou orgânicos.

Tabela 1 Classificação dos corpos estranhos. Fonte: Elaborado pelo autor.

Classificação	Exemplos
Corpos inanimados	Papel, isopor, plástico, esponja, feijão, milho, algodão, pilha, tecidos, piercing, moeda, etc.
Corpos animados	Barata, carrapatos, larvas, moscas, mosquitos, etc.

A adequada classificação do corpo estranho é de suma importância na definição da conduta terapêutica, dado que corpos orgânicos como sementes não devem ser molhados pois aumentam o volume e agravam a impactação do objeto, e corpos animais precisam ser cuidadosamente removidos pois podem lesar o paciente ou causar desconforto e dificultar a remoção.

A maioria dos eventos relacionados a corpos estranhos auditivos ocorre em crianças com menos de seis anos de idade e em menor proporção nas crianças mais velhas e adultos, sendo comum, também, em crianças com condições que causem irritação da orelha como, compactação de cerúmen, otite externa ou otite média e até mesmo transtorno de déficit de atenção e hiperatividade. Os objetos estranhos removidos mais comuns são: miçangas, pedrinhas, lenços de papel, pequenos brinquedos, grãos de pipoca e insetos.

Já a aspiração de corpo estranho é uma causa comum de mortalidade e morbidade, principalmente laringotraqueais, com maior incidência em crianças com menos de dois anos de idade. Objetos inertes tendem a causar menos complicações e os que possuem maior probabilidade de causar obstrução completa das vias aéreas e asfixia são os objetos com superfície lisa, escorregadia e redondos.

▶ FISIOPATOLOGIA

Corpos estranhos no pavilhão auricular podem ter como origem brincos geralmente localizados no lóbulo da orelha como também nas áreas cartilaginosas. A retenção desses objetos em local de piercing pode ocorrer devido ao inchaço, em função de uma dermatite de contato local, má higiene ou pressão constante por clipes de fixação podendo ocorrer isquemia da pele, inflamação e formação de úlcera de decúbito, juntamente com a penetração de uma parte ou de todo o brinco no pavilhão auricular.

Já a aspiração traqueobrônica de corpo estranho é um evento potencialmente fatal porque pode bloquear a respiração ao obstruir as vias aéreas, prejudicando assim a oxigenação e a ventilação. Os principais fatores de risco incluem: ausência de molares para mastigar os alimentos adequadamente, mecanismos de deglutição imaturos, acesso a alimentos impróprios ou pequenos objetos, como também maior vulnerabilidade devido ao diâmetro menor de suas vias aéreas. Em adultos e crianças mais velhas os principais fatores de risco são distúrbios neurológicos, rebaixamento no nível de consciência, abuso de álcool ou uso de sedativos. A aspiração de comprimidos pode causar complicações pois podem se dissolver nas vias aéreas e provocar inflamação intensa podendo causar estenose, sendo o diagnóstico precoce e a devida extração importantes para minimizar as consequências e complicações.

Tabela 2 Principais locais da aspiração de corpos estranhos Fonte: Elaborado pelo autor.

Pulmão direito	60%
Pulmão esquerdo	23%
Traqueia/carina	13%
Laringe	3%
Bilateral	2%

Vale ressaltar que corpos estranhos corrosivos, como baterias, além da compressão mecânica, também podem causar danos químicos, como necrose de pele, mucosas ou perfuração da membrana timpânica e, dependendo do grau de inflamação presente, a remoção do corpo estranho pode ser adiada até que o processo inflamatório melhore por meio da prescrição de antibióticos, analgésicos, anti-inflamatórios e corticosteróides.

▶ DIAGNÓSTICO

A presença de corpos estranhos na aurícula como, por exemplo, brincos embutidos ou piercings, comumente manifesta-se com dor de ouvido, inchaço, vermelhidão, drenagem purulenta no local. Quando não é possível visualizar o corpo estranho, pode-se realizar a palpação da orelha, porém pode ser desconfortável para o paciente devido a dor, por conseguinte, como método alternativo utiliza-se radiografia simples para confirmar o diagnóstico.

Quando os corpos estranhos se localizam no canal auditivo externo geralmente o paciente encontra-se assintomático. As manifestações mais comuns são: preocupação do cuidador da criança por ter visto a introdução do objeto; achado acidental durante otoscopia de rotina; diminuição da audição; dor de ouvido. Menos frequentes, também pode apresentar drenagem purulenta ou com sangue no ouvido e tosse crônica ou soluços.

Tabela 3 Os sinais e sintomas de aspiração de corpo estranho de acordo com a localização do corpo estranho. Fonte: elaborado pelo autor.

LOCALIZAÇÃO	SINAIS E SINTOMAS
Laringotraqueal	-Estridor; -Sibilância; -Salivação; -Dispneia; -Alterações na voz; -Desconforto respiratório agudo;
Brônquios	-Mais frequentes: tosse e pieira; -Outros: Hemoptise, dispneia, engasgo, falta de ar, dificuldade respiratória, diminuição dos sons respiratórios, febre e cianose;
Vias aéreas inferiores	-Sintomas inespecíficos; -Pouco sofrimento agudo após o episódio inicial de engasgo;

Para confirmação do diagnóstico de corpo estranho no canal auditivo externo é necessária a visualização através da otoscopia. Ademais, deve-se avaliar as narinas e a outra orelha para descartar outros corpos estranhos. Entre possíveis diagnósticos diferencias estão os quadros que podem simular corpos estranhos no canal auditivo como o colesteatoma e a otite média aguda com perfuração espontânea, porém a otoscopia geralmente descarta rapidamente esses quadros.

Em relação a aspiração de corpo estranho as manifestações podem variar de acordo com o grau de obstrução das vias aéreas, da localização do objeto, da idade do indivíduo, o tipo de objetos aspirado e o tempo decorrido do momento da aspiração até o diagnóstico. Logo, no intuito de evitar diagnóstico tardio busca-se por sinais e sintomas que levam a suspeita do quadro.

Crianças que apresentam dificuldade respiratória grave, cianose e estado mental alterado estão diante de uma emergência médica sendo necessária intervenção imediata. Quando ocorre obstrução parcial das vias aéreas é comum que o paciente apresente tosse, seguida de taquipneia e estridor, diminuição da entrada de ar. Entretanto, a tríade clássica composta por chiado, tosse e murmúrios respiratórios diminuídos não está presente em todos os casos.

Quando ocorre um diagnóstico tardio da aspiração de corpos estranhos, geralmente o paciente desenvolve sintomas associados a complicações como, por exemplo, infecção e inflamação das vias aéreas.

Caso o quadro do paciente não apresenta gravidade que indique conduta imediata, é necessário realizar uma avaliação adicional para confirmação do diagnóstico. Na suspeita de aspiração de corpo estranho deve-se colher a história e exame físico direcionados, seguidos de radiografia simples do tórax. Na história, busca-se perguntar especificamente aos cuidadores sobre episódio de engasgo anteriormente ao início dos sintomas. No exame físico avalia-se sibilância, estridor e variação regional nos sons respiratórios.

Em crianças com aspiração de corpo estranho das vias aéreas inferiores, os achados radiográficos mais comuns são: pulmão hiperinsuflado, atelectasia, deslocamento do mediastino e pneumonia.

Além da radiografia, ainda pode-se utilizar de outras ferramentas no diagnóstico, principalmente quando o corpo estranho em questão não é visível na radiografia convencional. Entre essas ferramentas, destaca-se a tomografia computadorizada, ressonância magnética, fluoroscopia, broncoscopia rígida e broncoscopia flexível.

▶ TRATAMENTO

O tratamento de corpos estranhos impactados dentro do ouvido, nariz, boca, faringe, cavidades sinusais, laringe ou brônquios é de competência do especialista; otorrinolaringologista. E uma vez identificados os riscos apresentados pelo corpo estranho, como objetos pontiagudos, redondos, maleáveis, cáusticos, e classificado como objeto inanimado ou vivo, e sub-classificado como inorgânico ou orgânico, deve-se avaliar a integridade física do paciente e ponderar a viabilidade de sua imobilização para a retirada do objeto antes que seja assumida a conduta terapêutica.

Corpos estranhos vivos ou com potenciais cáusticos não podem esperar devido ao risco de maiores lesões. No caso de corpos estranhos vivos, como os insetos, faz-se uso, antes da remoção, de algum líquido no conduto, como lidocaína ou óleo mineral, com o objetivo de matar o animal, diminuir o sofrimento do paciente e facilitar a remoção. A chave para uma remoção adequada, com menores chances de trauma e menor desconforto é garantir a contenção do paciente para que este não se machuque ou dificulte o procedimento.

Quando não for possível imobilização adequada, utiliza-se sedação ou anestesia geral. É também fundamental uma boa iluminação e instrumental adequado; não se deve remover corpos estranhos às cegas e deve-se evitar a improvisação de instrumentos, pois pode não apenas machucar o paciente como agravar a impactação. De acordo com o tipo de corpo estranho, decide-se qual o melhor instrumento a ser utilizado. Fragmentos moles e de superfície irregular, como bolinhas de papel, podem ser removidos com relativa facilidade por meio de micropinças. Quando não há perfuração do tímpano, corpos estranhos rígidos e de pequenos volumes podem ser removidos do ouvido através de lavagem auricular com água morna, que deve ser evitada nos casos de vegetais, pois tendem a absorver líquido e inchar. As pinças e as microcuretas podem ser utilizadas nos casos de corpos estranhos rígidos, como grãos e fragmentos de brinquedos, por exemplo.

As complicações podem ser secundárias ao próprio corpo estranho ou, mais comumente, decorrentes de manobras intempestivas realizadas pelo próprio paciente para a remoção dos mesmos ou até mesmo por tentativas mal-sucedidas de remoção por profissionais da saúde. Dessa forma, pode ocorrer laceração ou necrose da pele de conduto ou mucosas, perfuração traumática de membrana timpânica ou desarticulação ossicular, assim como otites médias agudas ou orofaringites podem acontecer por infecções microbianas que devem ser conduzidas com antibioticoterapia.

▶ REFERÊNCIAS

AWAD, A. H.; ELTAHER, M. ENT Foreign Bodies: An Experience. **International Archives of Otorhinolaryngology**, v. 22, n. 2, p. 146–151, abr. 2018.

HAN, L.-L. et al. Clinical analysis of bronchoscope diagnosis and treatment for airway foreign body removal in pediatric patients. **Italian Journal of Pedriatrics**, v. 84, n. 1, p. 159, 2 set. 2022.

JUNG, H. J. et al. Analysis of Nasal Foreign Bodies in South Korea: Over 10-Year Experience. **Diagnostics (Basel, Switzerland)**, v. 12, n. 8, p. 1810, 28 jul. 2022.

OLIVA, S. et al. Foreign body and caustic ingestions in children: A clinical practice guideline. **Digestive and Liver Disease: Official Journal of the Italian Society of Gastroenterology and the Italian Association for the Study of the Liver**, v. 52, n. 11, p. 1266–1281, nov. 2020.

OYAMA, L. C. Foreign Bodies of the Ear, Nose and Throat. **Emergency Medicine Clinics of North America**, v. 37, n. 1, p. 121–130, fev. 2019.

SAJID, T.; SHAH, M. I.; QAMAR NAQVI, S. R. Pattern Of Presentation Of Nasal Foreign Bodies, Na Experience With 155 Patients. **Journal of Ayub Medical College, Abbottabad: JAMC**, v. 30, n. 4, p. 548-550, 2018.

Tratado de otorrinolaringologia/organização Shirley Shizue Nagata Pignatari, Wilma Terezinha Anselmo-Lima. – 3. ed. – Rio de Janeiro: Elsevier, 2018.

parte XI

Urgências e Emergências Obstétricas

Capítulo 66 ■ Gestação ectópica

Capítulo 67 ■ Descolamento prematuro da placenta

Capítulo 68 ■ Síndrome HELLP

Capítulo 69 ■ Tromboembolismo venoso profundo na gestante

Capítulo 70 ■ Abordagem à puérpera com hemorragia pós-parto.

capítulo 66

Gestação Ectópica

- Carlos Henrique Guimarães Ferreira
- Gretty Ivane Lima Da Silva Aguiar
- Millena Medeiros Maux Lessa

▶ DEFINIÇÃO

A gestação ectópica (GE) é caracterizada pela implantação de tecido fetal fora do útero ou em uma porção anormal desse órgão. Gestações ectópicas estão associadas a taxas altas de morbimortalidade quando não são identificadas e tratadas em tempo hábil. Geralmente, as pacientes apresentam dor abdominal e sangramento vaginal, além de outros sintomas inespecíficos. A dosagem da fração beta da gonadotrofina coriônica humana (ß-hCG) e a ultrassonografia transvaginal (USTV) são exemplos de exames que contribuem para o diagnóstico. O tratamento consiste na administração de metotrexato e na intervenção cirúrgica. As principais complicações associadas a GE são a hemorragia e a instabilidade hemodinâmica (MUMMERT, GNUGNOLI, 2022).

▶ EPIDEMIOLOGIA

A taxa estimada de ocorrência da GE em comparação com a quantidade total de gestações é de 1 a 2% na população geral. A mortalidade associada à GE têm diminuído, porém a condição ainda é responsável por mais de 75% das mortes maternas ocorridas no primeiro trimestre gestacional e por 9 a 13% de todos os óbitos relacionados à gravidez. A maioria das GE ocorrem na tuba uterina (95%), com a maior parte das implantações ocorrendo na região da ampola (70%). A implantação também pode ocorrer na cicatriz de cesariana ou de histerectomia, no miométrio, no ovário, no cervice e na cavidade abdominal. Gestações extrauterinas de implantação fora da tuba uterina representam menos de 10% de todos os casos. Embora seja raro, a GE também pode acontecer ao mesmo tempo que uma gestação intrauterina, condição chamada de gestação heterotópica (MARION, MEEKS, 2012; FARQUHAR, 2005; RANA et al., 2013).

▶ FISIOPATOLOGIA

O transporte do embrião através da tuba é controlado por contrações musculares e batimento ciliar. Na etiofisiopatologia da GE, o batimento ciliar está prejudicado e pacientes com a condição frequentemente apresentam, quantidade marcadamente reduzida de cílios. Porém, são numerosos os fatores que podem prejudicar o transporte tubário do embrião e predispor a ocorrência da implantação ectópica. Esses fatores podem ser tanto intrínsecos, sendo particulares a cada paciente, como a estrutura anatômica tubária, os polimorfismos genéticos e o padrão de resposta inflamatória, como também relacionados ao estilo de vida e à exposição a agentes infecciosos. A expressão aumentada de NO na tuba uterina, por exemplo, observada na infecção por clamídia e frequentemente identificada em pacientes com GE, pode alterar tanto a contratilidade muscular quanto a frequência dos batimentos ciliares tubários. Muitos outros receptores, citocinas e peptídeos foram encontrados em desbalanço em pacientes com GE, como o receptor de progesterona, o VEGF, as interleucinas 1 e 8, entre outros (SHAW et al., 2010; STABILE, 1996).

Uma vez que o trofoblasto se implanta na mucosa, ele pode invadir a lâmina própria e a musculatura tubária para crescer, o que aumenta as chances de ruptura tubária. Nos casos de implantações intraluminais, há penetração de vasos sanguíneos, hemorragia e separação precoce do local de implantação, ocorrendo morte embrionária, cessação da atividade trofoblástica e o aborto tubário, sendo embriões vivos encontrados em cerca de 20% dos casos. O aborto tubário pode evoluir de três formas: regressão espontânea com reabsorção dos produtos de concepção e do hematoma; expulsão do concepto na cavidade peritoneal através da porção distal da tuba e ruptura tubária (repentina ou gradual) (STABILE, 1996).

No que se refere a fatores de risco, cerca de um terço de todos os casos de GE são associados a dano tubário causado por infecção ou procedimentos cirúrgicos prévios. A ocorrência da afecção é mais comum em mulheres que apresentaram doença inflamatória pélvica (DIP), principalmente a associada à infecção por clamídia. Outro terço dos casos de GE é associado ao tabagismo, já que o hábito de fumar prejudica a contratilidade muscular e o batimento ciliar tubários. No terço restante dos casos, não são identificados fatores de risco específicos (FARQUHAR, 2005; MARION, MEEKS, 2012).

Ademais, a probabilidade de ocorrência da GE é maior em mulheres que utilizam anticoncepcionais orais de progestogênio isolado, dispositivos intrauterinos (DIU) de progestogênio isolado ou que foram submetidas à contracepção definitiva. Por fim, destaca-se que o risco de GE também aumenta com a idade materna, especialmente após os 35 anos, bem como com a história prévia de gestação extrauterina, realização de procedimentos cirúrgicos envolvendo a tuba e utilização de técnicas de reprodução assistida (FARQUHAR, 2005; MARION, MEEKS, 2012).

▶ QUADRO CLÍNICO

As primeiras manifestações clínicas geralmente iniciam-se entre a sexta e a oitava semana de gestação, podendo variar de acordo com o local de implantação do embrião. A apresentação clínica variará, ainda, se a gestação ectópica é, no momento do diagnóstico, íntegra ou rota (TULANDI, 2022).

Se rota, apresenta-se como emergência médica, pode-se apresentar como os diversos níveis de choque hemorrágico, devido a hemorragia intra-abdominal. Assim, são encontrados sinais e sintomas como sangramento vaginal após período de amenorreia, dor abdominal e os achados sugestivos de perda contínua de sangue, como taquicardia, confusão mental e, até mesmo, perda de consciência e choque (TULANDI, 2022).

Se íntegra, apresenta-se com sangramento vaginal e dor abdominal. Salienta-se que não existe padrão patognomônico de dor da gestação ectópica, mas essa geralmente se localiza na pelve, podendo ser difusa ou hemilateral; contínua ou intermitente; aguda, leve ou intensa (TULANDI, 2022).

▶ DIAGNÓSTICO NA EMERGÊNCIA

O diagnóstico é baseado na história clínica (mulher em idade fértil com atraso menstrual, metrorragia e dor pélvica), dosagem da beta gonadotrofina coriônica humana (ß-hCG) e achados da ultrassonografia transvaginal (AMORIM et al., 2022).

A ultrassonografia transvaginal (USTV) é o exame mais utilizado na prática médica para determinar o local da gestação. Nela é visualizada a ecografia extrauterina do saco gestacional com vesícula vitelínica ou o embrião na gestação ectópica, porém esses achados estão presentes na minoria dos casos (AMORIM et al., 2022).

Contudo, existe a possibilidade de não ser observado esses achados na USTV, por ser feito muito precocemente. Nesses casos é necessário realizar a dosagem seriada de ß-hCG, ou em casos da USTV inconclusivo, na presença do diagnóstico cirúrgico realizar a laparoscopia ou laparotomia, para pacientes com sintomatologia suspeita (FURLANETTI et al., 2018).

O diagnóstico é confirmado quando há presença de ß-hCG de 1.000-2.000 mUI/ml, ausência do saco gestacional na cavidade uterina, presença da massa anexial complexa e a presença do líquido na cavidade peritoneal (FURLANETTI et al., 2018).

▶ TRATAMENTO AMBULATORIAL E EMERGENCIAL

O tratamento na gestação ectópica tem apresentado grandes inovações, atualmente dividida em tratamento clínico medicamentoso com uso de metotrexato e o tratamento cirúrgico, realizado por meio de salpingectomia ou a salpingostomia por via laparotômica ou laparoscópica (FEBRASGO, 2018).

TRATAMENTO MEDICAMENTOSO COM O METOTREXATO

O metotrexato (MTX) é um medicamento usado rotineiramente no tratamento conservador de gestação ectópica. É um antagonista do ácido fólico que inativa a dihidrofolato redutase e a síntese das purinas e pirimidinas do DNA da célula, agindo, assim, nas células trofoblásticas de divisão rápida e impedindo a sua multiplicação (FEBRASGO, 2018).

Antes de iniciar o tratamento deve-se levar em conta alguns critérios como: concentração inicial de ß-hCG < 5.000 mUI/ml, estabilidade hemodinâmica, diâmetro da massa anexial < 3,5cm, ausência de dor abdominal, atividade cardíaca embrionária, gravidez ectópica tubária não rota, mulheres com desejo de engravidar futuramente e termo de consentimento assinado (MORAIS et al., 2021).

Das contraindicações para o uso de MTX englobam: pacientes anêmicas, com leucopenia, plaquetopenia, que apresentem sensibilidade prévia ao MTX, na vigência de doença pulmonar, em amamentação, disfunção hepática e renal importante, declínio da ß-hCG no intervalo de 24 a 48 horas antes do tratamento, gravidez intrauterina e sem condições de proceder com o tratamento (MORAIS et al., 2021).

A administração da dose única de metotrexato tem como vantagens menos efeitos colaterais, porém não é eficaz em caso de localização atípica da gravidez ectópica, como na gestação intersticial, cervical ou a da cicatriz de cesárea, que cursam com o ß-hCG elevados, superiores a 5.000 mUI/ml, sendo nesses casos o protocolo de múltiplas doses o mais eficaz (MORAIS et al., 2021).

O tratamento bem-sucedido com uso de MTX, cursa com o nível de ß-hCG normalizado, massa anexial reduzida ou que não é vista pela ultrassonografia, com diminuição dos sintomas de desconforto abdominal sem o uso de cirurgias (FEBRASGO, 2018).

Indicações durante o tratamento: evitar relações sexuais até que os nívies de ß-hCG negativem, evitar exposição solar para diminuir o risco de dermatites pelo MTX, evitar nova concepção até o desaparecimento da gravidez ectópica, bebidas alcoólicas, aspirina, comidas e vitaminas que contenham ácido fólico (FEBRASGO, 2018).

TRATAMENTO CIRÚRGICO

A cirurgia é a conduta mais adequada para o tratamento da gravidez ectópica, quando ocorre a falha do tratamento medicamentoso, sendo a operação clássica a salpingectomia (SILVA et al., 2022).

A salpingectomia é o tratamento mais eficaz nos casos de recidivas e de complicações pós-operatórias. É indicada para pacientes com prole constituída. A salpingostomia, por sua vez, é realizada em pacientes com desejo de manter a fertilidade. Após a cirurgia é essencial o acompanhamento laboratorial para verificação dos níveis de ß-hCG (BARROS, 2010).

As indicações para cirurgia incluem: instabilidade hemodinâmica, gestação ectópica rota ou ruptura iminente, contraindicações ao uso de metotrexato, gestação intrauterina coexistente e a falha da terapia medicamentosa (BARROS, 2010).

▶ COMPLICAÇÕES

As complicações variam com o método escolhido.

Quanto ao tratamento cirúrgico, tanto a salpingostomia como a salpingectomia possuem desfechos similares na fertilidade feminina, com taxas discretamente melhores de gravidez uterina posteriores em pacientes submetidas a salpingostomia. Todavia, há evidências que mostram aumento da chance de recorrência de gestação ectópica em pacientes submetidas à salpingostomia quando comparada à salpingectomia (TULANDI, 2022).

Quanto à terapia com metotrexato (MTX), em geral os efeitos adversos à medicação são autolimitados e moderados. Os mais comuns são a estomatite e a conjuntivite. Efeitos mais raros são gastrite, enterite, dermatites, alopécia e supressão da medula óssea. Ainda, é aconselhável que as pacientes submetidas a terapia com metotrexato evitem concepção por, pelo menos, três meses, embora não haja evidência de risco teratogênico quando a concepção ocorre em período menor que esse. O tratamento com MTX não impacta negativamente a fertilidade feminina e nem aumenta o risco de recorrência futura de gestação ectópica (TULANDI, 2022).

▶ CONSIDERAÇÕES FINAIS

A gestação ectópica, portanto, é uma condição grave, que precisa ser identificada e tratada de forma ágil e eficiente, com objetivo de evitar complicações graves, como a hemorragia, a descompensação hemodinâmica e a infertilidade, assim como o óbito. A incidência da doença tem diminuído em virtude dos avanços tecnológicos, os quais têm permitido a realização de um diagnóstico mais precoce, o que evita a necessidade de intervenções mais invasivas. Não obstante, a incidência da afecção ainda é considerável em países não desenvolvidos. Para o futuro, é necessário que mais estudos sejam realizados sobre o assunto, com objetivo de elucidar os mecanismos etiofisiopatólogicos da gestação ectópica ainda não totalmente esclarecidos e estabelecer índices estatísticos mais precisos acerca da doença e suas complicações, principalmente em países em desenvolvimento, como o Brasil.

▶ REFERÊNCIAS

1. AMORIM, Isabelle de Moraes; GOMIDE, Maria Eduarda Marini; OLIVEIRA, Marcela Marques. Uma abordagem geral da gravidez ectópica: Revisão de literatura. Rio de Janeiro: **Revista Eletrônica Acervo Médico**, Setembro/2022.
2. BARROS, M (2010) **Cirurgia dos anexos por laparotomia.** Disponível em: < http://www.fspog.com/fotos/editor2/cap_48.pdf > . Acesso em: 29/12/22.
3. ELITO, J Jr. **Gravidez ectópica**. São Paulo: Federação Brasileira das Associações de Ginecologia e Obstetrícia (FEBRASGO); 2018 (Protocolo FEBRASGO – Obstetrícia, nº 22/Comissão Nacional Especializada em Urgências Obstétricas).
4. FURLANETTI, Thainá; DE PAULA, Mariane; STEIBEL, João Alfredo. GESTAÇÃO ECTÓPICA: **Diagnóstico e Manejo** [S. l.], abr. 2018. Disponível em: < https://docs.bvsalud.org/biblioref/2018/04/882358/gestacao-ectopica-diagnostico-e-manejo.pdf > . Acesso em: 29 dez. 2022.
5. FARQUHAR, C. M. Ectopic pregnancy. **The Lancet**, p. 583-591, v. 366, 2005.
6. MARION, L. L.; MEEKS, G. R. Ectopic Pregnancy: History, Incidence, Epidemiology, and Risk Factors. **Clinical Obstetrics and Gynecology**, v. 55, n.2, p. 376-386, 2012.
7. MORAIS, Letícia Rezende; BARREIRA, Bruna Schettino Morato; SILVA, Danilo Cotta Saldanha. **Tratamento conservador da gravidez ectópica**. Curitiba: Brazilian Journal of Health Review, Junho/2021.
8. MUMMERT, T.; GNUGNOLI, D. M. Ectopic Pregnancy. **Stat Pearls** [Internet], 2022.
9. RANA, P. et al. Ectopic pregnancy: a review. **Archives of Gynecology and Obstetrics**, v. 288, n. 4, p. 747-757, 2013.

10. SHAW, J. L. V. *et al*. Current knowledge of the aetiology of human tubal ectopic pregnancy. **Human Reproduction Update**, v. 16, n. 4, p. 432-444, 2010.
11. SILVA, Uergton Lima; HASSEM, Jaqueline Lola; OLIVEIRA, Nicácia Souza. Gestação ectópica: Uma revisão de literatura. **Id online Revista de psicologia**, Julho/2022.
12. STABILE, I. Incidence, aetiology and pathophysiology of ectopic pregnancy. In: _____ (org.). **Ectopic pregnancy**: Diagnosis and managment. Cambrigde: Cambrigde University Press, 1996. p. 1-11.
13. TULANDI, Togas. **Ectopic pregnancy: Clinical manifestations and diagnosis.** UpToDate. 2022. Disponível em: < https://www.uptodate.com/contents/ectopic-pregnancy-clinical-manifestations-and-diagnosis?search=gestacao%20ectopica&source=search_result&selectedTitle=1~150&usage_type=default&display_rank=1#H3480941416 >
14. TULANDI, Togas. **Ectopic pregnancy: Methotrexate therapy.** UpToDate. 2022. Disponível em: < https://www.uptodate.com/contents/ectopic-pregnancy-methotrexate-therapy?search=complications%20ectopic%20pregnancy%20&source=search_result&selectedTitle=3~150&usage_type=default&display_rank=3 > .
15. TULANDI, Togas. **Ectopic pregnancy: Surgical treatment.** UpToDate. 2022. Disponível em: < https://www.uptodate.com/contents/ectopic-pregnancy-surgical-treatment?search=complications%20ectopic%20pregnancy%20&source=search_result&selectedTitle=2~150&usage_type=default&display_rank=2#H4 > .

capítulo 67

Descolamento Prematuro da Placenta

- Milena Figueiredo de Medeiros
- Millena Medeiros Maux Lessa
- Érica Patrícia Ortet Tavares

▶ INTRODUÇÃO

Considera-se o descolamento prematuro da placenta (DPP) uma urgência obstétrica com elevado potencial de morbimortalidade materna e fetal (SOUZA et al., 2022). Trata-se da separação de parte ou da totalidade da placenta em relação ao útero, antes do nascimento do feto. O diagnóstico, em geral, acontece com 20 ou mais semanas de gestação. Os principais achados clínicos envolvem sangramento vaginal e dor abdominal, muitas vezes acompanhados de sensibilidade e contrações hipertônicas uterinas, além de um padrão de frequência cardíaca fetal não tranquilizador (ANANTH e KINZLER, 2022).

É mais comum em mulheres multíparas e com história de DPP em gestação anterior. A taxa de mortalidade perinatal é aproximadamente 20 vezes maior em relação às gestações sem DPP (ANANTH e KINZLER, 2017). A frequência de acometimento dessa patologia parece estar aumentando nos últimos anos e pode estar relacionada a mudanças nos fatores de risco a que as gestantes estão expostas na atualidade, como a idade materna avançada.

▶ CLASSIFICAÇÃO

Conforme os achados clínicos e laboratoriais, classifica-se o DPP em três graus (FEITOSA FE et al., 2018):

- Grau I: assintomático ou com discreto sangramento genital sem hipertonia uterina significativa. Vitalidade fetal preservada. Dá-se o diagnóstico após o nascimento, devido ao coágulo retroplacentário;
- Grau II: sangramento genital moderado com hipertonia uterina. Há repercussões hemodinâmicas maternas, com aumento da frequência cardíaca, alterações posturais da pressão arterial e queda no nível de fibrinogênio. Vitalidade fetal prejudicada;

- Grau III: caracterizado por óbito fetal e por alterações importantes de hipotensão arterial materna e hipertonia uterina. Subdivide-se em: com ou sem coagulopatia instalada.

▶ FISIOPATOLOGIA

A causa imediata do descolamento prematuro da placenta é a ruptura de vasos maternos na decídua basal. O sangramento também pode ser originado das veias fetais e placentárias, porém é raro.

Essa ruptura leva ao acúmulo de sangue, o qual é responsável por iniciar a separação entre a placenta e a decídua, formando um hematoma. Tal hematoma pode ser pequeno e autolimitado (separação parcial) ou pode aumentar o suficiente para proporcionar a separação completa. A porção descolada da placenta, então, torna-se incapaz de realizar a função de permutação de gases e nutrientes; e, quando a porção restante e funcional não conseguir compensar essa perda, haverá comprometimento fetal (OYELESE e ANANTH, 2017; TIKKANEN et al., 2013).

O sangramento decidual pode contornar as membranas ao longo da cavidade uterina e exteriorizar-se pelo colo uterino ou, menos frequentemente, pode ficar retido, como hematoma retroplacentário. Há a possibilidade, também, de causar hemoâmnio ou útero de Couvelaire (ACAUAN FILHO et al., 2012).

A etiologia desse sangramento ainda é especulativa na maioria dos casos. Com frequência, há envolvimento de anormalidades vasculares e placentárias, incluindo aumento da fragilidade vascular, malformações dos vasos ou placentação anômala, sendo a separação da placenta o último evento de uma longa sequência de alterações (ZUGAIB, 2019). Essas anormalidades vasculares resultariam em necrose decidual, inflamação placentária e um possível infarto, levando, finalmente, à disrupção vascular e ao sangramento.

▶ FATORES DE RISCO

Os fatores de risco do desenvolvimento de DPP, assim como sua etiopatogenia, variam. Assim, existem fatores de risco mecânicos ou traumáticos, como acidentes automobilísticos, e não mecânicos, como situações inflamatórias e movimentos fetais aumentados (SOUZA et al., 2022).

Independentemente de sua etiologia, o maior fator de risco para seu desenvolvimento é a história prévia de DPP anterior. Tal histórico traduz-se em um risco de recorrência de até 15 vezes mais quando comparado às gestantes sem história prévia. Todavia, o fator de risco mais comum associado a DPP são as síndromes hipertensivas da gestação – as gestantes hipertensas possuem aumentado em até 5 vezes o risco de descolamento prematuro de placenta em relação às gestantes com controles pressóricos adequados. Dessa forma, o controle pressórico deve ser sempre priorizado, uma vez que 50% dos casos de DPP não traumáticos estão relacionados a níveis aumentados de pressão sanguínea (PAIVA e FEITOSA, 2022).

Alguns fatores de risco podem ser modificados e devem ser investigados durante o pré-natal, como: uso de álcool, drogas e tabaco; hipotireoidismo, anemia e diabetes pré-gestacional. Outros, por outro lado, não são modificáveis, como: idade materna maior que 35 anos e menor que 20 anos, placenta prévia, malformações uterinas, entre outros (PAIVA e FEITOSA, 2022).

O conhecimento das possíveis etiologias e fatores de risco da DPP permite especializar os cuidados pré-natais para mulheres que estão em maior risco de descolamento prematuro da placenta; acelerando possíveis diagnósticos (SOUZA, 2021).

▶ QUADRO CLÍNICO E DIAGNÓSTICO

O diagnóstico de DPP é eminentemente clínico, embora exames de imagem e laboratoriais possam corroborá-lo (FEITOSA et al., 2018).

Dado a importância da clínica no diagnóstico, deve-se reconhecer a apresentação clássica: sangramento vaginal de início abrupto, dor abdominal leve a moderada e contrações uterinas – o útero geralmente é firme, inclusive, em certos casos, com incapacidade de palpar-se partes fetais devido ao aumento do tônus uterino. As contrações, em geral, são de alta frequência e baixa amplitude, mas podem se apresentar de outras maneiras. Ainda, o descolamento prematuro da placenta também deve ser suspeitado nas pacientes grávidas com aumento do tônus uterino acompanhado de um estado fetal prejudicado, mesmo sem sangramento vaginal, pois uma pequena porcentagem das pacientes com DPP, ainda que graves, apresentam-se sem sangramento aparente, devido ao hematoma retroplacentário (ANANTH e KINZLER, 2022).

Quanto aos exames complementares, a ultrassonografia (USG), por exemplo, possui sensibilidade de apenas 25-50%; com valor preditivo positivo alto (88%). O achado de hematoma retroplacentário é o achado clássico, mas está ausente em parcela importante das gestantes acometidas (FEITOSA et al., 2018). Todavia, durante a fase aguda do descolamento, o sangue é isoecóico e semelhante ao tecido placentário circundante, dificultando a diferenciação entre uma hemorragia e o tecido placentário (ANANTH e KINZLER, 2022). Assim, os achados de USG podem ser falsamente negativos, principalmente em deslocamentos recentes e agudos (SOUZA et al., 2022). Logo, o diagnóstico não deve ser retardado por exames, devendo o diagnóstico clínico nortear a conduta (FEITOSA et al., 2018).

Por fim, são diagnósticos diferenciais da DPP: o trabalho de parto normal ou pré-termo, placenta prévia, ruptura uterina e hematoma subcoriônico (ANANTH e KINZLER, 2022).

▶ CONDUTA

Na suspeita de DPP, a gestante deve ser imediatamente hospitalizada. A conduta será individualizada e dependerá de certos fatores, como: condições maternas e fetais, idade gestacional e exame de colo uterino (ZUGAIB, 2019).

No que tange à conduta clínica, a monitorização perpassa pela avaliação do estado hemodinâmico materno (pressão arterial, pulso e diurese) e da vitalidade fetal. Os exames laboratoriais maternos devem incluir tipagem sanguínea, hemograma completo e coagulograma. Pode-se utilizar a ultrassonografia em casos duvidosos (FEITOSA et al., 2018). Em situações de hipotensão ou instabilidade hemodinâmica, deve-se instituir dois acessos venosos calibrosos com infusão de 1000ml de solução cristaloide, com velocidade de infusão de 500ml nos primeiros 10 minutos e manutenção com 250ml/h, mantendo-se débito urinário > 30ml/h (PAIVA e FEITOSA, 2022).

A conduta obstétrica, por sua vez, dependerá da condição fetal. De forma geral, nos casos de feto viável e quando o parto vaginal não for iminente, deve-se realizar a cesárea. Em caso de parto vaginal iminente, realiza-o de forma espontânea ou instrumental. Na presença de feto morto e gestante hemodinamicamente estável, opta-se pelo parto vaginal (FEITOSA et al., 2018). É necessária a realização de amniotomia para reduzir hemorragia materna e passagem de tromboplastina para a corrente sanguínea da mãe. Se houver necessidade de indução do parto, a ocitocina poderá ser administrada. O parto deve ocorrer dentro de 4 a 6 horas e, a cada hora, deve-se reavaliar o quadro clínico (PAIVA e FEITOSA, 2022).

Após o parto, é indispensável a rigorosa monitorização materna, em especial quando se identifica a presença de útero de Couvelaire (FEITOSA et al., 2018).

▶ DESCOLAMENTO CRÔNICO

As gestantes com descolamento crônico apresentam um quadro de hemorragia leve, crônica e intermitente; além da apresentação, ao longo do tempo, de manifestações clínicas de doença placentária isquêmica: oligoidrâmnio, restrição de crescimento fetal e pré-eclâmpsia. Há risco de ruptura prematura das membranas (PAIVA e FEITOSA, 2022).

A ultrassonografia pode auxiliar no diagnóstico de hematoma placentário (retromembranoso, marginal ou central). O exame seriado pode identificar oligodramnia e/ou restrição de crescimento fetal (FEITOSA et al., 2018). Com a realização de exame histológico da placenta, podem ser identificadas lesões crônicas, como deciduíte crônica, necrose decidual, *villite*, vasculopatia decidual, infarto placentário, trombose intervilositária e deposição de hemossiderina (FEITOSA et al., 2018).

A presença de descolamento crônico da placenta não justifica uma intervenção imediata. A conduta conservadora poderá ser instituída, desde que se realize acompanhamento ultrassonográfico para avaliação do crescimento fetal, evolução do hematoma e da circulação feto-placentária. No entanto, é necessário lembrar que o descolamento crônico da placenta apresenta evolução imprevisível (COUTO, 2002).

▶ REFERÊNCIAS

ACAUAN FILHO BJ, CUNHA FILHO EV, STEIBEL G, STEIBEL JAP, PAULA LG, MEDAGLIA FILHO PV. **Obstetrícia de plantão: da sala de admissão ao pós-parto.** Porto Alegre: EDIPUCRS; 2012. p. 29-34; 67-68.

ANANTH, Cande V; KINZLER, Wendy. **Acute placental abruption: Pathophysiology, clinical features, diagnosis, and consequences**. UpToDate. 2022. Disponível em: < https://www.uptodate.com/contents/acute-placental-abruption-pathophysiology-clinical-features-diagnosis-and-consequences > .

ANANTH, C.V.; KINZLER W.L. **Placental abruption: clinical features and diagnosis**. UpToDate, 2017. Disponível em: < https://www.uptodate.com/contents/acute-placental-abruption-pathophysiology--clinical-features-diagnosis-and-consequences > .

COUTO, JCF et al.l. **Descolamento Crônico da Placenta – Relato de Caso**, SciELO, 2002. Disponível em: < https://www.scielo.br/j/rbgo/a/8V38kwJfZRrTVqrWnBfJnpS/?lang=pt&format=pdf > . Acesso em: 22/12/2022.

DE SOUZA, Girlete Silva, et al. **Condutas no descolamento prematuro de placenta**. Research, Society and Development, 2022.

FEITOSA FE, CARVALHO FH, FEITOSA IS, PAIVA JP. **Descolamento prematuro de placenta**. São Paulo: Federação Brasileira das Associações de Ginecologia e Obstetrícia (FEBRASGO); 2018 (Protocolo FEBRASGO – Obstetrícia, no. 27/Comissão Nacional Especializada em Urgências Obstétricas).

MONTENEGRO CA, REZENDE FILHO J. **Descolamento prematuro da placenta**. In: Montenegro CA, Rezende Filho J, editor. Rezende obstetrícia. 13a ed. Rio de Janeiro: Guanabara Koogan; 2017.

MORALES-ROSELLÓ J, KHALIL A, AKHOUNDOVA F, SALVI S, MORLANDO M, SIVANATHAN J, et al. **Fetal cerebral and umbilical Doppler in pregnancies complicated by late-onset placental abruption**. J Matern Fetal Neonatal Med. 2017; 30 (11):1320-4.

OYELESE Y, ANANTH CV. **Placental abruption: management**. UpToDate, 2017.

PAIVA, J. P.; FEITOSA, F. E. L. **Protocolo: descolamento prematuro de placenta**. Universidade Federal do Ceará – Ebserh. n. PRO.MED-OBS.006, 2022. Disponível em: https://www.gov.br/ebserh/pt-br/hospitais-universitarios/regiao-nordeste/ch-ufc/acesso-a-informacao/protocolos-e-pops/protocolos--meac/maternidade-escola-assis-chateaubriand/obstetricia/pro-med-obs-006-v4-descolamento-prematuro-de-placenta.pdf.

SOUZA, G. S. de.; OLIVEIRA, S. P. de.; MORAES, D. S.; ALVES, A. P. de O. N. et al. **Conducting the premature discharge of placenta**. Research, Society and Development, v. 11, n. 5, p. e47411525784, 2022. DOI: 10.33448/rsd-v11i5.25784. Disponível em: < https://rsdjournal.org/index.php/rsd/article/view/25784 > .

SOUZA, Nathalia Pires de. **Descolamento prematuro de placenta com manejo conservador: relato de caso e revisão bibliográfica**. 2021. Trabalho de Conclusão de Curso (Residência Médica em Ginecologia e Obstetrícia) – Hospital Universitário, Universidade Federal da Grande Dourados, Dourados, MS, 2021. Disponível em: < https://repositorio.ufgd.edu.br/jspui/bitstream/prefix/5114/1/NathaliaPiresdeSouza.pdf >

TIKKANEN M, LUUKKAALA T, GISSLER M, RITVANEN A, YLIKORKALA O, PAAVONEN J, et al. **Decreasing perinatal mortality in placental abruption**. Acta Obstet Gynecol Scand. 2013; 92 (3):298–305.

ZUGAIB M, FRANCISCO RP. **Zugaib Obstetrícia**. 4ª. Ed. São Paulo: Manole, 2019.

capítulo 68

Síndrome HELLP

- Júlia Luna Nascimento
- Wanderliza Laranjeira Coutinho
- Renato Evando Moreira Filho

▶ INTRODUÇÃO

A Síndrome HELLP (SH) é caracterizada como grave complicação das Síndromes Hipertensivas da Gravidez, responsável por aumento da morbimortalidade materna e perinatal. HELLP é a sigla, em inglês, que descreve alterações laboratoriais resultantes da condição clínica da paciente que apresenta: hemólise (H – *hemolysis*), níveis elevados de enzimas hepáticas (EL – *elevated liver enzymes*) e contagem baixa de plaquetas (LP – *low platelet count*). Ocorre em 0,2–0,8% das gestações e, em 70–80% dos casos, coexiste com a pré-eclâmpsia. A patogênese da SH não é clara. Se for uma forma grave de pré-eclâmpsia, provavelmente tem a mesma origem. Se for uma entidade distinta, ainda pode ter uma origem semelhante, mas então diverge – por razões desconhecidas – com maior inflamação hepática e maior ativação do sistema de coagulação do que na pré-eclâmpsia.

▶ ASPECTOS FISIOPATOLÓGICOS

Na SH é citada a genética, além da participação de fatores de mediação inflamatória e derivados placentários. Destacamos alguns aspectos:
- Em comparação à gravidez normal, a resposta inflamatória é mais acentuada em pacientes com SH. A coagulação intravascular disseminada (CIVD) fulminante pode se desenvolver de forma superaguda. A resposta inflamatória com cascata de coagulação e ativação do complemento é causada por partículas sinciciotrofoblásticas (STBM) e outros fatores placentários, que interagem com células imunes maternas e células endoteliais vasculares.
- O nível sérico do Fator de Von Willebrand (VWF) multimérico ativo é maior na SH em comparação com a gravidez normal. É liberado por células endoteliais vasculares fortemente ativadas, promove a agregação plaquetária e favorece a adesão das plaquetas à íntima do vaso.

- Danos às células endoteliais vasculares produzidos por fatores antiangiogênicos, exposição ao TNFα e altos níveis de VWF ativo observados na SH, podem interagir e resultar em microangiopatia trombótica.
- Anemia Hemolítica Microangiopática: os eritrócitos são danificados à medida que passam pelos vasos sanguíneos com endotélio prejudicado e cadeias de fibrina, resultando em anemia hemolítica microangiopática. Um indicador transitório pode ser um esfregaço de sangue periférico anormal com esquizócitos. A concentração de lactato desidrogenase (LDH) pode aumentar como consequência da hemólise. A hemoglobina livre se liga à bilirrubina não conjugada no baço ou à haptoglobina no plasma. Baixa haptoglobina sérica é uma característica da SH. As substâncias resultantes da hemólise intravascular promovem a ativação da cascata de coagulação e aumentam o risco de CIVD.
- Disfunções Hepáticas e Renais: o FasL derivado da placenta é tóxico para os hepatócitos humanos, sua maior concentração é observada no trofoblasto viloso e no sangue materno em SH. O FasL desencadeia a produção de TNFα, induzindo assim apoptose e necrose dos hepatócitos. As autópsias revelaram necrose de hepatócitos sem transformação de células gordurosas, circundadas por filamentos de fibrina e hemorragias, com raros sangramentos subcapsulares e infartos. Como resultado de microangiopatia trombótica, fibrina e leucostase foram observadas em sinusóides. A microangiopatia observada na SH aumenta o dano aos hepatócitos porque restringe significativamente o fluxo sanguíneo portal.
- A disfunção renal é geralmente moderada em pacientes com SH. Uma possível causa pode ser a endoteliose glomerular. Biópsias renais realizadas em mulheres com SH e insuficiência renal pós-parto revelaram microangiopatia trombótica e necrose tubular aguda.
- Coagulação Intravascular Disseminada (CIVD): o principal ativador da coagulação é o fator tecidual (FT). As micropartículas fetais mimetizam a atividade do TF. O TF pode ser exposto a células endoteliais vasculares lesadas. Sua ativação é potencializada por plaquetas ativadas e níveis aumentados de fatores de coagulação e é promovida por microangiopatia trombótica. Os inibidores da coagulação inativam esses fatores. Em pacientes com HELLP grave e falência de múltiplos órgãos, as concentrações séricas de complexos inibidores de trombina são altas, sugerindo uma ativação exacerbada da coagulação. Uma coexistência de HELLP e descolamento prematuro da placenta foi citada.
- Os achados laboratoriais para diagnosticar a CIVD são representados pela contagem de plaquetas, dímero D, antitrombina, proteína C, complexo trombina-antitrombina (TAT) e tempo de protrombina.

▶ QUADRO CLÍNICO E LABORATORIAL

De modo geral, os sintomas são quadros de mal-estar pouco definido pelas gestantes. O quadro clínico é variável, podendo apresentar-se apenas com sintomas inespecíficos, como dor epigástrica ou no quadrante superior direito do abdome (90% das pacientes), náuseas/vômitos (50% das pacientes), hematúria/hemorragia gastrointestinal (indicando ultrassonografia para investigar hematoma subcapsular hepático) e edema/ganho ponderal. A hipertensão e proteinúria podem estar ausentes ou serem apenas ligeiramente anormais. Algumas pacientes podem apresentar vários sinais e sintomas, nenhum dos quais é diagnóstico de pré-eclâmpsia grave. Recomenda-se avaliação laboratorial para todas as gestantes com alguns destes sintomas, independente dos níveis pressóricos.

▶ DIAGNÓSTICO

O diagnóstico médico se fundamenta nos sintomas apresentados pela grávida e no resultado de exames laboratoriais, a exemplo do hemograma, em que são verificadas as características das hemácias, seu formato e quantidade, além de ser verificada a quantidade de plaquetas. São exigidos os seguintes critérios para diagnosticar HELLP (classificação do Tennessee):

- Hemólise, estabelecida por pelo menos dois dos seguintes critérios:
    - Esfregaço periférico com esquistócitos e células de rebarba.
    - Bilirrubina sérica ≥ 1,2mg/dL (20,52 micromol/L).
    - Haptoglobina sérica baixa (≤ 25mg/dL) ou lactato desidrogenase (LDH) ≥ 2 vezes o nível superior do normal.
    - Anemia grave, não relacionada à perda de sangue.
- Enzimas hepáticas elevadas: Aspartato aminotransferase (AST) ou alanina aminotransferase (ALT) ≥ 2 vezes o nível superior da referência normal.
- Plaquetas baixas: menor que 100.000 células/microL.

O *American College of Obstetricians and Gynecologists* sugere critérios diagnósticos ligeiramente diferentes e reconhece a ausência de consenso clínico entre os especialistas:
- LDH ≥ 600 UI/L.
- AST e ALT elevaram mais de duas vezes o limite de referência superior do normal.
- Contagem de plaquetas menor que 100.000 células/microL.

Na SH, nível elevado de LDH é um marcador inespecífico e pode estar associado a hemólise grave, lesão hepatocelular aguda ou ambos. O nível de bilirrubina total é aumentado como resultado de um aumento na fração indireta da hemólise. O nível de haptoglobina é um marcador específico de hemólise: 25mg/dL e fornece o melhor ponto de corte entre distúrbios hemolíticos e não hemolíticos. Pode desenvolver-se no período pré-parto ou pós-parto, podendo variar de algumas horas até 7 dias de pós-parto (média de 48 horas).

▶ DIAGNÓSTICO DIFERENCIAL

- Esteatose hepática aguda.
- Hepatite viral.

- Púrpura trombocitopênica trombótica.
- Pancreatite aguda.
- Síndrome hemolítico-urêmica.
- LES (Lúpus Erimatoso Sistêmico).

▶ COMPLICAÇÕES

- Gestante: eclâmpsia, descolamento da placenta, coagulação intravascular disseminada, trombose recorrente, ruptura do fígado, infarto ou hemorragia cerebral, edema pulmonar ou cerebral, insuficiência renal aguda ou sepse;
- Perinatais: restrição de crescimento intrauterino, nascimento prematuro, trombocitopenia neonatal ou síndrome da angústia respiratória neonatal.

▶ TRATAMENTO

O tratamento para SH depende da idade gestacional e inclui:

- Estabilização do quadro clínico.
- Tratamento dos picos hipertensivos e profilaxia anticonvulsivante: semelhante à pré-eclâmpsia grave.
- Correção dos distúrbios da coagulação, se presentes.
- Corrigir o TAP e o TPTA, se prolongados, com 10mL/Kg de plasma fresco congelado (PFC).
- Manter o fibrinogênio plasmático maior que 100mg/dl com transfusão de crioprecipitados 10UI.
- Transfundir concentrado de plaquetas quando sua contagem for menor que 20.000 mm^3, 20-49.000/mm^3 prévio à cesárea e maior ou igual a 50.000/mm^3, se sangramento ativo excessivo.

A exemplo da eclâmpsia, independentemente da idade gestacional, a conduta é resolução da gravidez. A via de parto é de indicação obstétrica, preferindo-se a via vaginal, caso o binômio mãe-feto esteja estável. Não há contraindicação para indução do parto. O misoprostol pode ser utilizado, conforme protocolo de indução. Anestesia: bloqueio peridural ou raquidiana se plaquetometria maior que 50.000/mm^3. O recém-nato será avaliado por um neonatologista, podendo haver ou não necessidade de assistência em UTI neonatal, visando ao acompanhamento e monitoramento. Não há contraindicação para amamentação.

Observações

- Anormalidades laboratoriais melhoram em média até 4 dias pós-parto.
- Uso de Corticóide: os estudos mais recentes não encontraram diferença nos resultados maternos quando as plaquetas se encontravam acima de 50.000/mm^3.

Conduta pós-parto

- Sulfato de Magnésio 24h pós-parto ou após a última convulsão e paciente sem sintomas de iminência de eclampsia. Se a paciente for hipertensa crônica, deve-se retornar o anti-hipertensivo de uso anterior à gestação (se não houver contraindicação na amamentação).

QUEM TEVE SÍNDROME HELLP PODE ENGRAVIDAR NOVAMENTE?

Caso a mulher tenha desenvolvido a síndrome HELLP e o tratamento for conduzido de forma adequada não há contraindicação para nova gravidez, uma vez que a taxa de recorrência da SH é baixíssima. Ainda assim, a gestante deve ter acompanhamento detalhado com o obstetra a fim de evitar novas complicações.

▶ REFERÊNCIAS

ABILDGAARD, U.; HEIMDAL, K. **Patogênese da síndrome de hemólise, enzimas hepáticas elevadas e baixa contagem de plaquetas (HELLP): uma revisão.** Eur J Obstet Gynecol Reprod Biol. 2013; 166:117.

Hipertensão Gestacional e Pré-eclâmpsia: **Boletim de Prática ACOG**, Número 222. Obstet Gynecol 2020; 135:e237.

AMERICAN PREGNANCY ASSOCIATION. *HELLP Syndrome*. Disponível em: < https://americanpregnancy.org/pregnancy-complications/hellp-syndrome > . Acesso em 10 abr 2019.

DITISHEIM, A.; SIBAI, B.M. **Diagnóstico e Tratamento da Síndrome HELLP Complicada por Hematoma Hepático.** Clin Obstet Gynecol 2017; 60:190.

GESTAÇÃO DE ALTO RISCO: manual técnico. MINISTÉRIO DA SAÚDE (BRASIL). Brasília: Editora MS, 2010. ISBN 978-85-334-1767-0.

KATZ, L.; AMORIM, M.M.; MIRANDA, G.V.; PINTO E SILVA, J.L. **Perfil clínico, laboratorial e complicações de pacientes com síndrome HELLP admitidas em uma unidade de terapia intensiva obstétrica.** Rev Bras Ginecol Obstet. 2008; 30 (2):80–6.

PERAÇOLI, J.C.; RUDGE, M.; CALDERON, I.M.P.; MAESTÁ, I.; SGARBOSA, F. Síndrome HELLP recorrente: relato de dois casos. 2007. Departamento de Ginecologia e Obstetrícia – Universidade Estadual de São Paulo, Botucatu, 2007.

PETCA, A.; CORINA, M.B.; PACU, I.; DUMITRAȘCU, M.C.; MEHEDINȚU, C.; ȘANDRU, F.; PETCA, R.C.; ROTAR, I.C. **HELLP Syndrome. Holistic Insight into Pathophysiology.** Medicina (Kaunas). 2022; v. 58 (2).

Protocolos assistenciais em obstetrícia [**livro eletrônico**]: Maternidade Escola Assis Chateaubriand/Organização DENISE ELLEN FRANCELINO CORDEIRO, JORDANA PARENTE PAIVA, FRANCISCO EDSON DE LUCENA FEITOSA. – Fortaleza: Imprensa Universitária, 2020.

Protocolos de obstetrícia da Secretaria da Saúde do Estado do Ceará/FRANCISCO JOSÉ COSTA ELEUTÉRIO. [*et al.*] (Org). Fortaleza: Secretaria da Saúde do Estado do Ceará, 2014.

WOUDSTRA DM, CHANDRA S, HOFMEYR GJ, DOWSWELL T. **Corticosteroids for HELLP (hemolysis, elevated liver enzymes, low platelets) syndrome in pregnancy.** Cochrane Database Syst Rev. 2010; (9):CD008148.

capítulo 69

Tromboembolismo Venoso Profundo na Gestante

- Matheus Ramos de Barros
- Vitor Hugo Barbosa do Nascimento
- Júlia Britto Rocha
- Samara Silva Noronha Cavalcante
- Helena Barreto Maia Gomes Cavalcanti

► INTRODUÇÃO

A Trombose Venosa Profunda (TVP), assim como a Embolia Pulmonar (EP), é um componente do Tromboembolismo Venoso (TEV)[11], ou seja, o TEV pode se manifestar durante a gravidez como uma trombose venosa profunda (TVP) isolada nas extremidades inferiores ou um coágulo pode se desprender das extremidades inferiores e migrar para o pulmão para se apresentar como uma embolia pulmonar (EP)[3]. O tromboembolismo pulmonar ocorre em 15 a 25% dos casos de trombose venosa profunda (TVP) não tratada, sendo responsável por taxa de mortalidade materna de 12 a 15%, sendo necessário tratamento adequado uma vez diagnosticado o quadro trombótico. Assim, a detecção de TVP durante a gravidez é fundamental para prevenir mortes por EP.

A gravidez é um fator de risco bem estabelecido para TEV, sendo a sua incidência estimada em 0,76 a 1,72 a cada 1000 gestações, o que é quatro vezes maior do que a população não grávida[5,11]. Durante o período pós-parto, o risco aumenta para 20 vezes em relação ao estado não-gravídico[5].

Dada a relevância do tromboembolismo, o clínico deve ser capacitado para saber identificar os fatores de risco e utilizar modalidades precisas de diagnóstico, otimizando a sua suspeita e facilitando a prevenção ou a intervenção quando necessário[5].

► PATOGÊNESE

A gravidez e o período pós-parto são marcados pela presença de todos os componentes da Tríade de Virchow[6]:

- Estase venosa: ocorre devido às alterações associadas à gravidez na capacidade venosa e à compressão de grandes vasos pelo útero gravídico. Assim, por volta de 25 a 29 semanas, conforme o útero aumenta de volume, a velocidade do fluxo venoso é reduzida em 50% nos membros inferiores[5].
- Lesão endotelial: o parto está associado à lesão vascular e a alterações na superfície uteroplacentária contribuindo para um maior risco de desenvolver TVP[11].
- Hipercoagulabilidade: é um mecanismo de proteção contra hemorragias no momento do parto e no pós-parto. Existem alterações na coagulação e nos sistemas fibrinolíticos para evitar sangramentos excessivos, tendo em vista os desafios hemostáticos, como o descolamento da placenta. Essa hipercoagulabilidade é provocada pela produção de fibrina, a qual se dá por meio da trombina, enzima que aumenta ao longo da gravidez. Além disso, há um aumento na concentração plasmática de fatores de coagulação e inibidores da fibrinólise, alterações no fluxo venoso e alterações nas paredes dos vasos sanguíneos. Há alteração fisiológica nos níveis de quase todos os fatores de coagulação durante a gravidez: todos os fatores de coagulação estão aumentados, com exceção dos fatores XI e XIII, que frequentemente estão diminuídos[5].

Além disso é importante salientar que essas alterações fisiológicas na gestante podem se combinar com predisposição genética, fatores socioambientais e outros fatores de risco (obesidade, inatividade e cesárea), aumentando ainda mais a possibilidade de tromboembolismo[5].

▶ DIAGNÓSTICO

Como muitos sinais e sintomas presentes na TVP são considerados alterações normais da gravidez é preciso que haja um teste sensível para confirmar o diagnóstico.

Os testes laboratoriais, como o hemograma, estudos de coagulação e testes de função hepática não são úteis para o diagnóstico, mas dão indícios sobre causas subjacentes e auxiliam no tratamento, caso a TVP seja confirmada.

O D-dímero, um produto da degradação da fibrina, apresenta alta sensibilidade e baixa especificidade em pacientes com TVP aguda. Isso significa que o D-dímero é inespecífico, ou seja, níveis elevados podem estar presentes em outras condições, impossibilitando o diagnóstico. Por outro lado, caso um ensaio validado tenha resultado negativo será útil para descartar TVP[5].

O diagnóstico de TVP em gestante é mais frequentemente realizado pelos estudos de fluxo Doppler com ultrassonografia de compressão (USC), já que é um procedimento de risco mínimo, com alta sensibilidade e alta especificidade. É fundamental destacar a ausência de exposição à radiação ionizante, além do baixo custo e do menor desconforto para a paciente[2].

A USC é menos sensível para trombose venosa pélvica e para trombose venosa na panturrilha[7]. O uso de alta pressão para comprimir a veia femoral na virilha ou a ausência de fluxo no estudo Doppler é sugestivo de trombose na veia ilíaca[2].

A Ressonância Magnética (RM) pode ser usada para avaliar o paciente com suspeita de trombo pélvico com exame USC negativo[2].

▶ TRATAMENTO

O manejo inicial da suspeita de tromboembolismo venoso (TEV) depende do grau de suspeita clínica de embolia pulmonar aguda (EP), trombose venosa profunda (TVP) ou ambas e se há contraindicações para anticoagulação. A droga de escolha no tratamento do TEV na gestante leva em consideração a segurança para a mãe e o feto e a eficácia dos anticoagulantes para a própria gestante. No que diz respeito à segurança fetal em termos de seu potencial de induzir dano (por exemplo, teratogenicidade, malformações congênitas, sangramento fetal), há ampla experiência com Heparina Não Fracionada (HNF) e Heparina de Baixo Peso Molecular (HBPM) em mulheres grávidas. Esses agentes não atravessam a placenta e são considerados seguros para uso na gravidez, com base em numerosos estudos observacionais[12].

O tratamento recomendado para o tratamento de TVP estabelecido durante a gravidez e puerpério é a anticoagulação. No contexto gestacional, o anticoagulante de escolha é geralmente a heparina não fracionada ou a de baixo peso molecular, sendo fundamental uma abordagem individualizada e bem planejada. O peso molecular na preparação de heparina comercial não fracionada padrão varia de 4.000 a 40.000 Daltons. Esse alto peso molecular impede que a heparina atravesse a placenta, dando vantagem sobre a preparação de varfarina, que atravessa a placenta e apresenta risco fetal teratogênico com exposição no primeiro trimestre[5].

A heparina de baixo peso molecular (4.000 a 5.000 Daltons), assim como a heparina comercial não fracionada, não atravessam a barreira placentária. Além disso, a HBPM tem uma atividade mais uniforme, pois exibe menos ligação às proteínas plasmáticas e às células endoteliais. Isso permite uma dose-resposta mais previsível, mais mecanismos de depuração independentes da dose e meia-vida plasmática mais longa do que a heparina não fracionada[5].

É fundamental destacar, ainda, que a anticoagulação durante a gravidez deve ser adaptada para atender às necessidades das mulheres durante os períodos anteparto, intraparto e pós-parto. Essa abordagem personalizada pode envolver o início da anticoagulação com heparina em dose total antes do parto, retirada da heparina durante o parto e reinício da heparina no período pós-parto[5].

No contexto terapêutico, a HNF é administrada por via intravenosa por infusão contínua tendo a dose ajustada com o objetivo de atingir um Tempo de Tromboplastina Parcialmente Ativada (TTPa) terapêutico alvo ou por via subcutânea por meio de injeções bid em doses suficientes para atingir um TTPa terapêutico 6 h após a injeção. É importante ressaltar, entretanto, que a HNF subcutânea pode causar um efeito anticoagulante persistente, podendo complicar o seu uso antes do parto[1].

No que diz respeito a complicações, o uso prolongado (≥ 6 meses) de HNF pode causar trombocitopenia e osteoporose materna[9]. Além disso, as reações cutâneas adversas à HNF incluem hematomas, erupções cutâneas urticariformes, lesões eritematosas bem circunscritas e necrose cutânea. Em relação à HBPM, reações cutâneas adversas semelhantes às observadas na HNF também podem ocorrer, embora a frequência pareça reduzida[7].

▶ PROFILAXIA

Mulheres com histórico de TVP ou embolia pulmonar durante uma gravidez anterior ou durante o uso de contraceptivos orais têm maior risco de trombose recorrente durante as gestações subsequentes. Sabe-se, ainda, que 15 a 25% dos eventos tromboembólicos na gravidez são eventos recorrentes. Em estudos recentes, a taxa de tromboembolismo venoso recorrente em mulheres em risco que não receberam profilaxia anticoagulante variou de 2,4% a 12,2%. Para mulheres que receberam profilaxia anticoagulante, a taxa de TEV recorrente é menor[8].

O regime de tratamento usual para mulheres com TVP prévia inclui profilaxia com heparina subcutânea não fracionada 5.000 U ou HBPM 40mg ao dia ou 30mg duas vezes ao dia antes de 28 semanas e 40mg duas vezes ao dia após 28 semanas, durante toda a gravidez, interrupção no parto e administração retomada até 6 semanas após o parto[8].

A anticoagulação durante o pré-natal e até 6 semanas após o parto é indicada, também, em gestantes com diagnóstico de Síndrome do Anticorpo Antifosfolípide (SAAF) comprovado ou com trombofilia de alto risco e história de TEV em parente de primeiro grau[4].

▶ REFERÊNCIAS

1. BATES, Shannon M. et al. TEV, trombofilia, terapia antitrombótica e gravidez: terapia antitrombótica e prevenção de trombose: Diretrizes de Prática Clínica Baseadas em Evidências do **American College of Chest Physicians**. Peito, v. 141, n. 2, pág. e691S-e736S, 2012.
2. BOUNAMEAUX, Henri e cols. Medição plasmática do D-dímero como auxílio diagnóstico na suspeita de tromboembolismo venoso: uma visão geral. **Trombose e hemostasia**, v. 71, n. 01, pág. 001-006, 1994.
3. BOURJEILY, Ghada et al. Embolia pulmonar na gravidez. **The Lancet**, v. 375, n. 9713, pág. 500-512, 2010.
4. BRASIL, Ministério da Saúde. Portaria nº: 04 de 12 de fevereiro de 2020. Protocolo Clínico e Diretrizes Terapêuticas da Prevenção do Tromboembolismo Venoso em Gestantes com Trombofilia (2019). **Diário Oficial da República Federativa do Brasil**. Brasília, DF, 2020.
5. BROWN, Haywood L.; HIETT, Adam K. Trombose venosa profunda e embolia pulmonar na gravidez: diagnóstico, complicações e tratamento. **Obstetrícia e ginecologia clínica**, v. 53, n. 2, pág. 345-359, 2010.
6. GOODRICH, Samuel M.; WOOD, J. Edwin. Distensibilidade venosa periférica e velocidade do fluxo sanguíneo venoso durante a gravidez ou durante a terapia anticoncepcional oral. **American Journal of Obstetrics and Gynecology**, v. 90, n. 6, pág. 740-744, 1964.
7. HARENBERG, Job e cols. Reações cutâneas a anticoagulantes. **Jornal americano de dermatologia clínica**, v. 2, n. 2, pág. 69-75, 2001.
8. JAMES, Andra H. et al. Tromboembolismo na gravidez: recorrência e sua prevenção. In: **Seminários em perinatologia**. WB Saunders, 2007. p. 167-175.

9. KEARON, Clive; GINSBERG, Jeffrey S.; HIRSH, Jack. O papel da ultrassonografia venosa no diagnóstico de suspeita de trombose venosa profunda e embolia pulmonar. **Anais de medicina interna**, v. 129, n. 12, pág. 1044-1049, 1998.
10. LOHR, Joann M. *et al.* Trombose de panturrilha de membros inferiores: tratar ou não tratar?. **Revista de cirurgia vascular**, v. 14, n. 5, pág. 618-623, 1991.
11. MARIK, Paul E.; PLANTE, Lauren A. Doença tromboembólica venosa e gravidez. **New England Journal of Medicine**, v. 359, n. 19, pág. 2025-2033, 2008.
12. MIDDELDORP, Saskia. Como eu trato o tromboembolismo venoso relacionado à gravidez. Blood, **The Journal of the American Society of Hematology**, v. 118, n. 20, pág. 5394-5400, 2011.

capítulo **70**

Abordagem à Puérpera com Hemorragia Pós-Parto

- João Paulo da Silva Leite
- Mariana Beatriz Pontes Rangel de Carvalho
- Neomisia Brenna Galindo de Almeida
- Hélio Vieira dos Santos Júnior
- Helena Barreto Maia Gomes Cavalcanti

▶ RESUMO

INTRODUÇÃO: Dados da OMS apontam que uma a cada quatro gestantes sofrem de algum grau de hemorragia após o trabalho de parto (HPP) e que, 5% de todas as gestantes, dos países subdesenvolvidos e em desenvolvimento irão morrer por hemorragia pós-parto. Dados do Ministério da Saúde (MS, 2020) apontam um número mais alarmante na população brasileira, com aproximadamente 195 mortes por HPP, o dobro da média global. A iniciativa *"Zero Mortes Maternas por Hemorragia"* da Organização Panamericana de Saúde – OPAS/OMS tem como o objetivo desenvolver e implementar estratégias que visam diminuir a mortalidade materna nas Américas e, está sendo implementada no Brasil, desde 2018. **METODOLOGIA:** Este trabalho é uma revisão integrativa de literatura em que foram realizadas buscas nas bases de dados SCIELO, LILACS e MEDLINE, como também nas plataformas PUBMED e BVS utilizando os descritores "hemorragia pós-parto" e "hemorragia puerperal" e filtro de tempo de 5 anos. Como critérios de exclusão foram descartados os artigos duplicados, artigos que tratassem de revisões de literatura e aqueles publicados em tempo superior a 5 anos. **OBJETIVO GERAL:** Integrar os novos conhecimentos científicos sobre os quadros de hemorragia puerperal presentes na literatura científica brasileira. **OBJETIVOS ESPECÍFICOS:** a. Elucidar o quadro epidemiológico da HPP no Brasil; b. Esquematizar o processo diagnóstico; c. Definir as vertentes de tratamento existentes na atualidade; d. Comparar os resultados obtidos com as respectivas abordagens. **RESULTADOS:** Após busca nas bases de dados acima citadas foram encontrados **14.858** manuscritos. Após aplicação dos critérios de inclusão de metodologia, data de publicação e idioma restaram um total de **6** artigos aprovados. Dados do Ministério da Saúde do Brasil relatam que, em 2020 ocorreram aproximadamente 1.965 mortes maternas notificadas pelo Sistema de Informações de Mortalidade, onde a HPP foi constatada como a segunda principal causa com 195 óbitos notificados (~10%), perdendo apenas para os casos de eclâmpsia com 317 notificações (~16%) (BRASIL, 2022). **CONSIDERAÇÕES FINAIS:** A HPP é a segunda causa de mortalidade materna no Brasil, portando é urgente discutir e estimular a produção científica nacional sobre o tema, a fim de desenvolver soluções e fomentar políticas públicas para a redução dos índices de morbimortalidade materna, modificando esta realidade. Destaca-se a importância do uso de medicações uterotônicas, a fim de prevenir as hemorragias por hipotonia uterina, principal causa de hemorragias no puerpério imediato. Acreditamos que parte do combate à HPP nas maternidades do Brasil deve começar pela formação permanente e continuada dos profissionais envolvidos no cuidado, oferecendo-se recursos adequados ao bom funcionamento dos serviços obstétricos e a produção científica de qualidade sobre o tema.

Palavras-Chave: Hemorragia Puerperal; Hemorragia Pós-parto; Emergência; Obstetrícia.

▶ INTRODUÇÃO

Dados da OMS apontam que uma a cada quatro gestantes sofrem de algum grau de hemorragia após o trabalho de parto e que, 5% de todas as gestantes dos países subdesenvolvidos e em desenvolvimento irão morrer por hemorragia pós-parto.

Dados do Ministério da Saúde do Brasil (2020) apontam um número mais alarmante para a população brasileira, onde houve aproximadamente 195 mortes por hemorragia no puerpério imediato, uma média duas vezes maior que a média global divulgada pela OMS.

A iniciativa *"Zero Mortes Maternas por Hemorragia"* elaborada pela Organização Panamericana de Saúde – OPAS/OMS tem como o objetivo desenvolver e implementar estratégias que visam diminuir a mortalidade materna nas Américas e, está sendo implementada no Brasil, desde 2018.

Garantir um parto seguro para o binômio mãe-feto deve ser uma meta de todo profissional da saúde envolvido na prática obstétrica, de forma direta e indireta, a fim de garantir o direito à vida e a plena saúde sexual e reprodutiva das mulheres.

▶ OBJETIVO GERAL

Integrar os novos conhecimentos científicos sobre os quadros de hemorragia puerperal presentes na literatura científica brasileira.

▶ OBJETIVOS ESPECÍFICOS

- Elucidar o quadro epidemiológico da HPP no Brasil;
- Esquematizar o processo diagnóstico;

- Definir as vertentes de tratamento existentes na atualidade;
- Comparar os resultados obtidos com as respectivas abordagens terapêuticas.

▶ METODOLOGIA

Este trabalho é uma revisão integrativa de literatura, em que foram realizadas buscas nas bases de dados SCIELO, LILACS e MEDLINE, como também nas plataformas PUBMED e BVS utilizando os descritores "hemorragia pós-parto" e "hemorragia puerperal" em conjunto com o operador booleano AND e filtro de tempo de 5 anos. Como critérios de exclusão foram descartados os artigos duplicados, artigos que tratassem de revisões de literatura e aqueles publicados em tempo superior a 5 anos.

▶ RESULTADOS E DISCUSSÃO

Após busca nas bases de dados acima citadas, foram encontrados **14.858** manuscritos, após aplicação dos critérios de inclusão de metodologia, data de publicação e idioma restaram um total de **6** artigos aprovados.

Nota-se uma grande escassez na produção científica nacional sobre o tema abordado, levando em consideração que se trata de uma das mais importante causa de morte materna em todo o mundo. Destaca-se que 5% das mulheres que dão à luz em países subdesenvolvidos e em desenvolvimento são acometidas por algum grau de hemorragia pós-parto (OMS, 2021, p.9).

Dados do Ministério da Saúde do Brasil relatam que, em 2020, ocorreram aproximadamente 1.965 (mil novecentos e sessenta e cinco) mortes maternas notificadas pelo Sistema de Informações de Mortalidade, onde a HPP foi constatada como a segunda principal causa com 195 óbitos notificados (~10%), perdendo apenas para os casos de eclâmpsia com 317 notificações (~16%) (BRASIL, 2022, p.25 & Vieira *et al.*, 2018, p. 3248).

Podemos definir Hemorragia Pós-Parto como a perda sanguínea cumulativa de 1.000mL ou mais de sangue nos partos cirúrgicos e até 500mL nos partos vaginais, acompanhada de sinais ou sintomas de hipovolemia (FEBRASGO, 2020, p. 672). Essa hemorragia pode ser classificada em dois grupos: as hemorragias primárias – são aquelas que decorrem dentro das primeiras 24 horas após o parto – e as secundárias – que podem ocorrer até a décima segunda semana após o parto (FEBRASGO, 2019, p. 3035).

Segundo a Febrasgo (2019), as principais causas de HPP são divididas em quatro grupos – conhecidos como os 4 T's: **Tônus** – hipotonia, **Trauma** – Lacerações e roturas, **Tecido** – acretismo placentário, e **Trombina** – coagulopatias (p. 3037).

Dentre as causas específicas da HPP, Vieira *et al.* (2018) destaca o prolongamento do terceiro período do parto, uso de fórceps e vácuo, a macrossomia fetal, a indução incorreta do trabalho de parto (abuso de ocitocina), as distocias fetais e a episiotomia (p. 3248).

Em seu trabalho, Avila *et al.* (2019) identificou riscos intrínsecos (hipoxemia e coagulopatias) e extrínsecos (cesáreas prematuras, anestesia geral e uso de heparina profilática) em pacientes portadoras de cardiopatias (p. 1067), revelando que a individualização da abordagem terapêutica precisa ser considerada pela equipe de cuidado obstétrico, a fim de minimizar estes riscos e os índices de morbimortalidade.

Corroborando com essa reflexão, Brandão (2019) estima que entre 30% e 40% das mortes decorrentes por HPP poderiam ser evitadas por medidas individuais e profiláticas, resultando assim numa redução de aproximadamente 78 mortes maternas por ano (p. 2).

É importante destacar a dificuldade que Vieira *et al.* (2018) atribuem à identificação precoce dos quadros de HPP que culminaram em morte materna, especialmente nas primeiras 24 horas após o parto; assim, a FEBRASGO (2019) aponta em seu guia de boas práticas, estratégias diagnósticas e de monitorização à puérpera em quadros suspeitos de HPP (p.3049), sendo elas:

1. Estimativa visual de perda volêmica;
2. Pesagem de compressas sujas de sangue;
3. Uso de dispositivos coletores volumétricos;
4. Estimativa clínica da perda volêmica;
5. Índice de choque;
6. Hora de ouro obstétrica.

Alves, *et al.* (2020) afirma que se deve utilizar de meios farmacológicos e cirúrgicos a fim de se obter controle dos quadros hemorrágicos, antes de se optar pela histerectomia, a fim de se reduzir o quantitativo de histerectomias periparto, especialmente em mulheres jovens e com desejo de ter outros filhos (p. 2). Não obstante, Koch & Rattmann (2019) apresentam opções farmacoterapêuticas ao tratamento dos quadros hemorrágicos, como o uso de metilergometrina e misoprostol (p. 4). Dentre estes procedimentos de menor agressividade destaca o uso de ligaduras vasculares, suturas compressivas, aplicação de balão intrauterino, embolização das artérias uterinas e balão intravascular (ALVES *et al.*, p. 3).

É consensual dentre a maior parte da literatura analisada que a principal medida preventiva para a não ocorrência de hemorragias após o trabalho de parto está na utilização profilática de ocitocina (VILLALBA *et al.*, 2022; ÁVILA *et al.*, 2019; BRANDÃO *et al.*, 2019; VIEIRA *et al.*, 2018 & ALVES *et al.*, 2021) a principal opção para fins de prevenção e tratamento imediato à HPP.

Entretanto, Koch & Rattmann (2019) elaboraram um estudo sobre a eficácia do misoprostol frente à ocitocina, apontando vantagem na sua utilização em locais com poucos recursos, com maior facilidade de administração, menor quantidade de reações adversas, quando administrado em doses de até 800 mcg (p. 5), além de uma taxa de sucesso terapêutica de aproximadamente 84,7% quando utilizado em combinação com outros ocitócitos – e de 92,3% quando utilizado isoladamente (p. 6).

Vieira, *et al.* (2018) discutem sobre a necessidade de melhoria ao atendimento às puérperas vítimas de hemorragias puerperais, através de uma pesquisa qualiquantitativa entre enfermeiros, revelando que aproximadamente 60% dos entrevistados apontam a falta de educação permanente e continuada sobre o tema, a disponibilização de medicação uterotônica e a montagem de kits de emergência para abordagem à HPP, como fragilidades a serem combatidas a fim de otimizar o atendimento à puérpera com quadros hemorrágicos (p. 3250). Neste trabalho ainda foi possível notar a grande relevância da educação permanente e continuada em saúde, uma vez que tratamentos auxiliares – compressão bimanual, hidratação venosa e transfusão de hemoderivados – tiveram uma presença escassa nas respostas dos profissionais entrevistados, demonstrando pouco conhecimento das diretrizes recentemente formuladas para este fim (p. 3251).

Outros fatores que afetam a qualidade da assistência prestada às mulheres em puerpério imediato foram apresentados por Villalba *et al.* (2022), em estudo que apontou a percepção das usuárias de uma maternidade do SUS quanto ao processo assistencial prestado pela equipe multidisciplinar de saúde como o alto rodízio de profissionais nos serviços, uso de intervenções desnecessárias e condutas inapropriadas, que causam atrasos no recebimento e prejudicam a qualidade dos cuidados especializados e de emergência (p. 7).

▶ CONCLUSÃO

Podemos assim perceber a necessidade de discutir e estimular a produção científica nacional sobre o tema, a fim de desenvolver soluções e fomentar políticas públicas para a redução dos índices de mortalidade e morbidade maternas, preservando vidas.

Definiu-se a importância do uso de medicações uterotônicas como a ocitocina, misoprostol e os derivados do ergot, a fim de prevenir as hemorragias por hipotonia uterina, principal causa de hemorragias no puerpério imediato.

Acreditamos que parte do combate à HPP nas maternidades do Brasil deve começar pela formação permanente e continuada dos profissionais envolvidos no cuidado, passando pela oferta de recursos adequados ao bom funcionamento dos serviços obstétricos e a produção científica de qualidade sobre o tema.

▶ REFERÊNCIAS

1. OMS. **Orientações Reguladoras para Avaliação e Gestão das Candidaturas à autorização de introdução no mercado da Oxitocina.** [S. L]: World Health Organization, 2021. 52 p
2. BRASIL. Coordenação-Geral de Vigilância das Arboviroses do Departamento de Imunização e Doenças Transmissíveis da Secretaria de Vigilância em Saúde (CGARB/DEIDT/SVS). Ministério da Saúde (org.). **Boletim Epidemiológico nº. 20.** Brasília: Ministério da Saúde, 2022. 37 p;
3. OSANAN, Gabriel Costa *et al.* (org.). Hemorragia Pós-Parto. In: CÉSAR EDUARDO FERNANDES (Rio de Janeiro). Febrasgo (ed.). **Tratado de Obstetrícia FEBRASGO.** Rio de Janeiro: Elsevier, 2019. Cap. 103, p. 3565.
4. FEBRASGO (org.). **Hemorragia pós-parto**: prevenção, diagnóstico e manejo não cirúrgico. 5. ed. [S. L.]: Febrasgo, 2020. 9 p.
5. KOCH, Daeska Marcella; RATTMANN, Yanna Dantas. Uso do misoprostol no tratamento da hemorragia pós-parto: uma abordagem farmacoepidemiológica. **Einstein**, São Paulo, v. 1, n. 1, p. 1-7, jun. 2019. DOI: 10.31744/einstein_journal/2020AO5029.

6. VILLALBA, Jessica Paola Garcia; et al. Processo assistencial às mulheres com morbidade materna grave: um estudo misto. **Revista Gaúcha de Enfermagem**, [S.L.], v. 43, n. 1, p. 1-11, jan. 2022. FapUNIFESP (SciELO). http://dx.doi.org/10.1590/1983-1447.2022.20210046.pt.

7. AVILA, Walkiria Samuel; et al. Pregnancy in Women with Complex Congenital Heart Disease. A Constant Challenge. **Arquivos Brasileiros de Cardiologia**, [S.L.], v. 1, n. 1, p. 1062-1069, 2019. Sociedade Brasileira de Cardiologia. http://dx.doi.org/10.5935/abc.20190197.

8. BRANDÃO, Alexandre Malta; et al. Cateterização profilática de artérias uterinas com oclusão temporária do fluxo sanguíneo em pacientes de alto risco para hemorragia puerperal: é uma técnica segura?. **Jornal Vascular Brasileiro**, [S.L.], v. 18, n. 1, p. 1-6, jan. 2019. FapUNIFESP (SciELO). http://dx.doi.org/10.1590/1677-5449.180134.

9. VIEIRA, Solana Nunes et al. Avaliação da assistência de enfermagem na hemorragia pós-parto. **Revista de Enfermagem Ufpe On Line**, [S.L.], v. 12, n. 12, p. 3247-3253, 2 dez. 2018. Revista de Enfermagem, UFPE Online. http://dx.doi.org/10.5205/1981-8963-v12i12a236179p3247-3253-2018.

10. ALVES, Álvaro Luiz Lage et al. Excisão miometrial segmentar e reconstrução da parede uterina na preservação do útero na hemorragia pós-parto associada à placenta prévia e increta. **Revista Médica de Minas Gerais**, [S.L.], v. 31, n. 1, p. 1-4, jan. 2021. GN1 Genesis Network. http://dx.doi.org/10.5935/2238-3182.20210005.

parte XII

Urgências e Emergências Ginecológicas

Capítulo 71 ▪ torção anexial

Capítulo 72 ▪ doença inflamatória pélvica

Capítulo 73 ▪ cisto hemorrágico

Capítulo 74 ▪ aspectos técnicos do atendimento das pacientes vítimas de violência sexual

Capítulo 75 ▪ sangramento uterino anormal de causa orgânica

Capítulo 76 ▪ sangramento uterino anormal de causa disfuncional

capítulo 71

Torção Anexial

- Isabelle Louise Lima Cassimiro de Oliveira
- Paulo Vytor Cardoso Nobre
- Lívia de Lara Lopes

▶ DEFINIÇÃO

A torção anexial é resultado da rotação parcial ou completa das estruturas anexiais, em torno dos ligamentos infundíbulo-pélvico e útero-ovárico, acompanhada de rotação do ovário, da tuba uterina, ou de ambos, promovendo um processo isquêmico que pode culminar em necrose tecidual dessas estruturas (GOMES *et al.*, 2019).

▶ EPIDEMIOLOGIA

A torção anexial é a quinta emergência ginecológica mais comum, apresentando uma prevalência entre 2 – 3%, além de sub-diagnósticos muito recorrentes na urgência, devido diagnóstico principalmente em situações cirúrgicas (CORREIA *et al.*, 2015).

Esse quadro apresenta maior incidência à direita, aproximadamente 70% dos casos, visto os intensos movimentos peristálticos à direita, como também pela presença do colo sigmóide à esquerda, dificultando a movimentação das estruturas anexiais (OLIVEIRA *et al.*, 2018).

▶ FATORES DE RISCO

Há diversos fatores que contribuem para o advento do quadro, como em tumorações anexiais malignas e massas benignas, como teratomas císticos maduros, principalmente > 5cm, propiciando a rotação ovariana sobre os ligamentos de suspensão; gestações, frequentemente entre a 10-17 semanas e no período pós-parto; aumento da pressão abdominal; síndrome do ovário policístico; cirurgia pélvica; malformações, como hipoplasia ou agenesia ovariana (OLIVEIRA *et al.*, 2018).

▶ FISIOPATOLOGIA

A princípio, para a compreensão da fisiopatologia da torção anexial, deve-se saber que o ovário possui três estruturas ligamentares principais, citadas a seguir: ligamento infundíbulo-pélvico, também denominado ligamento suspensor do ovário, que atua unindo o ovário à parede lateral da pelve e acompanhando os vasos ováricos; ligamento útero-ovárico, fornecedor de vascularização advinda da artéria uterina, que atua unindo o ovário à borda lateral do útero; e mesovário, que é parte do ligamento largo. Dessa forma, entende-se que a torção acontece quando uma massa sólida ou cisto no ovário rotacionam ambos os ligamentos suspensor e útero-ovárico, habitualmente afetando tanto o ovário quanto a tuba uterina correspondente (CORREIA et al., 2015).

A partir do momento em que ocorre a torção, há o comprometimento dos fluxos venoso e linfático do ovário afetado, mas o influxo arterial geralmente se mantém normal, devido às paredes musculares espessas das artérias, que as tornam menos propícias a colabar. Entretanto, como consequência da dificuldade de retorno venoso e de fluxo linfático, ocorre a formação de edema e o aumento de volume ovariano, o que, progressivamente, aumenta a pressão no órgão, podendo comprometer, então, o fluxo arterial. Assim, isso pode levar à trombose arterial e, finalmente, à isquemia e necrose, o que representa a perda de função normal do ovário (GOMES et al., 2019).

▶ QUADRO CLÍNICO

Os sintomas normalmente são inespecíficos, o que dificulta a distinção com outros quadros de dor abdominal aguda (GOMES et al., 2019). A parcela majoritária dos pacientes apresenta abdome doloroso à palpação, sendo que os sinais e sintomas mais comuns se caracterizam por: algias pélvicas, apresentando um início súbito, semelhante à cólica ou facada sob fundo doloroso basal, além de dor moderada a severa, que pode irradiar para dorso, flanco ou virilha ipsilateral; massas anexiais palpáveis; náuseas são frequentes em episódios agudos do quadro álgico, presente em 47-70% dos casos, podendo ou não provocar vômitos, comumente provocadas pelo reflexo vagal; elevação da temperatura corporal; aumento da pressão arterial e da frequência cardíaca; hemorragia uterina anómala (4% dos casos); sinais peritoneais (3% dos casos) que podem indicar possível necrose anexial (CORREIA et al., 2015).

▶ DIAGNÓSTICO

O diagnóstico de uma torção anexial é dificultado devido aos sintomas variados e pouco específicos, que podem estar presentes em diversas outras situações patológicas, requerendo um diagnóstico diferencial que inclui condições, como: apendicite, diverticulite, cólica nefrética, doença inflamatória pélvica, cisto de corpo lúteo, gravidez ectópica e endometriose. Dessa forma, para um diagnóstico assertivo, o profissional de saúde deve contar com uma observação clínica, laboratorial e imagiológica acurada (GOMES et al., 2019).

Em relação à clínica, é importante se atentar aos seguintes sinais e sintomas clássicos: dor pélvica unilateral, massa palpável e sinais de irritação peritoneal. Além disso, deve-se notar também os sinais e sintomas mais inespecíficos, como dor abdominal aguda, náusea, vômito e elevação da temperatura corpórea. No que diz respeito à área laboratorial, é essencial salientar que não existem achados específicos da torção anexial, o que existem são exames que podem auxiliar em um possível diagnóstico diferencial, como o teste imunológico de gravidez (diagnóstico diferencial de gravidez ectópica) e a proteína C reativa (diagnóstico diferencial de apendicite e a doença inflamatória pélvica) (CORREIA et al., 2015).

A imagiologia, por sua vez, tem grande valor como ferramenta diagnóstica de torção anexial. Atualmente, a ecografia ginecológica constitui a escolha de primeira linha, visto que é um método não invasivo, acessível e com boa acuidade. A ecografia possibilita avaliar se houve aumento de volume e edema ovariano e se há a presença de líquido livre e o "sinal do redemoinho", que é o sinal patognomônico da torção, representando o pedículo vascular torcido. Ademais, a ecografia, associada ao estudo Doppler, que é altamente específico, mas não muito sensível, auxilia na análise do fluxo sanguíneo local. Outras técnicas de imagem podem ser utilizadas, como a Ressonância Magnética (RM), que, além de mostrar achados semelhantes aos da ecografia, também pode evidenciar outros possíveis achados como o desvio lateral uterino, a densificação do tecido adiposo adjacente e a ascite. Há, ainda, a Tomografia Computadorizada (TC), que também expõe achados similares, mas possui maior precisão para verificar o grau da torção e, com isso, entender o possível comprometimento funcional ovariano. Por fim, sabe-se que a intervenção cirúrgica, por exemplo, através da laparoscopia, propicia um diagnóstico mais seguro e rápido, o que pode ser essencial para a preservação anexial (CORREIA et al., 2015).

▶ TRATAMENTO

O tratamento é cirúrgico, por meio da via laparoscópica ou laparotômica. Sendo necessário analisar alguns fatores (idade, fertilidade futura, estado de menopausa e evidência de doença ovariana) para a escolha cirúrgica (SPINELLI et al., 2015).

A laparoscopia é a abordagem defendida pela parcela majoritária dos profissionais, devido sua baixa invasividade, além de propiciar uma melhor visualização da cavidade abdominopélvica e promover um menor tempo de internamento e rápida recuperação, contudo, a escolha da via irá depender do critério adotado pelo médico (CORREIA et al., 2015).

A primeira etapa cirúrgica consiste na distorção do ovário, sendo analisada a viabilidade estrutural do órgão por 15-20 min para determinar a preservação ou remoção da estrutura. Posteriormente, após a distorção, no intuito de atenuar a pressão intracapsular e promover melhor irrigação ovárica, pode se utilizar a técnica "bivalving", que é caracterizado por uma incisão linear na porção antissimétrica do ovário atingido, no entanto, devido o potencial agressivo da conduta em um ovário fragilizado, essa prática continua sendo investigada (OLIVEIRA et al., 2018).

A existência de processo isquêmico, inflamação e congestão promove o aumento ovariano e a coloração pretoazulado. Isso pode confundir as decisões tomadas no intraoperatório, resultando em um uso inadequado da ooforectomia, já que um ovário pretoazulado que não modifica sua coloração durante a cirurgia, não necessariamente caracteriza um processo necrótico, sendo provável sua recuperação (SPINELLI *et al.*, 2015). A ooforectomia é recomendada principalmente quando há inviabilidade comprovada do ovário ou uma elevada probabilidade de malignidade (OLIVEIRA *et al.*, 2018). Já que em quadros benignos e lesões císticas podem ser efetuadas uma distorção associada à tumorectomia ou cistectomia síncrona, entretanto, caso haja impossibilidade da operação, devido o edema e as alterações estruturais, a vigilância é utilizável para observação da evolução do quadro e, posteriormente, efetuar uma laparoscopia de segundo olhar, de modo a evitar a ooforectomia (SPINELLI *et al.*, 2015).

Não há dados na literatura acerca da incidência das suas complicações, mas esse quadro patológico pode ocasionar infertilidade, peritonite, entretanto, vale ressaltar que um diagnóstico precoce prevê um prognóstico ótimo, aumentando a probabilidade de conservação da fertilidade (OLIVEIRA *et al.*, 2018).

▶ REFERÊNCIAS

CORREIA, Lúcia. *et al.* **Torção anexial**. Acta Obstet Ginecol Port, 2015; 9 (1):45-55.

GOMES, Matheus M. CAVALCANTI, Larissa S., REIS, Rainer L., SILVA, Eduardo J. C. DUTRA, Joanna B. MELO-LEITE, Andréa F. **Twist and shout:** achados da ressonância magnética na torção ovariana. Radiol Bras, 2019; 52 (6):397–402.

GONÇALVES, Inês Sarmento *et al.* **Oophoropexy to the round ligament after recurrent adnexal torsion**. Rev Bras Ginecol Obstet. 2018; ISSN 0100-7203.

OLIVEIRA, Maria Borges. *et al.* **Torção anexial:** um diagnóstico quase esquecido. Faculdade de Medicina da Universidade de Porto, 2018.

SPINELLI C, Piscioneri J. *et al.* **Adnexal torsion in adolescents:** update and review of the literature. Curr Opin Obstet Gynecol. 2015 Oct; 27 (5):320-5.

capítulo 72

Doença Inflamatória Pélvica

- José Guilherme Ramos de Oliveira
- Marina Gabriela Braz de Matos
- Stephany Abdias Varjão

▶ DEFINIÇÃO

A Doença Inflamatória Pélvica (DIP) é um quadro inflamatório do trato genital superior feminino – acima do orifício interno do colo do útero – de etiologia infecciosa, podendo incluir combinações de endometrite, salpingite, abscesso tubo-ovariano e peritonite pélvica. É importante saber, entretanto, que processos infecciosos inflamatórios decorrentes de manipulações cirúrgicas prévias ou do ciclo gravídico-puerperal não são compreendidas pela definição de DIP (BRUNHAM et al., 2015). As manifestações clínicas são diversas, inespecíficas e podem ser sutis. Parte de sua relevância encontra-se nas complicações reprodutivas a longo prazo da doença, quais sejam infertilidade, gravidez ectópica e dor pélvica crônica (WORKOWSKI et al., 2021).

▶ ETIOLOGIA/FISIOPATOLOGIA

Dentre os microrganismos que ascendem para o endométrio, tubas uterinas e estruturas adjacentes e causam a condição, os mais notáveis são sexualmente transmissíveis, a *Neisseria gonorrhoeae* e *Chlamydia trachomatis*. Outros microrganismos que compõem a microbiota vaginal também estão associados à etiologia, como Haemophilus influenzae, Streptococcus agalactiae e principalmente Gardnerella vaginalis, cujas evidências apontam para importante aumento nos diagnósticos (WORKOWSKI et al., 2021).

A ascensão ocorre preferencialmente no período pós menstrual, devido às condições locais de pH, abertura do orifício e contratilidade do útero. Além disso, a vaginose bacteriana – uma disbiose polimicrobiana que cursa com redução de lactobacilos vaginais normais – também está associada à facilitação da ascensão de microrganismos causadores da DIP, uma vez que são produzidas enzimas degradadoras do muco cervical, de forma a prejudicar sua barreira (BRUNHAM et al., 2015).

Ao atingir as tubas, a infecção pode restringir-se ao ambiente afetado, caso as fímbrias ocluam-se como proteção, ou pode atingir a cavidade pélvica, evoluindo com pelviperitonite. Posteriormente, a infecção pode resultar em lesões fibrinosas ou supurativas do epitélio das tubas uterinas, bem como de sua superfície peritoneal, com cicatrizes, adesão e oclusão como possíveis consequências (BRUNHAM et al., 2015).

▶ CLÍNICA E DIAGNÓSTICO

QUADRO CLÍNICO

Grande parte dos casos de doença inflamatória pélvica são assintomáticos ou oligossintomáticos. Normalmente cursa de forma aguda (MENEZES et al., 2020). Quando presentes, os sinais e sintomas clínicos são inespecíficos e de baixa sensibilidade. Sinais sugestivos de DIP são: dor no baixo ventre (bilateral), corrimento, sangramento uterino anormal, dispareunia, disúria, febre (> 38Cº) (ROSS et al., 2017).

É importante aferir os sinais vitais; realizar exame abdominal e exame especular vaginal, com inspeção do colo de útero para friabilidade e corrimento mucopurulento cervical; toque vaginal bimanual, com mobilização do colo; e palpação dos anexos (ovários e trompas uterinas) (MENEZES et al., 2020). O diagnóstico de DIP deve ser considerado em pacientes sexualmente ativas com início recente de dor na parte inferior do abdome associada a sensibilidade local ao exame vaginal bimanual, tendo sido descartada gravidez ou alguma outra causa (ROSS et al., 2019).

DIAGNÓSTICO

Para o diagnóstico da doença inflamatória pélvica é preciso haver três critérios maiores associados a um critério menor ou a um critério elaborado.

Critérios maiores
Dor hipogástrica
Dor à palpação de anexos
Dor à mobilização do colo uterino

Figura 1 Adaptado de Protocolo Brasileiro para Infecções Sexualmente Transmissíveis 2020: doença inflamatória pélvica.

Critérios menores	
Temperatura axilar > 37,5°C ou temperatura retal > 38,3°C	Leucocitose em sangue periférico
Conteúdo vaginal ou secreção endocervical anormal	Proteína C reativa ou velocidade de hemossedimentação elevada
Massa pélvica na região pélvica	Comprovação laboratorial de infecção cervical por gonococo
> 10 leucócitos por campo em material de endocérvice	Comprovação laboratorial de infecção por clamídia ou micoplasmas

Figura 2 – adaptado de Protocolo Brasileiro para Infecções Sexualmente Transmissíveis 2020: doença inflamatória pélvica.

Critérios elaborados
Evidência histopatológica de endometrite
Laparoscopia com evidência de doença inflamatória pélvica
Presença de abscesso tubo-ovariano ou de fundo de saco em exame de imagem

Figura 3 – adaptado de Protocolo Brasileiro para Infecções Sexualmente Transmissíveis 2020: doença inflamatória pélvica.

Os seguintes exames laboratoriais podem contribuir com o diagnóstico: hemograma completo; velocidade de hemossedimentação; proteína C reativa; exame bacterioscópico para vaginose bacteriana; cultura de material de endocérvice com antibiograma; biologia molecular para *N. gonorrhoeae* e *C. trachomatis* no material de endocérvice, uretra, laparoscopia ou punção do fundo de saco posterior; exame qualitativo de urina e urocultura, hemocultura; teste de gravidez e exames de imagem (MENEZES *et al.*, 2020).

A ausência de infecção endocervical e uretral não exclui o diagnóstico de DIP. O teste de gravidez negativo exclui gravidez ectópica. A ultrassonografia pélvica é importante para identificar abscesso pélvico e é o exame de imagem feito preferencialmente. A ressonância magnética e tomografia computadorizada são importantes para descartar outras causas de peritonite. A laparoscopia pode apoiar fortemente o diagnóstico, mas não é feita de rotina pela baixa sensibilidade e alta morbidade associada. A laparoscopia é importante para guiar o tratamento de acordo com o grau de acometimento da patologia (ROSS *et al.*, 2017).

DIAGNÓSTICO DIFERENCIAL

O diagnóstico diferencial inclui gravidez ectópica, endometriose, apendicite aguda, síndrome do intestino irritável, dor funcional (de origem desconhecida), complicações de um cisto ovariano (ruptura ou torção) (ROSS *et al.*,. 2020).

▶ TRATAMENTO

O tratamento da DIP deve ser realizado de maneira imediata devido ao risco de complicações que podem acontecer de maneira tardia, como infertilidade, gravidez ectópica e a dor pélvica crônica (PARK *et al.*, 2017). Dessa forma, o tratamento é realizado com antibióticos direcionados aos agentes etiológicos mais prevalentes, sendo *N. gonorrhoeae* e a *C. trachomatis* e outros patógenos gram-negativos aeróbicos os principais (MENEZES *et al.*, 2020).

É necessário realizar triagem dessas pacientes para direcionar se o tratamento será realizado ambulatorialmente em casos leves com exame abdominal e ginecológico sem sinais de pelviperitonite, ou realizar o tratamento hospitalar a partir de critérios de indicação (**Figura 4**).

Critérios indicação tratamento hospitalar na DIP
Abscesso tubo-ovariano
Gravidez
Ausência de resposta clínica após 72h do início do tratamento com antibioticoterapia oral
Intolerância a antibióticos orais ou dificuldade de seguimento ambulatorial
Estado geral grave, com náuseas, vômitos e febre
Dificuldade na exclusão de emergência cirúrgica (ex.: apendicite, gravidez ectópica)

Figura 4 – adaptado de Protocolo Clínico e Diretrizes Terapêuticas para Atenção Integral às Pessoas com Infecções Sexualmente Transmissíveis, 2020.

As medidas gerais do tratamento da doença inflamatória pélvica incluem hidratação com reposição de fluídos se necessário, repouso e analgesia adequados É necessário realizar antibioticoterapia o quanto antes para evitar as complicações, por isso os antibióticos devem ser eficazes para gonococo, clamídia, micoplasmas, germes aeróbios (gram-positivos e negativos), anaeróbios e facultativos. Por essa gama de patógenos que devem ser abrangidos no tratamento de DIP a monoterapia não está indicada, sendo essencial a combinação de antibióticos (HALBE et al.,. 2010).

No ambiente de emergência da DIP que contempla os critérios de tratamento hospitalar, há três opções de tratamento (**figura 5**), visto que a escolha dos antibióticos depende da disponibilidade do serviço, tolerância e juízo clínico.

	Tratamento hospitalar da doença inflamatória pélvica
Primeira opção	Ceftriaxona 1g, IV, 1x/dia, por 14 dias + Doxiciclina 100mg, 1 comprimido, VO, 2x/dia, por 14 dias + Metronidazol 400mg, IV, de 12/12h.
Segunda opção	Clindamicina 900mg, IV, 3x/dia, por 14 dias + Gentamicina (IV ou IM): 3-5mg/kg, 1x/dia, por 14 dias.
Terceira opção	Ampicilina/sulbactam 3g, IV, 6/6h, por 14 dias + Doxiciclina 100mg, 1 comprimido, VO, 2x/dia, por 14 dias.

Figura 5 – adaptado de Protocolo Clínico e Diretrizes Terapêuticas para Atenção Integral às Pessoas com Infecções Sexualmente Transmissíveis, 2020.

O tratamento parenteral deve ser suspenso 24 horas após cessação dos sintomas e deve ser continuado por via oral até completar os 14 dias de tratamento. Com a melhora clínica e afastando os critérios de gravidade já mencionados, o tratamento pode seguir de maneira ambulatorial (BRASIL, 2022).

Para o tratamento de maneira ambulatorial há duas opções terapêuticas, a primeira inclui os mesmos antibióticos da primeira opção do tratamento intra hospitalar: Ceftriaxona 500mg, IM, dose única + Doxiciclina 100mg, 1 comprimido, VO, 2x/dia, por 14 dias + Metronidazol 250mg, 2 comprimidos, VO, 2x/dia, por 14 dias. Já a segunda opção dessa terapêutica pode ser a substituição da Ceftriaxona por Cefotaxima 500mg, IM, dose única e manter as demais medicações da primeira opção. Vale lembrar que o uso de doxiciclina é contraindicado em caso de gravidez, além disso com o uso de metronidazol deve ser orientado para paciente a importância de não consumir bebidas alcoólicas durante e após 24h do uso de metronidazol para evitar efeito dissulfiran (antabuse) símile (MENEZES *et al.,*. 2020).

Com relação ao seguimento clínico, as pacientes devem retornar ao ambulatório para seguimento na primeira semana após a alta hospitalar, observando abstinência sexual até a cura clínica. Além disso, as parcerias sexuais dos dois meses anteriores ao diagnóstico, sintomáticas ou assintomáticas, devem ser tratadas empiricamente para *Neisseria gonohrroeae* e *Chlamydia trachomatis*. Recomenda-se ceftriaxona 500mg, IM, associada a azitromicina 1g, VO, ambas em dose única (BRASIL, 2022).

▶ REFERÊNCIAS

BRUNHAM, Robert C.; GOTTLIEB, Sami L.; PAAVONEN, Jorma. **Pelvic inflammatory disease**. New England Journal of Medicine, v. 372, n. 21, p. 2039-2048, 2015.

HALBE, Hans Wolfgang; CUNHA, Donaldo Cerci da. **Doença inflamatória pélvica. Diagn Tratamento**, v. 15, n. 3, p. 106-109, 2010.

MENEZES, et al. **Protocolo Brasileiro para Infecções Sexualmente Transmissíveis 2020: doença inflamatória pélvica**. Epidemiol. Serv. Saúde 30 (spe1) 15 Mar 2021. https://doi.org/10.1590/S1679-4974202100011.esp1

Ministério da Saúde (BR). Secretaria de Vigilância em Saúde. Departamento de Doenças de Condições Crônicas e Infecções Sexualmente Transmissíveis. **Protocolo clínico e diretrizes terapêuticas para atenção integral às pessoas com infecções sexualmente transmissíveis (IST)** [Internet]. Brasília: Ministério da Saúde; 2022. [citado 2022 dez 20]. Disponível em: https://www.gov.br/aids/pt-br/centrais-de-conteudo/pcdts/2022/ist/pcdt-ist-2022_isbn-1.pdf/view

Ross J, Guaschino S, Cusini M, Jensen J. 2017 **European guideline for the management of pelvic inflammatory disease**. Int J STD AIDS. 2018 Feb; 29 (2):108-114. doi: 10.1177/0956462417744099. Epub 2017 Dec 4. PMID: 29198181.

Ross J, Cole M, Evans C, Deirdre L, Dean G, Cousins D. **United Kingdom national guideline for the management of pelvic inflammatory disease (2019 interim update)** [Internet]. United Kingdom: British association for sexual health and HIV BASHH; 2019. Available from: https://www.bashhguidelines.org/media/1217/pid-update-2019.pdf

WORKOWSKI, Kimberly A. *et al.* **Sexually transmitted infections treatment guidelines**, 2021. MMWR Recommendations and Reports, v. 70, n. 4, p. 1, 2021.

capítulo 73

Cisto Hemorrágico

- João Victor Pinheiro Martins
- Manuela Silvestre Monteiro

▶ DEFINIÇÃO E EPIDEMIOLOGIA

O cisto ovariano hemorrágico é o resultado de uma massa anexial formada por um sangramento em um corpo lúteo ou em um folículo ovariano. É um achado comum nos consultórios de ginecologia e nas emergências porque geralmente cursa com dor pélvica de variados graus de intensidade ou pode ser assintomático, detectado em exames pélvicos de rotina.

Essa condição pode ser encontrada em qualquer fase da vida da mulher, mas costuma ser mais comumente observada nas mulheres durante a idade reprodutiva (menacme), em especial durante o período de pré-menopausa, devido a desequilíbrios hormonais. Apesar de cursarem comumente com dor, os cistos hemorrágicos geralmente são fisiológicos e não costumam causar prejuízo às pacientes, bem como não costumam ser causa de neoplasias. No entanto, devem ser investigados e acompanhados com a finalidade de evitar possíveis complicações.

▶ SINAIS E SINTOMAS

Dentre as massas anexiais, a presença de sintomas clínicos ou casos que podem ser identificados por meio do exame físico, geralmente representam massas maiores e mais propensas a complicações, tal qual torção ovariana, cisto ovariano roto e apresentam maior risco de malignidade. Assim, os casos de cistos hemorrágicos podem evoluir de casos assintomáticos, até mesmo, para casos de abdome agudo, a depender da apresentação do cisto (tamanho, integridade e condição). Estes expressam como sintoma mais usual a dor pélvica por meio de fortes cólicas, e em alguns casos, seguido por dor abdominal, dispareunia, náuseas, vômito e astenia, podendo apresentar também sangramento. Boa parte dos cistos podem ser funcionais, ou seja, podem produzir hormônios, e quando isso ocorre, além da manifestação clínica usual supracitada, a paciente pode haver atraso na menstruação e maior dificuldade para engravidar.

Desse modo, torna-se necessário realizar o diagnóstico diferencial do cisto hemorrágico especialmente com outras massas císticas anexiais, como cistos funcionais, tecaluteínicos, endometriomas e tumores da superfície epitelial ou de células germinativas, além de doença inflamatória pélvica aguda ou demais contextos clínicos que podem evoluir com abdome agudo.

► DIAGNÓSTICO

O diagnóstico do cisto hemorrágico deve ser realizado por meio da avaliação ultrassonográfica das massas pélvicas, que consiste na propedêutica de investigação inicial e diferenciação das massas anexiais e a conduta mais adequada nesses casos. A ultrassonografia transvaginal (USTV) é, hoje em dia, o método com maior acurácia para avaliação de massas anexiais. Todavia pode ser substituída pela ultrassonografia transabdominal (com perda da sensibilidade) em pacientes virgens. É importante salientar que o reforço do estudo ultrassonográfico com estudo Doppler deve ser indicado em alguns casos objetivando promover a melhora da análise ecográfica dos achados e realizar a diferenciação entre outras hipóteses diagnósticas. Deve-se pesquisar inicialmente nas regiões anexiais critérios para anormalidades, principalmente a presença de massas e dilatação de estruturas tubulares. Após a avaliação anexial, é essencial também localizar os ovários, pois representam uma referência anatômica imprescindível para analisar potenciais alterações patológicas.

É válido ressaltar que, por se tratar de um exame operador-dependente, o avaliador deve estar familiarizado com as características presentes que podem sugerir lesões benignas (como cisto unilocular, presença de papila menor que 0,7cm, presença de sombra acústica posterior, lesão classificada como cisto multilocular com paredes internas lisas e regulares e diâmetro máximo de 10cm e ausência de vascularização ao Doppler colorido) ou malignas (lesão sólida de contorno irregular, presença de ascite, presença de no mínimo quatro estruturas papilares, lesão classificada como cisto sólido multilocular com diâmetro máximo maior ou igual a 10cm e intensa vascularização ao Doppler colorido) de acordo com as diretrizes do *International Ovarian Tumor Analysis* (IOTA).

Os cistos hemorrágicos dispõem de características típicas na imagem ultrassonográfica, como o aspecto ecográfico heterogêneo linear em diversos planos, devido à presença de coágulos dentro do cisto, sem traço de vascularização ao uso do Doppler colorido. Cabe salientar que devido à semelhança destes com imagens sugestivas de neoplasia, é recomendado realizar o acompanhamento seriado das pacientes, pois, diferente das neoplasias, os cistos hemorrágicos possuem caráter temporário, podendo desaparecer em até oito semanas. Visando o auxílio do diagnóstico diferencial das massas anexiais (principalmente as neoplásicas), pode-se recorrer de recurso dos marcadores tumorais séricos, como CA-125, HE4, ECA-15.3, CA-19.9, CA-72.4 e alfa-fetoproteína. Por outro lado, é fundamental, conjuntamente, seguir a rotina de abdome agudo, com a solicitação dos exames complementares escolhidos a depender da etiologia das suspeitas diagnósticas.

É válido frisar que exames como a Tomografia computadorizada, Ressonância magnética e Tomografia por emissão de pósitrons (PET) não são indicadas na avaliação inicial de massas anexiais.

▶ MANEJO E TRATAMENTO

O cisto hemorrágico, na maioria dos casos, é fisiológico e, portanto, não necessita de intervenção alguma, apenas de acompanhamento. O manejo inicial consiste em descartar a alta chance de malignidade do cisto através de exames de imagem (de preferência a USTV), sempre associados ao estado geral e às queixas da paciente, à dosagem de marcadores tumorais e a exclusão de diagnósticos diferenciais, como possível gestação ou doença inflamatória pélvica.

Vale ressaltar, contudo, que ainda não existem métodos ou associações cuja sensibilidade ofereça certeza ao diagnóstico de malignidade. Atualmente os cistos são classificados como alto ou baixo risco a partir das características encontradas na ultrassonografia atreladas à situação da paciente. Dentre os fatores analisados para a classificação estão a idade, o histórico familiar, os sintomas, os achados no exame clínico, a dosagem dos marcadores tumorais, os achados ultrassonográficos e o perfil hormonal da paciente. A intervenção cirúrgica quase nunca é necessária e deve ser adiada quando factível, pois os cistos hemorrágicos costumam cursar com resolução espontânea ou por terapia hormonal temporária (de 3 a 6 meses), através do uso de métodos contraceptivos orais. Nesses casos de tratamento conservador, é indicado o seguimento ultrassonográfico semanal para a análise da evolução do quadro, no intuito de observar se há ocorrência de complicações, como ruptura ou torção do cisto. Porém, a intervenção cirúrgica só pode ser descartada se o cisto não apresentar características de alto risco de malignidade, for menor que 5 centímetros, não seja causa de outros quadros patológicos como torção ou ruptura ovarianas, não cause aumento significativo na contagem de leucócitos ou diminuição significativa na hemoglobina e se a paciente estiver clinicamente estável. Caso a paciente necessite de intervenção cirúrgica, o cirurgião ginecológico, sempre atento à reserva ovariana, deverá indicar o tipo da cirurgia de maneira individual para cada caso, que pode variar de um procedimento minimamente invasivo até uma laparotomia exploradora, em busca de preservar os ovários em mulheres jovens e nulíparas, quando possível.

▶ REFERÊNCIAS

ABBAS, A. M.; AMIN, M. T.; TOLBA, S. M.; ALI, M. K. Hemorrhagic ovarian cysts: Clinical and sonographic correlation with the management options. **Middle East fertility society journal**, v. 21, n. 1, p. 41-45, 2016.

BARRA, D. A.; JORGE, N. G.; CONDÉ, E. F. Massas anexiais: descrição e interpretação ultrassonográfica por IOTA. **Femina**, p. 6-11, 2021.

DE OLIVEIRA, H. B.; DE OLIVEIRA, A. B.; DAS NEVES TOLEDO, N. Conduta ginecológica em cisto de ovário: uma revisão da literatura. **Revista Eletrônica Acervo Saúde**, v. 15, n. 3, p. e10003-e10003, 2022.

HALSEY-NICHOLS, M; MCCOIN, N. Abdominal Pain in the Emergency Department: Missed Diagnoses. **Emerg Med Clin North Am.** v. 39, n. 4, p. 703-717, 2021.

MASSA ANEXIAL: diagnóstico e manejo. **Febrasgo**, 2020. Disponível em: http://www.febrasgo.org.br/pt/febrasgo-position-statement/item/massa-anexial-diagnostico-e-manejo-pt-2

capítulo 74

Aspectos Técnicos do Atendimento das Pacientes Vítimas de Violência Sexual

- Voney Fernando Mendes Malta
- Paulo Henrique Alves da Silva
- Maria Clara de Sousa Lima Cunha

▶ INTRODUÇÃO

O estupro é definido na legislação brasileira (Art. 213 do Decreto Lei nº 2.848, de 1940, alterada pela Lei nº 12.015, de 2009) como "constranger alguém, mediante violência ou grave ameaça, a ter conjunção carnal ou a praticar ou permitir que com ele se pratique outro ato libidinoso". No Brasil, em 2020, foram registrados 60.926 casos de estupro, sendo que destes 60.7% tiveram como vítimas indivíduos com menos de 14 anos, e 86.9% do total de vítimas eram mulheres (FBSP, 2021).

Esse tipo de violência sexual é um agravo de notificação imediata (até 24 horas) à autoridade sanitária municipal, devendo ser realizado para que todas as profilaxias e exames sejam feitos corretamente, além da inserção da vítima à rede de atenção e proteção (BRASIL, 2021b).

▶ ACOLHIMENTO E ANAMNESE

O acolhimento da vítima de violência sexual deve ser fundamentato na ética, na privacidade, na confidencialidade e no sigilo. Devendo ocorrer em um ambiente reservado, sendo observado se há a presença de alguém que atrapalhe o relato e sondando a possibilidade de realizar a entrevista sem o acompanhante presente, já que podem ser os abusadores. Durante a coleta da história, deve ser questionado o tempo decorrido entre a violência e a procura do serviço de saúde, se houve uso de preservativo pelo agressor, se houve contato com fluídos, se houve uso de substâncias que impedem a defesa da vítima e se a mulher realiza algum tipo de método contraceptivo (PARANÁ, 2017).

▶ EXAME FÍSICO

Deve ser realizado e registrado um exame físico completo, com possível coleta de material, e descrição minuciosa de lesões (em sentido craniocaudal) genitais e extragenitais. Caso haja recusa da vítima, a decisão e autonomia dela devem ser respeitadas (EBSERH, 2021).

▶ EXAMES LABORATORIAIS

É necessária a coleta imediata, já na admissão, de amostras de sangue e material vaginal para a realização de exames laboratoriais.

No primeiro, são pesquisados anticorpos anti-HIV, anticorpos anti-HCV, antígenos HBsAG; é realizado teste VDRL ou RAR (para sífilis); e a dosagem de ß-HCG plasmático (em mulheres em idade fértil, para diagnosticar possível gravidez), que é repetida após 2 semanas. Além disso, nas mulheres que iniciarão a terapia antirretroviral, é realizado o hemograma e a dosagem das transaminases, que também é repetido após 2 semanas da consulta de admissão (BRASIL, 2012).

No segundo, podem ser feitos exames como o bacterioscópico (para clamídia, gonococo e trichomonas), cultura para gonococo e PCR para clamídia. Também pode ser usado para identificar presença de espermatozóides na amostra (PARANÁ, 2017).

Após 6 semanas, repetem-se as coletas para os exames do conteúdo vaginal, da sífilis e do HIV. Após 3 meses, os de sífilis, HIV, e hepatites B e C. E, após 6 meses, apenas os de hepatites B e C (PARANÁ, 2017).

Através da Sexologia Forense é possível fazer a identificação do autor do crime, utilizando-se do método de PCR (reação em cadeia da polimerase) em sangue, pelos e na saliva do agressor, além de swabs interglúteos, subungueais e entre os seios da vítima, e a coleta do sêmen na cavidade vaginal, na pele, em vestes, lençóis e no próprio local dos fatos (FRANÇA, 2019).

Estas coletas, na admissão, de materiais biológicos para os exames laboratoriais nunca devem retardar o início das profilaxias necessárias à vítima de violência sexual.

▶ PROFILAXIA DE ISTS VIRAIS

HEPATITES B

Em caso de suspeita ou confirmação do contato da vítima com sangue, sêmen ou outro fluido corporal do agressor, deve-se realizar a profilaxia contra a hepatite B nas vítimas com esquema vacinal incompleto, em dúvida ou desconhecido. Esta profilaxia consiste no início ou complemento do esquema vacinal para hepatite B (injeção intramuscular em deltóide 0, 1 e 6 meses após a exposição), junto com uma dose única (separada em duas aplicações em locais diferentes quando ultrapassa 5ml) de Imunoglobulina Humana Anti-Hepatite B (IGHAHB) em 0,06ml/Kg, aplicada intramuscular em glúteo e em até 14 dias após a exposição, mas sendo preferível sua aplicação nas primeiras 48 horas (BRASIL, 2012).

Em casos de violência prolongada e crônica perpetuada por um mesmo agressor, sobretudo em crianças, com um agressor sabidamente vacinado ou com o uso de preservativo durante o ato libidinoso, esta profilaxia não é recomendada (BRASIL, 2012).

Quando a violência sexual corre em uma gestante, deve-se realizar a profilaxia para hepatite B nos recém-nascidos, com a vacinação nas primeiras 12 a 24 horas de vida, junto com IGHAHB. Posteriormente, aplica-se novas doses da vacina com 1 e 6 meses, com uma dose extra no mês 2 para prematuros com idade gestacional menor que 33 semanas ou com peso menor que 2000g (PARANÁ, 2017).

HIV

A profilaxia contra o HIV está recomendada em casos de penetração vaginal e/ou anal desprotegida; casos de penetração oral devem ser ponderados quanto aos riscos e benefícios; em casos de abuso crônico, seu uso não é recomendado; e caso haja identificação sorológica (que deve ser realizada sempre que possível) negativa do agressor, não deve ser realizada ou deve ser interrompida. Seu uso deve ser feito nas primeiras 72 horas após a exposição e deve perdurar por 4 semanas consecutivas (BRASIL, 2012).

O esquema preferencial da Profilaxia Pós-Exposição (PEP) para adultos e crianças com mais de 12 anos consiste em um comprimido coformulado de Tenofovir (TDF) 300mg e Lamivudina (3TC) 300mg uma vez por dia, associado a um comprimido de Dolutegravir (DTG) 50mg uma vez por dia. Em gestantes com 12 ou menos semanas, substitui-se o DTG por Raltegravir (RAL) 100mg e Atazanavir (ATV) 300mg, um comprimido uma vez por dia cada; quando em gestação com mais de 12 semanas, faz-se o esquema preferencial. Quando não se tolera o TDF (como em casos de doenças renais pré-existentes) pode-se substituí-lo por Zidovudina (AZT). Em crianças até 6 anos, pode-se realizar AZT + 3TC + RAL. De 6 a 12 anos, TDF + 3TC + DTG. As doses em crianças devem ser ajustadas quanto ao peso e à idade (BRASIL, 2021a).

▶ PROFILAXIA DE ISTS NÃO VIRAIS E DO TÉTANO

A profilaxia em ISTs não virais também não é recomendada em casos de abuso crônico, embora deva-se tomar decisões individualizadas para o uso dos respectivos medicamentos. Para a sífilis, faz-se uso de dose única de Penicilina G Benzatina, 2,4 milhões de UI intramuscular. Para gonorreia, Ceftriaxona 500mg intramuscular em dose única e, quando associada à profilaxia de clamídia, Azitromicina 500mg em 2 comprimidos por via oral em dose única. Para tricomoníase, Metronidazol 2g (que não deve ser utilizado no primeiro trimestre de gestação e deve ter seu uso postergado durante a anticoncepção de emergência ou terapia antirretroviral), 1 comprimido em via oral de dose única. Em crianças e adolescentes com menos de 45Kg, essas doses devem ter sua duração e quantidade alteradas com base no peso (Brasil, 2021a).

Dependendo das lesões na vítima e de seu status vacinal, deve-se realizar a profilaxia para tétano. Em ferimentos limpos ou superficiais, apenas realiza-se a vacinação quando a vítima tem uma situação vacinal incerta, tomou menos de três doses ou tomou sua última dose a mais de 10 anos. Em outros tipos de ferimento, realiza-se a vacinação nos mesmos casos anteriores, além de indivíduos que tomaram a última dose entre 5 e 10 anos. Além disso, nesses casos, quando a situação vacinal é incerta ou tenha tomado menos de três doses, deve-se fazer uso de Imunoglobulina Humana Antitetânica – IGHAT (BRASIL, 2012).

▶ ANTICONCEPÇÃO DE EMERGÊNCIA

A Anticoncepção de Emergência (AE) atua tanto na primeira fase do ciclo menstrual, alterando a ovulação, quanto na segunda fase do ciclo menstrual, modificando o muco cervical – deixando-o mais espesso e hostil. Dessa forma, ela é capaz de impedir a fecundação. O uso da AE pode ser feito até 120h após o contato sexual desprotegido, mas, preferencialmente, deve ser feito nas primeiras 72h (BRASIL, 2011).

O método preferencial da AE consiste em uma dose única de 1,5mg de Levonorgestrel. Outra opção é o método de Yuzpe que consiste em doses combinadas de Etinilestradiol e Levonorgestrel, em 0,2mg e 1mg, respectivamente. A AE é realizada por via oral, mas pode ser feita por via vaginal em casos de inconsciência ou vômitos frequentes. O Levonorgestrel isolado do método preferencial possui a vantagem de não ter interação farmacológica com a terapia antirretroviral ou os efeitos colaterais dos estrógenos (BRASIL, 2011).

▶ GRAVIDEZ E MÉTODOS ABORTIVOS

O abortamento é um procedimento legal no Brasil em caso de "gravidez resultante de violência sexual". Sendo realizado em fetos de até 20 semanas ou de 22 semanas com peso previsto de até 500 gramas. Para a realização de um abortamento legal não é necessário autorização judicial ou apresentação de boletim de ocorrência. Visto que a palavra da vítima de estupro é levada com presunção de verdade, é necessário apenas o seu consentimento ou o de um representante legal, caso a mesma seja menor de idade ou esteja inconsciente. Além disso, devem ser assinados o Termo de Consentimento Livre e Esclarecido, o Termo de Responsabilidade, o Termo de Relato Circunstanciado, o Parecer Técnico, e o Termo de Aprovação de Procedimento de Interrupção de Gravidez (BRASIL, 2014).

A escolha para o método de esvaziamento uterino leva em consideração a idade gestacional. No primeiro trimestre, pode-se utilizar tanto Abortamento Farmacológico (Misoprostol ou Ocitocina), Aspiração Manual Intrauterina (AMIU) ou a Curetagem. No segundo trimestre, o método eletivo é o Abortamento Farmacológico com posterior Curetagem (BRASIL, 2014).

▶ APOIO PSICOSSOCIAL E ACOMPANHAMENTO MULTIPROFISSIONAL

Deve-se oferecer encaminhamento para atendimento psicológico individual e, em casos de violência perpetrada por parceiro íntimo com desejo de preservar vínculos, acompanhamento terapêutico ao casal ou à família. Em caso de risco para a criança, deve-se afastá-la do agressor, a encaminhando aos órgãos competentes (BRASIL, 2012; FEBRASGO, 2010).

► REFERÊNCIAS

BRASIL. Ministério da Saúde. **Protocolo Clínico e Diretrizes Terapêuticas para Profilaxia Pós-Exposição (PEP) de Risco à Infecção pelo HIV, IST e Hepatites Virais**. Brasília: Ministério da Saúde, 2021a.

BRASIL. Ministério da Saúde. Secretaria de Atenção à Saúde. Departamento de Ações Programáticas Estratégicas. Norma Técnica: **Prevenção e tratamento dos agravos resultantes da violência sexual contra mulheres e adolescentes**. 3. ed. Brasília, 2012.

BRASIL. Ministério da Saúde. Secretaria de Atenção à Saúde. Departamento de Ações Programáticas Estratégicas. **Anticoncepção de emergência:** perguntas e respostas para profissionais de saúde. 2. ed. Brasília, 2011.

BRASIL. Ministério da Saúde. Secretaria de Atenção à Saúde. Departamento de Ações Programáticas Estratégicas. **Atenção humanizada ao abortamento: norma técnica**.2. ed.Brasília, 2014.

BRASIL. Ministério da Saúde. Secretaria de Vigilância em Saúde. Departamento de Articulação Estratégica de Vigilância em Saúde. **Guia de vigilância em saúde**. 5. ed. Brasília, 2021b.

DE OLIVEIRA, K. V. A subnotificação enquanto característica marcante do estupro no contexto brasileiro. **Revista FIDES**, v. 10, n. 2, p. 304-317, 13 nov. 2019.

EBSERH, HC-UFTM. **Assistência às mulheres e meninas vítimas de violência sexual**, 1ª edição. Minas Gerais, EBSERH, 2021

FEDERAÇÃO BRASILEIRA DAS SOCIEDADES DE GINECOLOGIA E OBSTETRÍCIA (FEBRASGO). **Manual de Orientação Violência Sexual e Interrupção da Gestação Prevista por Lei**. Rio de Janeiro, 2010.

FÓRUM BRASILEIRO DE SEGURANÇA PÚBLICA (FBSP). Os registros de violência sexual durante a pandemia de covid-19. In: FBSP. **Anuário Brasileiro de Segurança Pública**: 2021. São Paulo: FBSP, 2021. p. 110-117. Disponível em: < https://forumseguranca.org.br/wp-content/uploads/2021/07/7-os--registros-de-violencia-sexual-durante-a-pandemia-de-covid-19.pdf > . Acesso em: 12 mar. 2022.

França, Genival Veloso de. **Medicina legal**. 11. ed. Rio de Janeiro: Guanabara Koogan, 2019.

PARANÁ. Secretaria de Estado da Saúde do Paraná. **Protocolo para o atendimento às pessoas vítimas de violência sexual**. 2. ed. Curitiba: SESA, 2017

capítulo 75

Sangramento Uterino Anormal de Causa Orgânica

- Diogo Matheus Silva Umbelino

► DEFINIÇÃO

O sangramento uterino anormal (SUA) é conceituado como o sangramento advindo do corpo uterino, que varia da normalidade em sua regularidade, frequência, volume ou duração, estando presente em mulheres não grávidas.[5]

O SUA é uma condição comum que pode afetar até 40% das mulheres no mundo. Estima-se que, entre as mulheres com SUA agudo que procuram atendimento, 49,2% apresentam uma condição médica que justifica o sangramento e 53% delas já apresentaram um quadro prévio de SUA que exigiu tratamento. Ademais, 35% manifestaram anemia no momento do atendimento, sendo que 13,7% apresentaram índices de hemoglobina menores do que 10g/dL.[3]

Além de ser um problema de saúde pública com elevados custos diretos e indiretos para o sistema, o SUA provoca prejuízos significativos na qualidade de vida das mulheres, de modo a afetar seus relacionamentos interpessoais e seu desempenho nas atividades diárias.

► ETIOLOGIA

O SUA é uma condição frequente provocada por diferentes etiologias e que pode ocorrer em qualquer fase do período reprodutivo da mulher.

Neste capítulo, iremos abordar o SUA provocado por causas orgânicas ou estruturais, para as quais se utiliza o mnemônico PALM (Pólipo, Adenomiose, Leiomioma e Malignidade), preconizado pela Federação Internacional de Ginecologia e Obstetrícia.

► FISIOPATOLOGIA

Os pólipos endometriais são geralmente originados de hiperplasia focal endometrial e correspondem a uma das causas mais frequentes de SUA, seja na pré ou na pós menopausa. São caracterizados por estruturas únicas ou múltiplas, com dimensões variadas, formadas por um eixo conjuntivo vascular recoberto por epitélio, que cresce em qualquer local da cavidade uterina. Os pólipos, em geral, são benignos, mas podem sofrer malignização. Podem causar aumento do volume menstrual, menstruações irregulares, sangramento após relação ou sangramento intermenstrual.[2]

A adenomiose é definida como a presença de tecido endometrial no miométrio, provocando aumento difuso do útero. Se a Adenomiose for profunda, atingindo uma profundidade maior do miométrio, ocorre sintomatologia dolorosa, com dismenorreia e dispareunia.

O leiomioma ou mioma é uma neoplasia benigna monoclonal da musculatura lisa do miométrio, composta por matriz extracelular contendo colágeno, fibronectina e proteoglicanos. Apesar de serem comuns, uma parcela reduzida desses tumores irá provocar sintomatologia. Alguns estudos identificaram alterações genéticas nas células dos miomas e, com essa modificação, os hormônios atuam como promotores e os fatores de crescimento como efetores. Portanto, seu desenvolvimento decorre da interação de hormônios esteroides, citocinas e mutações somáticas. Os miomas submucosos são mais frequentemente associados ao SUA.[2,4]

As principais malignidades que podem produzir SUA são a hiperplasia endometrial, o câncer de colo uterino, o câncer de endométrio e o leiomiossarcoma. Destaca-se, neste capítulo, os fatores de risco para câncer de endométrio, que são subdivididos em maiores (exposição crônica a estrógeno sem oposição progestagênica, síndrome de Lynch, tumor produtor de estrogênio) e menores (obesidade, nuliparidade, síndrome do ovário policístico, infertilidade, menopausa tardia, uso de tamoxifeno, diabetes tipo 2, hipertensão, tireoideopatia) e que devem ser avaliados junto à história clínica de qualquer paciente com SUA.[5] Essas condições malignas apresentam diferentes sintomatologias, que não serão abordadas neste capítulo.

▶ DIAGNÓSTICO

A abordagem inicial da paciente com SUA inclui a avaliação da instabilidade hemodinâmica e anemia, de modo que o primeiro passo é identificar se a condição é aguda ou crônica, pois condições agudas necessitam da intervenção imediata e, posteriormente, da investigação etiológica.

A colheita da história clínica, a anamnese detalhada com inclusão de antecedentes ginecológicos, bem como o exame físico geral, abdominal e pélvico são ações essenciais para auxiliar no diagnóstico.

Realiza-se, também, a quantificação do fluxo por meio do escore: Pictorial Blood Assessment Chart (PBAC), com sensibilidade de 86% e especificidade de 89%, que é calculado a partir das características dos absorventes usados pela mulher durante o período de sangramento. Ao final do cálculo, somam-se os valores obtidos; se apresentar escore maior ou igual 100, significa perda sanguínea excessiva, isto é, acima de 80mL.[3]

Solicita-se o exame do beta-HCG (idade reprodutiva) para descartar gravidez, assim como o hemograma completo.

A ultrassonografia da região pélvica é o principal exame de imagem inicial para identificação e avaliação de causas estruturais, com ótima sensibilidade, mas baixa especificidade para anormalidades uterinas.

O diagnóstico dos pólipos é realizado pela ultrassonografia que revela espessamento endometrial e confirmado por histeroscopia com estudo anatomopatológico. Atualmente, indica-se a retirada dos pólipos diagnosticados mesmo quando assintomáticos, tendo em vista que a análise histológica é mandatória. O diagnóstico diferencial é feito com pequenos miomas submucosos.[2,4]

O diagnóstico definitivo da adenomiose requer análise histopatológica da peça de histerectomia. Entretanto, a ultrassonografia transvaginal e a ressonância magnética evidenciam imagens altamente sugestivas da patologia.[4]

Os miomas podem ter seu diagnóstico sugerido por meio do exame pélvico, que terá massa abdominal palpável e abaulamento ao toque vaginal. Todavia, para um diagnóstico preciso, são necessários exames de imagens, as quais podem ser obtidas por meio de ultrassonografia, hidrossonografia, tomografia computadorizada ou ressonância magnética.[4]

As malignidades, em geral, são diagnosticadas com análise histopatológica da biópsia adquirida por histeroscopia ou curetagem.

A avaliação histopatológica (biópsia de endométrio) é sempre indicada nas seguintes pacientes: pós-menopáusicas, com 45 anos ou mais, com risco elevado de carcinoma endometrial e em pacientes que não obtiveram sucesso com o tratamento medicamentoso.[5]

▶ TRATAMENTO

SANGRAMENTO UTERINO ANORMAL AGUDO

Em casos de perda sanguínea aguda e intensa, a primeira ação terapêutica é restabelecer o equilíbrio hemodinâmico, com o uso de cristaloides e, eventualmente, de vasopressores e hemocomponentes. Essas medidas são realizadas antes mesmo de se determinar a etiologia, com o intuito principal de estancar o sangramento.[5]

O emprego de altas doses de estrogênio endovenoso (EV) provoca crescimento acelerado do endométrio, contraindo as artérias uterinas e promovendo a agregação plaquetária e coagulação, de modo que se recomenda o uso conjugado EV 25mg a cada 4 a 6 horas nas primeiras 24h, seguido de uma combinação de estrogênio e progestágeno nos dias seguintes.[5]

Os contraceptivos orais combinados (COCs) podem ser utilizados no tratamento de SUA agudo, indicando-se um COC com 35 mcg de etinilestradiol três vezes ao dia, por 7 dias. Vale destacar que os tratamentos com estrogênios (EV ou oral) são contraindicados para pacientes com alto risco de tromboembolismo.[5]

Caso haja contraindicação aos estrogênios, pode-se fazer uso de múltiplas doses de progestágenos como o acetato de medroxiprogesterona (AMP) 20mg três vezes ao dia ou noretisterona 5mg três vezes ao dia durante 7 dias, seguidos de uma dose ao dia por 3 semanas.[5]

As opções terapêuticas hormonais, utilizadas com a dose de ataque inicial e com a dose menor de manutenção por 7 dias, podem ser mantidas enquanto se realiza o diagnóstico etiológico.

O ácido tranexâmico pode ser utilizado no manejo do sangramento agudo, na dose de 10mg/kg de peso EV a cada oito horas ou 20 a 25mg/kg via oral (VO) a cada oito horas. Esse antifibrinolítico pode reduzir em até 50% o sangramento, mas é preciso ter cuidado em pacientes com risco de tromboembolismo.[5]

SANGRAMENTO UTERINO ANORMAL DE CAUSA ORGÂNICA

A descoberta da patologia estrutural fornecerá um direcionamento mais preciso para o tratamento a ser realizado.

No que tange aos pólipos, a remoção cirúrgica por meio da histeroscopia é a terapêutica mais eficiente, com boa recuperação e retorno precoce às atividades.[3]

Na adenomiose, se for sintomática, o tratamento clínico para controle dos sintomas pode ser feito com os contraceptivos combinados, os progestágenos ou o sistema intrauterino liberador de levonorgestrel, principalmente quando há desejo de manter a capacidade reprodutiva. Em caso de falha nesse tratamento, pode-se indicar a ablação do endométrio ou a histerectomia como terapia definitiva. Para situações de adenomiose severa, pode-se propor a embolização de artérias uterinas, com redução de até 83% dos sintomas.[2,5]

Nos miomas sintomáticos, inicia-se o tratamento medicamentoso com os mesmos medicamentos utilizados para patologias não estruturais. Caso não haja resposta ao tratamento clínico, considera-se a abordagem cirúrgica, a qual depende do número, localização, tamanho do mioma e desejo futuro de concepção. Em lesões intracavitárias, a miomectomia pode ser exclusivamente histeroscópica, enquanto em lesões com grande componente intramural utiliza-se a laparoscopia. Em miomas muito grandes, utiliza-se análogo de GnRH previamente à cirurgia para redução do volume, recomendando-se o uso por três meses e cirurgia antes da menstruação, além de alertar a paciente sobre a possibilidade intraoperatória de conversão da cirurgia para histerectomia. Em pacientes que não possuem desejo reprodutivo, a histerectomia está indicada.[1,3]

As causas de malignidade requerem tratamento específico que não será abordado neste capítulo.

▶ REFERÊNCIAS

1. Benetti-Pinto AL, Rosa e Silva A, Yela DA, Soares Junior JM. **Sangramento uterino anormal**. São Paulo: Federação Brasileira das Associações de Ginecologia e Obstetrícia FEBRASGO), 2017. p. 9-30; (Série Orientações e Recomendações FEBRASGO, 7).
2. CAMPANER, Adriana Bittencourt et al. **Protocolos de emergência em ginecologia e obstetrícia**. 1. ed. Barueri [SP]: Manole, 2019.
3. Fernandes CE et al. **Tratado de ginecologia Febrasgo**. 1. ed., Rio de Janeiro: Elsevier, 2019.
4. Lasmar, RB et al. **Tratado de Ginecologia**. 1º ed., Rio de Janeiro: Guanabara Koogan, 2017.
5. Salazar CC. **Sangramento uterino anormal**. São Paulo: Federação Brasileira das Associações de Ginecologia e Obstetrícia (FEBRASGO); 2021. cap.5, p.70-84 (Série Orientações e Recomendações FEBRASGO, no.4/Comissão Nacional Especializada em Tromboembolismo Venoso e Hemorragia na Mulher).

capítulo 76

Sangramento Uterino Anormal de Causa Disfuncional

- Maria Eduarda Callado Ramos
- Maria Luiza Cavalcante Lamenha Costa
- Pedro Costa Saldanha

▶ INTRODUÇÃO

O ciclo ovulatório normal dura, em média, 28 dias, caracterizado por mudanças ovarianas hormônio dependentes. Desse modo, a queixa de mudança de padrão, seja na duração, na frequência ou na quantidade, da menstruação apresentada previamente pela mulher, define o Sangramento Uterino Anormal (SUA), podendo ser de causa disfuncional (SUD), após afastar causas orgânicas, de maneira que é definido por sangramento uterino atribuído a alterações endocrinológicas, na ausência de gravidez e doenças sistêmicas ou pélvicas.

▶ EPIDEMIOLOGIA

O sangramento uterino anormal de causa disfuncional (SUD) é uma causa frequente de visitas ao serviço de urgência sendo a causa disfuncional a mais comum de sangramentos uterinos anormais. Tem uma maior incidência em adolescentes (20% dos casos) e em mulheres de 40 a 50 anos (50% dos casos), faixa etária que varia insignificativamente com a etnia ou região geográfica da paciente.

São fatores de risco para essa condição na adolescência: a Síndrome de Ovários Policísticos (SOP), o hiperandrogenismo ovariano funcional e a hiperplasia adrenal congênita de início tardio. Já na fase adulta: doenças sistêmicas, como SOP, diabetes mellitus, tireoidopatias, hiperprolactinemia, disfunções hipotalâmicas, doenças primárias da hipófise e disfunções renais.

▶ FISIOPATOLOGIA

A fisiopatologia do SUD não é bem estabelecida. No sangramento uterino anormal de causa disfuncional anovulatório, o feedback positivo do estradiol (E2) para hormônio luteinizante (LH) não funciona corretamente, tornando os ciclos menstruais monofásicos e não ovulatórios. Devido à ausência do surgimento do ciclo completo do LH, ocorre atresia do folículo e este torna-se cístico, de modo a produzir apenas estrogênios, mas não progesterona. Durante esses ciclos anovulatórios, estrogênios sem oposição, que são produtos de folículos ovarianos e da aromatização extragonadal da androstenediona, induzem proliferação endometrial. A falta do efeito de estabilização progestogênica, resulta na descamação anormal do endométrio. O sangramento ocorre superficialmente, na camada compacta, e representa uma perda por deprivação estrogênica (hemorragia de privação) ou por níveis estrogênicos incapazes de manter um estímulo endometrial constante e adequado (hemorragia de escape).

Além disso, o desequilíbrio das prostaglandinas (PG) parece desempenhar um papel no SUD ovulatório, de modo que um aumento no PG total liberada e um aumento desproporcional de PGE2 foram demonstrados em SUD ovulatório, visto que, durante a menstruação há um equilíbrio entre o efeito vasoconstritor da PGF2a e a vasodilatação da PGE2 e PGI2 (Prostaciclina). Ademais, os níveis de esteróides circulantes têm uma grande influência na liberação endometrial da prostaglandina.

▶ DIAGNÓSTICO

O SUD caracteriza-se como um diagnóstico de exclusão, portanto, é necessária uma minuciosa investigação dos sintomas da paciente para que sangramentos uterinos anormais de causa orgânica não sejam tratados como disfuncionais. Logo, para uma propedêutica eficiente, o primeiro passo consiste em afastar causas orgânicas de sangramento uterino representadas pela gravidez e suas complicações, patologias uterinas e pélvicas benignas e malignas, e problemas extragenitais, como distúrbios da coagulação, doenças sistêmicas, endocrinopatias extra ovarianas, ou uso de medicamentos que interferem com a ação hormonal ou com os mecanismos de coagulação.

Alguns exames que podem ser realizados para excluir causas potenciais:
- Hemograma completo (HC), teste de gestação e medição hormonal (p. ex., hormônio estimulador da tireoide [TSH], prolactina).
- Ultrassonografia transvaginal e biópsia de endométrio
- Em alguns casos, histerossonografia e/ou histeroscopia

O segundo passo consiste em classificar o SUD de pacientes que estão ovulando (ovulatório) e pacientes que não estão ovulando (anovulatório). Essa diferenciação pode ser feita pela anamnese em conjunto com algum método que comprove a presença ou ausência da ovulação (temperatura basal, dosagem da progesterona, colpocitologia funcional, cristalização do muco cervical, ultrassonografia etc).

▶ TRATAMENTO

É importante estabelecer que o tratamento para um SUA agudo será diferente de um SUA crônico, no caso de um atendimento emergencial (SUA agudo) a avaliação inicial do paciente com SUD que apresenta perda demasiada de sangue deve incluir uma avaliação imediata de sinais de hipovolemia e potencial instabilidade hemodinâmica. Depois de afastado uma potencial gestação, a paciente deve ser preparada para transfusão sanguínea e reposição do fator de coagulação. Após a avaliação inicial e estabilização, o próximo passo é então avaliar a etiologia mais provável do SUA para que a estratégia de tratamento mais adequada e eficaz para controlar o sangramento possa ser escolhida. Uma vez que o episódio agudo de sangramento tenha sido controlado, várias opções de tratamento estão disponíveis para o tratamento de longo prazo do SUD crônico. As terapias médicas eficazes incluem o sistema intrauterino de levonorgestrel, ACOs (ciclos mensais ou prolongados), terapia com progestágenos (oral ou intramuscular), ácido tranexâmico e anti-inflamatórios não esteroides. O estrogênio sem oposição não deve ser usado como tratamento de longo prazo para o SUD crônico.

A realização de tratamento depende de alguns fatores como intensidade do sangramento, faixa etária, desejo de engravidar e risco de câncer de endométrio. Se a paciente apresentar anemia por deficiência de ferro como consequência do sangramento uterino anormal, tratar com ferro por via oral ou parenteral.

TRATAMENTO DO SANGRAMENTO UTERINO DISFUNCIONAL OVULATÓRIO

O tratamento uterino disfuncional ovulatório ocorre principalmente no início da puberdade e no climatério feminino, logo, a maior parte dos casos corresponde a variáveis biológicas sem maiores consequências clínicas e que necessitam apenas de esclarecimento à paciente. No entanto, se os ciclos forem muito curtos, a ponto de incomodar a paciente, ou a perda sanguínea for abundante, deve-se considerar um tratamento hormonal. Nesses casos, complementação com um progestogênio na segunda metade do ciclo, um esquema cíclico de estrogênio e progestogênio, ou um anticoncepcional oral resolverão o problem

TRATAMENTO DO SANGRAMENTO UTERINO DISFUNCIONAL ANOVULATÓRIO

Em pacientes com SUD que estão ovulando é importante observar a fase da vida reprodutiva que a mulher se encontra e os cuidados específicos que compõem cada fase. Na puberdade, devemos ter em mente a fisiopatologia do processo e após excluirmos coagulopatia e gestação, lembrar que geralmente o sangramento disfuncional da adolescente é auto-limitado, pois à medida que o eixo C-H-H-O amadurece, instalam-se os ciclos ovulatórios que corrigem espontaneamente o sangramento irregular, assim, observação e esclarecimento para a paciente serão suficientes. Nos casos de um sangramento prolongado, haverá necessidade de tratamento, o qual pode incluir progestogênio na segunda fase do ciclo, ACO combinado, estrogênio ou associação com AINE ou ácido tranexâmico. No menacme, o tratamento é basicamente o mesmo, porém é importante avaliar possíveis consequências da anovulação nessa fase como ovários policísticos e hiperplasia do endométrio. No climatério, o tratamento também é o mesmo, no entanto, o estudo histológico prévio do endométrio obtido através de biópsia ou curetagem é indispensável. Visto que a mulher se encontra em transição menopausal, não é esperado que as ovulações voltem a ocorrer, portanto, é necessaria a administração de progestogênio ciclicamente até que ocorra a menopausa, quando então poderá ser acrescido o estrogênio, dando início à reposição hormonal. Este tratamento atuará para prevenção de um adenocarcinoma do endométrio.

▶ CONCLUSÃO

O SUA é caracterizado como um sintoma e não um diagnóstico, logo é de extrema importância identificar sua origem, de modo a diferenciar entre SUD e a SUA de procedência orgânica. Desse modo, pode-se direcionar a um tratamento adequado de maneira eficaz e que corresponda ao quadro sintomatológico, assim, facilitando e otimizando a dinâmica emergencial e clínica.

▶ REFERÊNCIAS

FIGUEIREDO, Bárbara et al. Principais causas do Sangramento Uterino Anormal (SUA) por faixas etárias:uma revisão narrativa de literatura. Research, Society and Development, [S. l.], v. 11, p. 1-8, 8 abr. 2022.

MACHADO, Lucas. Sangramento uterino disfuncional. Arquivos Brasileiros de Endocrinologia & Metabologia, v. 45, n. 4, p. 375–382, 2001.

DELIGEOROGLOU, Efthimios et al. Abnormal uterine bleeding and dysfunctional uterine bleeding in pediatric and adolescent gynecology. Gynecological Endocrinology, [S. l.], p. 74-78, 5 dez. 2012.

LENTZ, G. M. Comprehensive gynecology. Philadelphia: Elsevier Mosby, 2012.

BENETTI-PINTO, C. et al. Abnormal Uterine Bleeding. Revista Brasileira de Ginecologia e Obstetrícia/RBGO Gynecology and Obstetrics, v. 39, n. 07, p. 358–368, 12 jun. 2017.

parte XIII

Urgências e Emergências na Pediatria

Capítulo 77 ■ Crise aguda de asma na criança

Capítulo 78 ■ Sequestro esplênico agudo em crianças com anemia falciforme

Capítulo 79 ■ Diarréia aguda na criança

Capítulo 80 ■ Convulsões na pediatria

Capítulo 81 ■ Pneumonia adquirida na comunidade na criança

Capítulo 82 ■ Intoxicações agudas

capítulo 77

Crise Aguda de Asma na Criança

- Antonia Cardoso Silva
- Laynny da Trindade Vasconcelos

▶ INTRODUÇÃO

A asma é uma doença heterogênea, caracterizada por uma inflamação crônica causada pela hiperresponsividade e obstrução do fluxo nas vias aéreas, não tendo um único agente etiológico. Ademais, é uma enfermidade poligênica, dependente não apenas da interação entre os genes para se apresentar, mas também de fatores ambientais. É a doença crônica mais frequente na pediatria, sendo mais comum em meninos, e no Brasil é a terceira causa de internação no Sistema Único de Saúde (SUS) entre crianças e adolescentes.[1,3,5]

A exacerbação ou crise aguda da asma é um episódio agudo ou subagudo de aumento progressivo dos sintomas de asma associado à obstrução do fluxo aéreo. Apesar dos avanços no manejo da asma e da existência de diretrizes específicas para asma pediátrica, as exacerbações agudas continuam a ocorrer e impõem morbidade considerável aos pacientes pediátricos, colocando assim uma pressão considerável nos recursos de saúde, bem como na vida das crianças afetadas e de suas famílias.[6,7]

▶ ALTERAÇÕES PULMONARES E APRESENTAÇÃO CLÍNICA

Na população pediátrica, principalmente no lactente, o fato da via aérea ser de menor calibre faz com que esse grupo seja mais suscetível à obstrução por processo inflamatório. Além do pequeno calibre, fatores como as paredes mais grossas das vias aéreas, a ausência de poros de Kohn, os canais de Lambert e o número proporcional de glândulas mucosas ser aumentado, são fatores que predispõem maior risco de sintomas respiratórios.[4]

O diagnóstico clínico da asma é dado por um ou mais sintomas, entre eles dispneia, tosse crônica, sibilância, opressão ou desconforto torácico, principalmente ocorrendo pela noite ou no início da manhã, se desencadeado por irritantes inespecíficos (fumaça, odores fortes e exercícios, por exemplo) e se houver melhora da sintomatologia após uso das medicações específicas. A principal expressão clínica na asma é a sibilância, mais comumente ouvida durante a expiração.[4]

▶ AVALIAÇÃO DA CRIANÇA EM CRISE ASMÁTICA

A avaliação clínica inicial de um paciente pediátrico em uma crise asmática aguda deve ser objetiva e rápida. Ao se colher a história do paciente, de forma breve e direcionada, deve-se incluir os itens a seguir nos questionamento realizados: [2,4,5]

- Tempo de início da crise asmática atual e possíveis fatores exacerbantes;
- Gravidade da sintomatologia em comparação com crises prévias;
- Histórico de internações e atendimentos em pronto-socorros;
- Uso de medicações regulares com horário e dose da última administração;
- Episódios prévios de exacerbação grave;
- Existência de comorbidades que possam agravar o quadro ou agravada pelo tratamento da crise.[2,4,5]

Ademais, é essencial avaliar a gravidade da crise asmática para um melhor prognóstico e seu rápido controle. Dentre os fatores que agravam o risco de morte relativo a asma, destacam-se:[2,4,5]

- Histórico prévio de asma severa carecendo de intubação ou ventilação mecânica;
- Internação ou atendimento no serviço de emergência por asma no ano anterior;
- Uso regular ou suspensão recente de corticosteróide oral;
- Uso recorrente de β2-agonista de curta ação, de mais de um frasco por mês;
- Não utilização ou uso inadequado do corticosteróide inalatório;
- Histórico de doenças psiquiátricas ou psicossociais;
- Existência de comorbidades;
- Presença de alergia alimentar relacionada à asma; [2,4,5]

Podem ser realizados exames complementares para avaliação da gravidade do quadro e suas possíveis complicações, identificação de comorbidades e a exclusão de diagnósticos diferenciais, garantindo um tratamento adequado ao paciente. Para mais, é necessário o acompanhamento constante da evolução do quadro visando melhor tomada de decisões acerca do tratamento.[4,5]

No início da crise asmática aguda, que pode apresentar sintomas e graus diversos, é comum a presença de tosse seca recorrente – podendo progredir para sibilância -, taquidispnéia, uso da musculatura acessória, irritabilidade, entre outros achados. É essencial atentar para possíveis complicações como a atelectasia e o pneumotórax, a exemplo.[2,5]

Portanto, devido a necessidade da identificação rápida da gravidade do quadro, que se baseia na clínica e em medidas objetivas, é recomendada pela Global Initiative for Asthma (GINA 2022) a utilização da tabela a seguir, para a avaliação de crianças de 5 anos ou menos.

GASOMETRIA

A gasometria deve ser realizada nos casos em que o paciente não apresenta melhora ou apresenta piora durante o tratamento na emergência. Ela objetiva avaliar principal-

Tabela 1 Avaliação inicial da gravidade da exacerbação da asma em crianças com 5 anos ou menos. Fonte: GINA – 2022[3].

Sintomas	Leve	Grave*
Alterações do nível de consciência	Nenhuma	Agitação, confusão, letargia
Oximetria de pulso (SpaO$_2$)**	> 95%	< 92%
Fala***	Frases	Palavras
Frequência cardíaca	< 100 bpm	> 200 bpm (0-3 anos). > 180 bpm (4-5 anos)
Frequência respiratória	≤40/minutos	> 40/minutos
Cianose central	Ausente	Presente
Intensidade dos sibilos	Variável	Tórax silencioso

*Qualquer desses sinais indica exacerbação grave.
**Oximetria de pulso avaliada antes do tratamento com oxigênio e broncodilatador.
***Levar em consideração a capacidade de a criança falar, de acordo com seu grau de desenvolvimento.

mente uma possível retenção de CO_2. Casos com a $PaCO_2$ normal ou elevada indicam possibilidade de insuficiência respiratória.[2,3]

- $PaCO_2$ normal – asma grave; [4]
- $PaCO_2$ aumentada – parada respiratória iminente; [4]

ELETROCARDIOGRAMA

O ECG é indicado pela chance de arritmias decorrentes do uso contínuo de beta-adrenérgicos.[4]

RADIOGRAFIA DE TÓRAX

É indicada apenas em casos de exacerbação grave, para a exclusão de outros diagnósticos ou para diagnóstico de infecções bacterianas como possíveis pneumonias.[3,4]

▶ CLASSIFICAÇÃO

É possível avaliar o grau da crise a partir do exame físico e de medidas objetivas, como os listados na tabela a seguir:

Tabela 2 Avaliação inicial de exacerbações agudas de asma em crianças de adultos. Fontes: GINA 2012, Sociedade Brasileira de Pneumologia e Tisiologia e Turner[5].

Achado	Intensidade das exacerbações		
Impressão clínica geral	Leve a moderada	Grave	Muito grave (insuficiência respiratória)
Estado mental	Normal	Normal ou agitação	Agitação, confusão, sonolência

Achado	Intensidade das exacerbações		
Dispneia	Ausente ou leve	Moderada	Intensa
Fala	Frases completas	Frases incompletas	Frases curtas ou monossilábicas
Musculatura acessória	Retrações leves/ausentes	Retrações acentuadas	Retrações acentuadas
Sibilância	Ausente com MV normal, localizada ou difusa	Localizada ou difusa	Ausente com MV diminuído
FR (ciclos/min)	Normal ou aumentada	Aumentada	Aumentada
FC (bpm)	≤110	>110	>140 ou bradicardia
PFE (% previsto)	>50	30 a 50	<30
SpO_2 (%)	>95	91 a 95	≤90
PaO_2 (mmHg)	Normal	Ao redor de 60	<60
$PaCO_2$ (mmHg)	<40	<45	≥45

MV = murmúrio vesicular.
a) A presença de vários parâmetros, mas não necessariamente de todos, indica a classificação geral da crise.
b) Músculos intercostais, fúrcula ou esternocleidomastóideo.
c) FR em crianças normais: < 2 meses, < 60 ciclos/min; 2 a 11 meses, < 50 ciclos/min; 1 a 5 anos, < 40 ciclos/min; 6 a 8 anos, < 30 ciclos/min; e > 8 anos, igual a FR para adultos.

▶ CONDUTA

Medicação utilizada:

- **Oxigênio:** Em quadros de crise deve-se ofertar a oxigenoterapia visando manter a saturação entre 94 e 98% por meio de máscara (6 a 8 L/min) ou cateter nasal (ofertando oxigênio úmido em um fluxo de até 2 L/min).[5] Para evitar hipoxemia durante o tratamento pode-se administrar salbutamol por nebulização com o oxigênio: 2,5mg de salbutamol e 3ml de soro fisiológico 0,9%.[2]

- **Broncodilatadores inalados de curta ação:** Fármacos de primeira linha do tratamento.[3] A dose inicial utilizada é de 2 inalações de salbutamol (100 mcg/inalação) ou equivalente, com exceção da asma aguda grave, na qual administra-se 6 inalações. Também pode ser administrado via nebulizador com dose de 2,5mg de solução de salbutamol[1], seguindo os procedimentos de controle de infecção, já que os nebulizadores podem disseminar partículas infecciosas.[8] Caso não seja possível realizar a inalação, pode se optar pela administração de bolus intravenoso de terbutalina 2 mcg/kg por 5 minutos, seguido por infusão contínua de 5 mcg/kg/hora.[1]

- **Corticóide:** Deve ser iniciado em crianças com exacerbações graves, preferencialmente por via oral.[1,5] Recomenda-se a prednisolona 1-2mg/kg/dia, no máximo de 20mg/dia para crianças < 2 anos e 30mg/dia para crianças de 2 a 5 anos.[1]

- **Drogas alternativas:**
  - Brometo de ipratrópio: Uso considerado para exacerbações moderadas a graves com resposta inicial ao SABA insuficiente, deve ser nebulizado 250 mcg a cada 20 minutos durante 1 hora.[1]
  - Sulfato de magnésio: Uso considerado para exacerbações muito graves em crianças > 2 anos, o sulfato de magnésio isotônico nebulizado (150mg) deve ser administrado em 3 doses durante a 1ª hora de tratamento.[1]

Fluxograma da abordagem da exacerbação da asma na unidade de pronto-atendimento.

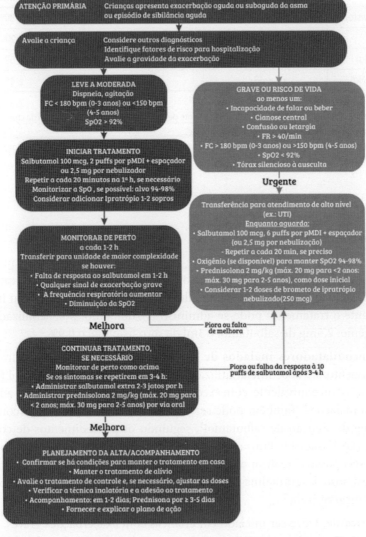

Figura 1 Manejo da asma aguda ou sibilância em crianças de 5 anos ou menos. Fonte: Modificado de GINA 2022.

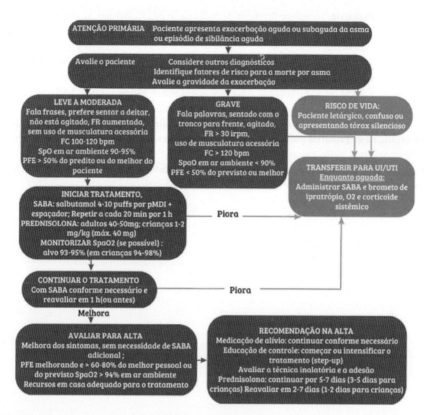

Figura 2 Manejo da asma aguda ou sibilância em crianças de em crianças com 6 anos ou mais, adolescentes e adultos. Fonte: Modificado de GINA 2022.

AVALIAÇÃO DO TRATAMENTO

A avaliação deve ser realizada de 30 a 60 minutos após o início do tratamento para verificar a resposta terapêutica, devendo-se reclassificar a gravidade do paciente. Caso haja persistência de saturação de O_2 < 92% após o tratamento, há indicação de internação hospitalar. Os critérios de transferência para a UTI são: deterioração progressiva ou manutenção dos critérios de exacerbação muito grave mesmo com tratamento adequado, a necessidade de ventilação mecânica e a ocorrência de parada cardiorrespiratória.[4]

▶ REFERÊNCIAS

1. GINA (GLOBAL INITIATIVE FOR ASTHMA). **GLOBAL STRATEGY FOR ASTHMA MANAGEMENT AND PREVENTION** Updated 2022. [s.l: s.n.]. Disponível em: < https://ginasthma.org/wp-content/uploads/2022/07/GINA-Main-Report-2022-FINAL-22-07-01-WMS.pdf > . Acesso em: 10 nov. 2022.
2. FIRMIDA, Mônica. Abordagem da exacerbação da asma em pediatria Approach of asthma exacerbation in pediatrics. **Rev. Ped. SOPERJ**, v. 17, n. supl 1, p. 36-44, 2017.

3. **Tratado de Pediatria**: Sociedade Brasileira de Pediatria, 4ª edição, Barueri, SP: Manole, 2017.
4. LA TORRE, Fabiola P. Ferreira *et al.* **Emergências em Pediatria**: protocolos da Santa Casa, 2º edição, Barueri, SP: Manole, 2013.
5. BIMESTRAL, Publicação. **Diretrizes da Sociedade Brasileira de Pneumologia e Tisiologia para o manejo da asma-2012**. J Bras Pneumol, v. 38, n. Suplemento 1, 2012.
6. JACKSON, David J., *et al.* Asthma exacerbations: origin, effect, and prevention. **J Allergy Clin Immunol**, 2011; 128 (6):1165-1174.
7. CHONG NETO, H. J. *et al.* **Diretrizes da Associação Brasileira de Alergia e Imunologia e Sociedade Brasileira de Pediatria para sibilância e asma no pré-escolar.** Arquivos de Asma, Alergia e Imunologia, v. 2, n. 2, 2018.
8. POLLOCK, Michelle *et al.* **Inhaled short-acting bronchodilators for managing emergency childhood asthma: an overview of reviews.** Allergy, v. 72, n. 2, p. 183-200, 2017.

capítulo 78

Sequestro Esplênico Agudo em Crianças com Anemia Falciforme

• Rita Adelia Rolim de Figueiredo

▶ INTRODUÇÃO

Com o objetivo de auxiliar a identificação e manejo do paciente em crise de sequestro esplênico por anemia falciforme, o texto infra procura explicar o quadro desta, expor de maneira objetiva sobre a anemia falciforme e sugerir condutas para diagnóstico e tratamento.

Segundo Cançado *et al.*, "A doença falciforme é um problema de saúde pública em todo o mundo. No Brasil, o número estimado de indivíduos com traço falciforme é de 7.200.000, com prevalência na população geral entre 2 e 8%"

Zago, Falcão e Pasquini mencionam que "A anemia falciforme é um exemplo clássico de uma alteração mínima na estrutura de hemoglobina capaz de provocar, sob determinadas circunstâncias, uma singular interação molecular e drástica redução na sua solubilidade"

Herrick, em 1910, descreveu "eritrócitos alongados e em forma de foice" no sangue de um indivíduo anêmico de origem africana. Castro, em 1933, fez a primeira referência no Brasil a um paciente com anemia falciforme e, em 1949, Pauling *et al.* demonstraram indivíduos que possuíam hemoglobina com ausência de duas cargas negativas, inaugurando as Moléstias Moleculares na História da Medicina.

▶ ENTENDENDO A ANEMIA FALCIFORME

Na anemia falciforme ocorre uma alteração molecular, em que uma adenina (A) no códon 6 do gene da globina β é substituída por uma timina (T). Apesar de parecer uma substituição simples, o resultado disso é a substituição do resíduo glutamil na posição β 6 por um resíduo valil, com consequente polimerização das moléculas de hemoglobina anormal quando desoxigenadas (HbS).

Tal substituição ocorre na superfície da molécula, sendo que a hemoglobina S na conformação oxi é isomorfa à normal, sugerindo similaridade na estrutura de ambas as moléculas, exceção feita pela substituição do aminoácido. As solubilidades e as propriedades físicas em soluções diluídas das hemoglobinas desoxigenadas A e S são parecidas. Diante de tal fato, surge a questão: qual seria a problemática que promoveria a alteração encontrada na anemia falciforme? Zago explica que "soluções concentradas de desoxi-hemoglobina S e desoxi-hemoglobina A diferem grandemente, e este fato fornece as bases físico-químicas da gelificação e falcização". Expressa ainda que "somente a forma desoxigenada de hemoglobina S sofre polimerização", fenômeno este que não ocorre, normalmente, com nenhuma das formas cuja conformação se assemelha à oxi-Hb S (meta-Hb S, carboxi-Hb S ou cianometa-Hb S). Assim, a polimerização é o evento fundamental na anemia falciforme, resultando na alteração da forma do eritrócito e na acentuada redução de sua deformabilidade.

▶ SOBRE A FALCIZAÇÃO

Nas hemácias em que predominam hemoglobina S, pode ocorrer a forma falciforme clássica após desoxigenação, justamente em decorrência da polimerização intracelular da desoxi-Hb S. Pasquini explica que "tal processo é normalmente reversível após a reoxigenação", e que "a repetição frequente desse fenômeno provoca lesão de membrana em algumas células, fazendo com que a rigidez e a configuração em forma de foice persistam mesmo após a reoxigenação". Com isso, os eritrócitos retêm permanentemente a forma anormal (mesmo na ausência de polimerização intracelular de hemoglobina).

▶ SEQUESTRO ESPLÊNICO NA ANEMIA FALCIFORME

O sequestro esplênico na anemia falciforme se apresenta de forma aguda, caracterizado pelo acúmulo rápido de sangue no baço. Segundo Dover, "é potencialmente fatal se não tratado rapidamente ". Para esta crise, Pasquini salienta que "a queda nos níveis basais de hemoglobina de pelo menos 2 g/dL, hiperplasia compensatória de medula óssea e aumento rápido do baço" definem este evento. Clinicamente falando, significa dizer que o sequestro esplênico se apresentará com um quadro de uma queda de pelo menos 2g/dL nos níveis basais de Hb, elevação dos níveis de reticulócitos e aumento agudo do baço, o que pode causar dor em hipocôndrio esquerdo. Esta complicação aguda decorrente da retenção das hemácias no interior do baço, causa queda abrupta da hemoglobina e da volemia, o que pode resultar em choque. A manifestação clínica caracteriza-se por súbito mal-estar, piora progressiva da palidez e dor abdominal acompanhados de sudorese, taquicardia e taquipneia.

Tal complicação costuma se apresentar geralmente após o sexto mês de vida, tornando-se menos frequente após os dois anos de idade. Isso não significa que não possa ocorrer fora dessa faixa etária, pois pode se desenvolver mesmo em adultos portadores de esplenomegalia, especialmente portadores de S/β-talassemia ou hemoglobinopatia SC. Isso sugere que, provavelmente, a maioria dos pacientes que terão necessidade de atendimento emergencial por sequestro esplênico em virtude da anemia falciforme são crianças da faixa etária entre 6 meses e 02 anos de idade. Esta complicação é mais frequente em crianças com anemia falciforme de 2 meses a 3 anos de idade, pois nessa faixa etária o baço ainda não sofreu infartos múltiplos. Adultos com doença falciforme cujo baço está preservado até idades mais avançadas, também podem sofrer essa complicação.

▶ DIAGNÓSTICO E TRATAMENTO

Para realizar o diagnóstico, a avaliação clínica incluindo anamnese, exame físico e exames complementares é fundamental. Exames como hemograma completo, contagem de reticulócito, bilirrubinas, LDH, amostras pré-transfusionais e ultrassom de abdome, se disponível, poderão mostrar o que se procura no quadro de sequestro esplênico: queda de pelo menos 2g/dL nos níveis basais de Hb, elevação dos níveis de reticulócitos e aumento agudo do baço.

Ao exame físico, observa-se palidez intensa, grande aumento das dimensões do baço e sinais de choque hipovolêmico. O mecanismo pelo qual se estabelece não está determinado, porém muitas vezes está associado a infecções virais ou bacterianas e, em alguns casos, a síndrome torácica aguda acompanha o quadro.

O tratamento deve ser imediato com hospitalização, correção da volemia com soluções cristaloides e transfusão de glóbulos vermelhos. Assim, as hemácias sequestradas serão remobilizadas, a esplenomegalia regride e a concentração sanguínea de hemoglobina aumenta. Normalmente, basta uma transfusão, pois a maior parte do sangue sequestrado tende a retornar para a circulação à medida que a esplenomegalia regride. O ideal é que esses pacientes recebam tratamento preventivo, pois a recorrência costuma ser frequente.

Em relação à síndrome torácica aguda, Zago sugere que "o tratamento da síndrome torácica aguda inclui antibioticoterapia agressiva com drogas de atividade ampla contra germes gram-negativos e gram-positivos (associação de penicilinas e macrolídeos, ou fluoroquinolonas, por exemplo), oxigênio inalatório se saturação abaixo de 92%, transfusões simples nos casos moderados ou transfusão de substituição nos casos graves", explicando que "transfusões simples são necessárias para restaurar a massa sanguínea circulante e garantir uma oferta adequada de oxigênio aos tecidos" nos casos de crises de sequestro esplênico.

Topley *et al.* recomendam que qualquer criança com histórico de um episódio clássico de sequestro esplênico ou um episódio menor seguido pelo desenvolvimento de hiperesplenismo sustentado deverá ser submetida à esplenectomia. Medidas educacionais dos pais no sentido de reconhecer rapidamente os sintomas têm contribuído com a boa evolução dos pacientes.

▶ CONCLUSÃO

Assim sendo, pense sempre de forma clínica! O diagnóstico depende da avaliação clínica incluindo anamnese, exame físico e exames laboratoriais (hemograma completo com contagem de reticulócitos) e ultrassonografia de abdome, se disponível. O tamanho do baço deve ser avaliado na admissão e diariamente e a observação rigorosa, a transfusão crônica e a esplenectomia na dependência da gravidade do caso e da idade do paciente serão de grande auxílio na evolução e condução, bem como no prognóstico positivo.

► REFERÊNCIAS

1. Cançado RD, Jesus JA. A doença falciforme no Brasil. Rev Bras Hematol Hemoter. 2007; 29:204-6
2. ZAGO, M. A.; FALCÃO, R. P.; PASQUINI, R. *Tratado de Hematologia*. Editora Atheneu. São Paulo, Rio de Janeiro, Belo Horizonte, 2014.
3. Paris B. Lovett, Harsh P. Sule and Bernard L. Lopez. Sickle Cell Disease in the Emergency Department. Emerg Med Clin N Am 32 (2014) 629–647
4. Dover GJ, Platt OS. Sickle cell disease. Nathan DJ, Orkin SH, Ginsburg D, Look AT. Hematology of Infancy and Childhood. 6§ed. Philadelphia, Pennsylvania. WB Saunders Company; 2003. p.790-841.
5. Topley JM, Rogers DW, Stevens MC, Serjeant GR. Acute splenic sequestration and hypersplenism in the first five years in homozygous sickle cell disease. Arch Dis Child. 1981; 56 (10):765-9.
6. Rezende PV, Viana MB, Murao M, Chaves AC, Ribeiro AC. Acute splenic sequestration in a cohort of children with sickle cell anemia. J Pediatr (Rio J). 2009; 85:163-9.
7. Owusu-Ofori S, Hirst C. Splenectomy versus conservative management for acute sequestration crises in people with sickle cell disease. Cochrane Database Syst Rev. 2013; 31 (5):CD003425.
8. Al-Salem AH. Splenic complications of sickle cell anemia and the role of splenectomy. ISRN Hematol. 2011; 2011:864257.

capítulo 79

Diarreia Aguda na Criança

- Catarine Ferraz
- Rafaella Palumbo
- Yves Cardoso.

▶ CONTEXTO HISTÓRICO

De acordo com estudos ao longo dos anos, em todo o mundo sabe-se que a diarreia aguda corresponde a uma doença com elevada taxa de morbimortalidade, acometendo principalmente crianças de até 5 anos de idade. Segundo o relatório da Organização Pan-Americana da Saúde (Opas) de 2017, a diarreia aguda foi responsável por 8% da mortalidade infantil em crianças menores de 5 anos no mundo. Já no Brasil, em 2018, entre o total de indivíduos internados por diarreia grave, cerca de 36,2% era composto por crianças nessa mesma faixa etária descrita anteriormente (AGUIAR *et al.*, 2020). Porém, nas últimas décadas observa-se uma redução significativa na mortalidade infantil, segundo a Organização Mundial da Saúde (OMS). Como exemplo, no Brasil na década de 1970 foram registrados 70 óbitos por mil nascidos vivos, enquanto que na década de 2010 esse número reduziu para 15 óbitos por mil nascidos vivos, redução decorrente da diminuição de casos de óbitos por diarreia e desidratação (MORAIS *et al.*, 2017).

Entre os fatores de risco relacionados com essa patologia destaca-se tanto os fatores de saúde individual quanto os determinantes sociais, econômicos, culturais e ambientais. Levando em consideração o segundo fator, as condições de habitação precária e a falta de saneamento básico adequado possuem um impacto significante no agravamento da diarreia aguda, principalmente em crianças. Apesar do saneamento básico ser um direito constitucional, a cobertura ao redor do país é deficitária, principalmente nas regiões mais afastadas e que recebem menor quantidade de recursos financeiros. Assim, em um local ausente de saneamento básico, há maior contaminação do solo e propagação de doenças infectocontagiosas, e entre as suas consequências a diarreia, deixando os indivíduos expostos, principalmente os que possuem um sistema imunológico em desenvolvimento, como é o caso das crianças (AGUIAR *et al.*, 2020).

▶ DEFINIÇÃO

A diarreia é definida pela ocorrência de três ou mais evacuações amolecidas ou líquidas nas últimas 24 horas e segundo a OMS é dividida em três categorias (DA SILVA *et al.*,

2020). A primeira é a diarreia aguda aquosa determinada pela perda exacerbada de fluidos com duração de até 14 dias. A segunda é a diarreia aguda com sangue ou disenteria devido a uma lesão na mucosa intestinal. Em geral pode-se associar com uma infecção sistêmica e ocasionar complicações, principalmente desidratação severa. Por fim, a terceira categoria é a diarreia persistente, representada por um quadro prolongado acima de 14 dias. De acordo com a OMS, pacientes que evoluem para diarréia persistente constituem um grupo com alto risco de complicações e elevada letalidade. Em resumo, a diarreia aguda pode ser classificada como uma doença de início repentino, com aumento de volume e frequência das evacuações, etiologia infecciosa, autolimitada e com duração inferior a 14 dias na maioria dos casos (MORAIS et al., 2017).

▶ ETIOLOGIA

Ressalta-se que, na maioria dos casos, o agente infeccioso causador do quadro diarreico não é identificado. Entre os principais responsáveis pelos quadro de diarreia aguda pode-se citar os vírus, em especial o rotavírus, as bactérias, como exemplo *Escherichia coli*, *Salmonella* e *Shigella*, os protozoários, com destaque para *Entamoeba histolytica*, *Giardia lamblia*, *Cryptosporidium* e *Isospora*, e por fim os fungos, como exemplo *Candida albicans*. É essencial realizar uma boa anamnese para afastar outras hipóteses de causas, como alergia ao leite de vaca, deficiência de lactase, apendicite aguda, uso de laxantes e antibióticos, intoxicação por metais pesados, entre outros. Além disso, pacientes imunocomprometidos ou em uso de antibioticoterapia prolongada podem apresentar quadros mais severos e por agentes resistentes, como *Klebsiella* e *Pseudomona*, sendo necessário uma atenção e cuidados mais direcionados. Por fim, ressalta-se que realizar a investigação etiológica nos quadros de diarreia aguda não é um passo obrigatório para todos os pacientes, sendo realizada especialmente em casos graves e em pacientes hospitalizados (MORAIS et al., 2017).

▶ AVALIAÇÃO CLÍNICA

Os princípios da avaliação clínica da criança com doença diarréica deve se basear, essencialmente, em três pilares: anamnese, história e exame físico. No que concerne à anamnese da criança com quadro diarréico, deve-se obter informações acerca da duração, quantitativo de evacuações, presença de sangue nas fezes, febre e episódios de vômitos, principalmente. Quanto à história pregressa do paciente, é válido destacar que a idade inferior a dois meses, doenças de base grave como diabetes mellitus, insuficiências renal e/ou hepática, são fatores de risco de complicações. Por fim, no que se refere ao exame físico, os estados de hidratação, nutricional e de alerta ganham notoriedade, bem como a capacidade de ingestão da água e sua diurese. A avaliação do estado de hidratação deve ter caráter criterioso levando em conta o estado geral do paciente, os olhos e sua condição de lacrimejamento, o relato de sede, presença de prega cutânea, além da análise do pulso e do enchimento capilar (MORAIS et al., 2017).

Ligado ao estado de hidratação, encontra-se o estado nutricional, em que se considera que a perda de 5% represente a desidratação leve, corrigida com 50mL/Kg de fluido; entre 5% e 10% a desidratação é moderada, corrigida com 50mL a 100mL/Kg de fluido; e perda de mais de 10% traduz-se desidratação grave, corrigida com mais de 100mL/Kg de fluido. E, como último fator preponderante referente ao exame físico, destaca-se o estado de alerta em que deve ser analisado, seja ele ativo, irritável ou letárgico, a fim de dimensionar a gravidade do quadro. Ademais, outros achados clínicos podem se apresentar sendo significativos à conclusão da gravidade do quadro e passível de internação hospitalar, como alterações no sistema neurológico (ex. nível de sinal de alerta), ritmo cardíaco alterado, pulso débil, elevação do tempo de enchimento capilar, alteração no padrão respiratório, perda de peso e turgência de pele, sendo necessário uma análise holística para se obter diagnóstico e assertividade no tratamento (MORAIS *et al.*, 2017).

▶ TRATAMENTO

Segundo o Ministério da Saúde, depois de estabelecido o diagnóstico, levando em conta a avaliação clínica e o estabelecimento do estado de hidratação por meio de exame físico completo, segue-se o esquema clássico de tratamento distribuído em três categorias de acordo com a presença ou não de desidratação, cujos pacientes com diarréia podem apresentar-se:

1) Hidratados, seguindo plano A: tratamento realizado no domicílio com obrigatoriedade de três pontos: aumento da oferta de líquidos (com ingestão maior que o habitual, em especial após cada evacuação diarreica), junto ao soro de reidratação oral (prevenção contra desidratação) e a manutenção da alimentação com alimentos que não promova agravamento do quadro de diarreia, principalmente com o aleitamento materno para os lactentes. Deve-se administrar zinco uma vez ao dia na quantidade de 10mg/dia para menores de seis meses e 20mg/dia para os maiores de seis meses, durante o período de 10 a 14 dias. É importante orientar aos familiares quanto aos sinais de perigo de piora do quadro diarreico, sendo necessário levar o paciente imediatamente ao serviço de saúde.

2) Com algum grau de desidratação, seguindo plano B: o tratamento deve ser realizado dentro da unidade de saúde, mantendo o paciente até a reidratação completa e início da alimentação. Deve-se administrar solução de reidratação oral com recomendação inicial de 50 a 100mL/kg entre 4 e 6 horas, destacando que a quantidade de solução ingerida irá depender da sede do paciente. O aleitamento materno deve ser mantido e estimulado, suspendendo os demais alimentos durante o período da terapia de reidratação. A solução deve ser oferecida em quantidades pequenas com uma colher ou copo, em seguida a cada evacuação. Durante o processo, o paciente deve ser reavaliado quanto aos sinais de desidratação. Se ele apresentar melhora, muda-se para o plano A. Caso mantenha-se desidratado, é indicado utilizar a sonda nasogástrica e reavaliar em seguida. Os pacientes que evoluírem para desidratação grave, segue-se com o plano C.

3) Gravemente desidratados, seguindo plano C: tratamento realizado na unidade de saúde, por meio de hidratação parenteral até que o paciente tenha condições de receber líquidos e alimentos por via oral. Esse plano possui a etapa da fase rápida e a da fase de manutenção e reposição. A primeira consiste na administração de 20mL/kg de soro fisiológico (SF) a 0,9% por 30 minutos nos menores de 5 anos, repetindo essa mesma quantidade até a criança apresentar melhora clínica. Nos maiores de 5 anos, deve-se realizar a administração de 30mL/kg de SF a 0,9% por 30 minutos ou 70mL/kg de ringer lactato por 2 horas e 30 minutos. Já na segunda etapa, para a fase de manutenção, o procedimento é realizado igualmente para todas as faixas etárias, por meio da administração de soro glicosado (SG) a 5% junto com SF a 0,9% na proporção de 4:1, com o volume total distribuído ao longo de 24 horas de acordo com o peso da criança, adicionando 2mL de KCl a 10% a cada 100mL de solução. Por fim, para a fase de reposição, utiliza-se 50mL/kg/dia de SG a 5% junto com SF a 0,9% na proporção de 1:1, reavaliando continuamente a necessidade de alterar a quantidade de acordo com a resposta do paciente. É importante destacar que se não houver melhora do quadro, deve-se aumentar a velocidade da infusão. No momento em que o paciente conseguir ingerir líquido por via oral, inicia-se a reidratação por via oral com soro de reidratação oral, mantendo a reidratação venosa, interrompendo-a apenas quando a ingestão por via oral for suficiente para manter a hidratação.

▶ CONSIDERAÇÕES FINAIS

Assim, diante desse cenário e das repercussões na saúde pública e na morbimortalidade infantil causada pela diarreia aguda, a conscientização da população para buscar seus direitos a moradias e saneamento básico adequado é de extrema importância para mudar esse cenário, bem como a expansão das ações da Estratégia da Saúde da Família visando a promoção e prevenção da saúde com foco nas doenças transmissíveis. Vale ressaltar que o acompanhamento e a reavaliação pediátrica contínua é essencial para o êxito do tratamento da diarreia aguda. O papel do médico vai além do tratamento, iniciando no primeiro contato com a família, sendo obrigatório a recomendação clara e objetiva sobre o tratamento, manutenção da alimentação e medidas de higiene, educando a população e minimizando futuras complicações.

▶ REFERÊNCIAS

AGUIAR, Kelly Cristina Genesio de, et al. Fatores de risco para ocorrência de diarreia em crianças residentes na Ilha de Guaratiba (RJ). **Saúde em Debate**, v. 44, p. 205-220, 2020.

BRASIL. Ministério da Saúde. Manejo do paciente com diarreia. Disponível em: http://bvsms.saude.gov.br/bvs/cartazes/manejo_paciente_diarreia_cartaz.pdf.

DA SILVA, Leticia Szulczewski Antunes et al. Frequência de Diarreia em Pacientes em Nutrição Enteral de uma Unidade de Cuidados Continuados Integrados. **Brazilian Journal of Development**, v. 6, n. 9, p. 71352-71365, 2020.

MORAIS, Mauro Batista de, et al. Diarreia aguda: diagnóstico e tratamento. **Sociedade Brasileira de Pediatria.** Guia prático de atualização: Departamento Científico de Gastroenterologia, n. 1, 2017.

capítulo 80

Convulsões na Pediatria

- Ingrid Maria Barbosa Santos
- Mariana Maria da Silva
- Maria Eugênia Cavalcante Ferreira Santos

▶ INTRODUÇÃO

Conforme K. Sasidaran (2012), uma convulsão é um evento clínico decorrente de uma descarga elétrica anormal e excessiva que atinge os neurônios cerebrais, em especial os que se encontram na região do córtex. Esse evento pode resultar em alterações funcionais e de comportamento, incluindo confusão mental, irritabilidade, contrações musculares involuntárias e cansaço, de acordo com K. Sasidaran (2012) e Michelle D. Blumstein (2007). Ainda de acordo com Michelle D. Blumstein (2007), a duração dessa manifestação clínica é variável, podendo ser curta ou prolongada, fato que influencia no quadro clínico do paciente, uma vez que, quanto maior o tempo de duração do episódio, mais ameaçador é o evento.

Uma crise epiléptica ocorre quando há anormalidade da função cerebral, que em sua maioria decorre de descargas elétricas anormais e excessivas por um grupo de neurônios, o que provoca manifestações clínicas súbitas, como distúrbios de comportamento, atividade motora anormal, disfunção autonômica e sintomas sensitivos.

Tendo em vista a definição de convulsão, já citada anteriormente, percebe-se que esse evento nada mais é do que crises epilépticas associadas a manifestações motoras. Por isso, as crises de ausência ou aquelas que se manifestam somente com alterações sensitivas, visuais ou auditivas, são consideradas crises não convulsivas.

As convulsões são um dos tipos de transtornos neurológicos mais comuns na pediatria, conforme Michelle D. Blumstein (2007). Todos os anos cerca de 150.000 crianças nos Estados Unidos são levadas ao atendimento médico em decorrência de um ataque convulsivo de algum tipo ocorrido recentemente, de acordo com WA Hauser (1994). Consoante Nelson (apud Carapetian, 2015, p. 1), entre os tipos de eventos convulsivos, as convulsões febris são as mais comuns na infância, ocorrendo em cerca de 2% a 5% das crianças entre 6 meses e 5 anos de vida.

▶ DIAGNÓSTICO

Quando uma criança apresenta um evento paroxístico, é imprescindível que se determine se esse evento é uma crise epiléptica ou não. Por isso, é de fundamental importância excluir os distúrbios paroxísticos não epilépticos, que podem ser confundidos com convulsões, como hipoglicemia, hipocalemia, síncope, enxaqueca, narcolepsia, pesadelos, tiques, mioclonias benignas da infância, vertigem paroxística benigna, ataque do pânico, síndrome da hiperventilação, além de reações medicamentosas a fármacos, como Metoclopramida, Bromoprida ou Clorpromazina.

Caso seja uma crise epiléptica, é preciso ainda esclarecer se é uma manifestação aguda ou uma doença crônica. Para isso, é necessário a realização de uma anamnese que descreva esse evento de forma detalhada, com informações dos períodos pré e pós-ictal, se atentando à presença de sintomas associados, como febre, cefaleia, vômito, e se há relato de história pregressa da criança ou de algum familiar. Além disso, a realização de um bom exame físico, avaliando sinais vitais, nível de consciência, sinais de irritação de irritação meníngea e de hipertensão intracraniana também é essencial para compreender o evento de forma adequada.

Toda essa investigação deve ocorrer de forma simultânea ao manejo terapêutico do paciente. Na emergência, inicialmente podem ser realizados alguns exames laboratoriais, como glicemia, eletrólitos, gasometria, hemograma e creatinina. Após estabilização, e se necessário, pode-se realizar triagem toxicológica, eletroencefalograma (EEG) e exames de neuroimagem.

O tipo de crise, quando associado aos achados do exame neurológico, podem fornecer as pistas necessárias para definir sua etiologia. As principais causas de convulsão na criança são: febre, epilepsia primária, infecção do sistema nervoso central, malformação cerebral, traumatismo cranioencefálico, tumor cerebral, hemorragia cerebral, distúrbios metabólicos, como hipoglicemia, hipocalcemia, hipo ou hipernatremia, hipomagnesemia, além de hipóxia, intoxicações exógenas, erros inatos do metabolismo, síndromes neurocutâneas e encefalopatias crônicas progressivas.

Na investigação de quadro convulsivo acompanhado de febre na infância, deve-se considerar infecção de SNC, crise epiléptica desencadeada pela febre, e convulsão febril. Para identificar a causa da febre é necessário a realização de um exame físico minucioso, e realização de punção lombar para diagnóstico diferencial de meningite, caso haja suspeita. É importante frisar que esse exame só deve ser realizado se o paciente já estiver estabilizado. Crianças abaixo de 1 ano e lactentes até 18 meses geralmente não possuem sinais de irritação meníngea, sendo extremamente necessário a realização da punção.

No caso de convulsão febril, elas podem ser classificadas como simples, quando são generalizadas e duram menos de 15 minutos, sem história prévia, ou complexas, que são focais, prolongadas e/ou se repetem dentro de 24 horas. A maioria das convulsões febris simples são autolimitadas, e não exigem avaliação neurológica adicional. No caso das complexas, não existem diretrizes que indiquem o que fazer, sendo a prática clínica e a avaliação individualizada do paciente as chaves que determinarão qual a conduta mais adequada.

Em situação de crise afebril, deve haver investigação desde o primeiro episódio, principalmente se houver associação com anormalidades no exame neurológico. Os lactentes com menos de 18 meses devem realizar exame de imagem urgente, em caso de crise convulsiva focal. Há ainda a possibilidade dessa crise ser o início de um quadro de epilepsia, e por isso o paciente deve ser encaminhado para acompanhamento no ambulatório de neurologia infantil.

▶ TRATAMENTO

As crises convulsivas são eventos comuns entre a população pediátrica, e frequentemente levam crianças e pais às unidades de pronto atendimento. O manejo da convulsão na emergência visa sobretudo estabilizar a criança ao tempo em que se investiga a etiologia do evento, a fim de propor a terapêutica adequada e prevenir sequelas e complicações da (s) crise (s).

Como grande parte das convulsões são autolimitadas e acabam antes mesmo do paciente chegar à emergência, não é necessário a administração de drogas anticonvulsivantes nesta abordagem inicial, devendo-se apenas mantê-lo em segurança no pós-crise e buscar o fator desencadeante.

No entanto, caso a criança chegue ao serviço durante a convulsão, as medidas iniciais incluem garantir a perviedade das vias aéreas, ao estender a mandíbula; estabelecer acesso venoso periférico; monitorizar sinais vitais e saturação de oxigênio; realizar a ausculta cardiorrespiratória; instituir oxigenoterapia com cateter nasal, máscara facial, ou, se necessário, intubação orotraqueal; medir a glicemia e dosar eletrólitos, principalmente cálcio e magnésio; realizar hemograma, testes de função hepática e gasometria arterial; além de analisar a história clínica do episódio e exame físico.

O tratamento medicamentoso geralmente é instituído em crises convulsivas com duração maior que 5 minutos e tem como finalidade interromper velozmente a crise, de maneira a evitar o estado de mal epiléptico. As drogas de primeira linha são os benzodiazepínicos, os mais utilizados são Diazepam IV: 0,3mg/Kg/dose (máximo 10mg), ou Midazolam IV: 0,15 – 0,3mg/kg, podendo ser repetido a cada 5 minutos a depender da necessidade, no máximo 3 vezes. Caso durante a convulsão não seja possível realizar o acesso venoso, como alternativas pode-se administrar o Diazepam por via retal em crianças a partir de 2 anos dose idade-dependente (2-5 anos- 0,5mg/kg; 6-12 anos- 0,3mg/kg; e a partir de 12 anos- 0,2mg/kg) com dose máxima de 20mg; ou Midazolam intranasal 0,2mg/kg.

Se após a administração dos benzodiazepínicos a crise persistir deve-se administrar Fenitoína IV 25-30mg/kg ou Fenobarbital IV 20-30mg/kg. Vale ressaltar que a infusão de Fenitoína deve ser lenta para evitar arritmias cardíacas e hipotensão, e que a criança deve receber monitoramento cardiovascular e respiratório. Outrossim, em menores de 2 anos pode-se utilizar a Piridoxina.

Após o uso dessas medicações a criança deve ser observada, e se a crise convulsiva não cessar nos próximos 30 minutos correntes considera-se como um estado de mal epiléptico. Nesse caso, o paciente exigirá cuidados mais complexos e deve ser transferido para uma Unidade de Terapia Intensiva (UTI), onde receberá monitorização encefalográfica de forma ininterrupta. Há indicação de infusão contínua de Midazolam ou Propofol, e em crises mais persistentes pode-se induzir o coma barbitúrico com Tiopental ou a anestesia geral, sendo necessária a ventilação mecânica invasiva, durante essa fase a criança deve ser assistida com monitoramento intensivo. Após a estabilização do quadro deve-se dar seguimento à investigação por neuroimagem.

▶ REFERÊNCIAS

BLUMSTEIN, M. D.; FRIEDMAN, M. J. Childhood seizures. **Emergency medicine clinics of North America**, v. 25, n. 4, p. 1061-86, vii, 2007. Disponível em: https://www.sciencedirect.com/science/article/abs/pii/S0733862707000806?via%3Dihub.

Brito AR, Vasconcelos MM, Almeida SSA. Convulsões. **Revista de Pediatria SOPERJ**. 2017; 17 (supl 1) (1):56-62.

CARAPETIAN, S. et al. Emergency department evaluation and management of children with simple febrile seizures. **Clinical pediatrics**, v. 54, n. 10, p. 992-998, 2015. Disponível em: https://journals.sagepub.com/doi/10.1177/0009922815570623?url_ver=Z39.88-2003&rfr_id=ori:rid:crossref.org&rfr_dat=cr_pub%20%200pubmed.

GUARAGNA, Juliana Beirão de Almeida; KLEIN, Caroline Cardoso; VANZELLA, Marion Falcão; PEREIRA, Alessandra Marques. Manejo das crises convulsivas na emergência pediátrica. **Acta méd** (Porto Alegre); 37: [7], 2016.

HAUSER, W. A. The prevalence and incidence of convulsive disorders in children. **Epilepsia**, v. 35, n. s2, p. S1-S6, 1994. Disponível em: https://pubmed.ncbi.nlm.nih.gov/8275976/.

SASIDARAN, K.; SINGHI, S.; SINGHI, P. Management of acute seizure and status epilepticus in pediatric emergency. **Indian Journal of Pediatrics**, v. 79, n. 4, p. 510-517, 2012. Disponível em: https://pubmed.ncbi.nlm.nih.gov/22120613/.

capítulo 81

Pneumonia Adquirida na Comunidade na Criança

- Maria Eduarda Laranjeira Costa da Fonseca
- Marina Marsiglia Gondim

▶ DEFINIÇÃO

A pneumonia corresponde a uma infecção do trato respiratório inferior e é a causa mais comum de morbidade e mortalidade em bebês e crianças menores de cinco anos em todo o mundo. Há um processo inflamatório do parênquima pulmonar, o qual ocorre como uma resposta do hospedeiro a um antígeno agressor. As etiologias podem ser diversas, contudo, independente do agente causador, o quadro clínico é geralmente semelhante, caracterizado por tosse, febre e dificuldade respiratória.

O termo pneumonia adquirida na comunidade (PAC) refere-se à pneumonia causada por agentes etiológicos provenientes do meio comunitário, domiciliar e escolar, uma vez que ocorre em crianças que não estiveram hospitalizadas no último mês. Já a pneumonia adquirida no hospital (PAH) ocorre após 48 horas da admissão hospitalar da criança.

A incidência e a mortalidade por pneumonia na infância vêm apresentando declínio constante, graças a estratégias de condução terapêutica e medidas preventivas. Assim, destacam-se como exemplo as diretrizes da Organização Mundial da Saúde (OMS) para o Manejo Integrado de Doenças Prevalentes na Infância (AIDPI) e o surgimento das vacinas conjugadas contra Haemophilus influenza tipo b e pneumococo, respectivamente.

Contudo, apesar dessas medidas, a PAC permanece sendo uma questão de extrema relevância, uma vez que impõe uma considerável carga aos serviços de saúde e representa uma das principais causas de encaminhamento e internação hospitalar de crianças no Brasil. Em 2017, 1.117.779 internações hospitalares ocorreram nos menores de cinco anos e a doença respiratória foi a causa mais frequente de hospitalização (351.763; 31,5%), complicações perinatais (277.212; 23,5%) e doenças infecciosas/parasitárias (163.958; 14,7%) no país.

▶ ETIOLOGIA

As pneumonias adquiridas na comunidade na infância podem ser causadas por vírus, bactérias e ambos, caracterizando uma coinfecção. Contudo, a verdadeira prevalência dos patógenos que causam IVAI é incerta, devido à pouca frequência com que etiologia microbiana dessas infecções é determinada. Isso ocorre, principalmente, por conta da dificuldade em diferenciar a infecção da colonização e da falta de testes laboratoriais diagnósticos acessíveis e confiáveis.

Os agentes etiológicos causadores de PAC na infância variam de acordo com estações do ano (sazonalidade), doenças subjacentes, maturidade, condição do sistema imunológico, e faixa etária do paciente, apesar dos vírus terem um papel relevante em todas as idades, sendo o vírus sincicial respiratório (VSR) o mais frequente. Dessa maneira, os vírus respiratórios têm sido cada vez mais reconhecidos como agentes etiológicos da PAC na infância, juntamente com a constatação de que as infecções virais foram mais frequentes do que as bacterianas.

A instituição de técnicas como a reação em cadeia da polimerase (PCR) evidenciou a importância e a prevalência dos vírus nas infecções respiratórias agudas da infância, possibilitando identificar mais rapidamente vírus já conhecidos e novos vírus (ou vírus emergentes), a exemplo do Metapneumovírus e Bocavírus. O VSR é o agente mais encontrado em menores de cinco anos.

Dentre as bactérias, pode-se citar Streptococcus *pneumoniae* (pneumococo), Haemophilus *influenzae* e Staphylococcus *aureus*, sendo o pneumococo um dos maiores causadores de PAC em todas as idades. A incidência mundial do Haemophilus *influenzae* apresentou redução, graças à ampla imunização. Já o Staphylococcus *aureus* está relacionado, principalmente, à baixa faixa etária, com infecções cutâneas e gravidade clínica, além de piora rápida e progressiva.

Outras bactérias, como Mycoplasma *pneumoniae* e Chlamydia *pneumoniae*, também podem causar PAC, são mais frequentes em maiores de 5 anos e causam as chamadas pneumonias atípicas, tendo em vista que apresentam características clínicas próprias.

Por fim, estudos demonstram que bactérias como Staphylococcus *aureus* resistente à meticilina ou MRSA, antes relacionadas apenas com quadros de PAH, podem causar PAC, independentemente de internação hospitalar prévia.

▶ DIAGNÓSTICO

O diagnóstico de PAC, dentre as crianças com queixas de infecção respiratória, é essencialmente clínico. A OMS recomenda a utilização da taquipneia, por meio dos valores da frequência respiratória, como critério para identificar crianças que necessitam de tratamento com antibióticos para possível pneumonia. De acordo com a Sociedade Brasileira de Pediatria (2016), os valores de corte para frequência respiratória conforme faixa etária são: para menores de 2 meses, FR ≥ 60 irpm; entre 2 e 11 meses, FR ≥ 50 irpm; de 1 a 4 anos, FR ≥ 40 irpm. É importante ressaltar que uma das limitações do diagnóstico da pneumonia baseado na frequência respiratória é o sobre diagnóstico, devido à inclusão de casos de asma e outras doenças respiratórias que afetam as vias aéreas inferiores. Nesses casos, a FR deve ser considerada após tratamento da sibilância com broncodilatadores e corticoides sistêmicos, se necessário.

Apesar dos critérios clínicos de gravidade serem preditores positivos importantes para a PAC na infância, considera-se a radiografia de tórax como padrão-ouro para a investigação dos casos graves. Usualmente se encontra infiltrado pulmonar, alveolar (caracterizado por uma opacidade densa que pode ocupar apenas uma porção do pulmão, um lobo ou todo o pulmão, além de broncograma aéreo, definido como densidades lineares e irregulares com aspecto "rendado", que pode ou não estar presente) ou intersticial.

Além disso, ressalta-se a importância da diferenciação entre a pneumonia de etiologia bacteriana e a de etiologia viral, tendo em vista que crianças com infecções bacterianas típicas, isoladas ou complicadas por uma infecção viral apresentam desfechos piores do que aquelas infectadas por um vírus isolado. Nesse sentido, tem sido investigado o uso de biomarcadores inflamatórios no sangue, como a procalcitonina (PCT) e a proteína C-reativa (PCR) para a identificação de infecções bacterianas, porém esses valores ainda não são bem estabelecidos. Alguns outros marcadores para a distinção entre a pneumonia bacteriana e viral em crianças hospitalizadas têm sido alvo de pesquisas, como a combinação do ligante indutor de apoptose relacionado ao fator de necrose tumoral, proteína C-reativa e proteína induzida por interferon, entretanto esses estudos utilizaram um espaço amostral reduzido de 200 crianças.

O diagnóstico microbiológico é indicado nos casos de PAC grave, em crianças internadas ou quando a evolução é desfavorável, por meio da hemocultura. Tal informação é relevante para o conhecimento do padrão de resistência e sensibilidade aos antimicrobianos, a fim de orientar o tratamento mais adequado. Os métodos sorológicos são úteis no diagnóstico das infecções por *Mycoplasma pneumoniae*, *Chlamydia trachomatis*, *Chlamydia pneumoniae* e por alguns vírus, como VSR, adenovírus, parainfluenza e influenza, mediante elevação dos títulos de IgG e IgM, na convalescência e na fase aguda, respectivamente.

Nos casos de PAC complicada, a causa mais comum é o derrame pleural, o qual pode ser identificado, primeiramente, pela radiografia de tórax em PA e perfil. A ultra-sonografia de tórax também possui utilidade nesse diagnóstico, para estimar o volume da efusão na pleura, estabelecer se o derrame é livre ou se existem loculações, identificar a ecogenicidade do fluido, diferenciar espessamentos pleurais de derrames loculados e guiar a inserção do dreno torácico ou a toracocentese. A tomografia computadorizada (TC) tem a finalidade de avaliar as complicações do derrame parapneumônico, como extensão da pneumonia, necrose pulmonar, pneumatoceles, abscesso e fístula broncopleural. Além do diagnóstico por imagem, pode-se lançar mão da análise bacteriológica e bioquímica do líquido pleural, a fim de avaliar o pH, LDH, glicose, proteínas, Gram, cultura, pesquisa de antígenos, células mesoteliais, BAAR, hemácias, células neoplásicas e fungos.

▶ TRATAMENTO

O tratamento da PAC é essencialmente empírico, pois nem sempre é possível identificar o agente etiológico. Para o tratamento ambulatorial, o antibiótico de escolha é a amoxicilina 50mg/kg/dia de 8/8h ou 12/12h por 7 dias e, em razão da possibilidade de pneumonia atípica por Mycoplasma pneumoniae, pode-se introduzir macrolídeos, como eritromicina, claritromicina ou azitromicina. O retorno deve ser realizado após 48 a 72h do início do tratamento para avaliar a resposta ao antibiótico e a qualquer momento em caso de piora do quadro clínico.

A recomendação da OMS para o tratamento hospitalar é a amoxicilina oral 50mg/kg/dia, 2 ou 3 vezes ao dia por 7 dias, para os casos de pneumonia sem tiragem subcostal. Por outro lado, a pneumonia grave deve ser tratada com ampicilina parenteral 50mg/kg/dose de 6/6h ou penicilina cristalina 150.000 U/kg/dia a cada 6 horas, devendo associar gentamicina 7,5mg/kg/dia de 12/12h para menores de dois meses. A combinação de amoxicilina com clavulanato ou sulbactam ou, ainda, a cefuroxima representam a segunda opção por via oral ou parenteral. Caso trate-se de uma pneumonia atípica, deve-se optar por azitromicina 10mg/kg/dia em dose única por 5 dias ou claritromicina 7,5mg/kg/dia de 12/12h por 10 dias. Além da antibioticoterapia, o tratamento hospitalar deve conter hidratação venosa, terapia de suporte e uso de oxigênio.

▶ REFERÊNCIAS

Diretrizes Brasileiras em Pneumonia Adquirida na Comunidade em Pediatria. J Bras Pneumol. 2007; 33 (Supl 1):S31-S50.

Mackenzie G. The definition and classification of pneumonia. Pneumonia (Nathan). 2016; 8:14.

MARCH, Maria de Fátima; GALVÃO, Alexandre. Pneumonia adquirida na comunidade em crianças e vacinação antipneumocócica 10 valente: atualização. Revista de Pediatria Soperj, [S.L.], v. 18, n. 3, p. 13-24, nov. 2018. Sociedade de Pediatria do Estado do Rio de Janeiro. http://dx.doi.org/10.31365/issn.2595-1769.v18i2p13-24.

NASCIMENTO-CARVALHO, Cristiana M. Community-acquired pneumonia among children: the latest evidence for an updated management. Jornal de Pediatria, [S.L.], v. 96, p. 29-38, mar. 2020. Elsevier BV. http://dx.doi.org/10.1016/j.jped.2019.08.003.

Souza ELS, Ribeiro JD, Ferreira S, March MFBP. Pneumonias comunitárias. Doenças pulmonares em pediatria. Ed Atheneu, 4ª Ed, Barueri – SP, 2017; 173

capítulo 82

Intoxicações Agudas

- Laís de Mendonça Lôbo
- Leonam de Oliveira Silva
- Marcela Carvalho do Nascimento

▶ DEFINIÇÃO

As intoxicações agudas podem ser definidas como consequências clínicas e/ou bioquímicas da exposição aguda a substâncias químicas encontradas no ambiente ou isoladas (REIS, 2010). O processo patológico desenvolve-se quando a interação desses agentes com o organismo é suficiente para ocasionar um desequilíbrio homeostático.

Elas configuram emergências médicas preveníveis e frequentes que ocorrem, principalmente, na população pediátrica. Segundo dados do Sistema Nacional de Informações Tóxico Farmacológicas (SINITOX), a incidência de intoxicações é igual em ambos os sexos, e dentro da população pediátrica ocorre, com maior frequência, em crianças com menos de 5 anos. Isso porque, em geral, a toxicidade das substâncias é influenciada pela dose por kg de peso corporal, o que propicia maior grau de vulnerabilidade aos infantes com menos de 1 ano.

▶ ETIOLOGIA E FISIOPATOLOGIA

A etiologia de quadros de intoxicações agudas costuma variar de acordo com a idade da criança. Em crianças com menos de 6 anos de idade, a maioria das exposições não são intencionais e refletem a propensão da criança em colocar qualquer coisa na boca (KLIEGMAN; KOSTIC, 2017). De acordo com o Relatório do SINITOX em 2017, nessa faixa etária são mais comuns os casos de intoxicações por medicamentos e produtos de higiene domésticos. Na faixa etária de crianças entre 6 a 12, as intoxicações são menos frequentes e estão mais atreladas aos casos de contaminação por medicamentos e animais peçonhentos (MS; FIOCRUZ; SINITOX). Já na faixa etária dos adolescentes, as exposições são principalmente intencionais, estando associadas aos casos de abuso ou uso indevido de substâncias, bem como tentativas de suicídio, sendo as medicações e drogas de abuso os componentes mais expressivos ponto de vista etiológico (KLIEGMAN; KOSTIC, 2017).

De acordo com a Fundação Oswaldo Cruz (FIOCRUZ), há diversos fatores que podem influenciar no processo de intoxicação, dentre os quais é possível tanto destacá-los como também destacar os seus efeitos na Tabela 1.

Tabela 1 Fonte: FIOCRUZ.

Fator	Efeito
Tempo de exposição	Quanto maior o tempo de exposição, maior a possibilidade de haver danos à saúde.
Concentração do agente	Quanto mais concentrado o agente estiver, maior será a possibilidade dele ser danoso à saúde
Toxicidade	Mesmo em mesmas concentrações, algumas substâncias são mais tóxicas do que outras
Natureza do agente	Influencia na sua forma de entrada e contato com o organismo
Susceptibilidade individual	Algumas pessoas são mais propensas de desenvolver intoxicações em relação a outras

A absorção do conteúdo pelo organismo pode se dar de diversas formas, dentre as quais é possível citar:

- Inalação: Absorver a substância pela respiração
- Contato por pele: Penetração da substância através da pele
- Ingestão: Através do consumo de alimentos contaminados ou a partir da mão, mediante a maus hábitos de higiene

Os efeitos são diversos, dependendo do agente pelo qual houve contaminação, podendo haver desde irritações, asfixias e tonturas até mesmo casos de óbitos

▶ CONDUTA INICIAL

A abordagem de um paciente com intoxicação alimentar (IA) deve seguir determinados passos a depender das condições de risco do quadro emergencial.

Por isso, a avaliação clínica inicial é um passo indispensável, no qual deve-se checar as condições respiratórias, circulatórias e neurológicas. Uma avaliação mais detalhada, também, analisa os aspectos da pele e anexos, temperatura e estado de hidratação.

Caso seja identificado algum distúrbio cujo risco de vida do paciente seja iminente, é preciso estabilizar o paciente de acordo com os critérios do ABCDE.

Além disso, outros aspectos devem ser checados, como glicose capilar (dextro), temperatura e umidade da pele. Deve-se, também, verificar se há sinais de trauma, infecção e edema.

Afastado o risco de vida iminente, um passo essencial para prosseguir com o tratamento adequado é a identificação da toxísindrome e do agente causal, por meio da anamnese e de exame físico e/ou laboratorial.

Tabela 2 Fonte: Adaptado de Monteiro (2020).

Sistema	Abordagem
Respiratório	• Manter VA desobstruída; • Supervisionar VA mesmo em pacientes sem depressão respiratória; • Monitorar ausculta pulmonar, frequência respiratória e saturação dos níveis de oxigênio; • Aspirar secreções, caso contenha; • Caso a VA esteja instável, realizar entubação endotraqueal; • Caso a saturação esteja abaixo de 95%, administrar oxigênio – exceto em quadros de IA por paraquat.
Circulatório	• Acompanhar ausculta cardíaca, frequência cardíaca, pulsos e período de reperfusão capilar; • Em caso de comprometimento circulatório, atentar para suporte inotrópico; • Em caso de arritmia, administrar antirrítmico.
Nervoso	• Utilizar escala de coma de Glasgow para checar nível de consciência.

► DIAGNÓSTICO

Frente a IAs, a anamnese deve colher informações sobre o paciente (sexo, idade, peso, alergias), o possível tóxico (quantidade, formulação), o período decorrido desde a intoxicação, o local de exposição e a via de administração.

Caso o tóxico seja desconhecido, o exame físico é importante para a identificação precoce da ação de determinada substância. Conforme os sintomas manifestados, dar-se-á preferência a determinado exame, como hemograma, gasometria, toxicológico de sangue, toxicológico de urina, ionograma e osmolaridade.

As crianças também podem apresentar um conjunto de sintomas e sinais sugestivos de envenenamento, ou seja, toxidrome. Embora a maioria dos casos não manifeste todo o espectro de sinais e sintomas, o reconhecimento de padrões entre os médicos pode fornecer uma pista para o diagnóstico (CAMERON, 2018).

Tabela 3 Fonte: Adaptado de Cameron (2018).

Toxidrome	Agente	Apresentação clínica
Anticolinérgico	Anti-histamínicos Atropina Cogumelos Hioscina	Delírio, midríase, febre, taquicardia, xeroftalmia, xerostomia, pele seca, pele avermelhada.
Colinérgico	Carbamatos Organofosfatos	Coma, convulsão, delírio, fasciculações, fraqueza.
Neuroléptico	Antipsicóticos	Delírio, diaforese, febre, hipertonia, rabdomiólise, rigidez muscular.
Opiáceo	Clonidina Opiáceos Tramadol	Depressão respiratória, hipotensão, miose, sedação.

(Continua)

Tabela 3 Fonte: Adaptado de Cameron (2018).

Toxidrome	Agente	Apresentação clínica
Serotonérgico	Antidepressivos ISRSs Lítio Opiáceos Tramadol	Delírio, diaforese, febre, hiperreflexia, hipertonia, tremor.
Simpatomimético	Anfetaminas Cafeína Pseudoefedrina	Agitação, delírio, febre, hipertensão, midríase, sudorese, taquicardia

▶ TRATAMENTO

Identificado o agente e, com isso, a possível via de absorção do tóxico, prossegue-se com o processo de descontaminação – conduta variável a depender desses achados.

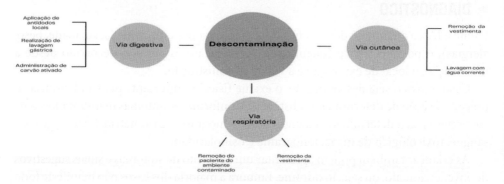

Abaixo, há exemplos de fatores que intensificam a eliminação do tóxico previamente absorvido.

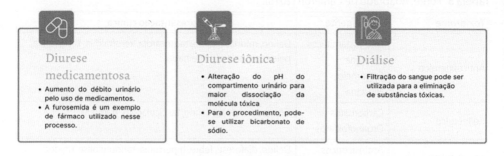

Para alguns agentes pode-se adotar terapêuticas específicas, como antídotos com potencial de reversão do quadro toxicológico por meio de mecanismos diversos, como inativação do agente tóxico, atuação quelante, bloqueio de receptores e outros.

Tabela 4 Fonte: Adaptado de Schvartsman (1999).

Agente tóxico	Antídoto	Dose
Acetaminofeno	Acetilcisteína	140mg/kg, via oral, seguida por 70mg/kg via oral por 3 dias
Inseticidas organofosforados e carbamatos	Atropina	0,01-0,05mg/kg, via intravenosa, administrada em intervalos de 30 minutos até melhora do quadro ou sinais de intoxicação por esse antídoto
Derivados da anilina e nitritos	Azul de metileno	1-2mg/kg, via endovenosa, em 5-10 minutos
Arsênio, cádmio, ouro e mercúrio	Dimercaprol	2-4mg/kg, via intramuscular, a cada 4 horas
Chumbo	EDTA-cálcico	30-50mg/kg/dia, via intravenosa ou intramuscular, a cada 12 horas, por 5 dias
Benzodiazepínicos	Flumazenil	0,2-0,3mg, via intravenosa, em 15 segundos, seguida por 0,1mg em intervalo de 1 minuto até melhora do quadro
Opiáceos	Naloxona	0,1mg/kg para idade < 5 anos ou 0,2mg/kg para idade > 5 anos, via intravenosa
Anticoagulantes	Fitonadiona	5-10mg, via oral, repetidas vezes ao dia.
Cianeto/Ácido cianídrico	Hipossulfito	1,5ml/kg da solução a 25%, via intravenosa
Cianeto/Ácido cianídrico	Nitritos	Nitrito de amila: inicialmente, inalações de 30 segundos, até o preparo do $NaNO_2$ Nitrito de sódio: 0,3ml/kg da solução a 3%, via intravenosa

Além do uso dos antídotos, quando disponíveis, outra abordagem importante é o tratamento sintomático para reverter o quadro de sintomas induzido por alguns agentes tóxicos, como dores, crises alérgicas, convulsões e reações extrapiramidais. Esse tratamento deve seguir os critérios atribuídos a cada uma dessas afecções clínicas em serviços de emergência. Uma exceção a esses critérios é a hipertermia – geralmente tratada por antitérmicos -, que, quando associada a intoxicações, não responde aos medicamentos usuais, sendo mais responsiva às medidas físicas (e.g. uso de envoltórios úmidos de frios, compressas frias, bolsas de gelo e fricção com esponja úmida) (SCHVARTSMAN, 1999).

▶ REFERÊNCIAS

BUCARETCHI, Fábio. Exposições tóxicas agudas em crianças: um panorama. **Jornal de Pediatria.** Rio de Janeiro, p. 1-5. jun. 2005.

CAMERON, Peter *et al.* **Textbook of Paediatric Emergency Medicine.** 3. ed. Sydney: Elsevier, 2018.

FIOCRUZ. **Sistema de Informação em Biossegurança**. Disponível em: < http://www.fiocruz.br/biosseguranca/Bis/virtual%20tour/hipertextos/up2/intoxicacoes_envenenamentos.htm#:~:text=Intoxica%C3%A7%C3%A3o%20%C3%A9%20a%20introdu%C3%A7%C3%A3o%20de,medicamentos%20ou%20por%20subst%C3%A2ncias%20qu%C3%ADmicas. > . Acesso em: 15 dez. 2022

FIOCRUZ. **Sistema de Nacional de Informações Tóxico-Farmacológicas.** Disponível em: < https://sinitox.icict.fiocruz.br/sites/sinitox.icict.fiocruz.br/files//Brasil7_1.pdf > . Acesso em 15 dez. 2022

LIFE SAVING – Intoxicações agudas em idade pediátrica. Algarve: Centro Hospitalar Universitário do Algarve, 2020. Disponível em: https://sapientia.ualg.pt/bitstream/10400.1/18046/1/R%20Life%2018_1-55-61.pdf. Acesso em: 10 dez. 2022.

NELSON, W. E et al. **Nelson Tratado de Pediatria.** 20ª ed. Rio de Janeiro: Elsevier, 2017.

REIS, Marcelo Conrado dos et al. **Manual de urgências e emergências em pediatria.** 2. ed. São Paulo: Thieme Revinter, 2010.

SANTOS, Lucas Cardoso et al. Intoxicação aguda uma revisão de literatura. **Brazilian Journal Of Surgery And Clinical Research.** Ipatinga, p. 1-5. jun. 2014.

SCHVARTSMAN, Cláudio et al. Intoxicações exógenas agudas. **Jornal de Pediatria.** São Paulo, p. 1-7. nov. 1999.

parte XIV

Urgências e Emergências Ortopédicas

Capítulo 83 ▪ Fraturas

Capítulo 84 ▪ Luxações e contusões

capítulo 83

Fraturas

- Samuel Cavalcante Souza Barbosa
- Vinícius Tenório Braga Cavalcante Pinto
- Pedro Mafra de Andrade

▶ GENERALIDADES

Fratura é a solução de continuidade do osso produzida pela dissipação de energia de um trauma ou por trauma repetido. A fratura de estresse ocorre em uma área do osso que foi enfraquecida por um trauma repetido de baixa energia, como por exemplo decorrente de um treinamento esportivo excessivo que gera lesões por sobrecarga. As fraturas que ocorrem em um osso fragilizado por uma patologia, como osteoporose ou mieloma, são chamadas de fraturas patológicas. Fratura fechada é aquela em que não há lesão de partes moles que permita comunicação do foco fraturário com o meio externo. Na fratura exposta há comunicação do hematoma fraturário com o meio externo. A fratura cominutiva é aquela que possui mais de dois fragmentos fraturados.

FRATURA EXPOSTA

Uma fratura exposta é qualquer fratura acompanhada por uma ruptura na pele que se comunica com a fratura ou seu hematoma associado. A gravidade da fratura é proporcional à lesão de partes moles que possibilita a infecção do tecido e do osso.

A classificação mais difundida é a de Gustillo e Anderson que divide em três tipos:
- As fraturas expostas são abordadas pelo profissional em fases. No atendimento pré-hospitalar deve-se realizar o atendimento primário iniciando com a desobstrução das vias aéreas, seguida da coibição da hemorragia por meio de pressão direta no local do sangramento na lesão de pele ou com torniquete. Imobiliza-se o membro acometido por meio de tala e ataduras ou fixando o membro ao corpo da vítima: fixa-se o membro superior ao tronco e o membro inferior acometido pode ser fixado ao membro sadio contralateral. A imobilização objetiva a estabilização dos fragmentos ósseos e diminui o risco de lesões adicionais durante o transporte ao pronto socorro.

CLASSIFICAÇÃO DE GUSTILLO E ANDERSON	
TIPO I	Ferimento da pele de até 1 cm com descolamento mínimo de periósteo e partes moles e contaminação mínima
TIPO II	Ferimento da pele entre 1 cm e 10 cm com descolamento de periósteo e partes moles moderado a extenso e contaminação moderada
TIPO III	Ferimento maior que 10 cm com extensa lesão de partes moles e descolamento do periósteo e contaminação importante decorrente de trauma de alta energia
TIPO IIIa	Cobertura óssea com partes moles ou fratura segmentar e por projétil de arma de fogo ou ocorrida em zona rural
TIPO IIIb	Lesão extensa que impossibilita cobertura óssea e possível necessidade de reconstrução cirúrgica
TIPO IIIc	Lesão arterial que necessita de reparo cirúrgico

- Ao chegar no pronto socorro deve-se realizar a profilaxia antitetânica com a aplicação de imunoglobulina humana antitetânica intramuscular. Realiza medicação para dor e antibioticoterapia. Para o planejamento do tratamento solicita-se as radiografias com as incidências adequadas para avaliação do segmento do corpo acometido, sendo as principais a anteroposterior e a perfil, sempre incluindo as articulações abaixo e acima da lesão.
- No centro cirúrgico realiza-se a anestesia, limpeza da pele que circunda o ferimento e a irrigação do ferimento e do foco fraturário. Segue-se o desbridamento dos tecidos desvitalizados, a estabilização dos fragmentos ósseos, com fixador externo por exemplo, e a reconstrução das partes moles.

FRATURA DE CLAVÍCULA

Decorre na maioria dos casos de trauma direto. Ao exame físico o paciente apresenta deformidade na topologia da clavícula, edema local e dificuldade para levantar o braço. Para confirmação diagnóstica, solicita-se radiografia em AP e perfil do ombro acometido.

As fraturas de clavícula só têm indicação formal de cirurgia com o ortopedista quando associadas com lesões vasculo-nervosas ou em pacientes polifraturados, por facilitar a sua manipulação. Também quando a fratura de clavícula for exposta. O tratamento conservador em crianças consiste no enfaixamento em "oito" com malha tubular preenchida com algodão ortopédico ou com enfaixamento toracobraquial ou Velpeau por 30 dias. Em adultos o tratamento conservador consiste em aparelho gessado em "oito" por 30 dias.

FRATURA DA EXTREMIDADE PROXIMAL DO ÚMERO

A maioria das fraturas da extremidade proximal do úmero decorre de quedas ao solo em idosos ou de acidentes de trânsito ou traumas esportivos nos pacientes mais jovens. Ao exame físico o paciente apresenta edema local e impossibilidade de movimentar o ombro do lado acometido. Pode-se observar em alguns casos a equimose de Hennequin, acometendo braço, axila e peitoral. Solicita-se radiografia em AP e perfil do ombro para confirmação do diagnóstico. O tratamento cirúrgico é indicado nos casos em que há luxação associada e grande desvio dos fragmentos ósseos. O tratamento conservador, indicado para os casos com pouco desvio dos fragmentos e na ausência de luxação, consiste no uso de tipóia por até 30 dias e recomendação para o paciente dormir em posição semi-sentada nos dois primeiros dias e apoiar o braço com almofadas para evitar que ocorre desvio dos fragmentos ósseos.

FRATURA DA DIÁFISE DO ÚMERO

Em jovens e adultos, os mecanismos de trauma mais frequentes nas fraturas da diáfise do úmero são acidentes de trânsito, lesões esportivas ou quedas de altura, já em idosos a queda ao solo da própria altura é responsável pela maioria dos casos.

Ao exame físico observa-se edema local, mobilidade no foco fraturário, impotência funcional, crepitações. Solicita-se radiografia em AP e perfil do úmero acometido para confirmação do diagnóstico. O tratamento conservador consiste em redução e imobilização com aparelho gessado axilopalmar pendente por até 90 dias. Contudo, pode haver ausência de consolidação, conhecida como pseudoartrose, evidenciando necessidade de correção cirúrgica.

FRATURA DA DISTAIS DO ÚMERO

O principal mecanismo é a queda sobre a mão estando o cotovelo em extensão ou flexão.

Ao exame físico observa-se edema, equimose de Kirmisson na linha da prega anterior do cotivelo, deformidade no cotovelo e marcante incapacidade funcional. Radiografias simples em AP e perfil do cotovelo acometido são necessárias para o correto diagnóstico das fraturas. Caso a fratura seja intra-articular, a tomografia computadorizada é importante para o planejamento cirúrgico.

Nas fraturas sem desvio a conduta é o tratamento conservador com tala gessada braquio-palmar por 30 dias. Caso os fragmentos ósseos estejam desviados, deve-se realizar uma imobilização provisória com tala gessada braquio-palmar e encaminhar ao ortopedista para tratamento cirúrgico.

Pode ocorrer a síndrome compartimental no antebraço devido à compressão da artéria braquial pelo desvio dos fragmentos fraturários. Nesse contexto, necessita-se retirar todo tipo de imobilização, estirar o cotovelo para evitar compressão da artéria umeral e avaliar a necessidade de fasciotomia.

FRATURAS DO OLÉCRANO

A fratura do olécrano pode ocorrer por trauma direto ou indireto devido a uma queda por exemplo. Ao exame físico pode-se palpar os fragmentos ósseos e o hematoma, há edema e limitação do movimento do cotovelo. O diagnóstico é confirmado com radiografias do cotovelo acometido em AP e Perfil. O tratamento é cirúrgico. Deve-se realizar uma imobilização provisória com tala gessada braquio-palmar até o procedimento cirúrgico. Algumas complicações incluem infecção, lesão no nervo ulnar, instabilidade articular, rigidez articular, artrite.

FRATURAS DO RÁDIO

A fratura de cabeça do rádio ocorre após queda sobre apoio da mão estendida, gerando um trauma em valgo do cotovelo, forçando a cabeça do rádio contra o capítulo, resultando em uma fratura intra-articular com perda importante da função da articulação do cotovelo. O diagnóstico é feito com exame físico apresentando dor, diminuição da amplitude do movimento e edema, e é complementado com radiografia em AP e perfil podendo ser complementado com uma Tomografia Computadorizada (TC). A classificação de Mason-Hotchkiss é a mais utilizada atualmente e divide-se em três tipos a depender do número de fragmentos e seu deslocamento. As fraturas do tipo I são tratadas de forma conservadora com redução e imobilização para evitar uma possível osteoartrose futura. As de tipo II são tratadas com redução cirúrgica e fixação por

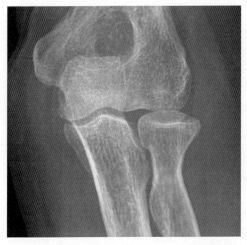

Figura 1 RX AP de fratura de cabeça do rádio sem desvio, classificada como Mason-Hotchkiss tipo I. Fonte: VAN RIET *et al.*, 2020.

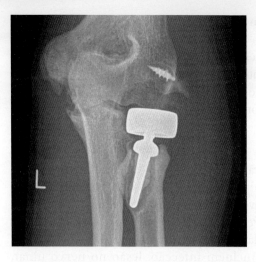

Figura 2 RX AP pós operatório de prótese cabeça do rádio cimentada mal fixada com soltura. Fonte: VAN RIET *et al.*, 2020.

meio de cirurgia vídeo-laparoscópica ou aberta. Por último, as de tipo III são tratadas geralmente com substituição da cabeça do rádio (VAN RIET *et al.*, 2020).

Quando o rádio distal é acometido a fratura mais comum é a de Colles e é frequentemente causada por queda em uma mão estendida com o punho em dorsiflexão e o antebraço em pronação. O paciente apresentará no exame físico dor, diminuição da amplitude de movimento e deformidade característica em "garfo de jantar". O RX em AP e perfil confirma o diagnóstico e pode-se utilizar uma TC para orientar uma possível cirurgia corretiva ou uma Ressonância Magnética (RM) para avaliar comprometimento de tecidos moles. A maioria das fraturas são estáveis e tratadas com redução fechada e posterior imobilização com tala gessada braquiopalmar. Para fraturas instáveis pode-se utilizar a terapia cirúrgica com fixação interna (fios de Kirschner percutâneos) ou externa (SUMMERS *et al.*, 2022).

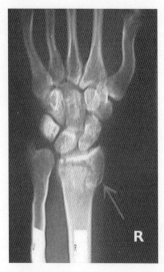

Figura 3 RX AP de fratura de rádio distal (Colles). Fonte: SUMMERS *et al.*, 2022.

FRATURAS DO METACARPO E FALANGES

Clinicamente gera dor, deformidade e limitação do movimento. O RX em AP, perfil e oblíqua da mão confirma o diagnóstico. Caso não tratadas corretamente, podem gerar consolidação viciosa, rigidez e perda de movimento do membro. O tratamento com imobilização com tala gessada é indicado em caso de fraturas extra-articulares sem deslocamento e, caso isso ocorra, está indicado o tratamento cirúrgico com fios de Kirschner ou redução aberta com fixação interna (WERNTZ; VARACALLO, 2022; VOLPON, 2014).

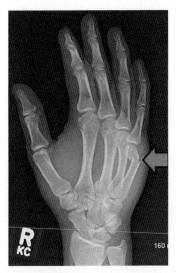

Figura 4 RX AP de fratura de quinto metacarpo. Fonte: WERNTZ; VARACALLO, 2022.

FRATURAS DO ACETÁBULO

Fratura grave e os pacientes quase sempre apresentam lesão em tecidos moles e estruturas neurovasculares adjacentes. O diagnóstico é feito com RX em AP e de Judet, além da TC. O tratamento depende da idade do paciente, estabilidade da fratura, presença de comorbidades e experiência do cirurgião. Mesmo assim, o tratamento varia entre métodos conservadores, fixação percutânea e artroplastia total do quadril (SAHU, 2018).

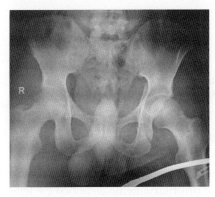

Figura 4 RX AP de fratura da pelve e coluna/parede posterior do acetábulo esquerdo. Fonte: SAHU, 2018.

FRATURAS DO FÊMUR

Predomina em idosos após queda da própria altura devido principalmente à osteoporose. Clinicamente, fraturas deslocadas podem resultar em instabilidade articular e os precários vasos da cabeça do fêmur podem ser lesados ocasionando necrose avascular (XU *et al.*, 2017). No exame físico é visto dor, incapacidade de deambular, rotação externa e encurtamento do membro. O diagnóstico é confirmado com RX em AP e perfil. A classificação de Garden avalia o prognóstico. O tratamento de escolha, em quase todos os casos, é cirúrgico baseando-se na idade, função e qualidade óssea do paciente. Para uma fratura instável é realizada uma hemiartroplastia e, para uma fratura estável, o mais utilizado é a fixação interna com parafusos canulados (CAZZATO *et al.*, 2022).

CLASSIFICAÇÃO DE GARDEN	
GRAU I	Incompleta ou impactada
GRAU II	Completa sem deslocamento de fragmentos
GRAU III	Completa com deslocamento parcial dos fragmentos
GRAU IV	Completa com deslocamento total dos fragmentos

Figura 5 Classificação de Garden. Fonte: Autor.

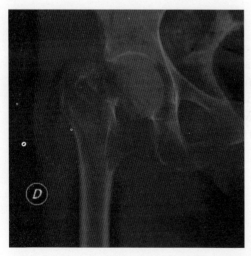

Figura 4 RX em AP mostrando fratura do colo do fêmur. Fonte: CAZZATO *et al.*, 2022.

Não obstante, fraturas na diáfise do fêmur decorrem de um trauma de alta energia geralmente em adultos e muitas vezes estão associadas a comprometimento de outros órgãos e possíveis complicações. O prognóstico se baseia na classificação de Winquist que avalia o grau de cominuição. O tratamento é prioritariamente cirúrgico e é feito preferencialmente dentro das primeiras 24 horas (PIRES, 2010). Clinicamente o paciente tem dor, encurtamento e deformidade do membro. O diagnóstico é feito com um RX em AP e perfil da coxa. A osteossíntese intramedular é tido como método padrão para o tratamento dessas fraturas (MOTTA; BARROS, 2018).

CLASSIFICAÇÃO DE WINQUIST	
TIPO I	Traço simples ou mímica cominuição
TIPO II	Cominuição circunferencial de até 50% do diâmetro da diáfise
TIPO III	Cominuição de 50 a 100%
TIPO IV	Cominuição circunferencial de diáfise, sem contato entre os dois fragmentos maiores após a redução

Figura 4 Classificação de Winquist. Fonte: Autor.

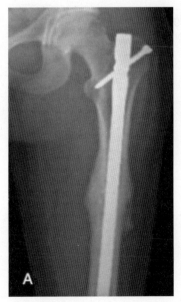

Figura 4 RX em AP mostrando haste diafisária intramedular bloqueada utilizada para tratamento de lesão de fratura diafisária do fêmur. Fonte: MOTTA; BARROS, 2018.

Quando a fratura é supracondilar, pode decorrer de traumas de alta energia em jovens e baixa energia em idosos. O diagnóstico é por meio de RX em AP e perfil. A classificação AO permite entender o mecanismo de trauma e prognóstico da lesão. O tratamento pode ser conservador em fraturas estáveis ou com desvios mínimos ou cirúrgico que é o de escolha para a maioria dos pacientes (MOTTA; BARROS, 2018).

FRATURAS DA TÍBIA

O platô tibial geralmente é fraturado por traumas de alta energia geralmente laterais que forçam um valgo do joelho. Uma fratura bicondilar é mais comum do que a fratura isolada do platô medial. Pode estar associado a lesões de estruturas próximas como ligamentos, nervos e meniscos. O diagnóstico é feito com RX em AP, perfil e oblíqua, podendo ser complementado com TC e RM. É utilizado o sistema de classificação de Schatzker para classificar as fraturas. O tratamento é baseado na redução anatômica e mobilidade precoce. O mesmo pode ser conservador em fraturas não ou pouco desviadas e cirúrgico com redução aberta ou videolaparoscópica e fixação interna ou externa (MALIK et al., 2022).

CLASSIFICAÇÃO DE SCHATZKER	
TIPO I	Fratura dividida do platô lateral
TIPO II	Fratura com depressão do platô lateral
TIPO III	Fratura em depressão pura do platô lateral
TIPO IV	Fratura do platô medial
TIPO V	Fratura do platô bicondilar
TIPO VI	Dissociação metafisária-diafisária

Figura 4 Classificação de Schatzker. Fonte: Autor.

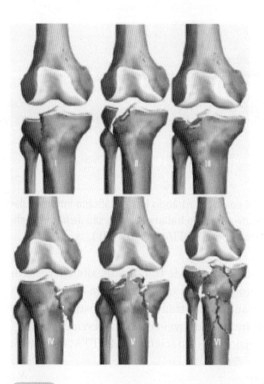

Figura 4 Classificação de Schatzker. Fonte: MOTTA; BARROS, 2018.

A fratura de diáfise da tíbia em 80% dos casos tem associação com fratura da fíbula. Em 25% dos casos são fraturas expostas tipo III de Gustilo e fraturas fechadas tem associação com síndrome compartimental. O diagnóstico é confirmado com a presença de deformidade e incapacidade funcional associado a um RX em AP e perfil. O tratamento é conservador no caso de fraturas estáveis por imobilização gessada ou órtese plástica. Em casos de fraturas expostas, fraturas fechadas instáveis e fraturas complicadas é feito o tratamento cirúrgico (MOTTA; BARROS, 2018).

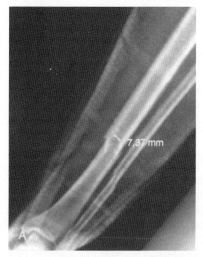

Figura 4 RX mostrando fratura diafisária de tíbia e fíbula. Fonte: MOTTA; BARROS, 2018.

FRATURA DO TORNOZELO

A fratura maleolar do tornozelo é uma das fraturas mais comuns do adulto e decorre de trauma que torce ou angula o tornozelo, podendo acometer os dois maléolos. Uma avulsão brusca compromete o maléolo medial da tíbia e uma eversão fratura o maléolo lateral da fíbula. O diagnóstico se baseia na apresentação clínica que é variável e

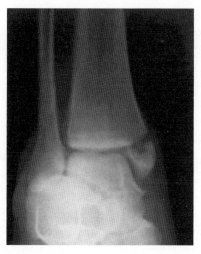

Figura 4 RX AP mostrando fratura do maléolo medial da tíbia. Fonte: MOTTA; BARROS, 2018.

exames de imagem como RX em AP, AP verdadeiro e perfil, além da TC e RM. Essas fraturas são intra-articulares e podem resultar em rigidez articular e osteoartrose. O tratamento é conservador em fraturas sem desvio com imobilização de 6 a 8 semanas e cirúrgico em fraturas desviadas, complicadas ou instáveis (MOTTA; BARROS, 2018).

► REFERÊNCIAS

GUSTILO, R. B. *et al*. Prevention of infection in the treatment of one thousand and twenty-five open fractures of long bones: retrospective and prospective analyses. **The Journal of Bone & Joint Surgery**, 58, n. 4, p. 453-458, jun. 1976.

RIET, R. P. van *et al*. Radial head fractures. **Shoulder Elbow**, 12, n. 3 p. 212-223, jun. 2020.

SUMMERS, Kevin *et al*. Colles' Fracture. **StatPearls Publishing**, 2022.

VOLPON, José Batista (Ed.). **Fundamentos de ortopedia e traumatologia**. São Paulo: Atheneu, 2014.

WERNTZ, R. L., VARACALLO, M. Metacarpal Fracture. **StatPearls Publishing**, 2022.

SAHU, Ramji Lal. Outcome of surgical treatment for displaced acetabular fractures: a prospective study. **Revista Brasileira de Ortopedia (English Edition)**, [S.L.], v. 53, n. 4, p. 482-488, jul. 2018. Georg Thieme Verlag KG. http://dx.doi.org/10.1016/j.rboe.2017.12.007.

XU, Dan-Feng; BI, Fang-Gang; MA, Chi-Yuan; WEN, Zheng-Fa; CAI, Xun-Zi. A systematic review of undisplaced femoral neck fracture treatments for patients over 65 years of age, with a focus on union rates and avascular necrosis. **Journal Of Orthopaedic Surgery And Research**, [S.L.], v. 12, n. 1, p. 1-1, 10 fev. 2017. Springer Science and Business Media LLC. http://dx.doi.org/10.1186/s13018-017-0528-9.

CAZZATO, Gianpiero; OLIVA, Maria Serena; MASCI, Giulia; VITIELLO, Raffaele; SMIMMO, Alessandro; MATRANGOLO, Maria Rosaria; PALMACCI, Osvaldo; D'ADAMIO, Stefano; ZIRANU, Antonio. Femoral neck fracture: the reliability of radiologic classifications. **Bmc Musculoskeletal Disorders**, [S.L.], v. 22, n. 2, p. 1-1, nov. 2021. Springer Science and Business Media LLC. http://dx.doi.org/10.1186/s12891-022-05007-3.

PIRES, Robinson Esteves Santos; REIS, Fernando Baldy dos; SIMÕES, Christiano Esteves; SANTOS, Leandro Emílio Nascimento; RODRIGUES, Vinícius Bicalho; ANDRADE, Marco Antônio Percope de; PIRES NETO, Pedro José. Fratura diafisária do fêmur: reprodutibilidade das classificações ao-asif e winquist. **Acta Ortopédica Brasileira**, [S.L.], v. 18, n. 4, p. 197-199, 2010. FapUNIFESP (SciELO). http://dx.doi.org/10.1590/s1413-78522010000400004.

MOTTA, Geraldo da Rocha Filho; BARROS, Tarcísio Eloy Pessoa D. Filho. **Ortopedia e Traumatologia**. 1ª edição. Rio de Janeiro: Elsevier, 2018.

MALIK, Saloni; HERRON, Tom; MABROUK, Ahmed; ROSEMBERG, Naomi. Ortopedia. In: Tibial Plateau Fractures. [S. l.]: **StatPearls Publishing,** 2022. Disponível em: https://www.ncbi.nlm.nih.gov/books/NBK470593/.

capítulo 84

Luxações E Contusões

- Arlon Gravata Almeida Lima
- Samuel Schaper Fernandes
- Vinícius Tenório Braga Cavalcante Pinto

► LUXAÇÕES: GENERALIDADES

DEFINIÇÃO

Luxação é definida como a perda de congruência articular entre duas superfícies ósseas que formam uma articulação, tal perda pode ser total, ou parcial, caracterizando uma subluxação, além de também poder estar associada a fraturas, chamada de fratura-luxação. Ademais, outra forma de analisar a luxação leva em conta que esta pode ser fechada, não há exposição da intimidade articular (grande maioria), ou aberta, em que o interior da cápsula articular está exposta.

FISIOPATOLOGIA

O mecanismo de deslocamento articular está intimamente vinculado ao trauma, que pode ser direto, indireto e variar em suas intensidades, ou seja, diferentes vetores de força, bem como posicionamentos específicos durante o trauma, proporcionam condições que evoluem para luxações em diferentes articulações. A descontinuidade articular é frequentemente acompanhada de lesões capsulares e ligamentares, deformidade, dor e edema no membro afetado, o que, por sua vez, provoca atitudes típicas de posicionamento antálgico.

Além disso, o médico deve estar atento a possíveis lesões vasculho-nervosas tendo em vista que tais pedículos possuem intima relação anatômica com espaços articulares.

DIAGNÓSTICO

A avaliação clínica se inicia com o relato do paciente a respeito do trauma, já que vários tipos de luxação são ocasionas por situações e posicionamentos recorrentes.

Em seguida, se utiliza o exame físico para caracterizar o tipo de deslocamento e se há outras lesões associadas. Tal processo se inicia com a observação estática e dinâmica da articulação de interesse, está pode ou não apresentar deformidade típica e compatível com o deslocamento, o que por si só não comprova ou invalida o diagnóstico respectivamente. Segue-se com a palpação que possibilita avaliar melhor o posicionamento das estruturas anatômicas. E ao fim do exame, é feita a avaliação da mobilidade passiva e ativa da articulação a fim de notar se há perda funcional da articulação.

Entretanto, vale destacar que, mesmo que o quadro clínico seja óbvio, há a necessidade de se solicitar e avaliar um exame de imagem, sendo o mais frequente a radiografia que deve ser solicitada 2 incidências em dois planos anatômicos diferentes da mesma articulação, tal conduta é necessária para descartar fraturas associadas e para ajudar na visualização da posição das estruturas deslocadas. Demais exames de imagem como TC e/ou RM podem ser solicitados em casos específicos.

TRATAMENTO

Tendo feito o diagnóstico correto da luxação é importante que a redução desta seja feita o mais rápido possível, tendo em vista que, quanto mais tempo deslocada, maior o número de complicações que esta articulação pode vir a desenvolver, indo desde rigidez, lesões vasculho-nervosas à instabilidade articular.

Para realizar a redução é importante que o paciente receba analgesia, frequentemente realizada com opioides e/ou AINES, porém também pode ser necessária sedação em alguns casos específicos. Tais medidas se fazem necessárias não só para alívio da dor, mas também para facilitar a redução, que por sua vez é realizada com a mobilização do membro de forma passiva em manobras especificas para cada tipo de luxação em cada uma das articulações,

Tendo realizado a redução com sucesso a sigla PRGCE (Proteção, Repouso, Gelo, Compressão e Elevação) aponta quais as medidas recomendadas para a recuperação da articulação. Dentre estas etapas vale destacar a proteção que pode ser realizada por tipoias ou talas gessadas que variam de formas de acordo com a articulação afetada.

▶ LUXAÇÃO CERVICAL

A porção cervical da coluna vertebral possui 7 vértebras e se destaca pela variedade e elevado grau de amplitude de seus movimentos, todavia, tal mobilidade torna esta região mais frágil para luxações em traumas, especialmente os automobilísticos que desencadeiam grandes forças nesta região.

Devido tal característica, a imobilização cervical, bem como avaliação de cervicalgia se fazem necessárias no momento de atendimento, juntamente com radiografias em perfil e transoral, além de TC e RM que podem ser uteis nas detecções de lesões menores

Tendo isso em mente, há diversos tipos de luxações cervicais, que, em sua maioria, se relacionam a fraturas e que por tal razão necessitam de avaliação especializada para tomada terapêutica, que variam desde uma imobilização à procedimentos cirúrgicos.

▶ LUXAÇÃO ACROMIOCLAVICULAR

É caracterizado pela perda de contato entre a porção mais lateral da clavícula e o processo acromial da escápula, tal articulação é circundada por ligamentos acromioclaviculares e coracoclaviculares que também podem ser afetados pelo deslocamento.

O mecanismo traumático é frequentemente descrito como uma queda com o peso do próprio corpo por sobre a porção lateral do ombro afetado. Dentre os sinais clínicos, destaca-se a típica deformidade causada pela proeminência da porção lateral da clavícula, conhecida como "sinal da tecla". Quanto as radiografias, a incidências pedidas são a anteroposterior e de Zanca.

A terapia varia de acordo com o grau de acometimento dos ligamentos associados a articulação, porém, em sua grande maioria, o tratamento é conservador, sedo adotado o uso de tipoias (1 a 4 semanas), analgesia, anti-inflamatórios não hormonais e gelo local. Vale ressaltar que em casos específicos podem ser necessárias cirurgias.

▶ LUXAÇÃO ANTERIOR DO OMBRO

A articulação glenoumeral possui a maior amplitude de movimento do corpo e devido a isso é a menos estável, sendo a que mais sofre com luxações dentre as grandes articulações. O principal mecanismo de origem é o trauma, principalmente quando o membro está abdução e rotação externa.

Na clínica o paciente se apresenta com dor e impotência no membro acometido, sendo esta amparado pelo membro sadio de forma a adotar uma postura antálgica. Dentre os achados da luxação anterior, se destaca a perda da curvatura anatômica característica do deltoide, de forma que o ombro passa a apresentar uma proeminência do acrômio, conhecido como "sinal da dragona". Associado a tais achados, para determinar o diagnóstico, deve-se solicitar radiografias em incidências anteroposterior, perfil da escápula e perfil da axila.

O tratamento por sua vez é feito com a redução da luxação, que pode ser realizada por diversas manobras, dentre elas, tração simples, manobra de Hipócrates, manobra de Kocher, manobra de Stimson, dentre outras, sendo necessária uma radiografia para confirmar a redução. Após a redução é associado o tratamento conservador PRGCE, cuja imobilização pode variar de 1 a 3 semanas com uso de tipoia.

▶ LUXAÇÃO POSTERIOR DO OMBRO

Se apresenta pelos mesmos mecanismos traumáticos, porém possui frequência bem menor quando comparada com a anterior. Sua apresentação clínica é mais discreta e possui como principal sinal a proeminência do processo coracoide. Para o diagnóstico se utiliza as mesmas incidências, bem como se utiliza das mesmas manobras de redução e tratamento conservador do que a luxação anterior.

▶ LUXAÇÃO INFERIOR DO OMBRO

É definida pela cabeça do úmero travada abaixo da glenóide, e a diáfise umeral apontando para cima. A grande maioria desses casos ocorre unilateralmente, sendo a manifestação típica caracterizada por abdução do membro afetado, flexão do cotovelo e pronação do antebraço, geralmente com a mão apoiada sobre a cabeça.

Ao exame físico, apresenta-se com o ombro abduzido a aproximadamente 110º, incapacitado de abandonar essa posição, cotovelo fletido, antebraço pronado e mão repousada sobre a cabeça. O diagnóstico é confirmado pela radiografia em incidências antero posterior e perfil

O tratamento consiste em uma redução incruenta sob anestesia com a manobra de tração e contratração em ambos os ombros. Logo após, imobilizar com Velpeau mantendo os ombros totalmente aduzidos e rotacionados internamente e realizar exame radiográfico de controle para se observar a redução adequada nas duas articulações.

▶ LUXAÇÃO ANTERIOR DO COTOVELO

É a luxação da cabeça do rádio com lesão do ligamento anular. Vários mecanismos foram postulados para a luxação anterior do cotovelo, como a ação de uma força de hiperpronação em um antebraço já em pronação, a queda para trás com o cotovelo estendido, ou a queda para frente com o cotovelo estendido, o antebraço em pronação e rolagem do corpo, aumentando a hiperpronação.

Em termos de diagnóstico, o paciente apresenta movimentos de supinação ou pronação restritos do antebraço, e manutenção da flexão–extensão do cotovelo e a cabeça do rádio era palpável anteriormente. Apresenta dor e edema no aspecto anterior do cotovelo. O diagnóstico é confirmado pela radiografia em incidências antero posterior e perfil do cotovelo.

A redução fechada da cabeça do rádio é o tratamento de escolha na maioria dos casos. Em alguns casos é necessária a redução aberta. No caso de haver ruptura do ligamento anular, o reparo do mesmo deve ser realizado juntamente com a passagem de um fio de Kirschner rádio-ulnar superior. A estabilidade e função normal do cotovelo aos 12 meses de acompanhamento sugerem a cicatrização do ligamento anular.

▶ LUXAÇÃO POSTERIOR DO COTOVELO

Define-se como a perda de congruência entre o braço e o antebraço, é a mais frequente. Assim denominada, porque o cotovelo é desviado posteriormente. A Fisiopatologia ocorre com a queda sobre a mão estirada com o antebraço em supinação e em extensão. Na luxação desfaz-se o triângulo formado pelos côndilos umerais e o olecrânio. Faz-se diagnóstico diferencial – fratura supracondiliana do úmero. As Complicações que podem aparecer é a lesão dos nervos mediano e cubital e a fratura da cabeça do rádio e do olecrânio

O tratamento consiste na redução, ou seja, tração no punho com o cotovelo em semi-flexão. O olecrânio é pressionado para frente com os polegares, e imobilização tala gessada (cotovelo em 90º) por três semanas

▶ SUBLUXAÇÃO DA CABEÇA DO RÁDIO – PRONAÇÃO DOLOROSA

É a subluxação, perda de contato das duas articulações, da cabeça do rádio, que fica impactada no ligamento anular, travando a articulação e impedindo a supinação do antebraço.

O mecanismo do trauma é a tração súbita do punho com o cotovelo em extensão e o antebraço em pronação. O antebraço estará em pronação, e a criança estará com o cotovelo dolorido, mantido pela mão oposta. O exame radiográfico de anteroposterior e perfil é apenas para afastar fraturas. E não será possível visualizar o ligamento porque ele é radio transparente.

A conduta é a supinação do antebraço. Na manobra deve-se segurar em pinça o braço pelos côndilos. Dá um clique quando volta ao local. Após pode-se fazer uma extensão e flexão do braço para averiguação da limitação de movimento. E imobilização com tipoia, braço em 90 graus.

▶ LUXAÇÕES INTERFALANGEANAS

Define-se pela perda completa da congruência articular entre interfalângicas proximais ou distais. Após trauma no dedo, ocorre uma deformidade grosseira e impotência funcional, incluindo ainda algia intensa e edema.

Pode acontecer para dorsal, lateral ou volar. A posição da falange média determina qual o tipo de luxação. Devem-se realizar radiografias nas incidências anteroposterior, póstero anterior e perfil, especificamente do dedo acometido. A radiografia em perfil é usada para avaliar a presença concomitante de fraturas.

O tratamento é prosseguir com a redução, se o dedo estiver estável o paciente deve ser incentivado a mexer o dedo e este deve ser solidarizado com seu vizinho. Caso ocorra instabilidade, o dedo deve ser imobilizado apenas com uma tala que impeça o final da extensão.

▶ LUXAÇÃO METACARPOFALANGEANA

Na luxação, a cabeça do metacarpiano é deslocada volarmente e a base da falange aponta para o dorso. É uma lesão rara, ocorre por trauma em hiperextensão, que provoca a ruptura da placa volar em sua inserção proximal. Tal feito ocorre quase que exclusivamente nos dedos indicador e mínimo, em função destes serem laterais e só apresentarem o ligamento intermetacárpico em apenas um dos lados da placa volar da metacarpofângica.

O diagnóstico é confirmado pela radiografia em incidências antero posterior e perfil que evidencia uma luxação da articulação metacarpofalângica do dedo acometido.

A conduta é a redução fechada após anestesia local e realizada radiografia de controle que demonstra a redução completa da fratura. É preconizada a imobilização por 3 semanas para descanso de partes moles e reavaliação em consulta externa com 6 semanas, com recuperação funcional ao término destas. O tratamento é quase sempre conservador após redução fechada. Porém, se a luxação for complexa, poderá ser necessária uma redução aberta, quando existe a interposição da placa volar e a extremidade do metacarpo envolvida pelo músculo flexor curto do polegar.

▶ LUXAÇÃO POSTERIOR DO QUADRIL

É a perda da congruência da articulação coxofemoral com o acetábulo posteriormente. Ocorre o trauma direto no joelho com o indivíduo sentado, geralmente, em acidente automobilístico sem cinto de segurança. No exame físico, apresenta membro inferior encurtado, aduzido, em rotação interna e discretamente fletido. E o exame radiográfico em AP e Perfil apresenta a cabeça do fêmur acima do acetábulo.

Na luxação posterior do quadril não associada à fratura do acetábulo, o tempo decorrido entre o acidente e a redução é importante no resultado final da lesão. Deve ser reduzida com técnica de Allis.

▶ LUXAÇÃO DO JOELHO

A luxação normalmente acontece em decorrência de traumas de alta energia, como em acidentes automobilísticos ou quedas de grandes alturas. A luxação ocorre quando há a ruptura de pelo menos dois ligamentos estabilizadores do joelho. Invariavelmente, ocorre a lesão de um dos dois ligamentos cruzados (anterior/posterior) que podem estar associadas a lesão de um dos dois ligamentos colaterais (lateral/medial), e em casos de maior gravidade pode ocorrer lesão de todos os ligamentos.

Ao exame, o paciente queixa dor, há uma tumefação do joelho, dado a hemartrose ocorrida, e ocorre a instabilidade em varo e valgo. O diagnóstico é confirmado pela radiografia em AP e perfil. A conduta consiste em uma redução fechada, a qual, traciona-se a perna e empurra-se anteriormente a tíbia, no caso de luxação posterior, ou o fêmur, no caso de luxação anterior. Após a redução é necessária a realização de uma arteriografia para avaliação vascular, como também, o uso de uma órtese funcional para imobilização da articulação por seis semanas.

▶ LUXAÇÃO DA PATELA

Ocorre decorrente de um trauma direto na patela, estando o joelho flexionado e o quadríceps relaxado. O joelho falha e o paciente pode cair.

Ao exame físico a patela encontra-se patela desviada lateralmente e o paciente apresenta impotência funcional. Para confirmação diagnóstico solicita-se radiografia do joelho acometido em AP e perfil para confirmar o desvio da patela de seu local de origem e para descartar fraturas associadas que exijam tratamento cirúrgico. O tratamento consiste na redução da patela com dígito pressão em sentido lateromedial enquanto se realiza lenta extensão do joelho. Após a redução, realiza-se imobilização com tala gessada coxo-maleolar, com o joelho em extensão. Em luxações recorrentes recomenda-se o tratamento cirúrgico com pregueamento da cápsula articular pelo ortopedista.

▶ ENTORSE DO TORNOZELO

A entorse é resultado de um movimento violento onde ocorre um estiramento ou ruptura de ligamentos de uma articulação e consiste na ruptura parcial da cápsula articula e dos ligamentos do tornozelo. Está comumente associada a fraturas devido à avulsão dos ligamentos do tornozelo. Ao exame físico observa-se edema no tornozelo, impotência funcional e ausência de ruptura ligamentar total. Solicita-se radiografia do tornozelo em AP e perfil para descartar presença de fraturas. O manejo consiste em imobilização com tala gessada suro-podálica por até 20 dias de acordo com o tamanho do edema. Além disso, recomenda-se compressa de gelo, compressão local e elevação do membro para reduzir o inchaço nos primeiros 1-3 dias.

▶ CONTUSÃO DO JOELHO

Pode ocorrer devido a quedas, acidentes automotivos, práticas esportivas que causem trauma direto no joelho. Ao exame físico há acentuado aumento de volume do joelho acometido, a coleção de líquido que se forma no espaço subquadriceptal permite que a patela fique flutuando sobre a articulação configurando o Sinal do Rechaço, há limitação dos movimentos do joelho, e impotência funcional. Solicita-se radiografia do joelho em AP e perfil para descartar fraturas. O tratamento consiste na artrocentese seguida de imobilização com tala gessada coxo maleolar.

▶ REFERÊNCIAS

MOTTA, Geraldo da Rocha Filho; BARROS, Tarcísio Eloy Pessoa D. Filho. Ortopedia e Traumatologia. 1ª edição. Rio de Janeiro: Elsevier, 2018.

VOLPON, José Batista (Ed.). Fundamentos de ortopedia e traumatologia. São Paulo: Atheneu, 2014.

DEBIEUX, Pedro, WAJNSZTEJN, Andre e MANSUR, Nacime Salomão Barbachan. Epidemiology of injuries due to ankle sprain diagnosed in an orthopedic emergency room. Einstein (São Paulo) [online]. 2020, v. 18 [Acessado 28 Dezembro 2022], eAO4739. Disponível em: < https://doi.org/10.31744/einstein_journal/2020AO4739 > . Epub 23 Set 2019. ISSN 2317-6385. https://doi.org/10.31744/einstein_journal/2020AO4739.

parte XV

Urgências e Emergências Gerais

Capítulo 85 ■ Afogamento

Capítulo 86 ■ Queimadura

Capítulo 87 ■ Picada de animais peçonhentos

Capítulo 88 ■ Feridas lácero-contusas (causadas pela compressão ou tração dos tecidos) sem grandes hemorragias

Capítulo 89 ■ Psicologia Médica Em Emergências

capítulo 85

Afogamento

- Elton Gambera dos Santos
- Enderson Fernandes Leitão
- Gabriel Acioly de Omena Bento

▶ DEFINIÇÃO

Afogamento é definido como dificuldade respiratória por imersão ou submersão em um meio líquido, que pode ser não corporal ou corporal resultando em dificuldade respiratória ou asfixia Segundo dados da Organização Mundial de Saúde, estima-se que 236.000 pessoas se afogam a cada ano, com mais de 90% dessas mortes situadas em países de baixa e média renda. Além disso, apesar desse incidente afetar principalmente pessoas jovens e saudáveis, o afogamento se trata de um evento trimodal, sendo a primeira causa de óbito em crianças de 1 a 4 anos e a quarta em jovens de 15 a 24 anos, além do risco aumentado na população idosa. Ainda, outro grupo a se ter atenção são os pacientes epiléticos, os quais apresentam risco 15 a 20 vezes maior de morte por afogamento.

Apesar do Brasil apresentar uma enorme e variável hidrografia, a maior parte dos afogamentos, segundo dados da Sociedade Brasileira de Salvamento Aquático (Sobrasa), ocorre em águas doces, como rios (54%) e represas (34%), além de piscinas, a qual é responsável por 55% de todos os óbitos por afogamento entre crianças 1 e 9 anos de idade. Dentre as principais causas estão a incapacidade de nadar, comportamento de risco, intoxicação alcoólica, hiperventilação e falta de supervisão adulta.

▶ FISIOPATOLOGIA

No momento do afogamento, a pessoa não consegue manter as suas vias aéreas desobstruídas, e o líquido, de origem externa ou interna, é exposto, inicialmente, aos movimentos voluntários de cuspe para sua retirada, ou é engolido. Como consequência, o indivíduo prende a respiração voluntariamente (apneia voluntária), mas, após um minuto, o líquido é aspirado para as vias aéreas, estimulando a tosse como uma resposta reflexa. Nesse cenário, pode ocorrer uma estimulação do nervo laríngeo superior ocasionando o laringoespasmo, porém é muito raro, pois o principal prejuízo ao prognóstico do paciente resulta da aspiração contínua do líquido, a qual causa asfixia com hipoxia do sistema nervoso central (SNC), levando à perda de consciência e apnéia. Assim, os tecidos vitais podem se tornar hipotóxicos e acidófilos, chegando a causar disritmias cardíacas em uma sequência iniciando a partir da taquicardia, depois bradicardia, atividade elétrica sem pulso e assistolia (SZPILMAN, D *et al.* 2012).

O líquido aspirado pelo indivíduo pode ser a água ou mesmo materiais estranhos contaminados. O primeiro caso geralmente cursa com o edema pulmonar, visto que a água aspirada pode provocar a inativação dos surfactantes nos alvéolos, além de causar o aumento da permeabilidade da membrana alvéolo-capilar pela alteração do equilíbrio osmótico, devido à sua natureza doce ou salgada, resultando na diminuição da complacência pulmonar e incompatibilidade da relação ventilação/perfusão. O segundo caso pode ocasionar infecção pulmonar, sendo necessário tratamentos específicos (MCCALL. *et al.* 2017).

Paralelamente a isso, de acordo com David Szpilman, médico fundador da Sobrasa, o afogamento pode ser classificado em relação a sua etiologia e em relação ao seu grau de gravidade. Nesse sentido, quanto a sua etiologia, o afogamento é classificado como primário quando o indivíduo não apresenta indícios de uma patologia associada ao afogamento, e secundário caso exista alguma causa – como drogas, convulsão, ou patologias pulmonares – que ajude a vítima manter suas vias respiratórias submersas na água.

Em relação à classificação da gravidade do afogamento, esta é estabelecida através do quadro clínico e de achados do exame físico que permitem classificar a vítima em graus de I a VI (Quadro 1). Tal classificação é de extrema importância visto que determina a conduta a qual deve ser seguida pelo socorrista. Se o indivíduo apresentar ausculta pulmonar normal e não apresentar tosse, é classificado como Resgate, não entrando nos graus de classificação de afogamento.

Os graus I a IV correspondem aos pacientes em estado de alerta, responsivos e conscientes, enquanto que os graus V e VI correspondem aos pacientes que não respiram, inconscientes. O paciente é classificado em Grau I caso apresente tosse na ausência de espuma na boca e no nariz. Já o Grau II corresponde a pacientes com estertores de leve a moderada intensidade, tosse e espuma na boca e/ou nariz, que são sinais de congestão pulmonar. O edema agudo de pulmão está presente no grau III e no grau IV, mas no primeiro o indivíduo se apresenta normotenso e no segundo está acompanhado de hipotensão ou choque. O paciente em grau V apresenta pulso carotídeo palpável, enquanto o classificado como Grau VI está em parada cardiorrespiratória (PCR). Sabendo disso, vale ressaltar que para ser classificado em grau VI o tempo de submersão tem que ser menor que 1 hora, bem como não apresentar rigidez cadavérica, decomposição corporal e/ou livores.

Quadro 1 Classificação da Gravidade do afogamento. Fonte: Adaptado de SZPILMAN, David. 2015.

Grau	Achados clínicos
I	Tosse sem espuma na boca e nariz
II	Congestão pulmonar e tosse com pouca espuma na boca e/ou nariz
III	Edema agudo de pulmão e muita espuma na boca e/ou nariz, com pulso radial palpável
IV	Edema agudo de pulmão e muita espuma na boca e/ou nariz, sem pulso radial palpável
V	Parada respiratória, com pulso carotídeo ou sinais de circulação
VI	Parada cardiorrespiratória

▶ ACHADOS CLÍNICOS

Após o resgate é comum a presença de vômitos, agitação, perda de consciência, insuficiência respiratória e cianose. Os principais achados clínicos estão relacionados ao sistema respiratório, ao sistema cardiovascular e ao SNC.

No sistema respiratório, o órgão alvo de maior comprometimento é o pulmão. Os pacientes podem apresentar aumento da frequência respiratória, roncos audíveis e sibilos, bem como desconforto respiratório, hipoxemia e cianose, os quais são sintomas decorrentes de uma lesão pulmonar. Em relação ao sistema cardiovascular, os principais sintomas são taquicardia, ritmo de galope e extras-sístoles, mas ainda podem apresentar arritmias cardíacas. Já no SNC, os sintomas vão desde de leve letargia ao coma e comprometimento da barreira hematoencefálica. Os danos são resultados principalmente das lesões causadas por hipóxia, bem como por mediadores inflamatórios liberados no período pós-ressuscitação.

▶ EXAMES COMPLEMENTARES

Os exames necessários para atender a vítima de afogamento com necessidade de aporte de oxigenioterapia e internamento em serviço hospitalar são a radiografia de tórax e a gasometria arterial. As alterações radiológicas refletem líquido nos alvéolos e brônquios e, de início, não devem ser interpretadas como pneumonia, pois elas variam desde a presença de hipotransparência localizada até o edema pulmonar difuso. Já a gasometria arterial revela o grau de hipóxia e de acidose metabólica.
Gasometria arterial antes do tratamento:

- Grau 1, a gasometria está normal
- Grau 2, leve hipoxemia, $PaCO_2$ normal ou baixo e acidose metabólica leve ou ausente.
- Grau 3, PaO_2 < 50mmHg, SaO_2 < 90% e acidose metabólica moderada;
- Graus 4, 5 e 6, PaO_2 < 50mmHg, SaO_2 < 90% e acidose metabólica ou mista severa.

Em paciente vítima de afogamento que precisa de uma fração maior de oxigenioterapia (fluxo de 15 L/minuto) ou de ventilação mecânica invasiva (VMI), além do Radiografia de tórax e da Gasometria arterial, podem ser considerados:

- dosagem de eletrólitos;
- dosagem de glicemia;
- dosagem de ureia;
- dosagem de creatinina;
- hemograma.

▶ PROGNÓSTICO E TRATAMENTO

No primeiro momento deve-se realizar a avaliação e identificar a gravidade do ocorrido:

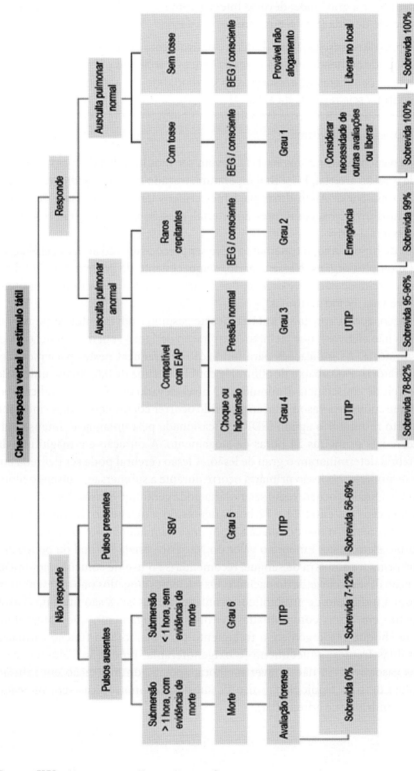

Figura 1 Gravidade e sobrevida no afogamento. EAP: edema agudo de pulmão. BEG: bom estado geral. Fonte: Adaptada de Szpilman e colaboradores (2012).

Após identificar a gravidade, deve-se intervir com suporte básico de vida (SBV) e suporte avançado de vida (SAV), tais como:

1. Manobras de ressuscitação ainda dentro da água, com método de respiração boca a boca, pode aumentar em 4,4 vezes a chance de sobrevida.
2. Manobras completas de ressuscitação cardiopulmonar, sendo iniciadas assim que a vítima seja retirada da água
3. Seguir a ordem A-B-C, com via aérea e ventilação em primeiro.
4. Monitoramento da vítima

Todos os pacientes admitidos na UTI devem ser monitorados de forma rigorosa por meio de pressão arterial, FC, FR, temperatura, traçado de eletrocardiograma, SaO e estado de consciência. Além disso, pacientes críticos também precisam de outros monitoramentos invasivos, como pressão arterial, pressão venosa central, sondagem gástrica e débito urinário.

Em casos de hipotermia, o tratamento deve ser precoce devido ao fato dela causar falência de múltiplos órgãos. Nesse cenário, o aquecimento de pacientes graves deve ser lento e a velocidade não deve exceder 0,5º a cada 2 horas, a não ser que haja situações de risco à vida, como arritmias.

Na aspiração, após a apnéia voluntária, ocorre gasping (movimentos respiratórios assincrônicos não efetivos), que facilitam a aspiração de água e, em decorrência disso, parada respiratória. As indicações para intubação orotraqueal nestes pacientes são: acidose respiratória, PaO abaixo de 60mmHg com FiO acima de 0,6, sinais clínicos de fadiga ou níveis de consciência diminuídos. O nível elevado de PCO é prejudicial, fazendo com que aumente a vasodilatação podendo ocorrer edema cerebral. A síndrome do desconforto respiratório agudo (SDRA), ocasionada pela inflamação intensa pulmonar, ocorre nas primeiras 24 horas de afogamento. A duração e a magnitude da hipóxia cerebral determinaram o grau de lesão. A lesão cerebral pode ser definida em primária e secundária. Na lesão primária ocorre durante a submersão, causando hipóxia e isquemia. Quando ocorre lesão secundária pode gerar hipotensão, hipóxia. Pode ocorrer edema cerebral entre 24 e 72 horas depois do afogamento. A hiponatremia piora o edema cerebral, o uso de solução hipotônica de manutenção aumenta o risco desse distúrbio eletrolítico. Embora o valor do Na sérico esteja normal ou pouco aumentado na primeira amostra de sangue, recomenda-se o uso de soluções isotônicas de manutenção desde a chegada do paciente. Os pacientes afogados não apresentaram melhora com a indicação de antibióticos profiláticos, mas estes são úteis nos casos de afogamento em águas contaminadas. Vítimas de afogamento que apresentam arritmias ou choque cardiogênico, o tratamento para melhorar a função cardíaca, ocorre em duas frentes: aquecimento e oxigenoterapia; reposição volumétrica e substâncias vasoativas. Se não houver melhora, após a administração em infusão rápida (bólus) de soro fisiológico, o uso de substâncias inotrópicas será indicado (dobutamina, milrinona e adrenalina).

► REFERÊNCIAS

ABELAIRAS-GOMÉZ, C. *et al.* Drowning: epidemiology, prevention, pathophysiology, resuscitation, and hospital treatment. Emergências v. 31, n.4, p 270-280, 2019.

HIRSCHHEIMER, M. *et al.* Terapia Intensiva Pediátrica e Neonatal. 4ª ed. Atheneu, 2018

MCCALL, Janelle D.; STERNARD, Britni T. Drowning. 2017.

SZPILMAN, David. Emergências aquáticas. Medicina Intensiva, v. 1, p. 514-524, 2015.

SZPILMAN, David. Afogamento. Revista brasileira de medicina do esporte, v. 6, p. 131-144, 2000.

SZPILMAN, David *et al.* conceitos atuais. N Engl J Med, v. 366, p. 2102-10, 2012.

VELASCO, Irineu Tadeu *et al.* Medicina de emergência: abordagem prática. Barueri, SP: Manole, 2019.

capítulo 86

Queimaduras

- Beatriz Cristina da Silva Araujo
- Israel do Carmo Almeida

▶ INTRODUÇÃO

Queimaduras são lesões traumáticas que podem acometer desde a pele até a órgãos mais profundos, decorrentes de acidentes que podem ser de etiologia elétrica, térmica, radioativa, biológica ou química. As queimaduras podem ser classificadas quanto ao agente causador e quanto à profundidade das lesões (Sociedade Brasileira de Cirurgia Plástica, 2008). Constituem um grave problema de saúde pública no Brasil uma vez que representam uma das principais causas de atendimentos nos serviços de urgência e emergência, além das repercussões físicas, sociais e econômicas (Bezerra *et al.*, 2020; Moulin *et al.*, 2018).

Dentro da classificação de acordo com a profundidade, podem ser divididas em: **(Queimadura de 1º Grau):** são superficiais atingindo apenas a epiderme causando vasodilatação, portanto vai apresentar hiperemia e dor. A regeneração total acontece em cerca de uma semana **(Queimadura de 2º Grau):** marcada pela presença de bolhas (flictenas). Se atingir até a derme **superficial** (papilar), preserva a maior parte de seus capilares e por isso quando é feito o desbridamento o aspecto do leito será avermelhado e úmido devido a grande hiperemia e exsudação. Entretanto se acometer a derme **profunda** (reticular), uma parte considerável do plexo capilar será destruída e o leito ficará branco-rosado e seco. Ambas cursam com dor e hipersensibilidade, mas no segundo caso há menos dor, pois mais terminações nervosas foram agredidas **(Queimadura de 3º Grau):** há destruição de toda a espessura da pele, incluindo o plexo capilar e terminações nervosas. Dessa forma seu aspecto será seco, sem dor (ou pouca) e o aspecto será endurecido como couro e a coloração pode ir ser branco, mármore, marrom ou preto a depender do grau de carbonização do tecido **(Queimadura de 4º Grau):** alcança camada inferiores à pele, como fáscia, músculo, ossos e órgãos. Esse tipo ocorre principalmente nas queimaduras elétricas ou térmicas e químicas com grande tempo de exposição.

Acerca da extensão das queimaduras, são avaliadas pela percentagem de superfície epitelial queimada (SQC) que é determinada pela regras dos 9A podendo classificar o paciente em pequeno ou grande queimado, onde os segmentos corporais são estimados em nove ou múltiplos de nove e o somatório define a superfície corporal queimada a qual fornece estimativa aproximada, devendo ser ajustada para aplicação em crianças (KEARNS *et al.*, 2016).

Conforme foi apresentado na Figura 1, acerca da regra dos nove, a complexidade das queimaduras são avaliadas de acordo com a associação entre o grau de profundidade, extensão e o agente causador, que podem ser Pequeno Queimado, Médio Queimado e Grande Queimado.

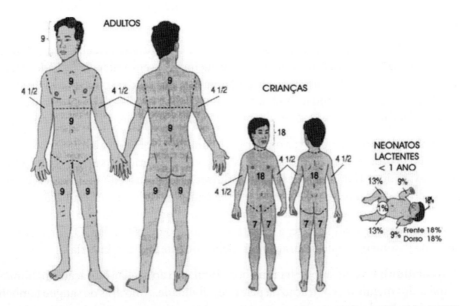

Figura 1 Regra dos Nove para avaliação da extensão das queimaduras. Fonte: Nitschke (2007).

Pequeno Queimado: Considera-se quando o paciente tem queimadura de primeiro grau em qualquer extensão, em qualquer percentagem independentemente da idade ou queimaduras de segundo grau com área corporal atingida até 5% em criança ou com queimaduras de segundo grau com área corporal atingida até 10% em adultos.

Médio Queimado: Quando o paciente, em qualquer idade, tem queimadura de 2º grau em mão, pé, face, pescoço, axila ou grande articulação, quando se tem queimadura de segundo grau com 5-15% da área corporal atingida em crianças e 10-20% da superfície epitelial queimada em adultos ou qualquer queimadura de terceiro grau com até 5% da área corporal atingida em crianças e até 10% da área corporal atingida em adultos, que não envolvam mão, pé, face ou períneo.

Grande Queimado: Quando a queimadura é de natureza elétrica, qualquer acometimento de via aérea, politrauma, paciente com outras comorbidades, queimadura de segundo grau com área corporal atingida maior do que 15% em crianças e maior que 20% em adultos, queimadura de terceiro grau com área corporal atingida maior do que 5% em crianças e em adultos maior do que 10% ou queimadura de terceiro grau,em qualquer idade, que atinja mão, pé, pescoço, face ou axila.

No atendimento imediato de emergência deve-se interromper o processo que está causando a queimadura, caso ainda esteja ativo, sendo válido ressaltar que a primeira preocupação da equipe é com a sua própria segurança, que se aplica a qualquer situação, a qual deve ser ser reforçada ao atender vítimas de queimaduras em ambientes hostis. Deve-se remover roupas, próteses, acessórios e semelhantes do queimado, cobrir as lesões com tecido limpo e em seguida prosseguir para o manejo inicial das queimaduras que se baseia no ATLS (Advanced Trauma Life Support), seguindo o método ABCDE para a **avaliação primária**.

A (airway): Preservação da via aérea com controle da coluna cervical. Deve-se avaliar a permeabilidade das vias aéreas. Situações de queimadura em ambiente fechado, explosão, voz rouca, alteração neurológica e feridas na face e pescoço são sugestivas de lesões inalatórias e podem demandar intubação orotraqueal. Além disso, o colar cervical precisa ser colocado até que os exames de imagem excluam a ocorrência de fraturas.

B (breathing): Deve-se observar o padrão respiratório e quando alterado, proceder a intubação. O procedimento é de aspirar as vias aéreas superiores, se necessário, administrar oxigênio a 100%, em máscara umidificada, e, na suspeita de intoxicação por monóxido de carbono, deve-se manter a oxigenação por 3 horas. A intubação orotraqueal é indicada quando a escala de coma Glasgow for menor do que 8; tiver edema importante de face e orofaringe; a PaO_2 for menor do que 60; a $PaCO_2$ for maior do que 55 na gasometria; a dessaturação for menor do que 90 na oximetria.

C (circulation): É verificado se há uma boa circulação ao avaliar pulsação, enchimento capilar dos membros, colocação da pele e sensibilidade. Amostras de sangue também devem ser coletadas para verificar tipo sanguíneo, gasometria arterial, análise bioquímica, dentre outros achados a depender da clínica apresentada pelo paciente.

D (disability): Procuram-se sinais de disfunção neurológica. O nível de consciência é mensurado pela Escala de Coma de Glasgow e investiga se há sinais focais de alteração neurológica, além de avaliar o reflexo fotomotor e o tamanho das pupilas. É uma etapa importante, pois a analgesia de grandes queimados que demandam opioides só pode ser realizada se o paciente estiver sem o sistema neurológico disfuncional.

E (exposition): Para exposição e controle do ambiente, a vítima deve ser despida, incluindo adornos e realiza-se um exame físico sucinto e então calcula-se a SCQ e determina-se a profundidade das queimaduras além de verificar outros traumas que possam ter ocorrido. Ademais, é importante manter a vítima aquecida, temperatura do ambiente controlada e a cabeceira da maca elevada para diminuir o edema facial.

A **avaliação secundária** se dá pela anamnese e exame físico detalhados do paciente, pois estes vão orientar o tratamento subsequente. Além de colher a história do acidente para determinar o agente causal, se foi em confinamento, o tempo de exposição entre outras questões, é importante investigar comorbidades, alergias, uso de medicações e drogas, vacinação antitetânica. É importante documentar fotograficamente as lesões.

Reposição volêmica: Em grandes queimados, com lesão inalatória ou trauma associado lança-se mão de dois acessos venosos calibrosos (catéteres de numeração 14 ou 16) para repor a volemia da vítima. Utiliza-se Ringer Lactato sendo 2-4ml/Kg/SCQ de segundo, terceiro ou quarto grau. A monitorização da reposição é preferencialmente pelo débito urinário, então é necessário sondagem vesical. Espera-se uma diurese de no mínimo 0,5ml/kg/h em adultos e 1ml/kg/hora em crianças. Em queimaduras elétricas é preciso monitorar arritmias cardíacas e manter a diurese em 1-2ml/kg/h para não ocorrer insuficiência renal obstrutiva.

Analgesia: A necessidade de analgesia varia de acordo com o caso. Em grandes queimados que apresentam dor intensa deve-se usar opioides como fentanil (2-5mg/Kg/dose) a menos que cause rebaixamento de nível de consciência ou piora da instabilidade hemodinâmica. No caso de pequenos e médios queimados são preconizados anti-inflamatórios não esteroidais.

Próximas condutas: O paciente deve ser mantido em jejum pois ele pode precisar de cirurgia. Realiza-se a lavagem com soro fisiológico 0,9% e degermante para controlar a colonização da microbiota. O desbridamento, ou seja, a remoção dos tecidos necrosados deve ser feito e em seguida curativos com antibiótico tópico e faixas. Antibióticos sistêmicos não devem ser utilizados a menos que já se tenha forte evidência de infecção ou cultura confirmada. Uma vez estável hemodinamicamente, radiografia deve ser solicitada para visualizar possíveis fraturas, cabendo outros exames complementares a depender do quadro clínico.

Referenciamento: Caso o paciente tenha recebido a primeira assistência em uma Unidade de Pronto Atendimento, ele deve ser referenciado para o serviço de emergência de um hospital geral. Lá ele será reavaliado (se necessário novamente estabilizado) e em seguida irá para a UTI, onde receberá os devidos cuidados nas primeiras 48 horas. Após esse período é avaliado a necessidade de transferência para internação numa unidade especializada em tratamento de queimados. Para tal, a vítima deve preencher no mínimo um dos critérios padronizados no território brasileiro, como pode ser visto na Figura 2 a seguir.

1) Queimaduras de segundo ou terceiro graus em mais de 10% da superfície corporal total (SCT) em doentes com menos de 10 anos ou mais de 50 anos
2) Queimaduras de segundo ou terceiro graus em mais de 20% da SCT, em qualquer faixa etária
3) Queimaduras em face, olhos, ouvidas, mãos e pés, genitárlia, períneo e articulações
4) Queimaduras de terceiro grau em mais de 5% da SCT, em qualquer grau
5) Queimaduras elétrica mais graves
6) Queimaduras químicas
7) Lesões por inalação
8) Pacientes com comorbidades
9) Outro trauma concomitante

Figura 2 Critérios de Transferência para Centro de Queimados. Fonte: DAHER (2017).

Desse modo, é importante um conhecimento apropriado acerca das queimaduras para que seja realizado o manejo adequado ao queimado, avaliando a etiologia, profundidade, extensão, localização e complexidade da queimadura e a faixa etária do paciente para assim direcionar a emergência com a qualidade e agilidade necessárias, além de ressaltar a importância das medidas de prevenção que são cruciais para evitar queimaduras.

▶ REFERÊNCIAS

ATLS. Advanced Trauma Life Support. 10. ed. Chicago: ACS American College of Surgeons, 2018.

BRASIL, Ministério da Saúde. **Cartilha para tratamento de emergência das queimaduras**. Brasília-DF, 2012. 19p.

BRUXEL, C. L. Manejo clínico do paciente queimado. Disponível em: https://docs.bvsalud.org/biblioref/2018/02/879480/manejo-clinico-do-paciente-queimado.pdf. 20. Acesso em: 14 dez. 2022.

DAHER, João Paulo Simões Dutra et al. Estudo clínico-epidemiológico de pacientes queimados internados em uma unidade de terapia intensiva em Goiás. **Revista Brasileira de Queimaduras**, v. 16, n. 2, p. 87-93, 2017.

MOULIN, L. L. et al. Perfil sociodemográfico e clínico de vítimas de queimaduras atendidas em um hospital de referência. **Revista Nursing**, 2018.

NAZÁRIO, Nazaré Otília; LEONARDI, Dilmar Francisco; NITSCHKE, Cesar Augusto Soares. Eventos agudos em situações clínicas: queimaduras.

PINHEIRO, Pedro. Queimaduras: Graus, Complicações e Tratamento. Disponível em: https://www.mdsaude.com/dermatologia/queimaduras/. Acesso em 16 dez. 2022.

ROCHA, N. M.; DA SILVA, E. A.; DA SILVA, E. M.; DE MELO, C. J. R.; MOTA, L. M. Atendimento inicial as vítimas de queimaduras: uma revisão integrativa. **Ciências Biológicas e de Saúde Unit**, v.6, n.1, p.11-20, 2020. Disponível em: https://periodicos.set.edu.br/fitsbiosaude/article/view/6433/3885 Acesso em: 15 dez.2022.

SOCIEDADE BRASILEIRA DE QUEIMADURAS. Queimaduras. **Primeiros socorros e cuidados**. Goiânia/GO, 2015. Disponível em: http://sbqueimaduras.org.br/queimaduras-conceito-e-causas/primeiros--socorros-ecuidados/. Acesso em: 15 dez 2022.

capítulo 87

Picada de Animais Peçonhentos

- Carlos Alberto Siqueira Mendonça
- Mariana Maria da Silva
- Myllena Vitória Bispo Santana.

▶ EPIDEMIOLOGIA

Segundo dados do Ministério da Saúde, no ano de 2018, foram registrados mais de 170.000 casos de acidentes envolvendo animais peçonhentos. Boa parte das exposições acontecem entre os meses de outubro a abril. A principal conduta a ser tomada no caso de uma emergência com animais peçonhentos é a aplicação do soro antiveneno específico e tratamento dos sintomas.

▶ OFÍDICOS

No território nacional, existem 4 espécies de serpente que apresentam uma grande importância na área médica, são elas: jararaca (85%), cascavel (10%), surucucu (2%) e coral (1%). As formas mais seguras de avaliação desenvolvidas são: a análise da história relatada e pela avaliação dos efeitos apresentados pelo paciente.

IDENTIFICAÇÃO

Existem alguns modos de identificar se uma serpente é ou não venenosa, lembrando que o manuseio desses animais deve ser feito por especialistas. Se possível, levar uma foto da serpente que causou o acidente, para facilitar o diagnóstico.

ABORDAGEM INICIAL

Em casos de picada por animais peçonhentos, não se deve realizar manobras como: incisões próximas à picada, ruptura de bolhas, sucção do veneno. O objetivo principal nesse momento é o transporte do indivíduo para um local onde tenha o soro antiofídico.

O paciente deve ser deitado e coberto para que se mantenha aquecido. O local da picada deve ser identificado, lavado com água e sabão. Acessórios como jóias nas extremidades acometidas devem ser removidos e o membro deve ser imobilizado, com elevação passiva e articulações estendidas. Não é recomendado o uso de torniquete.

Os exames iniciais indicados são: creatinina, eletrólitos, troponina, TP, fibrinogênio, TTPA, hemograma e urina.

Imediatamente antes da aplicação do soro antiofídico, por via EV, é recomendado a administração de uma pré-medicação, com a aplicação de 250μg de adrenalina SC. O quadro clínico é dinâmico e sinais de agravamento podem necessitar de doses adicionais.

ACIDENTES BOTRÓPICOS

Sua picada apresenta diversos efeitos como: hemorragia, inflamação e inibição de agregados plaquetários. É de suma importância que se atente para a possibilidade de síndrome compartimental e necessidade de fasciotomia. O sequestro de líquido no terceiro espaço, devido a reação inflamatória, pode provocar um quadro de insuficiência renal.

No que se refere à ação do antiveneno, sua eficácia está relacionada com a normalização do coagulograma entre 12 e 36 horas após o soro. Podem ser utilizados os soros: antibotrópico, antibotrópico-crotálico ou antibotrópico-laquético.

Tabela 1 Gravidade do acidente botrópico e soroterapia. Fonte: Ministério da Saúde, 2022.

Manifestações e tratamento	Leve	Moderado	Grave
Edema	Ausente	Evidente	Intenso
Hemorragia	Ausente	Discreta	Grave
Soroterapia	2-4 ampolas	4-8 ampolas	12 ampolas

ACIDENTE CROTÁLICO

Representam menos de 10% dos casos de acidentes ofídicos no país. O veneno cria uma discreta dor e edemas ao redor da picada. Os efeitos mais evidentes são: fácies miastênica com ptose palpebral (uni ou bilateral), turvação visual (visão turva e diplopia) e oftalmoplegia. O paciente apresenta dores musculares generalizadas e mioglobinúria/hematúria (urina escura).

Tabela 2 Gravidade do acidente crotálico e soroterapia recomendada. Fonte: Ministério da Saúde, 2022.

Manifestações e tratamento	Leve	Moderado	Grave
Fácies miastênicas	Ausente/Discreta	Discreta	Evidente
Mialgia	Ausente	Discreta	Intensa
Urina escurecida	Ausente	Discreta	Intensa
Oligúria/Anúria	Ausente	Ausente	Presente
Soroterapia	5 ampolas	10 ampolas	20 ampolas

ACIDENTE LAQUÉTICO

A grande maioria dos acidentes laquéticos ocorrem na região Norte (aproximadamente 90% dos casos). Em casos de acidentes laquéticos deve-se monitorizar o paciente e solicitar eletrocardiograma (ECG) seriado.

O acidente laquético se apresenta dor local intensa, edema, dor abdominal intensa e rebaixamento de nível de consciência. O tratamento inicial deve ser a administração do soro antiofídico e a estabilidade hemodinâmica do paciente com infusão de volume, uso de atropina inotrópicos.

Todos os casos de acidente laquético devem ser considerados graves e são indicadas de 10 a 20 ampolas de soro antilaquético ou soro bivalente (antilaquético e antibotrópico). O paciente deve ser monitorizado obrigatoriamente por 72 horas.

ACIDENTE ELAPÍDICO

O paciente apresenta quadro de náuseas, vômitos, sudorese, ptose palpebral (uni ou bilateral), dificuldade de deglutição, paralisia muscular e respiratória.

Todo acidente elapídico deve ser considerado grave e a administração de soro antielapídico deve ser entre 5 e 10 ampolas. O paciente deve ser mantido em observação por 24 horas. Caso ocorra insuficiência respiratória antes da chegada do soro antielapídico, é indicado a administração de neostigmina EV. Em crianças, 0,05mg/kg e, no adulto, até no máximo 2-5mg. Cada ampola de neostigmina deve ser precedida de 0,01-0,02mg/kg de atropina.

▶ ESCORPIÔNICOS

No Brasil existem 4 espécies de importância em saúde pública: *Tityus serrulatus* (escorpião amarelo), *T. bahiensis* (escorpião marrom) e *T. stigmurus* (escorpião amarelo do nordeste) e T. obscurus (escorpião preto da amazônia). A principal manifestação local é a dor imediata após o acidente. A duração dos sintomas pode chegar até 24 horas.

Como procedimento padrão, deve-se solicitar hemograma, glicemia, potássio, sódio, amilase, creatinoquinase e eletrocardiograma. O tratamento para os casos leves é a administração de anestesia local com lidocaína e observação de 4 a 6 horas.

Nos casos moderados, tem-se a indicação de administração do soro antiescorpiônico de 2 a 3 ampolas (especialmente em crianças). Casos graves devem receber de 4 a 6 ampolas.

Tanto o moderado com o grave devem ser observados por pelo menos 24-48 horas.

▶ ARACNÍDICOS

No Brasil existem 3 gêneros de aranha que apresentam importância médica: *Phoneutria, Loxosceles* e *Latrodectus*.

ACIDENTES POR PHONEUTRIA

Representado pelas aranhas armadeiras, a picada causa dor local imediata com diaforese localizada, piloereção e eritema. Na maioria dos casos se limitam ao quadro doloroso. Os sintomas sistêmicos incluem náuseas, vômitos, tonturas, salivação, alterações visuais e priapismo.

Na maioria dos casos, apenas o tratamento sintomático é necessário com a aplicação de compressa quente, opióides e sedativos. A indicação pelo soro só é necessária em casos mais graves com manifestações autonômicas. O soro é usado por 3 horas e a recuperação completa demora 24 horas.

ACIDENTES POR LOXOSCELES

Representados pelas aranhas marrons. A dor apresenta um aumento progressivo; a aparência inicial da lesão é de uma pápula avermelhada e alguns pacientes podem apresentar rash urticariforme associado. Os níveis de hemoglobina podem chegar até de 5 a 8 g/dL.

A dose de prednisona recomendada é de 40-80mg/dia ou 1mg/kg por 5 dias. A dose de soro específico é de 5 ampolas em casos sem hemólise e 10 ampolas no caso de hemólise associada.

ACIDENTES LATRODÉTICOS

Representado pela viúva-negra. Os sinais e sintomas incluem alterações sensoriais no local da picada, podendo ocorrer contratura facial, hipertensão arterial, taquicardia ou bradicardia. A dor é uma manifestação presente nas picadas e costuma ocorrer irradiação para dorso, tórax e região abdominal.

Opióides são utilizados com frequência e benzodiazepínicos podem ser associados em casos de espasmos musculares. O tratamento é de 1 ampola IM em casos de acometimento moderado e 1 a 2 ampolas IM em casos de acometimento grave.

Tabela 3 Número de ampolas de soro antiaracnídico de acordo com a gravidade do paciente. Fonte: Ministério da Saúde, 2022.

Classificação	Manifestação	Soroterapia
PHONEUTRIA		
Leve	Dor local	–
Moderado	Dor local, sudorese	2-4 ampolas
Grave	Convulsões, bradicardia	5-10 ampolas
LOXOSCELES		
Leve	Sinais e sintomas sem alteração laboratorial	–
Moderado	Lesão com rash ou menos de 3cm. Sem alterações laboratoriais	5 ampolas
Grave	Lesão maior que 3cm, evidência de hemólise	5 ampolas (cutânea). 10 ampolas (cutâneo visceral)
LATRODECTUS		
Leve	Dor local, edema local discreto	–
Moderado	Dor nos membros inferiores, parestesia	1 ampola
Grave	Sudorese, mialgia, cefaléia, tontura, hipertensão arterial	1-2 ampolas

▶ ABELHAS

As espécies Hymenoptera que atacam os humanos incluem as abelhas, vespas, marimbondos e formigas. A maioria dos casos apresenta somente dor no local da picada.

A utilização de compressas frias pode ajudar. Prednisona 40-60mg em dose única ou tratamento curto de 2 a 5 dias pode ajudar.

O tratamento inclui proteção de via aérea e intubação orotraqueal se necessário. O protocolo para administração do soro antiapílico especifica duas ampolas de soro para 5 a 200 picadas; seis ampolas de veneno para 201-600 picadas; e 10 ampolas para mais de 600 picadas. É importante se atentar para função renal, já que oligúria e anúria são indicações de diálise, e corrigir distúrbios hidroeletrolíticos.

▶ LAGARTAS

A penetração de cerdas de lagartas na pele inoculam toxinas, provocando envenenamento pelo gênero *Lonomia*. Os nomes mais populares desse gênero são: taturana, oruga, lagarta de fogo. O veneno causa dor, edema, hemólise intravascular. Localmente haverá dor em queimação.

O tratamento é sintomático com compressas frias. Lidocaína a 2% próximo a lesão. Em acidentes moderados com alterações de coagulograma ou graves com manifestações hemorrágicas em vísceras, o paciente deve ficar em repouso e receber o soro específico. Acidentes moderados têm indicação de 5 ampolas e acidentes graves têm indicação de 10 ampolas.

▶ REFERÊNCIAS

APA Citation. Marx, J. A., Rosen, P (2014). Rosen´s emergency medicine: Concepts and clinical practice (8th ed.). Philadelphia, PA: Elsevier/Saunders.

BRASIL. Ministério da Saúde. Acidentes por Animais Peçonhentos. 2022.

Larry M Baddour, MD, FIDSA, FAHA, Marvin Harper, MD. Animal bites (dogs, cats, and other animals): Evaluation and management.

ROSEN. Medicina de emergência: conceitos e prática médica/editor Ron M. Walls; [organização] Robert S. Hockberger, Marianne Gausche-Hill; tradução Andrea Adelcorso, Andréa Favano, Luiz Frazão Filho. 9. ed. Rio de Janeiro: Elsevier, 2019.

VELASCO, Irineu Tadeu; BRANDÃO NETO, Rodrigo Antonio; SOUZA, Heraldo Possolo de; *et al.* Medicina de emergência: abordagem prática. [S.l: s.n.], 2019.

capítulo 88

Feridas Lácero-Contusas (causadas pela compressão ou tração dos tecidos) sem Grandes Hemorragias

- Luiz Eduardo Vanderlei Torres
- Allan Vitor Prazeres Melo
- Pedro Fellipe Dantas Cordeiro

▶ DEFINIÇÃO

Na formação médica, o profissional deve ter a capacidade de avaliar, documentar e interpretar de maneira eficiente as lesões físicas, a exemplo das feridas do tipo lácero-contusas, que são definidas como traumas cutâneos que afetam a integridade da pele, ocasionados por compressão, em que a pele é pressionada de encontro ao plano subjacente, ou por tração, que inclui casos de arrancamento e rasgos teciduais, tendo como uma de suas característica a presença de bordas irregulares e a presença de lesões não lineares, com mais de um ângulo.

As lesões relacionadas com trauma contuso envolvem impacto com superfícies sólidas ou objetos, podendo apresentar uma padronização, que permite a identificação do objeto ou da mecânica do trauma, mas também podem ser de caráter inespecífico. São exemplos dessas contusões as fraturas, avulsões e lacerações, sendo essa última muito frequente e que geralmente pode ser associada com cortes, no entanto, as lacerações envolvem dois mecanismos de trauma, sendo o primeiro o esmagamento, relacionado com a compressão da pele e de partes moles mediante impacto ou pressão ao osso adjacente, e também a dilaceração, que engloba rupturas da pele com presença de bordas contundidas e maceradas, além da presença de pontes teciduais.

Há, em casos que envolvem tração em dois pontos superficiais da pele, a ocorrência de lacerações divididas, sendo observado uma ruptura na região com maior fragilidade e ausência de características usuais, como o fato de não constar pontes teciduais e bordas menos danificadas. São lesões geralmente encontradas em casos de agressão sexual, em traumas genitais.

Além de levar em consideração o mecanismo de trauma e os tipos de lesões, deve ser tratado na prática médica o grau de contaminação da ferida em questão, existindo quatro possíveis classificações:

1. Limpas: produzidas em ambiente cirúrgico, sem afetar os sistemas digestório, respiratório ou urinário.
2. Limpas-contaminadas: há contaminação grosseira ou ocasionada por provável lesão dos sistemas digestório, respiratório ou urinário durante procedimentos cirúrgicos,.
3. Contaminadas: presença de reação inflamatória, sendo uma classificação comum para feridas que entraram em contato com fezes e o solo, além dos ferimentos que estão abertos por mais de 6 horas.
4. Infectadas: agentes infecciosos já estão presentes.

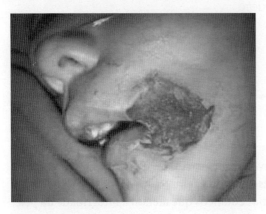

Figura 1 Ferida lácero-contusa. Fonte: Research, Society and Development, 2021.

▶ FISIOPATOLOGIA

TRAUMA CONTUSO X TRAUMA CORTANTE

Ao se analisar uma ferida há duas formas amplas de classifica-lá, pode ser classificada com um trauma contuso ou um trauma cortante. O trauma contuso é classificado dessa forma por ter como origem um contato que gere impacto com uma superfície ou um objeto (opaco e firme). Dentro da classificação das feridas contusas ainda há como classificá-las em padronizadas (indica impacto decorrente de um tipo específico de objeto) ou inespecíficas (sem indicação específica de objeto).

Além disso, também há o trauma cortante, nesse tipo de trauma há o contato da pele com um objeto que possui uma borda ou superfície fina, ou seja, o trauma cortante é gerado por um contato traumático com um objeto cortante. É importante salientar que o trauma cortante é mais simples de ser desencadeado em termos de pressão exercida para que seja gerado o trauma, uma vez que, o objeto possui uma pequena área de contato e uma extensa área de superfície para interagir, assim a pressão é inversamente proporcional à área de contato.

LACERAÇÃO

A laceração abrange o fenômeno de ruptura da pele e pode ser decorrente de dois mecanismos distintos, por compressão ou por tração dos tecidos. A laceração por compressão será gerada quando o tecido for comprimido a tal ponto que haja a ruptura da pele, dessa forma, esse tipo de lesão é costumeiramente observado com a pele e o tecido mole esmagado entre o objeto de impacto e o osso presente na região de impacto. Esse tipo de laceração pode gerar a exposição de nervos e vasos sanguíneos e causar comprometimento nervoso e circulatório, além disso, a ferida lacerante por compressão é geralmente regular, porém, possui bordas geralmente irregulares. Uma característica marcante desse tipo de lesão é a presença de pontes de tecido delicadas e visíveis.

Há também a laceração que se desenvolve por um mecanismo de tração de tecido, nesse tipo de laceração sofre força e é esticado em dois pontos diferentes, que como consequência irá gerar a ruptura em algum dos pontos sob tensão. Diferente da laceração por compressão, a laceração por tração não necessariamente irá apresentar pontes de tecido.

▶ DIAGNÓSTICO

Após entender os diferentes tipos de classificação de um trauma, seja ele contuso ou cortante, além de entender os dois mecanismos distintos para gerar uma laceração (por compressão ou por tração), o diagnóstico da ferida deve ser gerado pela pela análise das características da ferida e do relato do paciente, com isso, deve ser coletado o máximo de informações para que seja possível chegar ao diagnóstico mais fidedigno possível. Alguns pontos de extrema importância devem ser observados e descritos:

a) Tipo de lesão;
b) Objeto que causou a lesão;
c) Área do corpo lesionada;
d) História do paciente;
e) Mecanismo da lesão.

Dessa maneira, uma ferida contusa irá apresentar as bordas com ângulos irregulares, com aparência escoriada ou equimosada, além disso, o fundo da lesão é "sujo", com desigualdades e irregularidades, ademais, é importante salientar que esse tipo de lesão possui uma difícil cicatrização.

Juntando as características da contusão com os dois mecanismos distintos de laceração (por compressão ou por tração) já explicados, há como se chegar ao tipo de ferida que foi gerada no paciente e o provável objeto ou superfície que está envolvido no trauma gerado.

▶ TRATAMENTO

Tendo em vista todas as características fisiopatológicas e anatômicas da ferida lacero--contusa, em especial as feridas sem grandes hemorragias, seu tratamento irá se basear em 6 etapas principais, comuns a outros tipos de feridas.

ESCOLHA DA ANESTESIA

Inicialmente, o ferimento pode ser tratado com anestesia local ou geral, sendo que a primeira opção é a mais utilizada para feridas isoladas. A droga de primeira escolha para a anestesia local é o cloridrato de lidocaína na concentração de 2%, com ou sem vasoconstritor, sendo que o uso deste irá depender da área a ser tratada, devendo ser evitado em regiões de cartilagem (nariz e orelhas) e extremidades corpóreas (dedos das mãos e dos pés) devido ao risco de necrose. A dosagem de lidocaína não deve ultrapassar 4,4mg/Kg nas soluções sem vasoconstritor e 7mg/Kg nas soluções com vasoconstritor. Outras opções mais adotadas de prolongamento do efeito anestésico local incluem o bloqueio regional e a técnica infiltrativa terminal.

LIMPEZA DO FERIMENTO

A limpeza do ferimento é imprescindível para a garantia de uma boa cicatrização, além da prevenção de infecções. Nesse sentido, o ferimento deve ser submetido a inúmeras lavagens com soro fisiológico a 0,9% em forma de jato, priorizando a remoção de coágulos e de corpos estranhos. Além disso, a utilização de antissépticos como a iodopovidona e a água oxigenada deve ser evitada, devido aos danos teciduais causados por elas, ficando reservados a feridas infectadas e abscessos.

HEMOSTASIA

A hemostasia, a qual objetiva a não formação de hematomas e de espaço morto, em casos de feridas lácero-contusas sem grandes hemorragias, pode ser realizada apenas pelo método de eletrocoagulação, mas deve-se tomar cuidado com a intensidade da corrente para que a ponta não atinja a pele do paciente. Em casos de hemorragias mais intensas devido ao rompimento de vasos de maior calibre, pode ser necessária a realização de uma ligadura.

DEBRIDAMENTO

O debridamento objetiva a remoção de tecidos inviáveis e a regularização das bordas do ferimento, diminuindo, respectivamente, o risco de uma infecção e a formação de cicatrizes não viáveis esteticamente e anatomicamente. As ressecções de tecidos necróticos ou macerados devem ser realizadas com bisturi ou tesouras bastante afiadas.

SÍNTESE

A sutura dos tecidos deve ser realizada com material delicado e adequado, prezando pela aproximação dos planos anatômicos e impedindo a formação de um tecido necrótico. A aproximação dos planos profundos, como músculo e tecido subcutâneo, é indispensável para evitar a formação de espaços mortos, além do retorno das funções musculares normais. São preferíveis fios absorvíveis, como vicryl, para a síntese de planos profundos, ao passo em que fios inabsorvíveis, como nylon, são mais utilizados no plano superficial ou pele.

Evita-se a aplicação de tensão exagerada no ponto da sutura, devido ao risco de isquemia local. Em ferimentos irregulares, como na ferida lacero-contusa, deve-se iniciar o primeiro ponto pelo centro da ferida, deixando espaços simétricos dos dois lados restantes, com o objetivo de evitar a dobra lateral da pele. Caso o ferimento seja extenso, pode ser necessário o uso de enxertos.

CURATIVO

O uso de curativos no final do tratamento é essencial devido à proteção fornecida contra agentes infecciosos e raios solares. São utilizados adesivos antialérgicos, como o Micropore, que auxilia no fechamento da ferida e reduz as forças de tensão exercidas pelas fibras musculares. Ademais, é recomendado o uso de protetores solares na área do ferimento, por pelo menos 90 dias, com o fito de proteger a ferida da exposição aos raios solares.

▶ REFERÊNCIAS

LEBLANC, K. *et al.* Skin tears: prevention and management. **British journal of community nursing**, v. 24, n. 9, p. 12–18, set. 2019.

PAYNE-JAMES, J. Jason *et al.* Avaliação, documentação e avaliação de lesões. **Stark MM, ed. Medicina Forense Clínica: um guia do médico**, Springer, Cham, 2020. p. 143-194.

SEGUNDO, A.V. *et al.* Tratamento dos ferimentos faciais. **Revista de Cirurgia e Traumatologia Buco- -maxilo-facial**, Camaragibe, PE, v. 7, n. 1, p. 9-16, jan./mar. 2007.

SIMON, L. V.; LOPEZ, R. A.; KING, K. C. Blunt Force Trauma. **StatPearls**, 2022.

capítulo 89

Psicologia Médica em Emergências

- Elayne Vieira dos Santos
- Eliane Vieira dos Santos
- Gerson Odilon Pereira

Resumo: INTRODUÇÃO: A psicologia médica traz a perspectiva do modelo biopsicossocial, privilegiando uma abordagem ampliada em relação ao paciente na complexidade do processo saúde-doença e a importância do preparo profissional para além das habilidades técnico-instrumentais. No contexto da medicina de emergência, a conduta empática e humanizada produz grandes benefícios tanto no prognóstico do paciente, como na equipe de saúde. **METODOLOGIA:** Trata-se de uma revisão integrativa de literatura, em que foram realizadas buscas nas plataformas PUBMED e BVS utilizando a seguinte estratégia de busca: "psicologia médica AND medicina de emergência" e filtro de tempo 5 anos. Como critério de exclusão, foram descartados artigos duplicados, artigos que tratassem de fenômenos relacionados a Psicologia médica em contexto diferente da Medicina de emergência, revisões de literatura e aqueles publicados em tempo superior a 5 anos. **OBJETIVO GERAL:** Analisar os desafios na aplicabilidade das contribuições da Psicologia médica no contexto da Medicina de emergência. **OBJETIVOS ESPECÍFICOS:** Provocar reflexão acerca da importância da Psicologia médica no contexto da Medicina de emergência; Trazer subsídios para uma atuação mais humanizada na Medicina de emergência. **RESULTADOS:** Os estudos abordam principalmente barreiras e facilitadores na comunicação e interações pessoais no ambiente de trabalho; a influência de fatores de resiliência; procedimentos institucionais de resolução de problemas; e melhores práticas e inovações curriculares voltadas para o bem-estar. **CONSIDERAÇÕES FINAIS:** Os principais desafios na aplicabilidade das contribuições da Psicologia médica no contexto da Medicina de emergência são fatores humanos como dificuldades de comunicação com a equipe, paciente ou familiares, problemas em lidar com a subjetividade do paciente, além da falta de suporte institucional e de uma preparação e apoio mais consistente e formal para enfrentar tais desafios.

PALAVRAS-CHAVE: psicologia médica; medicina de emergência; emergências.

▶ INTRODUÇÃO

A psicologia médica traz a perspectiva do modelo biopsicossocial, privilegiando uma abordagem ampliada em relação ao paciente na complexidade do processo saúde-doença e a importância do preparo profissional para além das habilidades técnico-instrumentais. No contexto da medicina de emergência, a conduta empática e humanizada produz grandes benefícios tanto no prognóstico do paciente, como na equipe de saúde. Assim, as habilidades de comunicação e a relação médico-paciente tem importante repercussão na melhoria da segurança e experiência do paciente durante o atendimento ou internação (RAHHAL & RIBEIRO, 2022).

Nas emergências, a brevidade no contato com o paciente configura um desafio no estabelecimento de um vínculo de confiança, sendo necessário a aplicação de protocolos bem estabelecidos, comunicação empática por parte dos profissionais médicos, abordagem detalhada e ampliada e respeito a autonomia do paciente sempre que possível (RAHHAL & RIBEIRO, 2022).

Nessa perspectiva, a Psicologia médica é um ramo da medicina que promove a formação de médicos mais preparados para lidar com os diversos desafios na relação com os pacientes e equipe, além de compreender melhor os fenômenos psicodinâmicos e mecanismos implicados no processo saúde-doença, levando a uma atuação mais humanizada na medicina de emergência.

Considerando os desafios presentes no cotidiano das emergências, analisar os desafios na aplicabilidade das contribuições da Psicologia médica nesse contexto pode fornecer subsídios para a construção de intervenções que facilitem a superação de tais desafios.

▶ OBJETIVO GERAL

Analisar os desafios na aplicabilidade das contribuições da Psicologia médica no contexto da Medicina de emergência.

▶ OBJETIVOS ESPECÍFICOS

- Provocar reflexão acerca da importância da Psicologia médica no contexto da Medicina de emergência;
- Trazer subsídios para uma atuação mais humanizada na medicina de emergência.

▶ METODOLOGIA

Trata-se de uma revisão integrativa de literatura, em que foram realizadas buscas nas plataformas PUBMED e BVS utilizando a seguinte estratégia de busca: "psicologia médica AND medicina de emergência" e filtro de tempo 5 anos. Como critério de exclusão, foram descartados artigos duplicados, artigos que tratassem da Psicologia médica em contexto diferente da Medicina de emergência, revisões de literatura e aqueles publicados em tempo superior a 5 anos.

▶ RESULTADOS E DISCUSSÕES

Foram encontrados 448 artigos, dos quais após análise dos títulos e resumos, 35 foram selecionados para leitura do texto completo, restando após análise, o total de oito artigos aprovados. Foi constatado que a literatura relacionada a Psicologia médica associada diretamente a Medicina de emergência é escassa, sendo tratadas nos estudos investigações variadas sobre fatores intrínsecos dessas temáticas.

Os estudos abordam principalmente barreiras e facilitadores na comunicação e interações pessoais no ambiente de trabalho; a influência de fatores de resiliência; procedimentos institucionais de resolução de problemas; e melhores práticas e inovações curriculares voltadas para o bem-estar.

Schrepel *et al.* (2021), exploraram as percepções das interações interpessoais em médicos de medicina de emergência e medicina interna que descreveram percepções preconcebidas da especialidade de seus colegas e desalinhamentos nas expectativas em relação aos cuidados clínicos que tornaram o ambiente de aprendizado conflituoso. Também foi enfatizado o papel das escolhas de palavras no aparecimento de sentimentos mútuos de subestimação, desempoderamento e de julgamento clínico questionado. Descreveram ainda consequências pessoais e profissionais que ocorreram secundariamente aos conflitos, como estresse, esgotamento, insatisfação no trabalho, insegurança, questionamento sobre a escolha da especialidade médica. Tais desalinhamentos, preconceitos e conflitos na equipe, além de gerarem prejuízos aos profissionais, podem também colocar em risco a segurança do paciente e provocar falta de eficiência em procedimentos.

A associação de falhas na comunicação da equipe com alto grau de estresse e esgotamento físico aumentam o risco de desfechos ruins. Zimmer *et al.* (2021), realizou pesquisa com 714 equipes de resgate médicas e não médicas de toda a Alemanha. Os dados mostraram que dentre eles, 72,0% já haviam agredido pelo menos um paciente durante o trabalho. Com comunicação imprecisa, 81,7% raramente solicitavam esclarecimentos. Além disso, 66,3% viam o comportamento da liderança como a causa da má comunicação; 46,0% não conseguiam conversar com seus superiores sobre erros. Destaca-se que 96,3% gostariam de treinamento de comunicação conjunto de funcionários médicos e não médicos.

Uma comunicação ineficiente e o despreparo de lidar com o trabalho em equipe podem levar a situações de estresse e abuso psicológico. Lall *et al.* (2021) examinou a prevalência, tipos e fontes de maus-tratos percebidos no local de trabalho durante o treinamento entre residentes de medicina de emergência e a associação entre maus-tratos e ideação suicida. Foram identificados maus-tratos com base em gênero, raça/etnia e orientação sexual que foram mais comuns entre mulheres, residentes de minorias raciais/étnicas e residentes que se identificam como LGBTQIA+, respectivamente. Maus-tratos no local de trabalho foram associados a pensamentos suicidas; no entanto, após intervenção para maus-tratos, as mulheres eram menos propensas do que os homens a relatar ideação suicida.

O´Shea *et al.* (2020) realizou um estudo com o objetivo de examinar criticamente as crenças do médico de emergência sobre fazer pausas para o autocuidado. Os autores identificaram que a produtividade e a segurança do paciente são de fundamental importância para os médicos de emergência ao considerar se devem fazer uma pausa para cuidar de si mesmos. Se não descansam, ficam estressados, podem apresentar sintomas de Burnout e vários outros transtornos.

Nessa perspectiva, Watson *et al.* (2019) identificou fatores de resiliência com influência na relação entre os sintomas de burnout do médico e a percepção do impacto da carga de trabalho nos resultados do paciente. Foram relatados fatores incluindo a espiritualidade pessoal, utilidade das técnicas de atenção plena, qualidade do sono, percepções da vida doméstica e a presença de procedimentos institucionais de resolução de problemas. Tais fatores podem mitigar o impacto do burnout no trabalho e no atendimento ao paciente.

Nesse sentido, considerando a grande exposição dos médicos de emergência a casos desafiadores durante o turno e a escassez de oportunidades de reflexão, programas de suporte e esclarecimento de pares dentro da medicina de emergência oportunizam um ambiente de esclarecimento, resiliência e proteção contra esgotamento emocional (CALDER-SPRACKMAN, *et al.*, 2018).

A promoção de saúde mental aos médicos de emergência, além de prevenir adoecimento, os torna mais aptos a desenvolver um trabalho eficiente aos pacientes. Considerando o risco aumentado de esgotamento físico e mental em alunos que planejam uma carreira em medicina de emergência, Chung *et al.* (2018) desenvolveram um currículo inovador, baseado em mindfulness, projetado para ser integrado em um estágio padrão de medicina de emergência. Foram observadas mudanças significativas nos comportamentos e atitudes autorrelatadas dos alunos imediatamente após a participação no currículo, que se mantiveram até seis meses depois.

Outras formas de melhoria dos processos de trabalho e assistência ao paciente que podem ser incorporadas à rotina das emergências são as tecnologias. Noack, Kleinert e Muller (2020) realizaram estudo com o objetivo de desenvolver uma ferramenta de comunicação digital que auxilie os paramédicos da Alemanha a se comunicarem com pacientes de língua estrangeira. Os resultados do ensaio clínico foram a melhoria da comunicação e uma qualidade e quantidade aprimoradas das informações coletadas. Dessa forma, a utilização de tecnologias que facilitem o atendimento de acordo com as necessidades específicas de pacientes, além de promover acolhimento e humanização, pode ampliar o leque de dados e informações de saúde e diminuir equívocos causados por barreiras de comunicação.

▶ CONSIDERAÇÕES FINAIS

Os principais desafios na aplicabilidade das contribuições da Psicologia médica no contexto da Medicina de Emergência são características próprias da cultura desses ambientes como ritmo acelerado, a não existência de vínculo sólido de confiança entre médico e paciente, exposição a situações estressantes e que envolvem dilemas, fatores humanos como dificuldades de comunicação com a equipe, paciente ou familiares, problemas em lidar com a subjetividade do paciente, além da falta de suporte institucional e de uma preparação e apoio mais consistente e formal para enfrentar tais desafios.

▶ REFERÊNCIAS

CALDER-SPRACKMAN, S. *et al*. Ice cream rounds: The adaptation, implementation, and evaluation of a peer-support wellness rounds in an emergency medicine resident training program. **CJEM**, vol. 20, n. 5, 2018.

CHUNG, A. S. *et al*. A target mindfulness curriculum for medical students during their emergency medicine clerkship experience. **West J Emerg Med**, vol. 19, n. 4, 2018. Disponível em: < https://escholarship.org/uc/item/04v153g5 > Acesso em: 17 dez. 2022.

LALL M. D. *et al*. Prevalence of Discrimination, Abuse, and Harassment in Emergency Medicine Residency Training in the US. **JAMA Network Open**, vol. 4, n. 8, 2021. Disponível em: < https://jamanetwork.com/journals/jamanetworkopen/fullarticle/2783236 > Acesso em: 16 dez. 2022.

NOACK, E. M.; KLEINERT, E.; MULLER, F. Overcoming language barriers in paramedic care: a study protocol of the interventional trial 'DICTUM rescue' evaluating an app designed to improve communication between paramedics and foreign-language patients. **BMC Health SERV RES**, vol. 20, n. 1, 2020. Disponível em: < https://www.ncbi.nlm.nih.gov/pmc/articles/PMC7079507/ > Acesso em: 15 dez. 2022.

O'SHEA, J. *et al*. Breaking the emergency department: Does the culture of emergency medicine present a barrier to self-care? **West J Med**, vol. 21, n. 2, 2020. Disponível em: < https://www.ncbi.nlm.nih.gov/pmc/articles/PMC7081850/ > Acesso em: 17 dez. 2022.

RAHHAL, H; RIBEIRO, S. C. C. Comunicação no departamento de emergência. *In:* VELASCO, I. T. *et al*. **Medicina de emergência: abordagem prática.** Barueri, SP: Manole. 16ª ed, 2022. p. 625 – 639.

SCHREPEL, C. M. D. *et al*. Interspeciality Othering: A Qualitative Analysis of Physician Interpersonal Conflict at the Time of Admission From the Emergency Department. **Academic Medicine,** vol. 96, 2021. Disponível em: < https://journals.lww.com/academicmedicine/Fulltext/2021/11001/Interspeciality_Othering__A_Qualitative_Analysis.73.aspx > Acesso em: 17 dez. 2022.

WATSON, A. G. *et al*. Self-reported modifying effects of resilience factors on perceptions of workload, patient outcomes, and burnout in physician-attendees of an international emergency medicine conference. **Psychology, Health & Medicine**. Vol 24, n. 10, 2019. Disponível em: < https://www.tandfonline.com/doi/abs/10.1080/13548506.2019.1619785?journalCode=cphm20 > Acesso em: 15 dez. 2022.

ZIMMER, M. *et al*. Communication of preclinical emergency teams in critical situations: A nationwide study. **PLoS One**, vol. 16, n. 5., 2021. Disponível em: < https://www.ncbi.nlm.nih.gov/pmc/articles/PMC8092665/ > Acesso em: 16 dez. 2022.

parte XVI

Urgências e Emergências Dermatológicas

Capítulo 90 ■ Farmacodermias

Capítulo 91 ■ Púrpura fulminante

capítulo 90

Farmacodermias

- Rayane Aguiar Costa
- João Victor Pinheiro Martins

▶ DEFINIÇÃO

As farmacodermias consistem em um grupo de doenças tegumentares e assumem reações orgânicas com uma grande variedade de aspectos clínicos, variando de formas pouco sintomáticas a sistêmicas. Eventualmente estas podem ser graves e até mesmo fatais. Tais reações podem se relacionar direta ou indiretamente aos efeitos farmacológicos da droga, predisposição constitucional, distúrbios enzimáticos ou imunológicos e interações medicamentosas.

▶ FISIOPATOLOGIA

Uma droga pode causar qualquer tipo de erupção cutânea, portanto a história clínica é fundamental, devendo ser pesquisado todo agente terapêutico administrado. Devem ainda ser observados se há a passagem da droga pela placenta durante a gestação e pelo leite durante a lactação, como também as drogas ocultas que podem estar presentes em alimentos, como aditivos ou conservantes, aquelas inaladas acidentalmente ou por força de exposição ocupacional.

▶ MANIFESTAÇÕES CLÍNICAS

ERITEMA PIGMENTAR FIXO

O Eritema Pigmentar Fixo (EPF) ou erupção fixa medicamentosa é um tipo de reação adversa cutânea tardia de erupção por droga, caracterizada pela recidiva sempre no mesmo local, ainda que novas lesões possam surgir simultaneamente em outras áreas. As lesões costumam surgir de uma a duas semanas após exposição ao fármaco promotor e, em casos de reexposição, recidivam em cerca de um dia, resolvendo gradualmente em alguns dias com pigmentação residual.

A lesão consiste em mancha eritematosa ou eritemato-violácea, redonda ou oval, com limites nítidos, podendo ser urticada ou bolhosa nas formas mais graves, alguns casos há prurido e sensação de queimadura associados. Podem surgir em qualquer região, porém região das palmas, plantas e mucosas são localizações frequentes. A alternativa mais segura para diagnóstico, simples e reprodutível do EPF é a realização dos testes de Patch.

Qualquer droga pode causar erupção fixa, porém as responsáveis mais frequentes são analgésicos-antipiréticos (dipirona, salicilatos, fenilbutazona), meprobamato, tetraciclinas, anovulatórios, barbitúricos, sulfas e fenolftaleína. Dentre as drogas antineoplásicas, as mais causais desta toxidermia estão dacarbazina, hidroxiureia, paclitaxel e procarbazina. Não é necessário tratamento do quadro, exceto se houver infecção secundária, quando é indicado creme antisséptico.

URTICÁRIA

A urticária é resultado de uma cascata imunológica desencadeada pela degranulação dos mastócitos e liberação de estímulo para mediadores celulares. Determinados fármacos tem a capacidade de estimular a degranulação, provocando as lesões urticariformes cutâneas. Os mediadores celulares promovem o extravasamento de células plasmáticas na derme, ocasionando lesões urticariformes edematosas, pruriginosas e elevadas. As causas de urticária são classificadas como mediadas por IgE, mediadas por bradicinina, mediadas por complemento e não imunológicas.

A Urticária Espontânea Aguda (UEA), pode se desenvolver dentro de minutos após a administração do fármaco promotor, e é desencadeada principalmente por anti-inflamatórios não esteroides (AINEs), mas pode podem ser causadas por inúmeros medicamentos, como antibióticos, opiáceos, meprobamato, tranquilizantes, brometos, barbitúricos e salicilatos. O prurido representa o sintoma mais típico da UEA. O paciente pode relatar lesões elevadas ou pápulas assimétricas pruriginosas, podendo também ser descritas como uma sensação de picada, ou lesão dolorosa em diversas regiões do corpo. A UEA possui seu diagnóstico baseado no exame físico, é auto-limitada e seu manejo é sintomático.

Em alguns casos, a UEA pode evoluir concomitante com angiodema associado e edema não prurítico da pele e de mucosas, mediado por bradicinina. O angioedema quando está relacionado à urticária pode perdurar por até 3 dias e usualmente é acompanhado por sensação de queimação e/ou dor moderada. Estes casos devem ter mais atenção, tendo em vista o alto índice de complicações e mortalidade. Nos casos da presença de sintomas ameaçadores à vida, devem ser administrados anti-histamínicos e corticosteroides endovenosos, além de realizar a contenção de choque anafilático por administração de epinefrina em caso de progressão.

PÊNFIGO

O pênfigo representa um grupo de doenças autoimunes crônicas bolhosas intraepiteliais, sendo o pênfigo medicamentoso uma forma bem estabelecida desse grupo. O diagnóstico é confirmado por meio histológico. Os fármacos associados ao surgimento do quadro podem ser classificados de acordo com sua estrutura química: as que contêm radical sulfidrila (Tióis ou drogas SH), tais como a penicilamina e captopril, e as que não apresentam esse radical.

As lesões bolhosas costumam ser flácidas e romper com facilidade, recobrindo-se de crostas com aspecto seborreico, localizadas preferencialmente na face, no couro cabeludo e no tronco. As lesões mucosas são raras, embora quadros mais próximos do pênfigo vulgar possam ocorrer. Em geral, há regressão do quadro com a suspensão da medicação responsável, mas, às vezes, o processo persiste, indicando que a droga atuou como fator desencadeante da enfermidade que, após sua suspensão; segue seu curso natural. Os corticosteroides, com ou sem agentes imunossupressores, consistem no medicamento de escolha para o tratamento do pênfigo bolhoso.

Existem também quadros penfigoide- bolhoso-símiles desencadeados por drogas, cujos produtores mais frequentes são D-penicilamina, captopril, indometacina, penicilina, fenilbutazona, piroxicam, propranolol e rifampicina. A dermatite por IgA linear também pode ser associada à administração de drogas, especialmente vancomicina, lítio, furosemida, atorvastatina, captopril e diclofenaco.

SÍNDROME DE STEVENS-JOHNSON E NECRÓLISE EPIDÉRMICA TÓXICA

A Síndrome de Stevens-Johnson (SSJ) e Necrólise Epidérmica Tóxica (NET) são consideradas espectros de gravidade de uma mesma doença, constituem reações cutaneomucosas e possuem um alto potencial para fatalidade. A SSJ constitui a forma mais branda da doença, apresentando gravidade moderada e acometimento corporal menor que 10%, enquanto a NET consiste na forma de maior gravidade com acometimento corporal maior que 30%, quando a área afetada está compreendida entre 10-30%, pode-se dizer que há a sobreposição entre SSJ e NET.

As drogas são os principais agentes causais das síndromes, cabendo destacar as sulfonamidas, AINEs, derivados da pirazolona, fenilbutazona, alopurinol, anticonvulsivantes, cefalosporinas. Algumas causas podem ser apontadas como predisponentes ou desencadeantes, dentre elas estão infecções virais, histórico vacinal, radioterapia, linfomas, doença enxerto versus hospedeiro. É possível que haja um defeito genético da metabolização da droga que precipita o efeito citotóxico nos queratinócitos, ou seja a hipersensibilidade tardia desencadeando as lesões.

Ambas as formas cursam com erupção cutânea caracterizada por acometimento cutaneomucoso múltiplo, que surge de sete a vinte e um dias após a introdução medicamentosa, precedida por sinais prodrômicos de infecção, que podem se prolongar por cerca de duas semanas. A área mais acometida é a boca, com lesões nos lábios, na língua e na mucosa oral, e o surgimento de bolhas hemorrágicas ou purulentas que, rompendo-se, deixam áreas erosivas, recobertas por crostas.

As lesões cutâneas possuem progressão morfológica ocorrendo habitualmente em surtos. Geralmente, iniciam com a aparência de lesão "em alvo", cursam com a sensação de ardor e progridem em número e tamanho, podendo apresentar o sinal de Nikolsky (descolamento total ou parcial da epiderme com leve fricção), aumentando a susceptibilidade a infecções secundárias. O diagnóstico é baseado na anamnese e exame físico do paciente, a biópsia de pele pode auxiliar.

As lesões oculares são extremamente frequentes, não só com acometimento das pálpebras, mas também conjuntivite serosa, catarral ou purulenta, uveíte anterior, lesões da córnea e, até mesmo, panoftalmia; esses danos conseguem ser suficientemente intensos para resultar em sequelas graves e até cegueira. Outras mucosas podem ser atingidas, como a anal e a genital, com uretrites, balanites e vulvovaginites. Além disso, o comprometimento sistêmico pode ocorrer, há descrições de bronquites, pneumonites, hematúria e necrose tubular aguda.

A hospitalização do enfermo é necessária, com seu isolamento para prevenção de infecções e para evitar o risco de contato com drogas presentes no ambiente. A condição ideal é a internação em unidade de terapia intensiva. Sistemicamente, é fundamental a manutenção do equilíbrio hídrico e eletrolítico do doente em virtude de importantes perdas através da pele e de dificuldades de ingestão de alimentos e líquidos. Administração de antibióticos via sistêmica é fundamental, excluindo-se todos os medicamentos previamente usados; a escolha do antibiótico é determinada pelos dados de cultura do material colhido da pele, das mucosas, do escarro, da urina e das hemoculturas.

A utilização de corticosteroides é atualmente controversa, predominando, entretanto, a objeção a eles por diminuírem a defesa anti-infecciosa, favorecendo infecção e septicemia. A única indicação seria a administração em fase precoce, quando aparecem novas lesões, indicando progressão da doença, para interromper o curso evolutivo; nesses casos, preconiza-se o uso de doses efetivas pelo menor tempo possível.

▶ TRATAMENTO

O tratamento das farmacodermias é variado de acordo com a etiologia, porém o **princípio chave em todas as manifestações clínicas é a necessidade de interrupção do uso do fármaco promotor.** Os tratamentos específicos devem levar em consideração as especificidades dos casos. Medicações à base de corticoides são usadas constantemente, em alguns quadros, é preciso o uso de outras classes medicamentosas como imunossupressores.

▶ REFERÊNCIAS

MARTILDES, I. C. et al. 15. Abordagem na APS das Principais Farmacodermias. **Editora Fundação Fênix**, p. 421.

PEREIRA, J. R. A. **Eritema Pigmentado Fixo: uma revisão sistemática**. Tese de Doutorado. Universidade de Coimbra. 2021.

ROVIELLO, C. F. et al. Manifestações e tratamento da necrólise epidérmica tóxica e da síndrome de Stevens Johnson/Manifestations and treatment of toxic epidermic necrolysis and Stevens Johnson's syndrome/Manifestaciones y tratamiento de la necrolisis epidérmica tóxica. **Journal Health NPEPS**, v. 4, n. 1, p. 319-329, 2019.

SILVA, W. R. et al. Principais características do pênfigo e grupo de doenças penfigoides: revisão de literatura. **Revista de Patologia do Tocantins**, v. 7, n. 2, p. 53-57, 2020.

SOUZA, I. V et al. Informações Essenciais para Identificação, Avaliação e Manejo de Farmacodermias. Ensaios e Ciênc., v. 23, n. 3, p. 219-229, 2019.

VIEIRA, N. A. S. et al. Síndrome de Stevens-Johnson: revisão integrativa. **Revista Sustinere**, v. 9, n. 1, p. 96-107, 2021.

capítulo 91

Púrpura Fulminante

- Alba Letícia Peixoto Medeiros
- Dinário Augusto Lemos Neto

▶ INTRODUÇÃO

A lesão purpúrica decorre de hemorragia dos vasos da derme e ou hipoderme, cujas hemácias extravasadas são consumidas por macrófagos que atuam transformando o pigmento de hemoglobina em hemossiderina, causando a coloração castanho-amarelada visualizada nas lesões. A púrpura fulminante ou Síndrome de Waterhouse-Friderichsen trata-se de uma síndrome rara, com risco de vida significativo, marcada por coagulação intravascular disseminada e trombose endovascular, resultando em um padrão característico de lesão purpúrica cutânea. Embora desencadeada por diversas condições clínicas, a púrpura fulminante ocorre frequentemente como uma complicação grave de uma infecção e é caracterizada por liberação de endotoxinas, ativação exacerbada de vias pró-coagulantes, disfunção de vias anticoagulantes e dano endotelial; os pacientes geralmente sofrem mais com as sequelas trombóticas do que com a própria infecção inicial (COLLING & BENDAPUDI, 2018).

▶ EPIDEMIOLOGIA

A púrpura fulminante pode ser considerada uma doença relativamente rara que ocorre com mais frequência em crianças de 1 a 3 anos e adolescentes de 16 a 18 anos. A taxa mais alta em adolescentes ocorre devido a infecção pelo agente N. meningitidis. Cada forma de púrpura fulminante tem uma prevalência diferente. A forma neonatal hereditária com deficiência grave de proteína C ocorre em cerca de 1:1.000.000 nascidos vivos. A púrpura fulminante infecciosa aguda pode ser observada em até 10% a 20% dos pacientes que desenvolvem septicemia meningocócica (PERERA & MURPHY-LAVOIE, 2022).

▶ ETIOLOGIA

Os agentes envolvidos no quadro de infecção primária que podem vir a desencadear um desarranjo metabólico compatível com uma coagulação intravascular disseminada, podem ser agrupados em categorias. Sepse: A púrpura fulminante tende a ser uma consequência da infecção por bactérias gram-negativas produtoras de endotoxinas, mas também pode ocorrer secundariamente a infecções por organismos gram-positivos e anaeróbios ou vírus. A doença meningocócica é a mais prevalente. O desenvolvimento de púrpura fulminante pode ser considerado um sinal de mau prognóstico. Além de n. meningite, outras etiologias infecciosas da púrpura fulminante podem ser identificadas como Streptococcus spp., Haemophilus influenzae, Capnocytophaga canimorsus e Staphylococcus aureus estão envolvidas. Deficiência hereditária: A púrpura fulminante pode ser a síndrome de apresentação em recém-nascidos com deficiência hereditária grave de proteína C. Pós-infeccioso: púrpura Fulminante idiopático ou pós-infeccioso ocorre de 7 a 10 dias após a infecção e é considerado o resultado de autoanticorpos adquiridos. As infecções associadas a esta etiologia são varicela e espécies estreptocócicas, embora outras bactérias possam ser encontradas. Nesse contexto, alguns fatores de risco podem ser levados em consideração, pacientes asplênicos ou imunossuprimidos, pacientes com transtorno do uso de álcool e níveis anormais de complemento estão em risco aumentado (COLLING & BENDAPUDI, 2018).

▶ FISIOPATOLOGIA

A púrpura fulminante tem início agudo devido a hemorragia e necrose cutânea causada pela trombose vascular dérmica e necrose intravascular. Pode ocorrer em 3 situações clínicas: (1) A forma neonatal por uma manifestação hereditária da proteína C no processo de coagulação (2) Idiopática ou adquirida ocorre aproximadamente de 7 a 10 dias após uma infecção, envolvendo a pele (varicela ou escarlatina) (3) A púrpura fulminante infecciosa ocorre durante uma infecção aguda, como nos casos de sepse com bactérias gram-negativas produtoras de endotoxinas. Todas as manifestações de púrpura fulminante envolvem disfunção da hemostasia com mudança para um estado de doença com pró-coagulação exacerbada. A púrpura fulminante neonatal é associada a uma deficiência genética hereditária dos anticoagulantes proteína C e S. Essas proteínas são cofatores dependentes da vitamina K que atuam como pró-fibrinolíticos. Os neonatos comumente desenvolvem trombose venosa e arterial maciça da pele e de outros órgãos em torno de 5 dias após o nascimento. A púrpura fulminante infecciosa aguda é o tipo mais prevalente e é associada a uma deficiência adquirida de proteína C. O mecanismo patológico envolve uma desestruturação do equilíbrio da coagulação. Este estado pró-coagulativo promove a trombose dos vasos dérmicos e está associado à coagulação intravascular disseminada. A púrpura fulminante idiopática, a forma mais rara da doença, é frequentemente associada ao desenvolvimento de anticorpos anti-proteína S. Esses anticorpos se ligam à proteína S e são excretados. Essa interação causa uma deficiência transitória de proteína S que promove hipoativação da via da proteína C e origina um estado de hipercoagulabilidade semelhante à forma aguda da doença (PERERA & MURPHY-LAVOIE, 2022).

▶ MANIFESTAÇÕES CLÍNICAS

Os sintomas inicialmente não são específicos, apresentando-se com febre, distúrbios gastrintestinais, hipotensão, taquicardia, cefaléia de moderada a intensa, dor em membros inferiores acompanhada de mialgia e artralgia generalizadas, além das púrpuras múltiplas rapidamente progressivas em todo o corpo. Estas aparecem em vermelho escuro e depois passam para preto-púrpura e endurecidas, especialmente na neonatal, elas podem ser confundidas com hematomas na fase inicial e podem se tornar bolhosas com rompimento e progressão para necrose, que ao se aprofundar, atingem a derme, o subcutâneo e a musculatura, até a exposição óssea (LI CAVOLI, 2017).

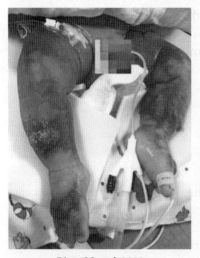
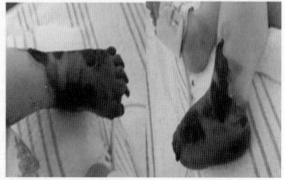

Disse SC et al, 2018 — Findley T ET AL, 2018

Figura 1 Disse SC et al., 2018 Findley T et al., 2018.

▶ DIAGNÓSTICO

O diagnóstico da púrpura é feito com a interpretação em conjunto do exame físico dos resultados do hemograma, que são imprescindíveis já que não é um diagnóstico completo. Realiza-se o diagnóstico demonstrando as alterações nos exames laboratoriais característicos, como anemia hemolítica por teste direto negativo para antiglobulina e níveis reduzidos de ADAMTS13.[1]

A Púrpura fulminante pode ser considerada um diagnóstico clínico de exclusão. Apresenta outros potenciais diagnósticos diferenciais associados aos distúrbios de coagulação sistêmica. Os parâmetros laboratoriais são compatíveis com distúrbios de coagulabilidade, causando alterações metabólicas que aumentam o tempo de coagulação, diminuição do fibrinogênio, elevação de D – dímero e também trombocitopenia. É possível avaliar casos em que o paciente pode vir a ter aumento da PCR no cenário de uma velocidade de hemossedimentação depreciada. Também pode ser observado níveis baixos de proteína C (fator participante da cascata de coagulação) (FINDLEY, 2018).

▶ DIAGNÓSTICO DIFERENCIAL

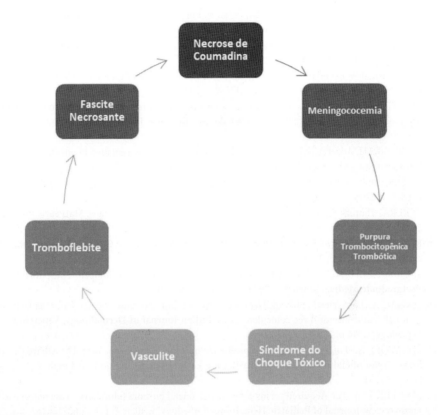

▶ TRATAMENTO

A púrpura fulminante é uma doença ameaçadora da vida humana com alta mortalidade e grande morbidade a longo prazo associada. Requer diagnóstico precoce e início imediato da terapêutica para evitar a progressão das anormalidades hemodinâmicas e diminuir as sequelas permanentes da doença. No entanto, existem poucas evidências científicas para guiar as decisões clínicas nas condutas médicas. Para o manejo do quadro clínico pode ser considerada a reposição da proteína C promovendo substrato para a cascata de coagulação na tentativa de normalizar os níveis da proteína na circulação. É também utilizado heparina para diminuir o estado pró-trombótico do paciente, reduzir necrose epitelial e a necessidade de amputações em pacientes que desenvolvem a púrpura fulminante. Porém, o estado inflamatório disseminado nos pacientes pode causar resistência ao uso da heparina sendo necessário monitorização constante da dose e se preciso elevar concentração da medicação. O uso de plasma fresco concentrado apresenta efeitos positivos no manejo do quadro clínico promovendo estabilização hemodinâmica, melhora das lesões cutâneas, diminuição das citocinas inflamatórias e fatores de necrose tumoral (COLLING & BENDAPUDI, 2018).

▶ REFERÊNCIAS

1. COLLING, Meaghan E.; BENDAPUDI, Pavan K. Purpura fulminans: mechanism and management of dysregulated hemostasis. **Transfusion medicine reviews**, v. 32, n. 2, p. 69-76, 2018.
2. DINARVAND, Peyman; MOSER, Karen A. Protein C deficiency. **Archives of Pathology & Laboratory Medicine**, v. 143, n. 10, p. 1281-1285, 2019.
3. KHAN, Ismat Ara et al. Purpura fulminans as the presenting manifestation of COVID-19. **Postgraduate Medical Journal**, v. 97, n. 1149, p. 473-473, 2021.
4. MARTINS, Julia Izadora da Silva et al. Achados histológicos renais em paciente com injúria renal aguda associada à púrpura fulminans: relato de caso. **Brazilian Journal of Nephrology**, v. 41, p. 296-299, 2018.
5. NASRULLAH, Adeel et al. Purpura fulminans: a rare but fierce presentation of pneumococcal sepsis. **European Journal of Case Reports in Internal Medicine**, v. 7, n. 1, 2020.
6. NYERS, Emily S. et al. Purpura Fulminans in an Asplenic Intravenous Drug User. **Cutis**, v. 108, n. 5, p. E9-E12, 2021.
7. PERERA, Thomas B.; MURPHY-LAVOIE, Heather M. Purpura fulminans. **StatPearls Publishing**. 2018.
8. REIZINE, Florian et al. Purpura fulminans. **Journal of the American College of Emergency Physicians Open**, v. 2, n. 3, 2021.
9. SIL, Abheek; BHANJA, Dibyendu Bikash; CHAKRABORTY, Sayantani. Idiopathic purpura fulminans. **Postgraduate Medical Journal**, v. 96, n. 1138, p. 504-504, 2020.
10. SINGAL, Archana; DHIR, Bhawuk. Neonatal purpura fulminans caused by Acinetobacter baumannii: Unusual occurrence of three coincident cases. **Indian Journal of Dermatology, Venereology and Leprology**, v. 88, n. 1, p. 132-132, 2021.
11. LI CAVOLI, G. et al. Post-legionellosis proliferative glomerulonephritis. **Jornal brasileiro de nefrologia: órgão oficial de Sociedades Brasileira e Latino-Americana de Nefrologia**, v. 37, n. 4, p. 505–506, 2017
12. FINDLEY, Tina et al. Acquired versus congenital neonatal purpura fulminans: a case report and literature review. **Journal of Pediatric Hematology/Oncology**, v. 40, n. 8, p. 625-627, 2018.
13. CAMPOS, L. M. A. et al. Púrpura trombocitopênica trombótica na apresentação de pacientes com lúpus eritematoso sistêmico juvenil. **Revista brasileira de reumatologia**, v. 53, n. 1, p. 123–126, 2013.

parte XVII

Urgências e Emergências Cirúrgicas

Capítulo 92 ■ Abdome agudo inflamatório

Capítulo 93 ■ Abdome agudo obstrutivo

Capítulo 94 ■ Manejo e conduta do abdome agudo isquêmico

Capítulo 95 ■ Trauma torácico

capítulo 92

Abdome Agudo Inflamatório

- Jéssica Janaína Araújo de Sousa
- Tarcísio José dos Santos Alves
- Larissa Lins Azevedo

▶ INTRODUÇÃO

As dores que acometem a região abdominal correspondem a cerca de 10% dos casos que chegam a um departamento de emergência. Nesse sentido, o abdome agudo é o termo utilizado para caracterizar a dor intensa em região abdominal, geralmente associada a irritação peritoneal e com evolução de até 48 horas, necessitando de tratamento urgente. Grande parte desses pacientes retornam à emergência com sintomas recorrentes persistentes, devido a falha do tratamento clínico.

Devido às inúmeras etiologias de abdome agudo e com o fim de facilitar o estudo e o raciocínio clínico, essa síndrome costuma ser subdividida em: inflamatória, perfurativa, obstrutiva, vascular e hemorrágica. O abdome agudo inflamatório decorre de uma afecção inflamatória ou infecciosa intra-abdominal e seu quadro clínico é composto por dor abdominal de origem visceral, com início insidioso e caráter progressivo, comumente acompanhada de náuseas, vômitos, febre, hiporexia e taquicardia.

▶ ETIOLOGIA

Dentre as principais etiologias do abdome agudo estão: apendicite, colecistite, diverticulite, pancreatite e a doença inflamatória pélvica. O manejo tem como base a etiologia, que deverá ser pesquisada através dos sinais, sintomas e exames laboratoriais, podendo também ter o auxílio dos exames de imagem, como a ultrassonografia (US) e a tomografia computadorizada (TC).

▶ APENDICITE AGUDA

O apêndice é um pequeno órgão de formato cilíndrico, com diâmetro que não costuma ultrapassar os 7 mm, que se conecta ao ceco e, embora faça parte do mecanismo de defesa do organismo contra infecções, sua função é ainda discutível. Sua anatomia, de pequeno diâmetro e longa extensão (até 10cm), predispõe à obstrução. As principais causas são por fecalito e, em pacientes menores de 20 anos, a hiperplasia linfóide.

EPIDEMIOLOGIA

É a urgência abdominal mais frequente, com incidência de 100/100.000 habitantes/ano nos Estados Unidos e na Europa, acometendo principalmente indivíduos jovens, com incidência similar em ambos os sexos.

QUADRO CLÍNICO

O sintoma mais característico é a dor que inicia em região periumbilical e migra para a fossa ilíaca direita, tendo como sintomas comuns náuseas, vômitos e anorexia. Menos comum é a ocorrência de febre, diarréia, tenesmo e dor ao urinar.

No exame físico, alguns sinais podem ser encontrados:

- **Sinal de Blumberg** – Caracterizado por dor à descompressão brusca da parede abdominal, quando realizada no ponto apendicular (Ponto de Mcburney), localizado no terço médio da linha que liga a espinha ilíaca ântero-superior à cicatriz umbilical;
- **Sinal do Obturador** – Com o paciente em decúbito dorsal, é feita a flexão passiva da perna direita sobre a coxa e da coxa sobre a pelve, em seguida é feita uma rotação interna da coxa. O sinal é considerado positivo se houver queixa de dor no quadrante inferior direito;
- **Sinal de Rovsing** – É realizada a palpação em quadrante inferior direito, partindo do sigmoide e subindo pelo colon descendente, quando positivo o paciente queixa-se de dor no quadrante inferior direito;
- **Sinal do Psoas** – É positivo quando ocorre dor no quadrante inferior direito ao se fazer a flexão ativa ou hiperextensão ativa do membro inferior direito;
- **Sinal de Dunphy** – O paciente sente dor no ponto de Mcburney ao tossir ou ao ser realizada a percussão neste ponto;
- **Sinal de Lenander** – O sinal é positivo quando a temperatura retal é maior que a axilar em mais de 1°C.

Para confirmação da hipótese diagnóstica é utilizado o **Score de Alvarado**:

Tabela 1 Score de Alvarado. Fonte: GUTIERREZ *et al.*

Sintomas	Migração da dor abdominal	1
	Anorexia	1
	Náuseas e/ou vômitos	
Sinais	Defesa de parede no quadrante inferior direito do abdome	2
	Dor à descompressão	1
	Elevação da temperatura corporal	1
Laboratório	Leucocitose	2
	Desvio de esquerda	1
Total		10

EXAMES COMPLEMENTARES

Hemograma, eletrólitos, TC de abdome com contraste e US de abdome.

COMPLICAÇÕES

Complicações podem acontecer e estão diretamente associadas ao tempo de evolução da doença, tais como fleimão (massa inflamatória sem conteúdo purulento localizado na base apendicular), abscessos (o abscesso intra-abdominal (AIA) é uma coleção intra-abdominal purulenta ou de material infectado, geralmente decorrente de uma infecção localizada dentro da cavidade abdominal, podendo ocorrer antes ou após a apendicectomia), peritonite generalizada (a apendicite é uma das principais causas de peritonite, pois a inflamação que acontece no apêndice pode se estender através da cavidade abdominal e atingir o peritônio, principalmente quando ela não é rapidamente tratada e apresenta complicações como ruptura ou formação de abscesso) e pielotromboflebite.

TRATAMENTO

Dentre as medidas utilizadas estão a antibioticoterapia, medidas de suporte e a apendicectomia.

O padrão-ouro no tratamento da apendicite é a apendicectomia, apresentando esta uma menor taxa de complicações, quando comparada ao tratamento apenas com antibióticos. A antibioticoterapia é recomendada para os pacientes antes da realização do procedimento cirúrgico e deve ter um uma cobertura contra microrganismos gram negativos e anaeróbios, utilizando cefalosporinas de 2ª geração.

A apendicectomia é uma urgência cirúrgica comum, após a qual são incomuns as complicações, embora estas, quando ocorrem, sejam causas de grande preocupação. A maioria das complicações precoces graves são as sépticas e as relacionadas à ferida operatória. Entre as mais referidas na literatura temos:

- Abscesso de parede;
- Abscesso residual;
- Obstrução intestinal;
- Fístula fecal;
- Evisceração;
- Eventração;
- Peritonites
- Hemorragias.

Além destas, complicações comuns a qualquer celiotomia também podem ocorrer, tais como:

- Infecções respiratórias, urinárias e cardíacas;
- Hematomas;
- Hemorragias subcutâneas;
- Infecções hospitalares.

▶ COLECISTITE AGUDA

É a inflamação da vesícula biliar que ocorre de forma aguda, comumente resultante da obstrução do ducto cístico por algum cálculo que, por sua vez, provoca estase biliar. Cerca de 95% dos pacientes com colecistite aguda apresentam colelitíase. Outras etiologias possíveis são processos isquêmicos, distúrbios de motilidade, lesões químicas diretas, infecções, doenças do colágeno e reações alérgicas.

EPIDEMIOLOGIA

A prevalência de colecistite aguda é no sexo feminino, pessoas de meia idade e a obesidade é um fator relevante.

QUADRO CLÍNICO

Dor contínua no hipocôndrio direito, presença de febre, náuseas e vômitos são achados comuns. Sinal de Murphy também pode estar presente, este sinal é pesquisado realizando uma palpação profunda no ponto cístico (localizado na intersecção da linha hemiclavicular com o rebordo costal direito) e solicitando que o paciente realize uma inspiração profunda. É considerado positivo quando há uma interrupção abrupta do movimento respiratório.

Segundo o Guideline de Tóquio de 2018, o diagnóstico definitivo deve preencher 3 critérios:

1. Sinal local de inflamação (dor, sensibilidade, massa palpável ou sinal de Murphy);
2. Sinal sistêmico de inflamação (febre, leucocitose ou PCR elevada);
3. Achados de imagem característicos.

EXAMES COMPLEMENTARES

Hemograma, eletrólitos, enzimas hepáticas e canaliculares, além da USG abdominal.

COMPLICAÇÕES

Dentre as complicações da colecistite aguda estão:

- Peritonite;
- Perfuração;
- Fístulas;
- Choque séptico;
- Abscessos.

TRATAMENTO

As medidas a serem adotadas incluem jejum, antibioticoterapia, manejo hidroeletrolítico, analgesia e monitoramento continuado, oferecendo um cenário favorável para o tratamento intervencionista, quer seja a colecistectomia ou a drenagem da via biliar.

A antibioticoterapia é sugerida como um tratamento de suporte pois a estase biliar pode desencadear uma infecção secundária e evoluir para sepse.

O tratamento de primeira linha é a colecistectomia precoce, preferencialmente por via laparoscópica, possibilitando a redução do tempo de internação e custos hospitalares. Os critérios para a realização da colecistectomia estão apresentados na Tabela 2 e são sugeridos no Guideline de Tóquio 2018, levando em conta o grau da colecistite (Tabela 3), o Charlson Comorbidity Index (Tabela 4) e a classificação ASA-PS (Tabela 5).

Tabela 2 Tratamento da colecistite aguda de acordo com a gravidade. Fonte: Junior ES, *et al.*, 2021; dados extraídos de Okamoto, *et al.*, 2019.

Gravidade	Tratamento
Grau I (Leve)	Colecistectomia laparoscópica é o tratamento de primeira linha, podendo ser instituído tratamento clínico e observação para aqueles com risco cirúrgico muito alto, utilizando-se como referência o CCI e o ASA-PS
Grau II (Moderada)	Colecistectomia precoce caso os escores CCI e ASA-PS indicarem que o paciente possa resistir a cirurgia, sendo ainda recomendada a realização de cirurgia em centro avançado, com cirurgião experiente. Recomenda-se redobrar os cuidados para evitar lesões ao decorrer da cirurgia, podendo-se recorrer a colecistectomia subtotal ou colecistectomia aberta a depender das condições. Caso o paciente não possua condições clínicas para o procedimento cirúrgico, deve-se considerar o tratamento conservador e drenagem biliar.
Grau III (Grave)	Após oferta do suporte adequado às disfunções orgânicas (suporte ventilatório, estabilização hemodinâmica e outros) e antibioticoterapia, deve-se avaliar a resposta ao tratamento. Caso seja positiva, e os escores CCI e ASA-PS sejam favoráveis, na ausência de disfunção neurológica, respiratória e icterícia (Bilirrubina total < 2 mg/dL), pode-se realizar a colecistectomia videolaparoscópica precoce, em centro de referência, com suporte intensivo e cirurgião especialista. Caso o paciente não apresente condições clínicas para a cirurgia, deve-se instituir tratamento conservador abrangente, considerando drenagem biliar precoce, reservando colecistectomia após a melhora clínica do paciente.

Tabela 3 Critérios de gravidade para colecistite aguda. Fonte: Junior ES, *et al.*, 2021; dados extraídos de Miura F, *et al.*, 2013 e Yokoe M, *et al.*, 2018.

Gravidade	Disfunção
Grau I (Leve)	Não apresenta os critérios de colecistite grau II ou III. Pode também ser descrito como colecistite aguda em pacientes sem disfunção orgânica, pequenas alterações inflamatórias da vesícula biliar, tornando a colecistectomia um procedimento seguro e de baixo risco.
Grau II (Moderada)	Leucocitose > 18.000/mm^3; Massa palpável, sensível, em quadrante superior direito do abdome; Tempo de evolução superior a 72 horas; Sinais de inflamação local sugestivo de: colecistite gangrenosa, abscesso pericolecístico, peritonite biliar, colecistite enfisematosa.
Grau III (Grave)	Disfunção cardiovascular: hipotensão que requer tratamento com dopamina em doses iguais ou superiores a 5 mcg/kg/min, ou qualquer dose de norepinefrina; Disfunção neurológica: diminuição do nível de consciência; Disfunção respiratória: PaO$_2$/FiO$_2$ < 300; Disfunção hepática: INR > 1,5; Disfunção renal, oligúria, creatinina >2.0 mg/dL Disfunção hematológica: contagem de plaquetas < 100.000/mm^3.

Tabela 4 Charlson Comorbidity Index. Fonte: Junior ES, *et al.*, 2021; dados extraídos de Charlson ME, *et al.*, 1987.

Peso atribuído	Condição
1	Infarto do miocárdio Insuficiência cardíaca congestiva Doença vascular periférica Doença cerebrovascular Demência Doenças pulmonar crônica Doença do tecido conjuntivo Doença ulcerosa péptica Diabete mellitus sem complicações
2	Hemiplegia Doença renal crônica moderada ou grave Diabetes mellitus, com lesão de órgão alvo Qualquer tumor sólido Leucemia Linfoma
3	Doença hepática moderada ou grave.
1	Cada década de idade acima de 40 anos.
6	Tumor sólido metastático Síndrome da Imunodeficiência Adquirida (AIDS).

Tabela 5 Classificação ASA-PS. Fonte: Junior ES, *et al.*, 2021; dados extraídos de ASA, 2014.

Classificação ASA-PS	Definição	Exemplos
ASA I	Paciente saudável	Saudável, não tabagista, sem ingesta alcoólica ou ingesta mínima.
ASA II	Paciente com doença sistêmica leve	Doenças leves, sem limitações funcionais substanciais. Os exemplos incluem (mas não se limitam a): tabagista atual, consumo social de álcool, gravidez, obesidade (IMC < 40), diabetes / hipertensão bem controlada, doença pulmonar leve;
ASA III	Paciente com doença sistêmica grave	Doença com limitação funcional: uma ou mais doenças moderadas a graves. Os exemplos incluem (mas não se limitam a): Diabetes Mellitus (DM) ou Hipertensão Arterial Sistêmica (HAS) mal controlada, Doença Pulmonar Obstrutiva Crônica (DPOC), obesidade mórbida (IMC > 40), hepatite ativa, dependência ou abuso de álcool, marcapasso implantado, redução da fração de ejeção, doença renal crônica dialítica, história de infarto agudo do miocárdio (IAM) ou Acidente Vascular Encefálico (AVE) há mais de 3 meses.
ASA IV	Doença sistêmica grave, com ameaça constante a vida	Os exemplos incluem (mas não se limitam a): história recente (a menos de 3 meses) de IAM, AVE, AIT, redução severa da fração de ejeção, sepse, CIVD, doença respiratória aguda, doença renal em estágio terminal, não sendo submetidas regularmente a programa de diálise.
ASA V	Paciente moribundo, sem expectativa de sobrevivência sem cirurgia	Os exemplos incluem (mas não se limitam a): disfunção de múltiplos órgãos / sistemas, ruptura de aneurisma torácico ou abdominal, trauma extenso, hemorragia intracraniana com efeito massa, isquemia intestinal decorrente de patologia cardíaca significativa
ASA VI	Paciente com morte cerebral	Paciente com morte cerebral cujos órgãos serão removidos para fins de doação

Em pacientes com CA grau I e com ASA ≤2, a antibioticoterapia não deve ser continuada após o ato cirúrgico. A antibioticoterapia nesses casos deve cobrir os Gram negativos aeróbios mais comuns, como Escherichia coli, Klebsiella pneumoniae e anaeróbios, como o Bacteroides fragilis. Antibióticos com boa penetração na bile e que cobrem esses germes são: Amoxicilina + Clavulanato, Ciprofloxacino e Ceftriaxona associado a Metronidazol. Nos grau II e III, avaliar se é possível realizar colecistectomia de emergência ou se o tratamento será conservador, com drenagem da via biliar associada a antibioticoterapia por 1 semana.

▶ DIVERTICULITE AGUDA

A diverticulite é uma complicação aguda da diverticulose. Corresponde a um processo inflamatório associado aos divertículos, que são pequenas bolsas salientes projetadas em estruturas do intestino grosso (cólon) principalmente. A etiologia da diverticulose é desconhecida, porém pode estar relacionada a falta de fibras na dieta, obesidade, tabagismo e sedentarismo.

EPIDEMIOLOGIA

A diverticulite é mais comum em pessoas idosas, uma vez que com o passar do tempo a estrutura muscular do intestino grosso tem maior tendência a perder a elasticidade e favorecer a formação dos divertículos. Estima-se que a sua incidência é de cerca de 70% da população entre 80 e 90 anos.

QUADRO CLÍNICO

A dor característica da diverticulite ocorre nos quadrantes inferior, predominantemente no lado esquerdo. O paciente apresenta febre e podem estar presentes sintomas urinários.

EXAMES COMPLEMENTARES

Hemograma, Proteína C Reativa, TC e USG de abdome.

COMPLICAÇÕES

Os quadros de diverticulite com evolução desfavorável estão associados a perfuração, estenose (obstrução), fístulas ou abscessos.

▶ TRATAMENTO

Antibioticoterapia e suporte, drenagem ou cirurgia. Na maior parte dos casos, a resolução é clínica.

► PANCREATITE AGUDA

EPIDEMIOLOGIA
É mais frequente em pessoas de meia idade, principalmente do sexo masculino. Pessoas com histórico de cálculo biliar, dislipidemias e etilistas.

QUADRO CLÍNICO
Na pancreatite aguda é característica a dor na região epigástrica em faixa, com irradiação dorsal, presença de febre, náuseas e vômitos. É importante pesquisar os sinais de Grey-Turner e Cullen, ambos característicos de sangramento retroperitoneal. O sinal de Cullen, eventualmente presente na pancreatite aguda, é caracterizado por uma coloração escurecida na região periumbilical e pode estar associado ao sinal de Grey-Turner que, por sua vez, é caracterizado por equimose em flancos.

EXAMES COMPLEMENTARES
Hemograma, enzimas pancreáticas, enzimas hepáticas e canaliculares, US abdominal.

COMPLICAÇÕES
Sepse e disfunção orgânica. Como complicações locais, temos necrose, abscesso, pseudocisto pancreático.

TRATAMENTO
Suporte, jejum e avaliar complicações.

► DOENÇA INFLAMATÓRIA PÉLVICA (DIP)

A DIP é uma síndrome clínica inflamatória e infecciosa, que resulta do avanço de microrganismos da vagina e colo uterino até o trato genital superior. É uma das principais consequências das cervicites. As bactérias mais correlacionadas à DIP são a *Neisseria gonorrhoeae*, *Chlamydia trachomatis* e Mycoplasma genitalium.

EPIDEMIOLOGIA
A DIP é mais frequente em mulheres jovens com histórico de relação sexual sem proteção adequada.

QUADRO CLÍNICO
Paciente apresenta defesa abdominal, dor ao exame físico e mobilização do colo uterino, corrimento vaginal, dor em faixa, febre, náuseas e vômito.

EXAMES COMPLEMENTARES
Hemograma, eletrólitos, USG transvaginal, teste de gravidez, swab vaginal.

COMPLICAÇÕES

As complicações mais comuns da DIPa são: abcessos, adesões, bloqueio das trompas, Síndrome de Fitz-Hugh-Curtis (inflamação da cápsula hepática) e peritonite, nos casos em que há disseminação da infecção para a cavidade pélvica.

TRATAMENTO

Antibioticoterapia e drenagem de abscesso, se necessário. Nos casos de abscessos que persistem, apesar do tratamento com antibióticos, possivelmente serão drenados. Inicialmente, a antibioticoterapia leva em consideração o estágio em que a paciente se encontra e avalia a necessidade de tratamento ambulatorial ou hospitalar.

▶ ABDOME AGUDO INFLAMATÓRIO NA PEDIATRIA

Os quadros de abdome agudo inflamatório na criança frequentemente estão associados a apendicite aguda. Por se tratar de uma condição cirúrgica e potencialmente letal, é crucial o diagnóstico precoce para evitar complicações.

MANIFESTAÇÕES CLÍNICAS

Inicialmente a criança apresenta dor periumbilical que migra para o quadrante inferior direito (QID) nas primeiras 24 horas iniciais do quadro. Ao exame físico, o sinal de Blumberg positivo, com dor à palpação no ponto de Mcburney, é bastante característico. Além disso, a presença de anorexia, febre, vômitos e defesa da musculatura abdominal constituem a apresentação clássica.

DIAGNÓSTICO

Durante o exame físico, toda criança com dor à palpação em QID, deve-se suspeitar de apendicite aguda. A história clínica, achados dos exames físico e laboratoriais (leucograma e proteína C reativa) são cruciais nos casos de forte suspeita de apendicite. Aspectos semiológicos que auxiliam no diagnóstico são o sinal de Rovsing, o sinal do obturador, o sinal do íleo-psoas e o sinal de Blumberg. Os métodos de imagens, como USG e TC, são utilizados em casos atípicos de apendicite ou quando o diagnóstico clínico é inconclusivo.

TRATAMENTO

Reposição volêmica, antibioticoterapia e analgesia. Para a conduta, é necessário ainda avaliar presença de perfuração, abscesso e plastrão apendicular. Na apendicite inicial, a recomendação é apendicectomia, uma vez que é resolutiva e previne perfurações. Na apendicite complicada, com necrose ou perfuração, a conduta é apendicectomia de urgência. Em casos de apendicite associada a plastrão ou abscesso, é necessário avaliar o estado geral da criança e a apendicectomia é indicada em situações de mau estado geral.

▶ REFERÊNCIAS

1. JUNIOR, Emerson Schindler *et al*. Abordagem diagnóstica e tratamento da colecistite aguda: uma revisão narrativa. **Revista Eletrônica Acervo Saúde**, v. 13, n. 9, p. e8772-e8772, 2021;
2. Halsey-Nichols M, McCoin N. Abdominal Pain in the Emergency Department: Missed Diagnoses. Emerg Med Clin North Am. 2021;
3. DANIELS, Jo; GRIFFITHS, Mark; FISHER, Emma. Assessment and management of recurrent abdominal pain in the emergency department. **Emergency Medicine Journal**, v. 37, n. 8, p. 515-521, 2020;
4. DI SAVERIO, Salomone *et al*. Diagnosis and treatment of acute appendicitis: 2020 update of the WSES Jerusalem guidelines. **World journal of emergency surgery**, v. 15, n. 1, p. 1-42, 2020;
5. Halsey-Nichols M, McCoin N. Abdominal Pain in the Emergency Department: Missed Diagnoses. Emerg Med Clin North Am. 2021;
6. SANTOS, Thiago Lima *et al*. Achados clínicos em pacientes com dor abdominal aguda submetidos a tomografia computadorizada em um serviço de urgência. **Revista Eletrônica Acervo Científico**, v. 8, p. e3069-e3069, 2020;
7. ADDISS, David G. *et al*. The epidemiology of appendicitis and appendectomy in the United States. **American journal of epidemiology**, v. 132, n. 5, p. 910-925, 1990.
8. GUTIERREZ, Daiana *et al*. A APENDICITE AGUDA: REVISÃO DE LITERATURA. **Ensaios USF**, v. 6, n. 1, 2022;
9. JUNIOR, Emerson Schindler *et al*. Abordagem diagnóstica e tratamento da colecistite aguda: uma revisão narrativa. **Revista Eletrônica Acervo Saúde**, v. 13, n. 9, p. e8772-e8772, 2021;
10. TAKADA, Tadahiro *et al*. Modified Socratic Method (planned and executed by Takada) for medical education: Grade II Acute Cholecystitis of Tokyo Guidelines 2018 as an example case. **Journal of Hepato-Biliary-Pancreatic Sciences**, v. 29, n. 5, p. 505-520, 2022.
11. LINDENMEYER, Christina. **Colecistite aguda.** Manual mds versão para profissionais da saúde. Setembro 2021. Disponível em < https://www.msdmanuals.com/pt-br/profissional/dist%C3%BArbios-hep%C3%A1ticos-e-biliares/dist%C3%BArbios-da-ves%C3%ADcula-biliar-e-ductos-biliares/colecistite-aguda?query=Colecistite > . Acesso em: 27/12/2022.
12. BAUM, Joel; COMPANIONI, Rafael. **Diverticulose colônica.** Manual mds versão para profissionais da saúde. Outubro 2020. Disponível em < https://www.msdmanuals.com/pt-br/profissional/dist%C3%BArbios-gastrointestinais/doen%C3%A7a-diverticular/diverticulose-col%C3%B4nica > . Acesso em: 26/12/2022.
13. CUNHA, Hélio. **Doença diverticular atinge 70% dos idosos brasileiros.** Notícias da santa casa de misericórdia de maceió/AL. 18 de abril de 2011. Disponível em: < https://www.santacasademaceio.com.br/2011/04/doenca-diverticular-atinge-70-dos-idosos-brasileiros/ > , Acesso em: 25/12/2022.
14. LUCENA, Ana C. Gomes *et al*. **Abdome agudo inflamatório em pediatria.**
15. VELASCO, Irineu Tadeu *et al*. **Medicina de emergência: abordagem prática.** 16ª ed. Santana de Parnaíba, SP: Manole. 2022.
16. MENEZES, Maria Luiza Bezerra *et al*. **Protocolo brasileiro para infecções sexualmente transmissíveis 2020**: doença inflamatória pélvica. Epidemiologia e Serviços de Saúde, v. 30, p. e2020602, 2021.
17. FONSECA, Alice Santos. APENDICITE AGUDA EM PEDIATRIA. In: **ANAIS DO I CONGRESSO NORTE-MINEIRO DE CIRURGIA**. p. 40. 2018.
18. SOUSA, Alexandre Venâncio *et al*. **Métodos diagnósticos na apendicite aguda em crianças.** Perspectivas Médicas, v. 16, p. 25-28, 2005.
19. DE VASCONCELLOS, Luisa Almeida Sarti *et al*. Colecistite Aguda: aspectos clínicos e manejo terapêutico: Acute Cholecystitis: clinical aspects and therapeutic management. **Brazilian Journal of Development**, v. 8, n. 10, p. 68667-68678, 2022.
20. SANTOS, Maria Elisa Leite *et al*. Tratamento do plastrão apendicular: conservador ou cirúrgico?. **Rev Med Minas Gerais**, v. 20, n. 4 Supl 2, p. S77-S80, 2010.

capítulo 93

Abdome Agudo Obstrutivo

- João Vitor Bispo Santana
- Myllena Vitória Bispo Santana
- Pedro Régis Apratto Rosa
- Larissa Lins Azevedo

▶ DEFINIÇÃO

O abdome agudo obstrutivo (AAO) é definido como uma agudização de um quadro de obstrução intestinal caracterizada por dor e distensão abdominal progressiva e/ou súbita, provocada por um obstáculo responsável por impedir o fluxo do conteúdo intestinal. Possui um alto índice de morbimortalidade dentre as outras etiologias de abdome agudo. Esse obstáculo pode ser mecânico decorrente de causas orgânicas que levam a situações como estenose e compressão, ou funcional, quando existe uma anormalidade na função intestinal.

Além disso, a obstrução intestinal pode ser classificada como alta, atingindo jejuno e íleo proximal, ou baixa, envolvendo o íleo terminal e os cólons. As causas que podem levar a essa condição são variadas e apresentam uma maior prevalência de acordo com as condições do paciente e a área em que deu-se a obstrução.

▶ FISIOPATOLOGIA

A obstrução mecânica simples, pelo reforço do peristaltismo, causa o aumento dos ruídos hidroaéreos e da secreção intraluminal, gerando um acúmulo de gases e líquidos que são responsáveis pela distensão abdominal e pela ocorrência de vômitos. Pode ocorrer devido estenoses, frequentemente causadas por doenças inflamatórias intestinais; obliterações, causadas por fecalomas e bolo de ascaris; e compressão extrínseca, causadas por aderências pós-cirúrgicas e hérnias.

A obstrução intestinal com sofrimento de alça ocorre por origem vascular primária, como acontece nas tromboses mesentéricas, ou secundária, nos casos de invaginações e estrangulamentos. A alteração vascular presente nesse quadro, somado a distensão e o aumento da pressão dentro do intestino, leva à isquemia da parede intestinal de modo causar a perda de plasma e sangue, a alteração na permeabilidade da parede e consequente absorção de toxinas e a estase de conteúdo intraluminal, diminuindo a absorção e a motilidade. A obstrução paralítica ou funcional, segue a mesma sequência, podendo evoluir também com sofrimento de alça, mas suas causas estão relacionadas à presença de distúrbios metabólicos ou neurogênicos. Outra classificação é a de Raia e Simonsen, que divide a obstrução intestinal em obstrução mecânica simples, obstrução com sofrimento de alça e obstrução paralítica ou funcional.

Quadro 1 Causas mais comuns de obstrução intestinal. Fonte: RASSLAN, GAMA-RODRIGUES & MACHADO (2008).

Paciente Idoso	1. Neoplasia colorretal
2. Íleo Biliar
3. Estenose por doença diverticular
4. Estenose por colite isquêmica
Paciente Operado	1. Brida
2. Aderência
3. Hérnia interna
Obstrução Alta	1. Brida/aderência
2. Hérnia interna
3. Tumor de delgado
4. Bolo de ascaris
Obstrução Baixa	1. Neoplasia colorretal
2. Volvo de sigmóide/megacólon chagásico
3. Estenose de íleo terminal (doença inflamatória).
4. Invaginação

▶ DIAGNÓSTICO

O diagnóstico do abdome agudo obstrutivo é dado inicialmente pela avaliação sindrômica da afecção pelo exame clínico (anamnese e exame físico), o qual vai direcionar os respectivos exames de imagem e complementares. Na busca de elucidação clínica de uma abdome agudo obstrutivo é muito importante identificar as características da afecção abdominal do paciente, pode se utilizar do mnemônico "PQRSTU" para avaliar a dor, os fatores associados, o tempo de evolução do quadro, bem como deve-se avaliar os antecedentes médicos do mesmo, como cirurgias prévias, comorbidades e hábitos intestinais. Contudo as queixas de dor abdominal em cólica, vômitos e constipação são indicativos de uma possível obstrução intestinal, podendo também apresentar achados físicos como a distensão abdominal e a sensibilidade à palpação. A clínica da obstrução intestinal varia de acordo com o nível da obstrução e de suas possíveis complicações. O vômito é o sintoma mais frequente e precoce, tendo aspecto amarelo-esverdeado na obstrução proximal/alta e aspecto mais amarelado e fecalóide na obstrução distal/baixa.

Quadro 2 Descrição do mnemônico "PQRSTU". Fonte: adaptado de JARVIS, C (2020).

Mnemônico	Definição	Exemplos de perguntas
P – provocado ou paliativo	Agravantes e atenuantes	"O que você estava fazendo quando a dor começou? O que torna a dor melhor ou pior?"
Q – qualidade	Características da dor	"Como é a sua dor?" (pontada, cólicas, lancinante, queimação)
R – região ou radiação	Localização da dor	"Aponte para a localização atual da sua dor. Onde começou a dor? A dor irradia ou se move?"
S – gravidade e sintomas	escala da dor (visual, analógica); sintomas associados com a dor	"Classifique sua dor em uma escala de 0 a 10 com 0 significando nenhuma dor e 10 significando a pior dor imaginável, quão ruim é a dor no seu pior?" "Que outros sintomas você está apresentando?" (náuseas, vômitos, febre)
T – tempo	Início, duração e frequência da dor	"Este é o seu primeiro episódio de dor? Quando a dor começou, quanto tempo dura e a intensidade muda com o tempo?"
U – você	Impacto que a dor tem na rotina diária do paciente	"Como a dor está afetando sua vida? Isso limita sua função ou atividades?"

Os exames de imagem para investigação de AAO consistem em radiografias simples de abdome, AP, em ortostase e em decúbito dorsal e radiografia AP de cúpulas diafragmáticas em ortostase. Os achados radiográficos tem suas características a depender do nível de obstrução, se obstrução alta – alças de delgado- observa-se distensão de alças na topografia central do abdome, em ortostase, níveis hidroaéreos e o padrão do empilhamento de moedas; já na obstrução baixa -cólon- observa-se um padrão de distensão na região periférica do abdome, com haustrações típicas e ausência de gás no reto, podendo também ser observado a presença de fecalomas com o sinal do miolo de pão. Ainda pode ser encontrado o sinal de Rigler que é a presença de pneumoperitônio no Raio X de cúpulas diafragmáticas em ortostase. A incidência de Laurell (decúbito lateral esquerdo) é uma alternativa para os pacientes que não podem ficar em ortostase.

As torções intestinais, os chamados volvos, também são evidenciados nas radiografias de abdome, sendo os achados o sinal do "U" ou grão de café. Os contrastes oral e retal (enema opaco) podem auxiliar no encontro das obstruções, evidenciando estenoses, massas tumorais e torção intestinal, como o sinal da maçã mordida. A tomografia computadorizada é um recurso mais avançado que pode avaliar os locais de obstrução e possíveis complicações como sofrimentos de alças e perfuração intestinal.

Já os exames laboratoriais que devem ser coletados são hemograma, dosagem de eletrólitos e função renal. Eles podem apresentar dados inespecíficos ou orientar para alterações crônicas que explicam a situação, como por exemplo uma anemia de doença crônica que pode fortalecer a hipótese de neoplasia. Um leucograma infeccioso pode estar presente em casos de infecção secundária à translocação bacteriana e os distúrbios eletrolíticos podem apresentar-se pelas perdas causadas pelos vômitos e obstrução, como uma alcalose metabólica hipoclorêmica, que podem ser a causa de uma obstrução funcional. Quando a obstrução está em fases avançadas, com o estrangulamento de alças, há a leucocitose com desvio à esquerda, acidose metabólica lática, LDH e amilase elevados.

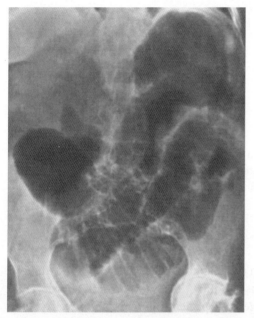

Figura 1 Abdome Agudo Obstrutivo proximal com distensão de delgado e estômago. Fonte: MICHAEL, Y. M. et al. (2012, p.231).

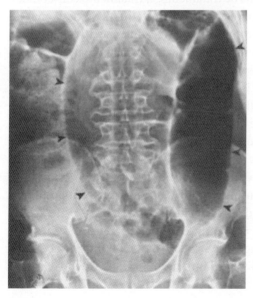

Figura 2 Abdome Agudo Obstrutivo distal, volvo de sigmóide, sinal do grão de café. Fonte: MICHAEL, Y. M. et al. (2012, p.231).

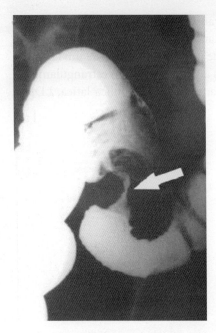

Figura 3 Enema opaco, sinal da maçã mordida, neoplasia estenosante de sigmóide. Fonte: LOPES, A.C (2006, p. 136).

▶ TRATAMENTO

Existem duas linhas de abordagem para o tratamento do abdome agudo obstrutivo, o tratamento cirúrgico e o tratamento conservador. A decisão por uma abordagem a outra dependerá da etiologia e do estado geral do paciente, porém é preferível, quando possível, a abordagem conservadora no primeiro momento e caso esta não seja efetiva deve-se lançar mão da cirurgia como medida de tratamento. O tratamento conservador inclui ressuscitação volêmica e correção dos distúrbios hidroeletrolíticos, descompressão intestinal e restrição alimentar do paciente através da sonda naso-gástrica. Esse tratamento pode ser mantido por até 72 horas caso não haja evidência de peritonite ou estrangulamento. Nos casos em que a causa da obstrução se dá por fecaloma pode-se realizar a sua remoção mediante lavagens intestinais.

A intervenção cirúrgica imediata é indicada quando o paciente apresenta vômitos incoercíveis, peritonite, estrangulamento e obstrução intestinal em alça fechada. O não reconhecimento precoce das indicações imediatas de cirurgia podem resultar na piora do quadro clínico e evolução para óbito. A técnica cirúrgica escolhida irá depender de fatores como o estado geral do paciente, a causa da obstrução e se existe sofrimento de alça. É importante se atentar para a presença de critérios de gravidade, em que a presença de três ou mais apresenta alto grau de especificidade para a necessidade de ressecção cirúrgica, são eles: dor abdominal com duração superior a quatro dias, sinais de defesa abdominal, PCR acima de 7,5mg/dL, leucocitose (> 10000), presença de líquido (> 500ml) ou gás intra-abdominal livre e diminuição do realce de contraste em parede abdominal.

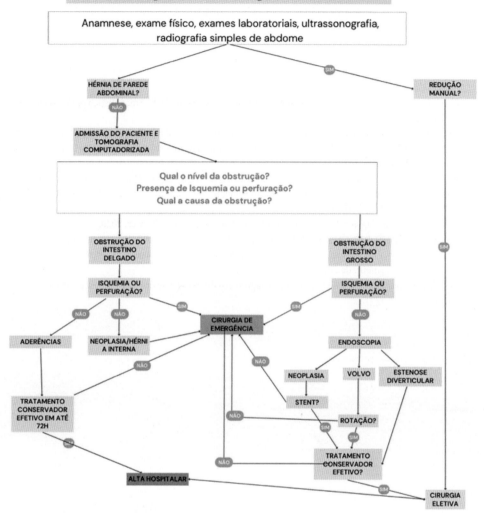

Figura 4 Resumo da abordagem do Abdome Agudo Obstrutivo. Fonte: adaptado de CATENA, DE SIMONE & COCCOLINI (2019).

► REFERÊNCIAS

CATENA, f., DE SIMONE, b., COCCOLINI, F. et al. Bowel obstruction: a narrative review for all physicians. World J Emerg Surg 14,20. 2019. https://doi.org/10.1186/s13017-019-0240-7.

KENDALL, J. & MOREIRA, M (2020). Evaluation of the adult with abdominal pain in the emergency department. In R Hockberger (Ed.). Uptodate.

MACALUSO, C.R., McNAMARA, R.M. Evaluation and management of acute abdominal pain in the emergency department. Int J Gen Med. 2012; 5:789-97. doi: 10.2147/IJGM.S25936. Epub 2012 Sep 26. PMID: 23055768; PMCID: PMC3468117.

MEDINA, M.D., MBA, FACPC., and KALLIATH, OMS-IVM. "The Clinical Management of Acute Mechanical Small Bowel Obstruction". Osteopathic Family Physician, Vol. 7, no. 6, Nov. 2015,

RASSLAN, Samir; GAMA-RODRIGUES, Joaquim J; MACHADO, Marcel C. C. Clínica Cirúrgica. Volume 1; 1ª Ed. Manole, 2008.

LOPES, A. C.; REIBSCHEID, S.; SZEJNFELD, J. Abdome Agudo — Clínica e Imagem. São Paulo: Editora Atheneu, 2006.

Michael Y. M.; Chen, Thomas L.; Pope, David J. Ott; Radiologia básica – 2. ed. Porto Alegre: AMGH, 2012.

PRANDO, Adilson; MOREIRA, Fernando – Fundamentos de radiologia e diagnóstico por imagem 2. ed. – Rio de Janeiro: Elsevier, 2014.

DE SOUZA, Heraldo Possolo; MARINO, Lucas Oliveira; MARCHINI, Julio Flávio Meirelles; DE ALENCAR, Julio César Garcia. Medicina de Emergência, Abordagem Prática: Emergências Clínicas. 13. ed. Barueri, SP: Manole, 2019.

NETO, Wlademir Roriz; ROCHA, Nayana Nayla Vasconcelos; RABELO, Cristiano de Oliveira. Protocolo Clínico Gerenciado: Atendimento Inicial ao Paciente com Abdome Agudo, HOSPITAL REGIONAL DO SERTÃO CENTRAL.2020

JARVIS, C. *Exame Físico e Avaliação da Saúde*. 7ª ed. St. Louis, MO: Elsevier; 2020.

Rogers, Julia DNP, RN, CNS, FNP-BC; Schallmo, Marianne DNP, APRN, ANP-BC. Entendendo os diagnósticos mais comumente faturados na atenção primária: Dor abdominal. The Nurse Practitioner 46 (1):p 13-20, janeiro de 2021.

FISHMAN, Maria B; ARONSON, Mark D. Diagnóstico diferencial de dor abdominal em adultos (2004). Uptodate.

capítulo 94

Manejo e Conduta do Abdome Agudo Isquêmico

- Natalia de Brito Lima
- Nikole Alves Belowodski
- Samilly Beatryz de Mendonça

▶ DEFINIÇÃO

O abdome agudo é um quadro clínico abdominal acompanhado de dor não traumática, de início súbito ou de evolução progressiva, sem sintomas prévios, localizada na região mesogástrica, que às vezes pode referir-se ao dorso. No abdome agudo isquêmico, a dor é forte, espasmódica, difusa e de localização mal definida, podendo haver curtos intervalos de analgesia devido ao dano dos receptores, resultado de uma hipoperfusão prolongada, além da falta de compatibilidade da dor ao exame físico. As causas mais frequentes são de isquemias mesentéricas, resultado de embolia e trombose, que por mecanismos oclusivos ou não oclusivos interrompe abruptamente o fluxo sanguíneo das estruturas vasculares mesentéricas, necessitando de uma rápida definição diagnóstica e de adequada conduta terapêutica, visto que, na ausência de tratamento efetivo, corrobora em necrose intestinal.

A isquemia mesentérica pode ser aguda ou crônica, a isquemia aguda é uma emergência vascular caracterizada por instalação súbita dos sintomas, apresentando na maior parte dos casos a necessidade de ressecção cirúrgica da porção intestinal afetada, justificando sua alta taxa de mortalidade. Já a isquemia crônica, é um processo que progride durante semanas a meses, sendo frequentemente assintomática na sua fase inicial e é geralmente decorrente da arteriosclerose, possui por manifestação clínica a angina abdominal, exteriorizada por dores abdominais, principalmente após refeição, o que leva a uma recusa alimentar.

▶ FISIOPATOLOGIA

A circulação arterial mesentérica é formada por três sistemas vasculares: tronco celíaco, a artéria mesentérica superior e a artéria mesentérica inferior. Em conjunto, formam uma rede de vasos colaterais que asseguram a maior parte da irrigação do trato gastrointestinal, recebendo cerca de 25% do débito cardíaco. A artéria mesentérica superior irriga a maior porção do intestino delgado, é um vaso central, possui uma zona vascular terminal vulnerável, que devido ao grande diâmetro e o seu estreito ângulo de saída, possui uma suscetibilidade anatômica à embolia. A mucosa intestinal tem uma alta taxa metabólica e uma alta necessidade de fluxo sanguíneo, sendo muito sensível aos efeitos da diminuição da perfusão.

Diversos mecanismos estão envolvidos no processo de lesão intestinal após isquemia, como o aumento de permeabilidade microvascular, a perda de fluído na luz intestinal, liberação de hidrolases lisossômicas, aumento de proteólise, liberação de fator de depressão do miocárdio na circulação e choque circulatório, das quais promovem depressão da função cardíaca, o que desencadeia progressiva deterioração da perfusão intestinal. O mecanismo de restauração do fluxo sanguíneo, a reperfusão, após o período de isquemia, agrava as alterações produzidas, pois ela irrompe o acúmulo de radicais livre que atacam as membranas celulares, atraem neutrófilos e estimulam a liberação de mediadores inflamatórios.

Nessa perspectiva, a isquemia mesentérica aguda (IMA) é uma emergência vascular causada pela interrupção do suprimento sanguíneo da artéria mesentérica superior. Quatro principais mecanismos fisiopatológicos dão origem ao quadro de IMA, entre eles incluem a oclusão da artéria mesentérica superior por êmbolo (etiologia mais comum, responsável por aproximadamente 50% dos casos, provenientes de patologias cardíacas formadoras de êmbolos) ou trombo, trombose da veia mesentérica superior e isquemia mesentérica não oclusiva (ocorre em virtude de outra condição aguda subjacente, que provoca vasoconstrição em resposta a substâncias vasoativas liberadas em casos de baixo débito).

A embolia arterial mesentérica aguda é a causa mais comum dentre os casos de isquemia, em decorrência do calibre maior e da menor angulação que a artéria possui ao se originar da aorta. A oclusão embólica da artéria mesentérica superior normalmente é decorrente de trombos do átrio esquerdo ou do ventrículo esquerdo, ou ainda das valvas cardíacas e da aorta proximal. Além disso, é importante salientar que a idade avançada, casos prévios de infarto agudo do miocárdio, fibrilação atrial e valvulopatias configuram-se como fatores de risco para o desenvolvimento da doença.

A trombose mesentérica ocorre por uma congestão venosa, afetando o tecido que liga o intestino à parede intestinal. A apresentação sintomática varia de acordo com a extensão da isquemia. Ocorre principalmente em virtude da formação de placas de gordura, acometendo em maioria homens entre 45 e 60 anos, sendo a utilização de tabaco e a hipertensão arterial um fator de risco.

A isquemia mesentérica crônica é uma condição rara, em que sua etiologia mais comum é a aterosclerose, sendo responsável pela estenose e redução do fluxo dos segmentos proximais do tronco celíaco e da artéria mesentérica superior. Em sua maioria, os pacientes não apresentam manifestações clínicas, mas, quando presente o quadro característico, é conhecido como angina intestinal, uma dor abdominal que se agrava após a ingestão alimentar, apresentando um início precoce que vai aumentando de maneira gradual e desaparece após 2-3h. Nos casos mais graves a dor pode ser contínua e persistente levando a sitiofobia (medo irracional em se alimentar) que justifica o emagrecimento nestes doentes.

▶ DIAGNÓSTICO

Por conseguinte, é notório que há um expressivo contingente de doenças que tem por principal sintomatologia a dor abdominal, logo, a análise desses pacientes necessita de uma conduta metódica e minuciosa, visto que o retardo do diagnóstico e do correto manejo afetam o prognóstico.

O diagnóstico do abdome agudo isquêmico exige exames de imagem e deve ser orientado seguindo os achados da anamnese e do exame físico. Os parâmetros laboratoriais não apresentam altas sensibilidade ou especificidade, visto que a medição do nível de lactato sérico avalia de uma forma inespecífica o grau do metabolismo anaeróbio de qualquer tecido isquêmico, logo, orienta-se usá-lo como fonte de informação adicional ao diagnóstico e para monitoramento do paciente. A Tomografia Computadorizada normalmente é a primeira escolha, podendo adicionar mais informações sobre o grau de má perfusão intestinal. A TC com contraste bifásico é o exame principal para trombose venosa, retratando alterações da parede intestinal, pneumatose, esplenomegalia e ascite.

Entretanto, o padrão ouro é a Angiografia, devido aos altos índices de especificidade e sensibilidade de 80 a 100%, respectivamente (BRUNETTI A e SCARPELINI S, 2007). Este exame, por exemplo, é capaz de identificar a oclusão abrupta da artéria mesentérica superior, bem como, outras irregularidades nos demais ramos intestinais. No caso da isquemia não oclusiva, as observações angiográficas são fundamentais para o correto diagnóstico e manejo, ao visualizar a ausência de oclusão de grandes artérias e vasoconstrição das artérias do intestino delgado, somada a possibilidade de administração in situ de uma infusão contínua de drogas vasodilatadoras. Vale salientar que a Angiotomografia tem notoriedade frente a angiografia formal por cateter como o estudo de escolha, já que os scanners com vários detectores são essenciais para o diagnóstico precoce, visto que promovem uma rápida e aprimorada visualização dos vasos mesentéricos com posterior reconstrução tridimensional, descrevendo com precisão a anatomia vascular, porém por requerer pessoal especializado para realizar e interpretar os achados não possui ampla utilização (YANG H e WANG BL, 2019). Por fim, a ultrassonografia e a radiografia têm um papel limitado na investigação diagnóstica, mas podem ser úteis se obtida precocemente em casos crônicos.

▶ TRATAMENTO

A abordagem terapêutica é guiada segundos os achados nos exames de imagem, auxiliado pelos achados clínicos dos enfermos.

Nesse sentido, o tratamento para pacientes instáveis é a cirurgia de emergência. É indicada quando há apresentação dos sinais clínicos de peritonite, mediante qualquer evidência de infarto intestinal, oclusão central da artéria mesentérica superior ou falha das opções endovasculares (DURAN M, 2015). O objetivo do tratamento é obter a restauração do fluxo sanguíneo, logo, os cirurgiões vasculares devem prover de técnicas de embolectomia, angioplastia primária e reconstrução e revascularização de artérias. Por exemplo, em casos de oclusão aterosclerótica, a recanalização endovascular pode ser obtida a partir da artéria femoral, braquial ou radial. Porém, quando o diagnóstico é efetuado tardiamente compromete o sucesso dessa abordagem.

Portanto, o tratamento cirúrgico constitui-se, principalmente, na ressecção do segmento intestinal isquêmico, via laparotomia. Normalmente a reexploração deve ser realizada dentro de 48h, na qual são tomadas as decisões sobre anastomoses ou desvio intestinal, como a colostomia, ileostomia e jejunostomia. Essa medida é de suma importância, já que negligenciar uma porção de segmento isquêmico pode desencadear um vazamento anastomótico, o que contribui para uma alta morbidade e mortalidade (UNALP HR, 2010).

Ademais, a ressecção além desses comprimentos críticos é um dilema enfrentado pelo cirurgião, devido a necessidade de viabilidade da porção do intestino remanescente, frente à síndrome do intestino curto, que demanda assistência via nutrição parenteral, o que compromete a qualidade de vida do paciente, bem como avaliar a probabilidade de transplante de intestino delgado.

Já aqueles que não apresentam sinais de peritonite ou gangrena intestinal, o manejo clínico é o mais indicado e em casos de embolia periférica, a farmacoterapia intervencionista aplicada com fibrinólise local, pode ser uma opção considerada. Por conseguinte, tal tratamento consiste no monitoramento rigoroso do paciente objetivando evitar a falência de órgãos secundários, bem como a reposição da volemia, com produtos cristalóides e sanguíneos, corrigir distúrbios hidroeletrolíticos, antibioticoterapia e anticoagulantes.

▶ REFERÊNCIAS

BALA, M. et al. Acute mesenteric ischemia: guidelines of the World Society of Emergency Surgery. **World Journal of Emergency Surgery**, v. 12, n. 1, 7 ago. 2017.

BRUNETTI, A.; SCARPELINI, S. ABDÔMEN AGUDO. **Medicina (Ribeirão Preto)**, v. 40, n. 3, p. 358–367, 30 set. 2007.

Cardoso F. V.; Silva A. R. C. da; Bucharles A. C. F.; Silva M. B. da; Ferraz M. G.; Piccoli M. V. F.; Marques M. A. A.; David N. C. G.; Padilha N. de Q.; Lopes B. A. Manejo e conduta do abdome agudo: uma revisão narrativa. **Revista Eletrônica Acervo Saúde**, v. 15, n. 5, p. e10226, 24 maio de 2022.

Clair, D. G., & Beach, J. M. Mesenteric Ischemia. **The New England journal of medicine**, *374* (10), 959–968. Mar 2016. https://doi.org/10.1056/NEJMra1503884

CRONENWETT, J. L.; K WAYNE JOHNSTON. **Rutherford's vascular surgery**. Philadelphia, Pa: Elsevier/Saunders, 2014.

Duran M, Pohl E, Grabitz K, Schelzig H, Sagban TA, Simon F. A importância da cirurgia aberta de emergência no tratamento da isquemia mesentérica aguda. **Mundo J Emerg Surg**. Setembro de 2015.

FERES, O.; PARRA, R. S. ABDÔMEN AGUDO. **Medicina (Ribeirão Preto)**, *[S. l.]*, v. 41, n. 4, p. 430-436, 2008. Disponível em: https://www.revistas.usp.br/rmrp/article/view/285. Acesso em: 14 dez. 2022.

KÄRKKÄINEN, J. M. Acute Mesenteric Ischemia: A Challenge for the Acute Care Surgeon. **Scandinavian Journal of Surgery**, p. 150-158, 19 abr. 2021.

KLAR, E. *et al.* Acute Mesenteric Ischemia. **Deutsches Ärzteblatt international**, 6 abr. 2012.

KÜHN, F.; SCHIERGENS, TOBIAS S.; KLAR, E. Acute Mesenteric Ischemia. **Visceral Medicine**, v. 36, n. 4, p. 256–263, 2020.

Unalp HR, Atahan K, Kamer E, Yaşa H, Tarcan E, Onal MA. [Fatores prognósticos para mortalidade hospitalar em pacientes com isquemia mesentérica aguda submetidos à ressecção intestinal por necrose] **Ulus Travma Acil Cerrahi Derg**. Janeiro de 2010

YANG H, WANG BL. Avaliação do valor diagnóstico da TC espiral multi-slice em doenças isquêmicas mesentéricas agudas: uma meta-análise de ensaios clínicos randomizados. **Eur Rev Med Pharmacol Sci**. Dez 2019

capítulo 95

Trauma Torácico

- João Pedro Alves Xavier
- Nichollas Botelho da Fonseca
- Renato Barbosa Ferreira

▶ DEFINIÇÃO

O trauma torácico consiste em qualquer lesão física que ocorre no peito (incluindo costelas, coração e pulmões) podendo levar à morte. Ele é responsável por 25% de todas as lesões traumáticas (SOMITI, 2020) Ele abrange uma ampla gama de lesões que podem causar morbidade e mortalidade significativas. A avaliação imediata durante a pesquisa de trauma primário é fundamental para identificar as lesões que são imediatamente fatais e requerem intervenção rápida. Uma vez descartadas essas condições, as lesões torácicas menos urgentes geralmente são prontamente diagnosticadas durante a pesquisa de trauma secundário e gerenciadas com sucesso pela aplicação dos princípios fundamentais do suporte avançado de vida no trauma (ATLS) (EDGECOMBE *et al.*, 2022).

A etiologia dessa lesão divide o trauma em penetrante ou fechado (contuso), que ocorrem quando há, respectivamente, entrada ou não na cavidade torácica. O primeiro é mais comum devido à lesão por arma branca ou projétil de arma de fogo, e representam a minoria dos casos, cerca de 20% nos EUA, porém está associado com a maior mortalidade. Já o trauma contuso, que é bem mais recorrente, ocorre devido, principalmente, a colisões de veículos motorizados, cerca de 80% das lesões, mas também pode ocorrer por quedas, colisões entre veículos e pedestres, explosões e violência (EDGECOMBE *et al.*, 2022) Os principais exemplos de acometimento são ruptura aórtica, lesão cardíaca fechada, tamponamento cardíaco, tórax instável, hemotórax, pneumotórax e contusão pulmonar (WEISER, 2022) Os piores desfechos são observados em pacientes com idade mais avançada e escores de gravidade de lesão (ISS) mais elevados, e a incidência é maior nos centros urbanos, áreas mais propensas a conflitos e violência interpessoal (EDGECOMBE *et al.*, 2022).

▶ FISIOPATOLOGIA

Os mecanismos fisiopatológicos do trauma torácico estão quase sempre relacionados à respiração, circulação ou ambas. Na primeira opção, pode ocorrer lesão direta dos pulmões ou da via respiratória, que permite a entrada de ar nos tecidos moles do tórax ou no pescoço (lesão esofágica), gerando um enfisema subcutâneo, e, caso ocorra na região do mediastino, pode ocasionar um pneumomediastino. Já na circulação pode ocorrer sangramento, diminuição do retorno venoso e/ou lesão cardíaca direta como consequências principais. O sangramento, a exemplo do que ocorre no hemotórax, pode ser maciço, provocando choque, o qual afeta a respiração -caso seja extenso. A diminuição do retorno venoso prejudica o enchimento cardíaco, causando hipotensão. Além disso, tal diminuição pode ocorrer devido ao aumento da pressão intratorácica no pneumotórax hipertensivo ou ao aumento da pressão intrapericárdica no tamponamento cardíaco. Também, insuficiência cardíaca e/ou distúrbios de condução podem resultar de lesão cardíaca fechada comprometendo o miocárdio ou as valvas cardíacas (WEISER, 2022).

Nesse âmbito, embora haja grande variedade de complicações associadas ao trauma torácico, pode se dizer que a insuficiência respiratória, a pneumonia, o desconforto respiratório e a infecção pleural são os mais frequentes. Tais complicações estão diretamente relacionadas à gravidade do trauma e à comorbidade do paciente. A situação clínica às vezes exige o uso prolongado da UTI e uso de VM, aumentando o risco de pneumonia nosocomial (DE JAEGHER, J. B, 2018).

Ademais, os principais sinais e sintomas das principais lesões traumáticas de tórax são a dor, a qual geralmente piora com a respiração caso haja uma lesão na parede torácica -podendo ser, ou não, acompanhada de uma falta de ar-, distensão da veia jugular e diminuição dos sons respiratórios. Ainda, é válido ressaltar que todos os sinais e sintomas dependem do grau das lesões e da frequente associação dessas, por exemplo, em casos de tamponamento, a turgência jugular pode não estar presente se houver choque hipovolêmico associado (DE JAEGHER, J. B, 2018).

▶ DIAGNÓSTICO

A lesão, como citado anteriormente, pode ser classificada em contusa ou penetrante, e todo o espectro da lesão vai determinar a sua gravidade. Porém, pode-se classificar o trauma torácico em lesões da parede torácica, pulmonares, mediastinais e diafragmáticas, seguindo a anatomia da região. Os ferimentos mais recorrentes são fraturas de costelas, além de danos no coração, aorta, vias aéreas e diafragma. As lesões com maior risco imediato de morte são: obstrução das vias aéreas, pneumotórax hipertensivo ou aberto, hemotórax maciço e tamponamento cardíaco. Por outro lado, aqueles que introduzem risco potencial de morte e que devem ser diagnosticados e tratados no exame secundário são: pneumotórax simples, hemotórax, contusão pulmonar, trauma contuso do coração, ruptura traumática da aorta, do diafragma e lesões transfixantes do mediastino (ZANETTI, 2019).

As lesões torácicas geralmente não se manifestam de forma evidente, o que requer investigações adicionais. Por outro lado, se houver uma lesão grave realmente óbvia ou fortemente suspeita, o que é menos habitual, o diagnóstico pode ser realizado sem a necessidade de exames de imagem, tanto na sala de emergência, quanto na própria cena do trauma (ZANETTI, 2019).

O diagnóstico se inicia na avaliação preliminar, ou seja, no Protocolo XABCDE do Trauma, investigando os possíveis achados clínicos no doente. Deve ser avaliada a simetria do tórax, fazer a ausculta, inspecionar e palpar toda a parede do tórax e região cervical. Esse exame clínico do paciente deve seguir uma sequência para indicar o possível quadro desse doente (Figura 1), para tornar o atendimento mais ágil e eficaz. Deve-se ressaltar que pacientes com sintomas de obstrução parcial ou completa das vias respiratórias após trauma fechado devem ser imediatamente intubados para controlar a respiração (WEISSER, 2022).

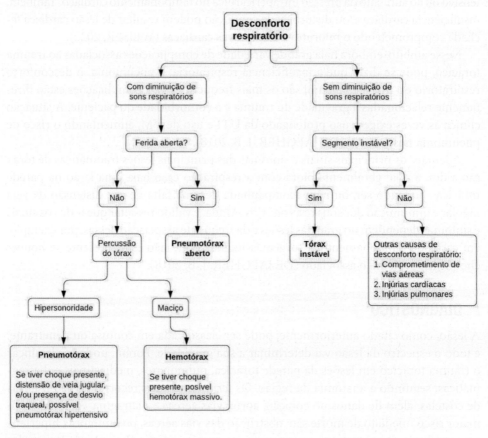

Figura 1 Fluxograma de Avaliação de Desconforto Respiratório. (WEISSER, 2022 – Adaptado).

O exame de imagem é uma das principais ferramentas utilizadas ao analisar um trauma torácico, após avaliação inicial, e a radiografia de tórax é suficiente para direcionar o diagnóstico e o tratamento do indivíduo na maioria das lesões traumáticas. Esse exame, realizado na incidência anteroposterior (AP), junto à história clínica, pode detectar rapidamente acometimentos de risco de vida intratorácico, como, por exemplo, hemotórax maciço. No entanto, possui baixa sensibilidade para diagnosticar outras lesões graves, como a contusão pulmonar. A tomografia computadorizada (TC) é um método mais sensível, mas deve ser utilizada com cautela, já que sua eficácia nem sempre compensa os potenciais riscos relacionados ao tempo de exposição à radiação e aos custos mais elevados do procedimento (ZANETTI, 2019).

Além disso, exames laboratoriais devem ser solicitados para complementar a avaliação do paciente, como um hemograma completo, para referência inicial na detecção de hemorragias em curso; a gasometria arterial, para monitoramento de pacientes com hipóxia ou desconforto respiratório; e marcadores cardíacos (CPK-MB), para descartar lesão cardíaca contusa. Também, se recorre ao eletrocardiograma (ECG) quando há um trauma grave ou compatível com lesão cardíaca, ou seja, que pode causar arritmias, alterações da condução, alterações do segmento ST ou uma combinação desses parâmetros (WEISSER, 2022).

▶ TRATAMENTO

As medidas terapêuticas se baseiam nos cuidados gerais de suporte e na abordagem das lesões específicas, que será determinada conforme o acometimento do doente. Por exemplo, caso o doente possua um desconforto respiratório com suspeita de tórax instável, deve-se realizar uma ventilação mecânica. Outros exemplos podem ser observados na tabela abaixo: (WEISSER, 2022).

Diagnóstico	Conduta
Desconforto respiratório e suspeita de pneumotórax hipertensivo	Descompressão por punção
Desconforto respiratório ou choque com diminuição dos sons respiratórios e suspeita de hemotórax	Toracostomia com dreno
Desconforto respiratório com suspeita de pneumotórax aberto	Curativo parcialmente oclusivo seguido de toracostomia com dreno
Desconforto respiratório com suspeita de tórax instável	Ventilação mecânica
Choque com suspeita de tamponamento cardíaco	Pericardiocentese
Suspeita de choque hipovolêmico	Reanimação hídrica

(WEISSER, 2022 – Adaptado).

Em casos em que o médico possui experiência prévia no procedimento e o paciente atender alguma das indicações, pode-se realizar a toracotomia para reanimação imediata. Os casos recomendados são em pacientes com lesão penetrante no tórax com necessidade de menos de 15 minutos de reanimação cardiopulmonar (RCP), trauma penetrante não torácico com necessidade de menos de 5 minutos de RCP, trauma fechado com necessidade de menos de 10 minutos de RCP ou pressão arterial sistólica persistentemente menor que 60mmHg com suspeita de tamponamento cardíaco, hemorragia cardíaca ou embolia cardíaca (WEISSER, 2022).

Em casos em que o médico possui experiência prévia no procedimento e o paciente atender alguma das indicações, pode-se realizar a toracotomia para reanimação imediata. Os casos recomendados são em pacientes com lesão penetrante no tórax com necessidade de menos de 15 minutos de reanimação cardiopulmonar (RCP), trauma penetrante não torácico com necessidade de menos de 5 minutos de RCP, trauma fechado com necessidade de menos de 10 minutos de RCP ou pressão arterial sistólica persistentemente menor que 60mmHg com suspeita de tamponamento cardíaco, hemorragia cardíaca ou embolia cardíaca (WEISSER, 2022).

De forma geral, o prognóstico do paciente que sofre um trauma torácico indica que a maioria dos casos pode ser controlada e tratada com medidas mais conservadoras, se visto de forma individualizada. Contudo, há uma grande associação entre esse acometimento e os politraumatismos, que indicam tratamentos mais invasivos e aumentam consideravelmente a mortalidade dos indivíduos (GONZÁLES, 2019).

▶ REFERÊNCIAS

DE JAEGHER, J. B. *et al.* **SUBSECRETARIA DE ESTADO DA SAÚDE PARA ASSUNTOS DE REGULAÇÃO E ORGANIZAÇÃO DA ATENÇÃO À SAÚDE.** Disponível em: < https://saude.es.gov.br/Media/sesa/Protocolo/Diretriz%20Trauma%20 (1)-1.pdf > . Acesso em: 25 dez. 2022.

EDGECOMBE, Luke *et al.* **Thoracic trauma.** 2022.

FABÍOLA, R. *et al.* **GESTORA DO PROJETO DA REDE DE URGÊNCIA E EMERGÊNCIA.** Disponível em: < https://saude.es.gov.br/Media/sesa/Consulta%20P%C3%BAblica/Diretriz%20Trauma%2013%2008%20 2_.pdf > . Acesso em: 25 dez. 2022.

GONZÁLEZ, Roberto *et al.* Traumatismo torácico contuso. **Revista chilena de enfermedades respiratorias**, v. 35, n. 2, p. 96-103, 2019.

SOMITI, S. **Trauma Torácico: Diagnóstico e Tratamento.** Disponível em: < http://blog.somiti.org.br/trauma-toracico/ > . Acesso em: 29 dez. 2022.

WEISER, T. G. **Visão geral dos traumas torácicos.** Disponível em: < https://www.msdmanuals.com/pt-br/profissional/les%C3%B5es-intoxica%C3%A7%C3%A3o/trauma-tor%C3%A1cico/vis%C3%A3o--geral-dos-traumas-tor%C3%A1cicos > . Acesso em: 25 dez. 2022.

ZANETTE, Guilherme Zappelini; WALTRICK, Rafaela Silva; MONTE, Mônica Borges. Perfil epidemiológico do trauma torácico em um hospital referência da Foz do Rio Itajaí. **Revista do Colégio Brasileiro de Cirurgiões**, v. 46, 2019.

capítulo 96

Tratamento Compulsório de Testemunhas de Jeová no Setor de Emergência: Considerações Éticas e Jurídicas

- Maria Helena do Nascimento Barros
- Gerson Odilon Pereira

▶ INTRODUÇÃO

O tratamento compulsório no setor de emergência é uma questão complexa e multifacetada que envolve considerações éticas, legais e religiosas. Entre os casos que demandam atenção especial estão aqueles envolvendo pacientes Testemunhas de Jeová, cujas crenças religiosas proíbem a transfusão de sangue, mesmo em situações de risco iminente à vida. Nesses casos, os profissionais de saúde são confrontados com o desafio de equilibrar o respeito aos direitos e à autonomia do paciente com a responsabilidade de fornecer cuidados adequados e evitar danos irreversíveis.

A abordagem da emergência médica é crucial para garantir que os pacientes recebam tratamento adequado e oportuno em situações críticas, onde a vida e a saúde estão em risco iminente. No entanto, quando se trata de pacientes Testemunhas de Jeová, a questão da recusa de transfusões de sangue evidencia a tensão entre a liberdade religiosa e a responsabilidade médica.

Este artigo objetiva analisar e discutir as complexidades éticas e jurídicas relacionadas ao tratamento compulsório no setor de emergência, especialmente quando envolve pacientes Testemunhas de Jeová. Desse modo, serão apresentados os fundamentos éticos que sustentam tanto o respeito à autonomia do paciente quanto a obrigação dos profissionais de saúde em proteger a vida e a saúde em situações emergenciais, assim como considerações éticas legais em torno dessa situação

▶ CONSIDERAÇÕES ÉTICAS NO TRATAMENTO COMPULSÓRIO NO SETOR DE EMERGÊNCIA

No contexto do tratamento compulsório no setor de emergência, surgem várias considerações éticas que devem ser abordadas. Por um lado, os profissionais de saúde têm a responsabilidade de agir no melhor interesse do paciente, garantindo sua segurança e bem-estar. Todavia, é fundamental respeitar a autonomia e os direitos individuais dos pacientes.

A discussão ética se concentra em encontrar um equilíbrio entre esses princípios conflitantes. A autonomia do paciente que inclui o direito de tomar decisões informadas sobre o próprio tratamento, é um princípio fundamental na medicina como preza o Código de Ética Médica (Resolução CFM nº 2.217/2018). No entanto, em situações de emergência, onde a vida está em risco iminente, a intervenção médica pode ser necessária para evitar danos irreversíveis.

Nesse contexto, alguns autores argumentam que a preservação da vida e da saúde deve prevalecer sobre a autonomia individual em situações de emergência (FIALHO; WAINBERG, 2016). No entanto, é importante garantir que o tratamento compulsório seja usado apenas como último recurso e que as decisões sejam tomadas com base em avaliações clínicas adequadas e considerando os valores e preferências do paciente.

O tratamento compulsório no setor de emergência levanta considerações éticas importantes que os profissionais de saúde devem enfrentar, a exemplo do conflito entre a vontade do paciente e a necessidade de intervenção compulsória. O princípio da autonomia destaca a importância de respeitar as decisões do paciente e sua capacidade de exercer controle sobre seu próprio tratamento. No entanto, em certas situações emergenciais, a recusa de um paciente em receber tratamento pode levar a consequências graves ou até mesmo à perda de vidas. Nesses casos, os profissionais de saúde devem considerar se a intervenção compulsória é ética e justificável para evitar danos irreparáveis ao paciente.

Além disso, é essencial considerar a proporcionalidade da intervenção compulsória. Os profissionais de saúde devem avaliar se a intervenção é a medida menos invasiva e restritiva possível para atingir o objetivo de preservar a vida do paciente. Isso implica encontrar um equilíbrio entre o princípio da beneficência (agir no melhor interesse do paciente) e o princípio da não maleficência (não causar dano desnecessário).

A comunicação e o consentimento informado desempenham um papel fundamental nas considerações éticas do tratamento compulsório. Os profissionais de saúde devem garantir que os pacientes compreendam completamente as implicações de seu tratamento, mesmo quando a intervenção compulsória é necessária explicando os riscos, benefícios e alternativas disponíveis, além de respeitar as crenças e valores individuais do paciente.

▶ ASPECTOS JURÍDICOS DO TRATAMENTO COMPULSÓRIO NO SETOR DE EMERGÊNCIA NO BRASIL

O tratamento compulsório de Testemunhas de Jeová no setor de emergência no Brasil apresenta desafios específicos do ponto de vista jurídico, considerando as crenças religiosas e o direito à liberdade de culto desses pacientes. Nesse contexto, é necessário examinar os aspectos jurídicos envolvidos para garantir a legalidade das intervenções, ao mesmo tempo em que se respeitam os direitos individuais dos pacientes.

No Brasil, a Constituição Federal de 1988 assegura a liberdade de religião como um direito fundamental. Os indivíduos têm o direito de seguir suas crenças religiosas e não podem ser coagidos a adotar tratamentos médicos contrários às suas convicções. No entanto, esse direito não é absoluto e pode ser limitado em situações em que há risco de vida ou grave comprometimento da saúde do paciente.

Dessa forma, o tratamento compulsório de Testemunhas de Jeová no setor de emergência deve levar em consideração essa delicada balança entre a proteção da vida e a liberdade religiosa. Os profissionais de saúde devem buscar alternativas terapêuticas que estejam em conformidade com as crenças religiosas do paciente, respeitando sua autonomia e tomando todas as medidas possíveis para evitar a necessidade de transfusão de sangue.

Em casos de discordância entre a necessidade de tratamento compulsório e a vontade do paciente Testemunha de Jeová, é possível que a questão seja levada ao âmbito judicial. Ainda que o Judiciário pondere entre a proteção da vida e a liberdade religiosa, a jurisprudência brasileira tem reconhecido a autonomia do paciente Testemunha de Jeová, desde que esteja em plenas condições de tomar decisões informadas. A recusa de tratamentos médicos, inclusive transfusões de sangue, pode ser válida quando baseada em convicções religiosas. No entanto, em situações de emergência extrema, a intervenção compulsória pode ser justificada para preservar a vida do paciente.

Os profissionais de saúde devem buscar alternativas terapêuticas que respeitem as crenças religiosas dos pacientes, evitando transfusões de sangue sempre que possível. Em situações emergenciais, o tratamento compulsório pode ser necessário, desde que estritamente necessário e com base em critérios clínicos. O Ministério Público tem o papel de garantir o cumprimento da legislação e proteger os direitos dos pacientes. Em casos de discordância, a questão pode ser levada ao judiciário, que pondera entre a proteção da vida e a liberdade religiosa, reconhecendo a autonomia do paciente Testemunha de Jeová, desde que esteja em plenas condições de tomar decisões informadas. A recusa de tratamentos médicos por convicções religiosas pode ser válida, mas em situações de emergência extrema, o tratamento compulsório pode ser justificado para preservar a vida do paciente.

▶ PACIENTES TESTEMUNHAS DE JEOVÁ E O TRATAMENTO COMPULSÓRIO

No setor de emergência, o tratamento compulsório se torna particularmente complexo quando envolve pacientes Testemunhas de Jeová, cujas crenças religiosas proíbem a transfusão de sangue. Para esses pacientes, a recusa de transfusões sanguíneas é um direito de liberdade religiosa que deve ser respeitado.

Parte-se do ensinamento do livro de Gênesis

> *Tudo quanto se move, que é vivente, será para vosso mantimento; tudo vos tenho dado como a erva verde. A carne, porém, com sua vida, isto é, com seu sangue, não comereis. (Gênesis 9:3,4)*

No mesmo sentido, dá-se o relato do livro de Atos, capítulo 15, versículo 20:

> *Mas escrever-lhes que se abstenham das contaminações dos ídolos, da fornicação, do que é sufocado e do sangue. (Atos 15:20)*

No entanto, em situações emergenciais, a recusa de transfusões de sangue pode representar um risco de vida para os pacientes Testemunhas de Jeová. Isso resulta em um dilema ético, tendo que balancear o respeito à autonomia do paciente com o dever de agir em benefício de sua saúde.

É fundamental que os profissionais de saúde busquem alternativas terapêuticas viáveis que respeitem as crenças religiosas dos pacientes Testemunhas de Jeová. Estratégias como o uso de técnicas cirúrgicas sem transfusão, medicamentos alternativos e abordagens multidisciplinares podem ser exploradas para garantir o cuidado adequado desses pacientes (ROCHA; FERREIRA, 2017).

Contudo, em casos extremos em que a vida do paciente está em risco iminente, os tribunais podem ser acionados para decidir sobre a necessidade de intervenção compulsória, equilibrando os direitos individuais com a busca pela preservação da vida (OLIVEIRA et al., 2016).

Em alguns casos, os tribunais podem ser envolvidos para tomar decisões em relação ao tratamento compulsório de pacientes Testemunhas de Jeová. Consideram-se vários fatores, como o risco à vida do paciente, a disponibilidade de alternativas ao uso de sangue e a capacidade do paciente de tomar decisões informadas. As decisões judiciais podem autorizar a realização do tratamento compulsório quando há um risco significativo para a vida do paciente, mesmo contra sua vontade.

Em alguns lugares, são adotadas políticas que visam respeitar as crenças religiosas das Testemunhas de Jeová, oferecendo alternativas médicas que não envolvam o uso de sangue, sempre que possível. No Brasil, como entoa o entendimento do Ministro Luís Roberto Barroso no parecer "Legitimidade da recusa de transfusão de sangue por Testemunhas de Jeová. Dignidade Humana, liberdade religiosa e escolhas", prevalece o direito fundamental à liberdade de religião (inciso VIII, Art. 5º, Constituição Federal de 1988). Desse modo, a legislação estabelece que o tratamento compulsório só pode ser aplicado em casos de grave comprometimento da autonomia do paciente e quando há risco iminente para sua vida ou a de terceiros. Portanto, em situações de emergência envolvendo pacientes Testemunhas de Jeová, é necessário um cuidadoso balanço entre o direito à liberdade religiosa e a obrigação de preservar a vida.

▶ CONCLUSÃO

A discussão sobre os temas emergência, tratamento compulsório e pacientes Testemunhas de Jeová apresenta desafios complexos que envolvem considerações éticas, jurídicas e médicas. No setor de emergência, é essencial encontrar um equilíbrio entre a proteção da vida do paciente e o respeito aos seus direitos fundamentais, incluindo a liberdade religiosa.

Considerando o tratamento compulsório, é importante que as intervenções sejam pautadas por critérios claros e rigorosos, levando em consideração a gravidade do comprometimento da autonomia do paciente e o risco iminente para sua vida ou para terceiros. No contexto específico das Testemunhas de Jeová, as convicções religiosas desses pacientes devem ser respeitadas, buscando alternativas terapêuticas que estejam em conformidade com suas crenças, sempre que possível. No entanto, em situações de emergência extrema, em que a vida do paciente está em risco iminente, o tratamento compulsório pode ser justificado para preservar a vida.

A abordagem dessas questões requer uma atuação conjunta dos profissionais de saúde, do Ministério Público e do Poder Judiciário, que devem considerar cuidadosamente os princípios éticos, jurídicos e médicos envolvidos. É essencial promover uma comunicação clara e efetiva com os pacientes e seus familiares, respeitando suas crenças religiosas e garantindo a tomada de decisões informadas.

Por fim, é importante destacar que a legislação e a jurisprudência variam de acordo com o país e a jurisdição. É necessário um constante diálogo e reflexão para aprimorar as práticas e as políticas relacionadas ao tratamento compulsório no setor de emergência, buscando sempre o respeito aos direitos individuais, a promoção da saúde e a preservação da vida dos pacientes.

Destarte, recomenda-se que o médico deve tentar ao máximo preservar os preceitos religiosos de seu paciente, mas na hipótese de ter de fazer uma escolha com risco de morte, a vida se apresenta como bem indisponível. Mas aqui como se fala de urgência, deve-se tentar a todo modo respeitar a vontade do doente.

▶ REFERÊNCIAS

BARROSO, Luís Roberto. Legitimidade da recusa de transfusão de sangue por testemunhas de Jeová. Dignidade humana, liberdade religiosa e escolhas existenciais. In: Direitos, Deveres e Garantias Fundamentais. LEITE, George Salomão; SARLET, Ingo Wolfgang; CARBONELL, Miguel. (Orgs.). Salvador: JusPodivm, 2011. p. 661-707.

Fialho, P. P., & Wainberg, M. L. (2016). "The practice of compulsory psychiatric admission in Brazil: Results from a national survey". Revista Brasileira de Psiquiatria, 38(1), 20-26.

Oliveira, I. R., Souza, M. F., Ribeiro, W. S., & Cavalcanti, M. T. (2016). "Involuntary psychiatric hospitalization and compulsory treatment in Brazil: An overview". Brazilian Journal of Psychiatry, 38(3), 200-205.

Rocha, M. B., & Ferreira, M. L. (2017). "Compulsory psychiatric treatment in Brazil: A reflection on the human rights perspective". Archives of Clinical Psychiatry, 44(6), 151-156.

Lei nº 10.216/2001, de 6 de abril de 2001. Dispõe sobre a proteção e os direitos das pessoas portadoras de transtornos mentais e redireciona o modelo assistencial em saúde mental. Recuperado de: http://www.planalto.gov.br/ccivil_03/leis/leis_2001/l10216.htm

Bursztajn, H. J., & Feinbloom, R. I. (2006). "Treatment-refusing and treatment-seeking Jehovah's Witnesses: From adolescent to adult years". Psychosomatics, 47(3), 249-253.

Caswell, M. A. (2015). "Blood transfusion refusal by Jehovah's Witnesses: Cultural and ethical challenges". Journal of Cultural Diversity, 22(3), 109-113.

Egwuatu, E. V., Gulati, R., & Burgess, M. J. (2014). "Management of Jehovah's Witnesses in the emergency department: a review". The Journal of Emergency Medicine, 47(3), 319-326.

Geelen, R. (2019). "Ethical issues in the care of Jehovah's Witnesses in the emergency department". Journal of Emergency Nursing, 45(2), 185-188.

Hébert, P. C., & McDonald, M. J. (2018). "Jehovah's Witnesses and blood transfusions: Legal and ethical aspects". Canadian Medical Association Journal, 190(50), E1487-E1491.